BIOLOGISCHE DATEN FÜR DEN KINDERARZT

GRUNDZÜGE EINER BIOLOGIE DES KINDESALTERS

ZWEITER BAND

ATMUNGSAPPARAT — HARNORGANE — DRÜSEN
MIT INNERER SEKRETION — NERVENSYSTEM
STOFFWECHSEL (KRAFTWECHSEL · WÄRME-
HAUSHALT · WASSERWECHSEL · SÄUREBASEN-
STOFFWECHSEL)

BEARBEITET VON
DEM HERAUSGEBER

PROFESSOR JOACHIM BROCK
MARBURG A. L.

PROF. ERWIN THOMAS   PROF. ALBRECHT PEIPER
DUISBURG   WUPPERTAL-BARMEN

MIT 38 ABBILDUNGEN

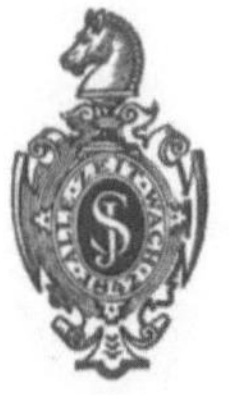

BERLIN
VERLAG VON JULIUS SPRINGER
1934

ISBN-3: 978-3-642-47137-7   e-ISBN-3: 978-3-642-47416-3

DOI: 10.1007/978-3-642-47416-3

Vorwort.

Zweck und Plan dieses Buches wurden im Vorwort zu dem vom Herausgeber allein verfaßten ersten Bande (1932) umrissen. Heute hat der Herausgeber zunächst seinen Mitarbeitern zu danken für die Bereitwilligkeit, mit der sie auf manche Wünsche von ihm eingegangen sind.

Das Buch erhielt seinen Haupt- und Untertitel, um eine größere Freiheit in Auswahl und Behandlung des Stoffes zu haben. So wurde im vorliegenden Bande auch auf neuere allgemeinphysiologische Forschungsergebnisse oder die Verhältnisse beim Erwachsenen dann näher eingegangen, wenn die Kenntnis davon nicht verbreitet genug erschien, um eine Darstellung der Besonderheiten beim Kinde darauf aufbauen zu können.

Der erste Band hat eine freundliche Aufnahme erfahren. Der Herausgeber hofft, daß der Leser auch in diesem zweiten Bande finden wird, was er sucht. Der Schlußband soll unter Mitarbeit von DE RUDDER-Greifswald (Immunbiologie) und J. BECKER-Bremen (Haut) 1936 erscheinen.

Marburg, im Oktober 1934.

J. BROCK.

Inhaltsverzeichnis.

Hinter allen aufgezählten Abschnitten des Kapitels ein Literaturverzeichnis, außerdem ein Hinweis auf entsprechende endokrine Präparate.

Neuntes Kapitel.

Zehntes Kapitel.

Inhaltsverzeichnis.   VII

Inhalt des ersten Bandes.
(Erschienen 1932.)

Wachstum (Körpergewicht, Körperlänge, Proportionen, Habitus), Skeletsystem, Blut, Kreislauf, Verdauung.

Inhalt des dritten (Schluß-)Bandes.
(Erscheint 1936.)

Stoffwechsel (Eiweiß, Kohlehydrat, Fett und Lipoide, Vitamine, Mineralien), Biochemie der Körpersäfte, Ernährung, Haut, Immunbiologie, Ergänzungen, Generalregister.

Sechstes Kapitel.

Atmungsapparat.

Von **JOACHIM BROCK**-Marburg.

A. Anatomisches.

I. Nase und Nebenhöhlen.

1. Normale Anatomie [1].

Der Rücken der knöchernen Nase wird von den beiden Nasenbeinen gebildet, seine Form ist aber weitgehend abhängig von der Ausbildung der innen gelegenen Nasenscheidewand, auf der die Nasenbeine aufliegen. Die Seitenwände der Nase bilden die sog. Stirnfortsätze der Oberkiefer. Nach vorne zu werden die genannten Knochen durch knorpelige Platten fortgesetzt, welche mit dem knorpeligen (vorderen) Anteil des Nasenseptums verbunden sind.

Die knöcherne Nasenhöhle zerfällt durch die Nasenscheidewand in zwei Teile. Das Dach derselben bilden (von vorne nach hinten) Nasenbein, Stirnbein, Siebbein und Keilbein, die mediale Begrenzung die Nasenscheidewand, gebildet aus sagittaler Platte des Siebbeins und Pflugscharbein (Vomer), den Boden und die laterale Wand bilden Oberkiefer und Gaumenbein, lateral oben liegt das Siebbein.

Die Muscheln gehen von den Seitenwänden der Nase aus, und zwar oberste und mittlere Muschel vom Siebbein, die unterste ist ein selbständiger Knochen, der von der Nasenfläche des Oberkiefers ausgeht.

Hinter der oberen Muschel befindet sich die Öffnung der Keilbeinhöhle, zwischen oberer und mittlerer Muschel münden in den oberen Nasengang die hinteren Siebbeinzellen, zwischen mittlerer und unterer Muschel in dem mittleren Nasengang vordere Siebbeinzellen, Stirn- und Kieferhöhle, zwischen unterer Muschel und hartem Gaumen in den unteren Nasengang der Tränennasenkanal. Hinter der unteren Muschel mündet die vom Mittelohr herkommende Tube.

2. Die besonderen Verhältnisse im Kindesalter [2].

Die **Nase** des Neugeborenen ist sowohl nach ihrer Gestalt als ihrer inneren Ausbildung nach kein verkleinertes Abbild der Erwachsenennase. Durch die Disproportion zwischen der auf häutiger Grundlage

---

[1] Vgl. hierzu das Lehrbuch der topographischen Anatomie von CORNING.
[2] Näheres bei PETER (s. Literaturverzeichnis).

erwachsenen Schädelkapsel und dem enchondral entstandenen Gesichts-
skelet ist einmal die Nase des Neugeborenen im ganzen relativ sehr
klein, wodurch dieser im höchsten Grade „platyrrhin" erscheint. Während
ferner beim Erwachsenen Siebbeinabschnitt und Oberkieferabschnitt fast
dieselbe Höhenausdehnung haben, ist beim Neugeborenen letzterer nur
halb so hoch wie ersterer. Eine Folge davon ist, daß der untere Nasengang durch die untere Muschel überhaupt verschlossen ist. Auch die
anderen Nasengänge sind bei ziemlich plumper Gestalt der Muscheln
sehr eng, so daß der Neugeborene nur durch die Pars communicans
zwischen Muscheln und Nasenscheidewand atmet. Dazu kommt, daß
der sich nach hinten daran anschließende Abschnitt, die Choanen, welche
den Ausgang zum Pharynx bilden, sehr eng ist. Maße am Skelet beim
Neugeborenen 5 × 5 mm, Höhe mit 6 Monaten 9, mit 2 Jahren 10,
mit 6 Jahren 15, mit 14 Jahren 20 mm. Entsprechend kleiner müssen
die Dimensionen in vivo sein, besonders natürlich, wenn die Schleimhaut
geschwollen ist, wodurch beim Säugling die Nasenatmung rasch völlig
verlegt wird. Das weitere Nasenwachstum erfolgt hauptsächlich auf
Kosten des Oberkieferabschnittes. So kann vom 3. Jahr an der mittlere
Nasengang voll benutzt, der untere vom 3. Jahre an etwas und vom
7. Jahre an voll zur Atmung herangezogen werden.

Nebenhöhlen. Bezüglich aller Nebenhöhlen ist hervorzuheben, daß
diese anfangs nur Buchten (Recessus) der mit Schleimhaut ausgekleideten
Nasenhöhle darstellen, welche erst allmählich in die nach ihnen benannten
Knochen unter Resorption derselben hineinwachsen und damit zu Höhlen
(Sinus) werden.

Keilbeinhöhle. Beim Neugeborenen betragen ihre Dimensionen durchschnittlich 2,3 × 2,4 × 2 mm, die Öffnung ist nadelstichartig. Über die
weitere Entwicklung vgl. Abb. 118, S. 212 bei PETER. Bis zum 2. Lebensjahre sind die Dimensionen etwa verdreifacht, bis zum 6. Jahre auf das
5—10fache angewachsen, beim Erwachsenen etwa 20mal so groß. Die
für Operationen wichtige Entfernung vom Naseneingang beträgt beim
Neugeborenen 2^1/$_2$ cm, mit 3 Jahren 4^1/$_2$, mit 6 Jahren 5, mit 12 Jahren
6 (und beim Erwachsenen 7) cm.

Siebbeinzellen. Diese sind auch beim Neugeborenen schon sehr gut
entwickelt, wie aus den trefflichen Abb. 102—107 (S. 201/202) bei PETER
hervorgeht, welche übrigens auch die Entwicklung der übrigen Nebenhöhlen wiedergeben. So kommt es, daß sich in den Siebbeinzellen auch
beim jungen Kinde schon vom Nasenraum aus eine eitrige Entzündung
entwickeln kann, was besonders bei Scharlach vorkommt und sich infolge
der Verbindungen zur Orbita in einer Verschwellung des betreffenden
Auges zeigt.

Stirnhöhle. Die Maße der Stirnbucht betragen beim Neugeborenen
im Mittel 4 × 3^1/$_2$ × 2 mm, die Eingrabung in das Stirnbein beginnt
erst am Ende des ersten bzw. Anfang des zweiten Lebensjahres, die

Ausdehnung bleibt aber gering, so daß die Stirnhöhle bis zum Ende des 6. Lebensjahres eine kleine Blase darstellt. Über Weiteres vergleiche untenstehende Tabelle.

Kieferhöhle. Auch hier besteht beim Neugeborenen erst eine Bucht, deren Dimensionen nach PETER $5^1/_4 \times 10 \times 3^1/_2$ mm betragen. Das Eindringen in den Knochen wird dadurch erleichtert, daß dieser reichliche Spongiosa entwickelt. Über die Entwicklung von Kiefer- und Stirnhöhle gibt nähere Auskunft folgende abgekürzte Tabelle in Anlehnung an PETER.

Tabelle 1. Dimensionen der Nasennebenhöhlen (mm).

Alter	Kieferhöhle			Stirnhöhle		
	Höhe	Länge	Breite	Höhe	Länge	Breite
Neugeborener . .	5	8	3	$4^1/_2$	3	3
1 Jahr	7	11	8	6	5	5
5 Jahre	15	31	12	7	6	(6)
12—15 Jahre . .	23	25	18	14	12	17
Erwachsener . . .	32	25	30	10	20	17

II. Nasaler und oraler Teil des Nasopharynx.

Beim Säugling ist die Höhe des Naseninnern im Vergleich zu der niederen Mundhöhle relativ beträchtlich. Hinzu kommt noch als weitere Eigentümlichkeit, daß Nasenboden und hintere Rachenwand, die beim Erwachsenen etwa senkrecht zueinander stehen, beim Säugling einen sehr stumpfen Winkel bilden. Dies hat zur Folge, daß die für die niedrige Mundhöhle sowieso schon große Zunge der schrägen hinteren Rachenwand in längerer Ausdehnung anliegt. So erklärt sich die besonders bei jungen Säuglingen beträchtliche Schwierigkeit (ja Unmöglichkeit), bei der Racheninspektion die Partien zu Gesicht zu bekommen, die unterhalb einer Linie liegen, die etwa durch die Mitte beider Gaumenmandelnischen geht. Nähere Angaben bei HEIDERICH (l. c. S. 360ff.).

III. Lymphatischer Rachenring.

Anatomie. Funktionell gehört zum Respirationstrakt auch der lymphatische Rachenring (WALDEYER). Zu diesem rechnen einmal die Tonsillen — die in der Schleimhaut des Rachendaches liegende Rachenmandel (Tonsilla pharyngea), die zwischen vorderen und hinteren Gaumenbögen liegenden Gaumentonsillen (Tonsillae palatinae) und die Anhäufungen von lymphatischem Gewebe in der Schleimhaut des hinteren Zungenrückens (Zungentonsille) —, ferner lymphatisches Gewebe, das die Schleimhaut besonders der hinteren Rachenwand sowie der sog. Seitenstränge des Pharynx mehr diffus infiltriert, so daß ihre Oberfläche in pathologischen Fällen wie gekörnt erscheint (Granulae). Das Epithel der Tonsillen ist ein geschichtetes Plattenepithel, das durch eine bindegewebige Kapsel von dem lymphatischen Gewebe getrennt ist. Dieses besteht aus diffusen Lymphocytenansammlungen und Follikeln, welche Keimzentren enthalten. Hypertrophische Tonsillen zeichnen sich dadurch aus, daß die Follikel zahlreicher und größer sind und außerdem mehr Keimzentren enthalten, während für die (physiologische) Atrophie das Umgekehrte gilt.

Der tonsilläre Apparat macht nun höchst bemerkenswerte Alterswandlungen durch, die für die Gaumentonsillen von der PIRQUETschen Schule genau studiert sind. Unterscheidet man 5 Größenkathegorien — 1. Tonsillen in der Ruhe unsichtbar, 2. Tonsillen erreichen nicht den hinteren Gaumenbogen, 3. Tonsillen füllen die Tonsillenbucht, ohne die Gaumenbögen zu überragen, 4. Tonsillen überragen die Gaumenbögen deutlich und wölben unter Umständen den vorderen Gaumenbogen stärker vor, 5. Tonsillen stoßen als tumorartige Gebilde beinahe in der Mitte aneinander —, so findet man nach SCHÖNBERGERs Untersuchungen an 5670 Kindern folgende Altersverteilung:

Tabelle 2 (auf Grund von Zahlenangaben SCHÖNBERGERs). Prozentsatz der verschiedenen Tonsillengrößen in den einzelnen Altersklassen.

Tonsillengröße	Alter										
	Monate			Jahre							
	0 bis 3	bis 6	bis 12	bis 2	bis 3	bis 4	bis 6	bis 10	bis 13	bis 15	bis 20
1	98 {94	96 {40	86 {34	50 {14	24 {6	23 {9	20 {6	31 {8	35 {10	39 {15	60 {23
2	{4	{56	{52	{36	{18	{14	{14	{23	{25	{24	{37
3	2	4	11	31	49	38	40	38	36	35$^1/_2$	28
4	{0	{0	{3	{19	{25	{28	{32	{23	{21	{22	{10
5	0 {0	0 {0	3 {0	19 {0	29 {4	39 {10	40 {7	31 {4	29 {4	25$^1/_2$ {1$^1/_2$	12 {0
Tonsillen von Größe 4 oder 5 entfernt	{0	{0	{0	{0	{0	{1	{1	{4	{4	{2	{2

Beim Neugeborenen sind also die Gaumentonsillen nur sehr schwach entwickelt, im Laufe der weiteren Entwicklung nimmt dann die Häufigkeit der kleinen Tonsillen immer mehr ab, die der großen immer mehr zu, bis mit dem 6. Lebensjahre ein Maximum der durchschnittlichen Tonsillendimensionen erreicht ist, worauf die Tonsillen wieder eine allmähliche Reduktion erfahren. Diese kann man wohl nur auf eine dem Menschen eigentümliche Alterswandlung seiner Konstitution beziehen, denn die Gelegenheit zu Infekten bleibt sich doch etwa immer gleich, ihre vergrößernde Wirkung auf die Tonsillen müßte sich also allmählich immer mehr summieren. Dagegen könnte die allmähliche Vergrößerung der Gaumentonsillen von der Geburt bis zum 6. Lebensjahr bei der exponierten Lage des lymphatischen Rachenrings natürlich eine Folge der steigenden Häufigkeit durchgemachter Infekte, also konditionell bedingt sein. Doch ist zu bedenken, daß das gesamte lymphoide Gewebe des Körpers — wenn auch Höchstpunkt der Entfaltung und Beginn der Involution für die einzelnen lymphatischen Apparate verschieden sind — im Kindesalter auf der Höhe seiner Entwicklung steht im Gegensatz zu dem Zustande beim Erwachsenen (WETZEL)[1]. Was die Lymphocytenzahlen im strömenden Blut betrifft, so beginnen sie sich ja schon sehr früh, nämlich vom 2. Lebensjahre ab, zu verringern (vgl. Bd. 1, S. 109). Die Beeinflußbarkeit der Mandelgröße durch die Ernährung — im Sinne einer Hypertrophie bei Mast — ist wohl eine Zeitlang überschätzt worden. Jedenfalls sollen bei der eiweiß-, fett- und calorienarmen Ernährung während des Weltkrieges die Tonsillarhypertrophien in Deutschland keineswegs seltener geworden sein.

Physiologisches. Des Zusammenhanges wegen sollen an dieser Stelle auch einige Fragen der Mandelphysiologie besprochen werden.

Sind die Mandeln Eintrittsorgane oder Ausscheidungsorgane für Krankheitserreger? Sicher beides. Die Möglichkeit der Ausscheidung von Krankheitserregern aus dem Blute durch die Mandeln zeigen z. B. die Angina luetica sowie die Vaccineangina. Und auch wenn Kinder 2 Tage hoch fiebern, ehe dann Rötung, Schwellung und lacunäre Beläge der Gaumenmandeln die „Diagnose" ermöglichen, wird einem ein solcher Zusammenhang nahegelegt. Andererseits können natürlich Krankheitserreger von der Oberfläche der Mandeln aus genau so in den Organismus aufgenommen werden, wie sicher von der Schleimhaut des ganzen Nasenrachenraumes, und werden dabei zuweilen auch eine Angina hervorrufen (was als Abwehrvorgang sogar günstig sein mag). Durchaus ins Gebiet des Pathologischen gehört es natürlich, wenn die Mandeln auf solchem Wege so geschädigt werden, daß sie zu einem selbständigen chronischen Infektionsherd für den Körper im Sinne der fokalen Infektion werden.

Sind die Mandeln Inkretorgane? Es kann hier nicht auf die ältere Literatur eingegangen werden, welche bei Voss nachgelesen werden kann. Nur seien 2 neuere Untersuchungen mitgeteilt, welche angestellt wurden im Hinblick auf den klinischen Eindruck, daß tonsillektomierte (nicht tonsillotomierte!) Kinder nach der Operation oft ein auffallendes Wachstum zeigen. Voss konnte zeigen, daß mit Tonsillarsubstanz gefütterte Kaulquappen in Wachstum und Differenzierung hinter den mit Fleisch gefütterten Kontrollen weit zurückbleiben. Und PELLER machte anläßlich der Berufsberatung von 30 000 Jugendlichen für die Knaben folgende statistische Feststellungen: Die Träger hypertrophischer Tonsillen waren durchschnittlich um 1,5 cm kleiner und 1,5 kg leichter, die Tonsillektomierten dagegen um 1,9 cm größer und 2,4 kg schwerer als der Durchschnitt aller Gleichaltrigen. Der Unterschied zwischen den beiden Gruppen (die sozial gleich zusammengesetzt waren) betrug also 3,4 cm

---

[1] Vgl. dazu auch Abb. 6 im Abschnitt „Thymus" (S. 48).

und 3,9 kg! Mit diesem Ergebnis, das zunächst durch ärztliche Individualbeobachtungen zu ergänzen wäre, ist eine das Wachstum retardierende Wirkung der Tonsillen natürlich noch nicht bewiesen, immerhin ist erneut zur weiteren Klärung dieser auch ärztlich wichtigen Frage angeregt.

IV. Kehlkopf.

Auf die Besonderheiten des kindlichen Kehlkopfes kann nur kurz hingewiesen werden, unter Hervorhebung der Verhältnisse besonders beim Neugeborenen. Das relativ dicke Zungenbein liegt, weil der Kehlkopf zunächst höher liegt und erst einen allmählichen Descensus durchmacht, beim Neugeborenen unmittelbar über dem Schildknorpel. Die hohe Lage des Kehlkopfes hat, wie PEIPER auf S. 119 ausführt, die wichtige Folge, daß der Säugling gleichzeitig atmen und schlucken kann. Der Kehlkopf selber ist relativ länger als beim Erwachsenen und nach unten mehr trichterförmig verengt. Die Epiglottis, bei der Kürze des kindlichen Halses bei der Racheninspektion oft sehr gut zu sehen, hat in den ersten Lebensjahren eine mehr konkave, nahezu rinnenförmige Gestalt. Der von den Schildknorpelplatten gebildete Winkel ist stumpfer als später. Ein beschleunigtes Wachstum und gleichzeitig eine Differenzierung zwischen männlichem und weiblichem Kehlkopf setzt in der Präpubertät ein. Die Länge der Stimmbänder beträgt beim Neugeborenen 0,42—0,45 cm, bei 16jährigen Knaben 1,65, bei 16jährigen Mädchen 1,50 cm, bei erwachsenen Männern 1,90, bei erwachsenen Frauen 1,51 cm. (Vgl. auch Tab. 27, S. 76.)

V. Luftröhre.

Über die topographischen Verhältnisse gibt folgende Tabelle Aufschluß:

Tabelle 3.

Alter	Unterer Rand des Ringknorpels	Bifurkation
Neugeborener	3.—4. Halswirbel	3. Brustwirbel (unterer Rand)
1 Jahr	} 4.—5. Halswirbel	} 4. Brustwirbel (Mitte)
3—4 Jahre		
5—6 Jahre	} 5.—6. Halswirbel	} 5. Brustwirbel (Mitte)
7 Jahre		
13 Jahre	6. Halswirbel	5. Brustwirbel (unterer Rand)

Der in diesen Zahlen zum Ausdruck kommende Descensus der Luftröhre um 2 Wirbelhöhen entspricht, wie ein Vergleich mit Tabelle 112, S. 156 in Bd. 1 lehrt, nur der Verschiebung der Zwerchfellkuppe, die in der Zeit von der Geburt bis zum 12. Lebensjahre auch um 2 Wirbelhöhen tiefer tritt. Die Wand der Trachea ist bei der Geburt relativ dick, trotzdem ist ihre Fähigkeit, äußerem Druck standzuhalten, beim Neugeborenen noch sehr gering. Die Kaliberverhältnisse sind natürlich anfangs außerordentlich klein, so daß eine zu Dyspnoe führende Verlegung, ebenso wie in der Nase, auch in diesem tieferen Abschnitt des Luftrohres leicht möglich ist. Nähere Angaben sind aus nebenstehender Tabelle ersichtlich.

Etwas größere Maße gibt ENGEL an. Von den beiden Hauptbronchien ist nach diesem Autor der linke etwas enger als der rechte. Die Durchmesser von Trachea, rechtem und linkem Hauptbronchus verhalten sich zueinander wie 100 : 84 : 70.

Tabelle 4.
Luftröhrenmasse (cm) (nach SCAMMON).

Alter	Länge (vom unteren Rande des Ringknorpels bis zur Bifurkation)	Sagittaler Durchmesser	Frontaler Durchmesser
0— 1 Monat	4	0,36	0,50
1— 3 Monate	3,8	0,46	0,61
3— 6 „	4,2	0,50	0,58
6—12 „	4,3	0,56	0,62
1— 2 Jahre	4,5	0,65	0,76
2— 3 „	5,0	0,70	0,88
3— 4 „	5,3	0,83	0,94
4— 6 „	5,4	0,80	0,92
6— 8 „	5,7	0,92	1,00
8—10 „	6,3	0,90	1,01
10—12 „	6,3	0,98	1,13
12—14 „	6,4	1,03	1,11
Erwachsener	12,0	1,72	1,47

VI. Lungen.

Bemerkenswerterweise sind sowohl das Gewicht als das Volumen der Lungen (nach eröffneter Brusthöhle) bezogen auf das Körpergewicht durchschnittlich alterskonstant. Ersteres beträgt etwa $^{1}/_{50}$, letzteres $^{1}/_{33}$—$^{1}/_{40}$ des Körpergewichtes (GUNDOBIN, WESENER). Fixiert man dagegen durch Formalininjektion von einer Vene aus die Lungen in situ, so sind sie auf früherer Altersstufe relativ größer, wie nebenstehende Zahlenangaben von ENGEL zeigen.

Danach muß *die Säuglingslunge auch in der Exspirationsphase schon* viel *stärker entfaltet* sein, *als die Lunge des Kindes und des Erwachsenen*. Dies ist in der Tat auch so und die selbstverständliche Folge der Formverhältnisse des Thorax, dessen anthropometrische Alterseigentümlich-

Alter Jahre	Volumen beider Lungen (ccm)
1	110
2	98
4	105
8	190
18	460

keiten in Bd. 1, S. 50—55 ausführlich mit Zahlen belegt wurden. Danach befindet sich der Säuglingsthorax, faßförmig, mit horizontal verlaufenden Rippen, schon in Mittellage in extremer Inspirationsstellung, weshalb die Atmung ja auch fast nur abdominal erfolgen kann (vgl. unten). Dabei kommt es sogar zur Ausbildung von Intercostalwülsten bzw. Rippenfurchen, die man besonders paravertebral häufig bei jüngeren Säuglingen auf dem Obduktionstisch findet. Daraus darf man aber wohl kaum auf ein „Mißverhältnis" zwischen Lungenvolumen und

Thoraxraum schließen (mitbedingt durch die relative Größe der Mediastinalorgane: Thymus, Herz und große Gefäße), sondern es handelt sich wohl um das Zusammentreffen von einer besonderen Nachgiebigkeit der Intercostalräume (wegen schwach entwickelter Intercostalmuskulatur) mit einer besonders weit getriebenen Entfaltung der Lungen. Nähere, mehr anatomische Angaben über den allmählichen Wechsel der Thoraxkonfiguration findet man in der auf ein umfassendes Material gestützten Arbeit von ZELTNER, die auch GRÄPER seiner Schilderung zugrunde legt. Die Lungenlappen sind beim Säugling etwas anders gestaltet als beim Erwachsenen. Die Oberlappen sind nämlich verhältnismäßig sehr klein zugunsten des Unterlappens links bzw. des Mittellappens rechts. Im Lungengewebe fällt anfangs die Armut an elastischem Gewebe auf, das erst etwa mit 7 Jahren gut wahrnehmbar wird.

Alter	Alveolendurchmesser mm
Neugeborenenzeit	0,07
1— 1½ Jahre .	0,10
3— 4 Jahre . .	0,12
5— 6 ,, . .	0,14
10—15 ,, . .	0,17
18—20 ,, . .	0,20

Das Wachstum der Lungen beruht nur auf einer allmählichen Vergrößerung der *Alveolen*, deren *Zahl von vorneherein dieselbe* ist, *wie beim Erwachsenen* und sich nach dem 30.—40. Lebensjahre durch Verschmelzung von Alveolen sogar verringert. Dies geht unter anderem aus einer Berechnung AEBYs hervor, nach welcher der Inhalt der einzelnen Alveole in der Neugeborenenzeit und beim Erwachsenen genau das gleiche Verhältnis zum Gesamtvolumen der Lunge hat. Dies gilt nach obenstehender Tabelle übrigens auch während der gesamten Wachstumsperiode. (Das Alveolenvolumen ergibt sich nach der Formel $^4/_3\, \pi \cdot r^3$.)

Die innere Oberfläche aller Alveolen (zu berechnen nach der Formel $4\, r^2\, \pi$) nimmt dagegen, aufs Körpervolumen oder -gewicht bezogen, natürlich wie alle Körperflächen allmählich ab.

B. Physiologie[1].

I. Respiratorischer Gaswechsel.

Die Verhältnisse der Blutgase, der respiratorische Gaswechsel und seine Regulation finden sich abgehandelt im Abschnitt Säurebasenstoffwechsel (vgl. S. 287—293).

II. Atmungsmechanismus.

Die normale Atmung ist bekanntlich Nasenatmung. Bei Säuglingen kann diese wegen der Enge ihrer Choanen durch Katarrhe im hinteren Teil der Nase besonders leicht unterbunden werden. Andererseits ist ihnen die Mundatmung sehr erschwert, weil infolge der geschilderten

---

[1] Zur Ergänzung vergleiche auch den Abschnitt über „Neurologie der Atmung" von PEIPER im Neunten Kapitel, S. 114/116.

Gestalt ihres Nasopharynx die Zunge dabei leicht angesaugt wird und über den Kehldeckel zurücksinkt. Aber auch abgesehen davon, befindet sich *der junge Säugling* dauernd gewissermaßen *in einem Zustande „physiologischer Atmungsinsuffizienz"*. Seine Rippen verlaufen horizontal, die oberen sogar ein klein wenig aufwärts (BROCK und STEMMLER), so daß er im wesentlichen nur mit dem Zwerchfell atmen kann, dessen Zusammenziehung gleichzeitig die unteren Rippen etwas hebt (PFUHL). Dem Tiefertreten des Zwerchfells setzen aber die Abdominalorgane, die große Leber und der durch das große Nahrungsvolumen oft stark gefüllte Magendarmkanal, bei der horizontalen Körperlage einen besonderen Widerstand entgegen, so daß die Atemtiefe schon normalerweise sehr flach ist und auch bei erhöhtem Sauerstoffbedarf nicht wesentlich vertieft werden kann, so daß eine Befriedigung des O_2-Bedarfes nur durch weitere Steigerung der schon hohen *Atemfrequenz* möglich ist. Vom 2. Halbjahr ab beginnen sich die Rippen zu senken (was übrigens nicht mit der zunehmenden Gewohnheit aufrechter Körperhaltung zusammenhängen kann, da ständig liegende Idioten oder Krüppel dieselbe Thoraxentwicklung zeigen), sodaß nun ein thorakoabdominaler Atmungstypus beobachtet wird. Damit wird auch eine größere Vertiefung der Atmung möglich, und demzufolge ist gegen Ende des 1. Lebensjahres die Atemfrequenz schon bedeutend niedriger als in den ersten Lebenswochen, obgleich das Minutenvolumen der Atmung pro Körperkilogramm jetzt noch höher ist, als beim jungen Säugling (vgl. Tabelle 9, S. 14). Allmählich tritt die thorakale Atmung immer mehr in den Vordergrund, sowohl bei ruhiger Atmung als auch bei erhöhtem O_2-Bedarf, welcher nun immer mehr durch Vertiefung statt durch Beschleunigung der Atmung befriedigt werden kann. Es besteht jedoch ein Unterschied in dem Sinne, daß bei den Mädchen der abdominelle Anteil der Atmungsleistung für gewöhnlich stärker erhalten bleibt, was auch für die erwachsene Frau gelten soll, sofern durch die Art der Kleidung die abdominelle Atmung nicht künstlich unterdrückt wird. Vgl. zu diesem Abschnitt auch die Arbeit von GREGOR (2).

III. Atemfrequenz.

Die Zahlen für die Atemfrequenz während der Wachstumsperiode sind in Tabelle 9, S. 14 im Zusammenhange nach verschiedenen Angaben der Literatur mitgeteilt. *Besonders bemerkenswert ist das der Wandlung des Atemmechanismus entsprechende Absinken der Atemfrequenz während des 1. Lebensjahres, in dem die Stoffwechselintensität doch noch zunimmt* (während ihr weiteres allmähliches Absinken etwa dem Abfall des Grundumsatzes parallel läuft). Atemzahl und Pulszahl ändern sich *normalerweise* immer entsprechend. Ihr gegenseitiges Verhältnis beträgt beim Neugeborenen der „physiologischen Atmungsinsuffienz" entsprechend $1:2^1/_2$, steigt bis Ende des 1. Jahres auf $1:3^1/_2$ und später auf $1:4$.

IV. Die Atmungsleistung.

Die natürliche Atmungsleistung erfährt man einmal durch Bestimmung des Atemvolumens, d. h. des Volumens des einzelnen Atemzuges, andererseits durch Bestimmung der in der Zeiteinheit, nämlich in einer Minute, gewechselten Luftmenge, des sog. Minutenvolumens. Es gilt also für beide Größen die Beziehung: Atemvolumen × Atemfrequenz = Minutenvolumen.

Das Atemvolumen entspricht der *natürlichen* Tiefe der Atmung. Andererseits besteht ein gewisses Interesse daran, festzustellen, ein wie großes Luftquantum maximal mit einem Atemzug gewechselt werden kann. Diese Luftmenge entspricht der „Vitalkapazität" des betreffenden Individuums.

1. Vitalkapazität.

Zum Verständnis derselben ist die Kenntnis folgender Größen wichtig, deren Werte hier für den Erwachsenen angegeben sind:

a) Residualluft: Nach tiefster Exspiration noch in den Lungen verbleibende Luft (1000—1200 ccm).

b) Reserveluft: Luftquantum, das nach ruhiger müheloser Exspiration noch nachträglich bei forcierter Exspiration ausgetrieben werden kann (1200—1800 ccm). Ebenso groß ist anscheinend die

c) Komplementärluft als die Luft, die nach ruhiger Einatmung noch forciert zusätzlich eingeatmet werden kann.

d) Respirationsluft (= Atemvolumen): Luftvolumen, das bei ruhiger Atmung mit einem Atemzuge ein- und wieder ausgeatmet wird (400 bis 500 ccm). Nach einer ruhigen Ausatmung enthält die Lunge $a + b = 2600$ (2200—3000) ccm, nach einer ruhigen Einatmung $a + b + d = c \cdot 3100$ ccm. Danach wird also mit einem Atemzug für gewöhnlich $^1/_6$—$^1/_7$ der Lungenluft gewechselt, was dazu stimmt, daß mit 6—8 Atemzügen die Lungenluft völlig erneuert wird. Bei Muskeltätigkeit wird sowohl das Atemvolumen (d) durch Vertiefung der Atmung gesteigert, als auch die Frequenz erhöht. Das Minutenvolumen, für gewöhnlich $15 \times 400 = 6000$ ccm, kann dadurch auf $10 \to 20 \to 40$ *Liter* ansteigen.

e) Vitalkapazität = Luftmenge, die nach tiefster Inspiration bei tiefster Exspiration entweicht: $d + c + b = c \cdot 3500$ ccm. Die Vitalkapazität hängt selbstverständlich weitgehend von den Körperdimensionen ab. Und zwar fand RAINOFF auf Grund der Untersuchung von 464 gesunden Studenten (also bei Erwachsenen) für die Korrelation zwischen Vitalkapazität und verschiedenen Körpermaßen folgende Werte von r:

Vitalkapazität und Körperlänge: $+ 0,408$ Brustumfang: $+ 0,244$
Körpergewicht: $+ 0,493$ Brustspielraum: $+ 0,393$

Hiernach schneidet das Körpergewicht noch etwas besser ab, als die Körperlänge, was aber bei Kindern nicht der Fall zu sein scheint (s. unten). Wir bringen zunächst eine Tabelle von STEWART und SHEETS, deren Durchschnittswerte sich auf ein großes Zahlenmaterial stützen und gute Übereinstimmung mit den Werten von SCHLESINGER und SEREBROWSKAJA zeigen.

Tabelle 5. Vitalkapazität und Körperlänge (nach STEWART und SHEETS).

| Körperlänge | Vitalkapazität (ccm) | |
cm	♂	♀
95—100	732	625
105	850	742
110	967	902
115	1163	1082
120	1323	1182
125	1442	1302
130	1638	1495
135	1790	1730
140	1948	1835
145	2227	1926
150	2413	2175
155	2510	2348
160	2842	2527
165	3210	2812

Tabelle 6. Vitalkapazität und Körperbautypus (nach SEREBROWSKAJA). 1 dolichomorph, 2 mesomorph, 3 brachymorph.

Alter Jahre		Länge cm	Gewicht kg	Brustumfang cm	Vitalkapazität ccm
8	1	123	22,5	61	1370
	2	121	23,5	61,5	1220
	3	119	24,0	62,6	1250
10	1	132	26,0	64,2	1730
	2	129,7	27,1	65,7	1589
	3	127,8	28,0	66,9	1500
12	1	142	33,5	67,0	2360
	2	139	34,0	67,5	2270
	3	135	35,0	69,1	2250
14	1	152	38,9	71,3	2730
	2	148	40,6	72,4	2540
	3	146	41,2	73,6	2500

Tieferen Einblick in die bestehenden Abhängigkeiten liefern Untersuchungen über die Vitalkapazität von Kindern verschiedener Körperbautypen, wie sie — mit übereinstimmendem Resultat — von SCHLESINGER sowie SEREBROWSKAJA vorliegen.

Aus den Tabellen 6 und 7 geht ganz einwandfrei *hervor, daß die leptosomen* (dolichomorphen) *Kinder trotz eines sehr viel geringeren Körpergewichts* (aber bei größerer Körperlänge) *durchgehend höhere Vitalkapazitäten haben als ihre eurysomen* (brachymorphen) *Altersgenossen*, obgleich die Brustkorbweite der letzteren, auch absolut gemessen, die größere ist. Die Vitalkapazität entspricht ja auch nicht dem Volumen der Lungen in Mittellage (obwohl z. B. STILLER annimmt, daß die Astheniker überhaupt besonders voluminöse Lungen haben), sondern vielmehr der Exkursionsfähigkeit des Thorax, die

Tabelle 7. Vitalkapazität und Körperbautypus (nach SCHLESINGER). 1 leptosom, 2 eurysom.

Alter Jahre		Länge cm	Gewicht kg	Vitalkapazität ccm
9	1	135	28,0	1700
	2	133	32,5	1800
10	1	141	31,6	1900
	2	136	35,7	1800
11	1	146	34,3	2000
	2	141	38,7	2000
12	1	150	36,9	2400
	2	147	43,2	2200
15	1	168	52,9	3400
	2	162	57,0	3300

natürlich beim Leptosomen größer sein muß, als beim Brustkorb des Eurysomen mit seinen mehr horizontal verlaufenden Rippen.

In neuerer Zeit hat Anthony aus den über die Vitalkapazität des Erwachsenen vorliegenden Zahlen einen Koeffizienten $\frac{\text{Vitalkapazität}}{\text{Sollgrundumsatz}}$ berechnet, welcher durchschnittlich 2,3 beträgt. Ich habe diesen nach dem Vorgang von Püschel (unter Zuhilfenahme der Tabelle für den Grundumsatz nach Kestner-Knipping) nachstehend für die Kinder von Serebrowskaja und Schlesinger berechnet und gleichzeitig die von Püschel (1) für sein Material berechneten Zahlenwerte daneben gesetzt.

Tabelle 8. Koeffizient $\frac{\text{Vitalkapazität}}{\text{Grundumsatz}}$.

Alter Jahre	Autoren		
	Serebrowskaja	Schlesinger	Püschel
8	1,30		1,22
9		1,37	
10	1,38	1,34	1,57
11		1,45	
12	1,45	1,51	
13		1,65	} 1,78
14	1,86	1,89	

(Erwachsener nach Anthony: 2,3)

Eindeutig ergibt sich, daß der Koeffizient zunächst viel niedriger liegt, als beim Erwachsenen, und daß er trotz allmählichen Anstiegs auch mit 14 Jahren noch weit unter dem Erwachsenenwert liegt. Das kann ja auch nicht anders sein, da hier eine anatomische Größe, die immerhin weitgehend dem Körpergewicht parallel geht, mit einer funktionellen, dem Grundumsatz, verglichen wird, welcher pro Kilogramm Körpergewicht doch bekanntlich um so höher liegt, je jünger ein Individuum ist. Praktisch wichtig ist, daß man bei dieser Art der Berechnung auf die Körperbautypen keine Rücksicht zu nehmen braucht, denn die Variabeln Alter, Gewicht, Körperlänge sind ja schon im Grundumsatzwert berücksichtigt. Deshalb zeigen leptosome und eurysome Kinder, sofern sie nur gleich alt sind, keine Abweichungen des Koeffizienten voneinander. Man braucht also nur den Grundumsatz nach Kestner-Knipping zu berechnen, um den Vorraussagewert für die Vitalkapazität zu erhalten. *Grundumsatz $\times$ Koeffizient = Vitalkapazität.*

2. Atemvolumen und Minutenvolumen.

Zur Feststellung der Vitalkapazität ist eine verständige aktive Mitarbeit des Untersuchten erforderlich, weshalb vorm 6. Lebensjahr kaum einwandfreie Ergebnisse gewonnen werden können. Merkwürdigerweise stehen aber der Messung des *natürlichen* Atemvolumens, wie aus den großen Unterschieden zwischen den verschiedenen Literaturangaben hervorgeht, sogar noch schwerer zu meisternde Schwierigkeiten entgegen. Diese beruhen auf der Neigung vieler Versuchspersonen, während der Einschaltung in die Apparatur unbewußt anders, und zwar meistens intensiver, zu atmen, als unter sonst gleichen Bedingungen. Besonders die von Helmreich untersuchten Kinder zeigen eine gewaltige Überventilation. Es gibt nämlich 2 Wege, um die experimentell gefundenen

Atemvolumina und Minutenvolumina auf ihre Wahrscheinlichkeit zu prüfen: einmal die Berechnung des Atemäquivalents und zweitens einen Vergleich mit den Zahlenwerten, die über die Perspiratio insensibilis und ihren pulmonalen Anteil vorliegen. Und da die vorliegenden Zahlenangaben über die experimentell ermittelten Atem- und Minutenvolumina so wenig befriedigen, bin ich für die Zwecke dieses Buches überhaupt den Weg gegangen, dieselben zu berechnen.

Zur Berechnung aus dem ausgeschiedenen Wasserdampf können folgende Daten nach JEAN MEYER dienen: Zimmerluft von etwa 18^0 C, zu etwa 66% mit Wasserdampf gesättigt, enthält pro Liter 0,010 g H_2O. Dieser Wert (der Einatmungsluft) muß von dem Wassergehalt der Ausatmungsluft abgezogen werden. Diese hat nach neueren Feststellungen höchstens eine Temperatur von $32—33^0$ C, ist andererseits mit Wasserdampf gesättigt. Das ergibt einen Gehalt von etwa 0,037 g H_2O/Liter. Die eigentliche Ausscheidung pro Liter Ausatmungsluft beträgt also $0,037 — 0,010 = 0,027$ g H_2O. Andererseits gelten folgende Beziehungen: 1 g Wasserabgabe entspricht 0,584 Calorien. Und zwar erfolgen auf diesem Wege der Wasserverdampfung (Perspiratio insensibilis) durchschnittlich 28% der Gesamtwärmeabgabe. Vgl. S. 197. Weiter weiß man, daß durchschnittlich $^1/_3$ davon auf die Wasserdampfausscheidung mit der Ausatmungsluft entfällt (vgl. S. 265). Man kann also zunächst auf diese Weise aus dem Kraftwechsel (Grundumsatz) die Wasserausscheidung durch die Lungen berechnen, und weiterhin, auf Grund der oben angeführten Daten von MEYER, aus dieser das Atemvolumen. Diese komplizierte Berechnung wurde dadurch sehr erleichtert, daß zufällig dabei folgende Zahlenbeziehung herauskam: Grundumsatz/Kilogramm $\times$ 4 = Minutenvolumen/Kilogramm! Kennt man nun weiterhin die durchschnittliche Atemfrequenz, so ist auch das einzelne Atemvolumen leicht zu berechnen.

Die andere Art der Berechnung stützt sich auf die Werte des Ventilationsäquivalents (ANTHONY und KNIPPING):

$$\frac{\text{Minutenvolumen}}{\text{Minutenverbrauch von } O_2 \text{ bzw. Minutenproduktion von } CO_2 \times 10}$$

Nach ANTHONY beträgt dieses beim Erwachsenen im Mittel für O_2 2,75, für CO_2 3,45 (was auch einem respiratorischen Quotienten von 0,80 entspricht). Die Richtigkeit letzterer Werte kann kontrolliert werden nach folgender Gleichung, in welcher bedeuten x den CO_2-Gehalt der Ausatmungsluft, a den CO_2-Gehalt der Alveolarluft, i den CO_2-Gehalt der Einatmungsluft (alle in Vol.-%), A das Atemvolumen, S den schädlichen Raum (Hohlraum der zuführenden Luftwege):

$$x \cdot A = (A — S) \cdot a + S \cdot i.$$

Setzt man die entsprechenden Werte ein — $A = 400$ ccm, $S = 140$ ccm, $a = 5,5$ Vol.-%, $i = 0,03$ Vol.-% —, so erhält man für x, also den

CO_2-Gehalt der Ausatmungsluft, 3,6 Vol.-% CO_2. Nach dem Ventilationsäquivalent von 3,45 für CO_2 enthält die Ausatmungsluft jedoch knapp 3,0 Vol.-% CO_2. In den Versuchen von ANTHONY hätte danach eine 20% Überventilation stattgefunden, wenn man die Richtigkeit der obigen Gleichung und der in sie eingesetzten Zahlenwerte unterstellt. Diese stimmen aber mit den bekannten Werten über die CO_2-Spannung in der Alveolarluft bzw. im Blute überein, welche auf S. 303 mitgeteilt sind.

In der folgenden Tabelle 9 sind nun die kindlichen Atemvolumina in der angegebenen Weise aus der Perspiratio insensibilis bei Grundumsatzbedingungen berechnet. Die für sie berechneten Ventilationsäquivalente stimmen fast genau mit den Zahlen von ANTHONY überein.

Tabelle 9. Atemvolumina im Kindesalter (ccm), berechnet aus der Perspiratio insensibilis, kontrolliert durch Berechnung der Ventilationsäquivalente.

Alter	Neugeboren	¼	½	1	3	6	11	14 Jahre	Erwachsen
Grundumsatz . . . . (pro Kilogramm)	48	52	52	55	50	42	35	32	24
Minutenvolumen . . (pro Kilogramm)	192	200	208	220	200	168	140	128	96
Minutenvolumen . . (absolut)	635	1100	1500	2200	2900	3200	4200	5000	6150
Atemfrequenz . . .	55	45	41	37	30	27	24	22	15
Atemvolumen . . . (absolut)	$11\frac{1}{2}$	25	36	60	95	118	175	227	410
Atemvolumen . . . (pro Kilogramm)	3,5	4,8	5,0	6,0	6,5	6,2	5,8	5,8	6,4
Ventilationsäquivalent: $\dfrac{\text{Minutenvolumen}}{O_2\text{-Minutenverbrauch} \times 10}$	Mit leichten Schwankungen Mittel 2,71								

Daraus ergibt sich, daß die aufgestellten Atemvolumina wenigstens für die Kinder jenseits des Säuglingsalters keineswegs zu niedrig sein können und eher noch etwas zu hoch liegen. Für das Säuglingsalter mögen sie dagegen genau stimmen, denn für den Säugling ist ja eine etwa 15% Erniedrigung der CO_2-Spannung im Blute als Ausdruck einer entsprechenden Überventilation nachgewiesen (vgl. S. 303). Vergleicht man unsere Werte mit den in der experimentellen Literatur vorliegenden, so erscheinen am vertrauenswürdigsten die Zahlen von ECKSTEIN und ROMINGER, die bei 29 Säuglingen von ½—11 Monaten ein Minutenvolumen von 170 (107—228) ccm pro Körperkilogramm fanden. Mehr oder weniger höher als unsere Werte liegen die Minutenvolumina/Kilogramm von MURPHY, DOUGLAS und TORPE jr. beim Neugeborenen (durchschnittlich 220 cm) und von BRÜHL bei älteren Säuglingen (niedrigster Wert 279 ccm).

Das gleiche gilt von den GREGORschen Werten (1), der die absoluten Atemvolumina vom 1.—3.—6.—12. Monat von $23 \rightarrow 41 \rightarrow 51 \rightarrow 78$ ccm ansteigen sah.

Noch wenig studiert sind die *Verhältnisse bei frühgeborenen Säuglingen.* Ihrem Grundumsatz/Kilogramm nach müßten sie eher geringe Minutenvolumina pro Kilogramm haben (vgl. S. 208/209). SHAW und HOPKINS fanden jedoch mittels Körperplethysmographie Minutenvolumina von 388 ccm/kg, ECKSTEIN und ROMINGER bei einer besonders kleinen Frühgeburt von 1030—1100 g Körpergewicht am 3. bzw. 17. Lebenstage sogar Minutenvolumina von 663 bzw. 572 ccm/kg. Diese Werte können doch wohl kaum anders als mit einer abnormen Reaktion auf die Versuchsbedingungen erklärt werden.

Derartiges kommt aber auch im späteren Kindesalter noch vor. Während die Minutenvolumina/Kilogramm von 6—11jährigen Kindern PÜSCHELs (2) mit etwa 180 (142—240) ccm sich nicht allzuweit von unseren Werten entfernen, stehen die von HELMREICH besonders bei Kleinkindern erhobenen Werte — vom 2.—5. Lebensjahre Minutenvolumina/Kilogramm von 790—497 (!) ccm — wohl außer jeder Diskussion, was schon aus den Ventilationsäquivalenten für O_2 von 8,2—5,5 hervorgeht, die sich daraus ergeben, und die mit den abnorm niedrigen CO_2-Gehalten der Ausatmungsluft übereinstimmen, die der Autor bei seinen Versuchen fand.

Aus Tabelle 9 lassen sich folgende Eigentümlichkeiten der kindlichen Atmungsleistung ableiten:

Die absoluten *Minutenvolumina* steigen von der Geburt bis zur Reife, obgleich sich das Gewicht in dieser Zeit verzwanzigfacht, nur auf das Zehnfache an, weil die Kraftwechselhöhe der Gewichtseinheit in dieser Zeit auf die Hälfte absinkt.

Demgegenüber werden die *Atemvolumina* nicht nur durch Gewichtswachstum und Stoffwechselhöhe bestimmt, sondern entscheidend noch durch einen dritten Faktor, die Atemfrequenz. Die beiden ersten Faktoren würden auch ein allmähliches Anwachsen aufs Zehnfache bewirken, da aber gleichzeitig die Atemfrequenz auf weniger als $^1/_3$ absinkt, steigt das Atemvolumen (des einzelnen Atemzuges) von der Geburt bis zur Reife auf fast das Vierzigfache an.

Auch wenn man den Faktor des Gewichtswachstums ganz ausschaltet, indem man das Atemvolumen/Kilogramm berechnet, wirkt sich die zunehmende Verlangsamung und entsprechende Vertiefung der Atmung gegenüber dem Sinken der Kraftwechselhöhe so stark aus, daß der Erwachsene mit 6,4 ccm Atemvolumen/Kilogramm an der Spitze steht und nur noch vom Dreijährigen erreicht wird, bei dem ein noch hoher Kraftwechsel mit einer doch schon deutlich verlangsamten und vertieften Atmung zusammentrifft.

Das niedrigste Atemvolumen/Kilogramm hat anscheinend der ganz junge Säugling, dessen Stoffwechselintensität noch nicht der des älteren Säuglings gleichkommt und dessen Minutenvolumen sich bei seiner hochfrequenten Atmung auf besonders viele Atemvolumina verteilt.

(Diese Zusammenfassung bezieht sich nur auf eine theoretische Betrachtung der Atmungs*leistung*. Über Atmungsmechanismus und Atmungsfrequenz vgl. S. 8/9. Andere mehr klinisch wichtige Eigentümlichkeiten der frühkindlichen Atmung im Abschnitt von PEIPER S. 114f.).

Literatur.

AEBY: Der Bronchialbaum der Säugetiere und des Menschen. Leipzig 1880.
ANTHONY: Dtsch. Arch. klin. Med. **167**, 129 (1930).
BROCK und STEMMLER: Z. Kinderheilk. **51**, 322 (1931).
BRÜHL: Mschr. Kinderheilk. **53**, 1 (1932).
CORNING: Lehrbuch der topographischen Anatomie.
ECKSTEIN u. ROMINGER: Z. Kinderheilk. **28**, 1 (1921).
ENGEL, ST.: Erkrankungen der Respirationsorgane. Handbuch von PFAUNDLER-SCHLOSSMANN, 4. Aufl., Bd. 3. 1932.
GRAEPER: Brustorgane des Kindes. Handbuch der Anatomie des Kindes, Bd. 1, S. 293. 1928.
GREGOR: (1) Arch. f. Physiol. **1902**, Suppl., 59.
— (2) Arch. Kinderheilk. **35**, 272 (1903).
HEIDERICH: Kopf, Hals, Bauch und Becken des Kindes. Handbuch der Anatomie des Kindes, Bd. 1, S. 321. 1934.
HELMREICH: Z. Kinderheilk. **42**, 536 (1926).
LOEWY, A.: Die Gase des Körpers und der Gaswechsel. Handbuch Biochemie, 2. Aufl., Bd. 6, S. 1. 1926.
MEYER, JEAN: Rev. franc. Pédiatr. **1925 I**, 409.
MURPHY, DOUGLAS u. TORPE jr.: J. clin. Invest. **10**, 545 (1931).
PELLER: Z. Konstit.lehre **17**, 604 (1933).
PETER: Die Nase des Kindes. Handbuch der Anatomie des Kindes, Bd. 2, S. 184. 1929.
PÜSCHEL: (1) Mschr. Kinderheilk. **58**, 280 (1933).
— (2) Mschr. Kinderheilk. **57**, 349 (1933).
RAINOFF: Z. Konstit.lehre **13**, 531 (1928).
SCAMMON: A Summary of the Anatomy of Infant and Child. Abts Paediatrics 1.
SCHLESINGER: Z. Kinderheilk. **43**, 232 (1927).
SCHÖNBERGER: Z. Kinderheilk. **39**, 367 (1925).
SEREBROWSKAJA: Z. Konstit.lehre **14**, 411 (1929).
SHAW u. HOPKINS: Amer. J. Dis. Childr. **49**, 335 (1931).
STEWART u. SHEETS: Amer. J. Dis. Childr. **24**, 83, 451 (1922).
VOSS: Arch. Ohrenheilk. **121**, 1 (1929).
WESENER: Diss. Marburg 1871.
WETZEL: Die blutbildenden Organe. Handbuch der Anatomie des Kindes, Bd. 1, S. 140. 1928.
ZELTNER: Jb. Kinderheilk. **78**, Erg.-H. (1913).

Siebentes Kapitel.

Harnorgane.

Von ERWIN THOMAS-Duisburg.

1. Harnröhre.

Die Urethra des neugeborenen *Knaben* wird in der Länge auf 5—6 cm angegeben. Da die innere Harnröhrenöffnung hoch im Becken steht, sind die im Körper eingeschlossenen Teile relativ länger als später. Zwischen Geburt und Pubertät wird ihre Länge verdreifacht. Bei einem allerdings sehr großen Neugeborenen von PETER betrug die Länge der Pars prostatica 9 mm, der Pars membranacea 10 mm, der Pars cavernosa 45 mm. Die beiden ersten machten zusammen $^2/_7$ der gesamten Harnröhre aus, beim Erwachsenen nur $^1/_6$. Die Krümmung der Urethra ist viel schärfer als später; die Verengerungen und Erweiterungen der Erwachsenen-Harnröhre sind angedeutet vorhanden. Die Krypten und Drüsen der Urethra sind stärker ausgeprägt als beim Erwachsenen.

Bezüglich der Längenentwicklung der Urethra und ihrer einzelnen Teile liegen genaue Messungen von ZWINEFF vor, auf die hier verwiesen sei. Aus ihnen geht hervor, daß die Pars prostatica in der Pubertätszeit besonders stark wächst, und zwar in der Länge wie auch im Kaliber.

Die Urethra des neugeborenen *Mädchens* ist verhältnismäßig lang, da die innere Harnröhrenmündung beim Neugeborenen hoch im Becken liegt. Nach HELMREICH mißt die innere Harnröhre 1,3 cm. Diese Zahl verdreifacht sich bis zur Pubertät. In derselben Zeit verdopple sich der Durchmesser von 4 auf 8—10 mm. v. METTENHEIMER gibt die Länge der ganzen Urethra auf 29 mm an. Beim erwachsenen Weib beträgt sie durchschnittlich nur 30—38 mm.

Der Verlauf der Urethra weist beim neugeborenen Mädchen noch eine starke Krümmung auf; sie schlägt sich in nach vorn konkavem Bogen um die Schoßfuge herum. Noch im 2. Monat ist sie leicht gebogen, während sie beim Kind von 15 Monaten bereits gerade gestreckt ist. Nach ZWINEFF enthalten die tieferen Schichten der Mucosa wenig Bindegewebe und mehr celluläre Elemente als beim Erwachsenen. Die Schleimhautfalten und Lacunen der Urethra sind wenig ausgeprägt und erschweren Ansiedelung und Vermehrung von Mikroorganismen.

In Tabelle 10 geben GRÄVINGHOFF und VIETHEN auf Grund der Literatur und eigener Messungen für die ersten Lebensjahre folgende Werte an:

Tabelle 10.

Alter	Länge der Urethra cm	Weite am Orif. urethr. ext.	Ungefähre Kapazität der Blase ccm	Länge des Urethers cm
Neugeborene Knaben .	6,0	0,5 cm = 15 Charrière	80	6—7
1 Jahr . . .	6,7	0,5 cm	100	9—10
2 Jahre . .	7,6	0,55 cm	140	12—14
3 „ . .	8,1	0,6 cm = 18 Ch.	160	12,5—14
Neugeborene Mädchen .	2,2	0,6 cm = 18 Ch.	80	6—7
1 Jahr . . .	2,3	10,6 cm	100	9—10
2 Jahre . .	2,3	0,65 cm	140	12—14
3 „ . .	2,4	0,7 cm = 21 Ch.	160	12,5—14
5 „ . .	2,6	0,7 cm	200	15—17

2. Blase.

Anatomie. Die Blase des Neugeborenen steht höher als später und erreicht ungefähr die Mitte zwischen Nabel und Symphyse in gefülltem Zustand. Nach den Messungen von BIRMINGHAM liegt die mäßig ausgedehnte Blase des Neugeborenen zur Hälfte in der Bauch-, zur anderen in der Beckenhöhle. Die vollkommen ausgedehnte Blase liegt beim Kind ganz in der Bauchhöhle und kann sich nach oben bis zum Nabel erstrecken. Das Tiefertreten der Blase wurde von DISSE untersucht. Er unterscheidet 4 Stadien: Zuerst eine Periode des raschen Tiefertretens bis zum Beginn des 4. Lebensjahres, dann kommt eine Zeit, in welcher des Descensus langsam, aber kontinuierlich weiter geht. Vom 9. Jahr bis zur Pubertät bleibt die Lage der Blase stationär. Nach der Pubertät bis zum Ende des 2. Dezenniums wird der Descensus vollendet.

Tabelle 11. Stand des Blasenscheitels über der Symphyse
(nach MANNHEIM).

Füllung von		2¼	2½	3	4½	5	7½	8
Blase	Rektum	Jahre						
ccm	ccm	mm	mm	mm	mm	mm	mm	mm
0	0	25	20	20	30	0	10	0
90	0	50	37	45	35	35	15	—
90	90	—	46	51	46	42	25	50

Die innere Harnröhrenmündung senkt sich in dieser Zeit um ungefähr denselben Betrag nach unten. Die Umschlagstelle des Bauchfells nach dem Rectum und den weiblichen Genitalien zu rückt im Laufe der Kindheit höher hinauf, während sie nach vorne zu, dem Herabsteigen der Blase folgend, immer tiefer nach unten herabreicht.

Nach TAKAHASHI nehmen die absoluten Größenmaße der gefüllten Blase im Kindesalter nur wenig zu.

In dem Maße, als die Blase in das Becken eintritt, rückt die Öffnung der Urethra immer weiter von der Symphyse weg nach rückwärts. Gleichzeitig tritt die Spitze der Blase rasch längs der vorderen Bauchwand tiefer und kommt bei der vollkommen kontrahierten Blase in dasselbe Niveau wie die Urethra zu liegen. Somit wandert die Achse der Blase aus der vertikalen Körperebene in die horizontale. Dieser Wechsel der Achse ist gewöhnlich am Ende des 3. oder 4. Lebensjahres vollendet.

Die hintere Blasenwand ist beim neugeborenen Mädchen und im Laufe der ersten beiden Lebensjahre nur mit der Gebärmutter, nicht aber mit der Scheide in Kontakt (DISSE). Ebenso steht die hintere Blasenwand auch mit dem Rectum in keinerlei Verbindung infolge des Umstandes, daß das Rectum beim Säugling einen geraden Verlauf hat. Daher übt der gefüllte Darm auf die Lage der Blase keinen so deutlichen Einfluß aus wie beim Erwachsenen (DISSE). Ungefähr im 2. Lebensjahr verlieren die Prostata und der hintere Blasenabschnitt ihre Peritonealbedeckung. Um dieselbe Zeit vereinigt sich beim Knaben der untere Abschnitt der hinteren Blasenwand mit der vorderen Wand des Rectums, d. h. es bildet sich der Blasengrund. Der Blaseninhalt ist natürlich eine weitgehend funktionelle Größe. Die (maximale?) Kapazität geht aus den Zahlen der Tabelle 10 hervor. Über den durchschnittlichen Füllungsgrad vergleiche den folgenden Absatz.

Physiologie. Bezüglich des *Mechanismus* der *Blasenentleerung* ist offenbar kein Unterschied gegenüber dem Erwachsenen bekannt. L. R. MÜLLER gibt davon eine genaue Darstellung. Nach CZERNY-KELLER erfolgt die *erste Harnentleerung* sofort oder schon während der Geburt, an den ersten beiden Lebenstagen nur ein- bis zweimal in 24 Stunden, später häufiger. Mit der Zunahme der Nahrungszufuhr und der Flüssigkeitsausscheidung steigt gegen Ende der ersten Lebenswoche die Zahl der Entleerungen auf 6—8 in 24 Stunden. Von anderer Seite (SCHIFF, zitiert nach VON JASCHKE) wird angegeben: daß die nach dem ersten Wasserlassen einsetzende Anurie häufig bis zum 4. Lebenstag anhalte. V. JASCHKE bezweifelt, daß eine länger als 24 Stunden anhaltende Anurie, wie sie SCHIFF in 4% der Fälle sah, noch in den Bereich des Physiologischen gehöre. Aus eigener Erfahrung kann ich mitteilen, daß Harnverhaltungen beim Neugeborenen in den ersten Tagen etwas Außergewöhnliches darstellen. Es sind dann Harnverhaltungen, keine Anurien. In einem Fall konnte die Blase bei einem Kind, welches am 5. Tag noch nicht uriniert hatte, deutlich getastet werden. Die Entleerung erfolgte schließlich spontan und kam dann regelmäßig in Gang.

Zahl und Größe der Miktionen. ENGEL rechnet anfangs 25 Miktionen pro Tag, welche allmählich von wenigen Kubikzentimetern bis auf

50—60 ccm steigen. Pfeiffer fand bei Säuglingen 18,4 Entleerungen in 24 Stunden (bei einer täglichen Zufuhr von 400—900 ccm durchschnittlich 22—25 ccm pro Miktion). Für ein Kind am Ende des 1. Trimenon mit 18 Miktionen (Aschenheim) kann man eine Blasenfüllung von 25 ccm annehmen. Nahrungsaufnahme, Wachsein der Kinder, Abkühlung der Blasengegend vermehren bekanntlich die Zahl der Entleerungen. Welches die Ursache der physiologischen Pollakisurie der Säuglinge ist, ist unbekannt. Durch Erziehungsmaßnahmen erfolgt in der Regel etwa zu Beginn des 2. Lebensjahres die Umwandlung der unwillkürlichen Harnentleerung in eine willkürliche. Bestimmte Zahlen scheinen in dieser Beziehung nicht vorzuliegen. Mit zunehmendem Alter nimmt die Zahl der Entleerungen im Gegensatz zur Harnmenge ab. Helmreich gibt bezüglich ihrer Häufigkeit an: 1. Halbjahr 15—20; 2. Halbjahr durchschnittlich 16; mit 2—3 Jahren 10, mit 4—8 Jahren 7. Bei einer Tagesharnmenge von etwa 840 ccm kommt man im 5. Lebensjahr damit zu einer Miktionsgröße von etwa 120 ccm. Die Blasenkapazität wird also jenseits des Säuglingsalters besser ausgenutzt.

3. Harnleiter.

Beim Neugeborenen beträgt seine Länge nach Peter 4—7 cm, d. h. $^1/_4$ derselben beim Erwachsenen. Links ist er meist etwas länger, was mit dem höheren Stand der linken Niere zusammenhängt. Als mittlere Länge kann links mit 6,7, rechts 6,6 cm angenommen werden. Im Kindesalter wächst sie mit der Rumpflänge. Peter fand bei Kindern von 6 Monaten 9,1 cm, von 2 Jahren 13,7 cm, von 4 Jahren 15 cm. Das Kaliber ist beim Säugling nicht wesentlich geringer wie beim Erwachsenen. Deutlich ist die lumbale Erweiterung, während die Beckenerweiterung nicht so deutlich ausgeprägt ist wie später. Die Erweiterungen sind rechts deutlicher vorhanden als links. Beim Neugeborenen finden sich häufig Schlängelungen der Uretheren, welche sich wahrscheinlich schon im Laufe des ersten Lebensjahres ausgleichen.

Beim Neugeborenen und Säugling ist das elastische Gewebe der Uretheren nur schwach entwickelt.

Wenn sich im Nierenbecken Urin gesammelt hat, werden Bewegungen der Ureter hervorgerufen. Der eintretende Harn löst reflektorisch peristaltische Zusammenziehungen der Muskelwände aus. Da die Mündungen der Harnleiter die Blase schräg durchbohren, wird bei starker Spannung der Blasenwand der Harnleiter abgeschlossen und dadurch Zurückfließen verhindert.

4. Niere.

Bezüglich der Form des Nierenbeckens sind wesentliche Unterschiede gegen später nicht vorhanden. Die Niere des Neugeborenen ist kürzer und dicker als später. Sie zeigt deutliche embryonale Lappung.

Beide Eigenarten verschwinden mit der Zeit, jedoch sind beträchtliche individuelle Eigenarten vorhanden.

PETER faßt die in zahlreichen Arbeiten verschiedener Autoren niedergelegten Werte bezüglich der Nierengewichte folgendermaßen zusammen: „Die Nieren der Kinder sind verhältnismäßig schwerer als die der Erwachsenen, doch nimmt das relative Gewicht, auf den Körper bezogen, ab, um allmählich den Wert der Erwachsenen zu erreichen". Im allgemeinen verläuft die Wachstumskurve der Niere parallel der Gewichtszunahme der Kinder: ein gleiches Nachlassen nach dem 2., ein gleicher Anstieg nach dem 14. Jahr (Abb. 1).

Weitere Anhaltspunkte zur Radiologie der kindlichen Harnorgane gibt GRÄVING-HOFF.

Die weiblichen Nieren werden nach VIERORDT vom 9. Jahr ab etwas schwerer als die männlichen.

Bezüglich der Lage sind im Kindesalter bemerkenswerte Besonderheiten vorhanden. Sie liegen um so weiter caudalwärts, je jünger das Kind ist. Der untere Nierenpol befindet sich im 6. Lebensmonat in der Hälfte der Fälle noch unterhalb der Crista iliaca. Im 2. Lebensjahr liegt er in der kleineren Anzahl der Fälle in der Höhe der Crista, in der überwiegenden oberhalb derselben. Nach BANCHI liegt der obere Pol beim Neugeborenen gewöhnlich in der

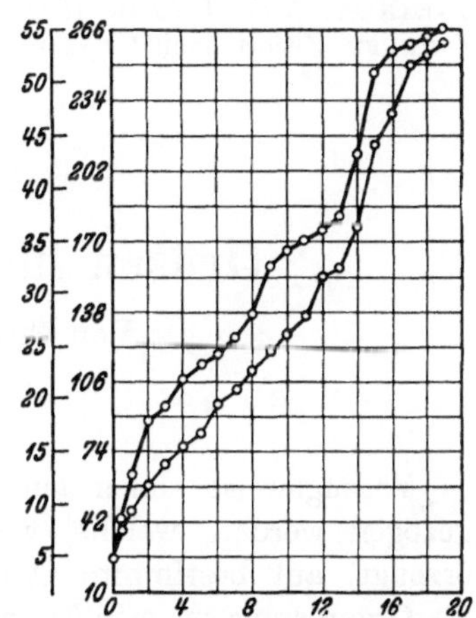

Abb. 1. Aus Werten der Literatur zusammengestellt von PETER. Auf der Abszisse sind die Jahre eingetragen, auf der Ordinate das Gewicht der Niere in Gramm, und kursiv das Körpergewicht in Kilogramm.

Höhe des 12. Brustwirbels oder des nächsthöheren oder tieferen Wirbels. In $^2/_3$ der Fälle liegt beim Neugeborenen die linke Niere höher als die rechte. Infolge ihrer Lage ist die Palpation der gesunden Nieren durch das ganze 1. Lebensjahr möglich.

Bezüglich des feineren Baues ist zu erwähnen, daß beim Neugeborenen die Rinde viel dünner ist als beim Erwachsenen. Linear gemessen wächst das Mark von der Geburt bis zum erwachsenen Zustand auf das Doppelte, die Rinde auf das Vierfache. Beim Neugeborenen zeigen die gewundenen Harnkanälchen eine relativ schwache Entwicklung. Die Nieren beenden ihre Entwicklung relativ spät.

(Bezüglich des Harns s. die Kapitel Stoffwechsel in diesem und im 3. Bd.)

Literatur.

ASCHENHEIM: Z. Kinderheilk. 24, 281 (1919).
BANCHI: Zitiert nach HELMREICH-ASCHENHEIM. Jb. Kinderheilk. 24, 281 (1919).
BIRMINGHAM: J. Anat. a. Physiol. 17 (1898). Zit. nach HELMREICH.
DISSE: Anat. H. 1 (1892).

ENGEL: Dtsch. med. Wschr. **1914**, Nr 46.
GRÄVINGHOFF: Röntgenanatomie der kindlichen Brust- und Bauchorgane. Hand-
buch der Anatomie des Kindes, Bd. 1. München 1934.
— u. VIETHEN: Mschr. Kinderheilk. **52**, 117 (1932).
HELMREICH: Physiologie des Kindesalters, I. Berlin 1931.
MANNHEIM: Über dem hohen Steinschnitt beim Kinde. Inaug.-Diss. Berlin 1884.
METTENHEIMER, v.: Beitrag zur topographischen Anatomie der Brust-, Bauch- und
Beckenhöhle des neugeborenen Kindes. Morph. Arbeiten, III. 1893.
PETER, K.: Harnorgane. Handbuch der Anatomie des Kindes, II, 1. München 1927.
PFEIFFER: Jb. Kinderheilk. **86** (1919).
TAKAHASI: Arch. f. Anat. 1888.
ZWINEFF: Zitiert nach GUNDOBIN, Besonderheiten des Kindesalters. Berlin 1921.

Achtes Kapitel.

Drüsen mit innerer Sekretion.

Von ERWIN THOMAS-Duisburg.

Einleitung.

Vorzugsweise sollen jene Hormone in den Kreis der Betrachtung
gezogen werden, welche, von besonders differenzierten Zellkomplexen
erzeugt, auf bestimmte Organe wirken und eine bestimmte Aufgabe
im Organismus zu erfüllen haben.

Phylogenese der Hormone. Diese Organe mit innerer Sekretion
sind, wie die vergleichende Anatomie lehrt, nicht als das entstanden,
was sie jetzt sind, sondern haben sich alle auf dem Boden eines anderen
Organs entwickelt und daselbst ihre besondere Funktion erlangt, oder
sind als nachträglich mit der Funktion ausgerüstete Reste schwin-
dender Organe zu betrachten (MAURER). IDE verwertet die entwicklungs-
geschichtliche Verwandtschaft der innersekretorischen Zellen zur Auf-
findung der Gewebe, auf welche sie wirken.

In vergleichend physiologischer Beziehung ist anzunehmen, daß die von
den später differenzierten Organen ausgesandten spezialisierten chemischen Boten
ursprünglich zufällige Nebenprodukte der ureigenen Tätigkeit, Excrete der Organe
gewesen sind, wobei der erste Schritt in der Entwicklung einer Korrelation die
Aneignung einer Empfindlichkeit für die fragliche Substanz in irgendeinem ent-
fernten Organ war. Diese entwicklungsphysiologischen Anschauungen scheinen
eine ziemlich genau Kenntnis von dem zu geben, was man unter Hormonen zu
verstehen hat. Es sind das also Stoffe, welche in bestimmten Zellen erzeugt, wahrscheinlich zuerst Excrete, mit der Zeit auf bestimmte andere Zellen wirkten und
dadurch im Organismus allmählich mehr oder minder unentbehrlich geworden sind.

Bei einer solchen Definition scheiden die eigentümlichen Korrelationen aus,
welche im Laufe der embryonalen Entwicklung zwischen den verschiedenen Keim-
bezirken statthaben, auch einige Wirkungen, welche von den sog. *Organisatoren*
ausgehen. Ferner gehören nicht hierher die „Geschlechtsenzyme" bei früher Fetal-
reife, welche später erwähnt werden sollen (s. u. Keimdrüsen), auch nicht die eigenartigen Beziehungen z. B. zwischen Stirnhirn und Nebennieren (s. S. 27).

In der Phylogenese sind innere Sekrete nur bei den Wirbeltieren sicher nachgewiesen. Sie stellen daher einen phylogenetisch jungen Erwerb dar. Sie spielen aber schon bei den frei lebenden Amphibienlarven eine wichtige Rolle (s. SKLOWER). Je unselbständiger dann in der aufsteigenden Wirbeltierreihe der Fetus wird, desto mehr tritt bei ihm ihre Rolle zurück.

Es soll kurz eingegangen darauf werden, welche Bedeutung die innersekretorischen Drüsen für Wachstum und Entwicklung des menschlichen Embryo besitzen, ob und wann sie bei ihm beginnen, in Tätigkeit zu treten.

Ontogenese der Hormone. Diese Frage hat eine größere Bedeutung als es auf den ersten Augenblick erscheint. In den ersten Stadien, wo das Tempo von Wachstum und Entwicklung am raschesten ist, sind die innersekretorischen Drüsen des Embryo auch nach den frühesten Schätzungen noch nicht genügend entwickelt, um einen Einfluß ausüben zu können. In den späteren Monaten der Schwangerschaft reifen wohl auch beim Menschen einzelne endokrine Drüsen des Fetus heran, indessen ist ihre Wichtigkeit nicht größer als die der exokrinen, welche ebenfalls in den letzten Monaten vorhanden sind. Zudem ist nach allem der Fetus von den mütterlichen Hormonen überschwemmt, was aus verschiedensten Beobachtungen hervorgeht.

Ontogenese der äußeren Sekrete. Der Umstand, daß schon im fetalen Leben Sekretionsgranula sichtbar sein können, bedeutet noch nicht eine Tätigkeit, welche für den fetalen Organismus von Belang ist. Wir treffen solche auch bei den Drüsen, welche äußere Sekrete hervorbringen. Auch diese haben erst nach der Geburt Wirksamkeit und Bedeutung. BALLANTYNE, IBRAHIM, SCHMIDT haben gezeigt, daß die Verdauungsfermente schon längere Zeit vor der Geburt vorhanden sind. Das Hormon des Dünndarms, das Sekretin, wurde von HALLION und LEQUEUX schon im 5. Monat des Fetallebens nachgewiesen. Während man das noch vielleicht mit der Verdauung des Fruchtwassers erklären könnte, bleibt z. B. das Auftreten von Pankreasdiastase, von Ptyalin usw. schwer erklärlich. REUSS schreibt zusammenfassend: . . . . . „Finden wir doch selbst in den Organen des Fetus so ziemlich alle Fermente und Profermente bereit und zwar auch solche, welche bei der physiologischen Ernährung mit Frauenmilch gar nicht in Aktion treten“. So sind z. B. die amylolytischen Fermente schon beim Neugeborenen vorhanden, obwohl eine Verdauung von Polysacchariden doch erst viel später in Frage kommt.

Wirkungsbereich der Hormone. Die Tätigkeit der Hormone ist lediglich eine ausbauende, entwicklungsbeschleunigende. Sie wirken nicht morphogenetisch, sondern nur *morphokinetisch*. Das Primäre ist der immanente Wachstums- und Entwicklungstrieb (THOMAS, J. BAUER). Die nähere Begründung kann an dieser Stelle nicht gegeben werden. Ferner ist eine protektive Rolle der mütterlichen endokrinen Drüsen zweifellos. Ihr Einfluß steigert sich in den letzten Schwangerschaftsmonaten: Verschiedene, auch innersekretorische Organe des Fetus werden über ihre eigentliche Größe und Entwicklung hinaus vorwärtsgetrieben, so daß sie nach der Geburt sich wieder zurückbilden (Prinzip der *Synkainogenese*). Schilddrüse, oder Hoden oder sonst ein Organ der reifen

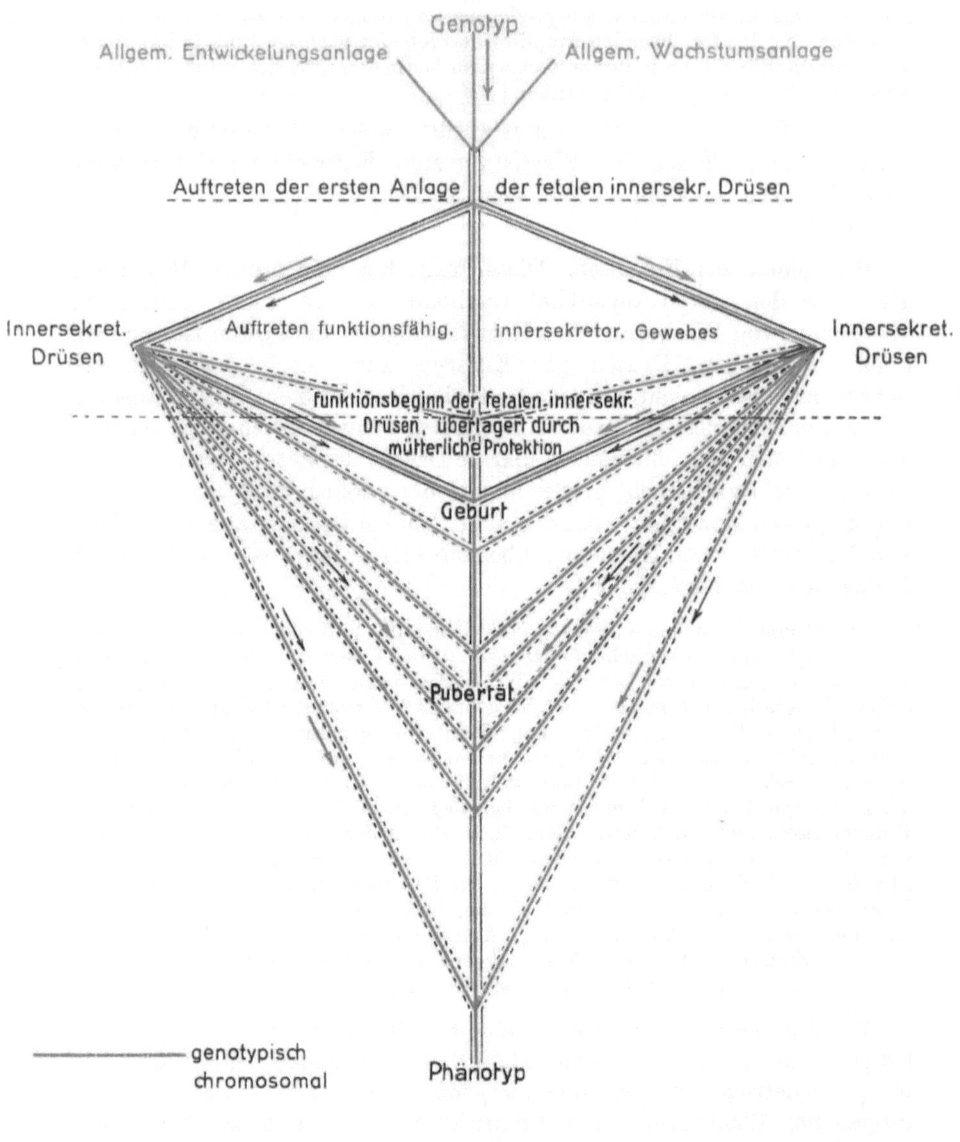

Abb. 2. Schema endokriner Einflüsse auf Wachstum und Entwicklung des Menschen. Die zeitlichen Verhältnisse sind nicht maßstabmäßig wiedergegeben. Es ist zur Darstellung gebracht, daß auch die innersekretorischen Drüsen selbst wieder chromosomal determiniert und die Impulse, welche sie auf den Körper ausüben, selbst wieder zum großen Teil chromosomal bestimmt sind. Daneben allerdings läuft eine paratypische Komponente, welche in dem Augenblick beginnt, wo die Anlage der innersekretorischen Drüsen sich bildet.

Frucht werden zu groß, nach der Geburt geht diese Veränderung zurück. Die sog. Schwangerschaftsreaktionen (s. S. 79 und 80) gehören alle hierher.

Bei den einzelnen endokrinen Organen soll das Verhältnis der mütterlichen und fetalen Drüsen sowie deren Funktionsbeginn erörtert werden.

In der Abb. 2 ist das Verhältnis der eigentlich chromosomalen und endokrinen Faktoren zum Ausdruck gebracht, wie sie während der ganzen Lebenszeit wirken. Man sieht, daß auch die endokrinen Drüsen großenteils chromosomal bestimmt sind. Daneben laufen paratypische Einflüsse, welche früh beginnen. Dieses Schema gilt übrigens nicht nur für die körperliche, sondern auch für die geistige Entwicklung. Man hat das Erscheinen rassischer Unterschiede auf verschiedenen Einfluß der verschiedenen endokrinen Drüsen zurückgeführt (s. soeben FREY). Indessen erscheinen die endokrinen Drüsen dabei höchstens als Vollstrecker chromosomaler Vorausbestimmung (s. auch S. 23).

Korrelationen. J. BAUER gibt folgende Einteilung der Korrelationen: 1. Die idioplasmatische oder die der Erbanlage, die als Faktorenkupplung zu bezeichnen ist. 2. Die morphogenetische, welche der abhängigen Differenzierung nach ROUX entspricht, die Abhängigkeit der Entwicklung oder Differenzierung eines Organs oder Organteiles von der Ausbildung eines zweiten (z. B. Abhängigkeit der Entwicklung der Augenlinse von der Gegenwart des Augenbechers). 3. Die nervöse. 4. Die hormonale. Hierzu gesellen sich die Korrelationen bei gemeinsamen Schädigungen, nämlich Schädigung auf Grund einer Nachbarschaft (Syntopie), weiter Schädigung auf Grund der Abstammung von demselben Keimblatt (nach v. PFAUNDLER), ferner auf Grund gemeinsamer prospektiver, funktioneller Bedeutung (nach THOMAS). Die letzteren 3 Arten von Beziehungen können zur Erklärung der sog. multiplen Mißbildungen herangezogen werden.

Zeiten besonderer Beanspruchung. In bestimmten Zeitabschnitten erwachsen anscheinend den kindlichen endokrinen Organen besondere Anforderungen. Man erkennt das daran, daß es in ihnen häufig zu einem Versagen und Erkrankung kommt.

Der erste Anstieg der innersekretorischen Erkrankungen erfolgt nach dem ersten Trimenon des ausgetragenen Kindes und wird durch das Auftreten der Rachitis und der Tetanie gekennzeichnet. Die zweite Welle der Häufigkeit, welche am Ende des eigentlichen Kindesalters und zu Beginn der Pubertät sich erhebt, ist durch das Nahen der gewaltigen Veränderungen, welche nunmehr dem endokrinen Apparat bevorstehen, gekennzeichnet. In diesem Alter kommt es fast physiologischerweise zu Disharmonien im Zusammenspiel der innersekretorischen Drüsen. Mit dieser Zeit werden auch die bekannten innersekretorischen Krankheitsbilder häufiger, welche auf Erschöpfung oder Unterfunktion der innersekretorischen Drüsen beruhen.

Die Seltenheit der bekannten endokrinen Krankheitsbilder im eigentlichen Kindesalter erklärt sich wohl durch die jugendliche Widerstandskraft der endokrinen Organe und durch das Fehlen der Geschlechtsimpulse.

Wachstumshormone. Die besondere Eigenart der endokrinen Drüsenfunktion im Kindesalter besteht in ihrem Einfluß auf das Wachstum. Damit ist aber durchaus nicht gesagt, daß im eigentlichen Wachstumsalter besondere *Wachstumshormone* existieren. Es sind dieselben Hormone tätig wie später. Sie wirken aber beim Kind auf einen zum sichtbaren Wachstum befähigten, später auf einen anscheinend ausgewachsenen Organismus. Auch beim ausgewachsenen Organismus sind diese Wachstumshormone wohl noch vorhanden, jedoch wird ihre assimilatorische Wirkung durch eine gleich große Dissimilation kompensiert. Übrigens vermag auch Nerveneinfluß Wachstum hervorzurufen (HEUSCH u. a.), unter Umständen sogar einseitiges, ein Zeichen dafür, daß dabei Hormonwirkung mindestens erst in zweiter Linie kommt. (Vgl. auch S. 28!)

Von Drüsen, welche mit dem Wachstum zu tun haben, ist in erster Linie die Hypophyse zu erwähnen, und von ihr abhängig, die Schilddrüse, vielleicht auch Nebenniere und Thymus, während Epithelkörper und Pankreas an Wachstumsvorgängen nur indirekt beteiligt sind. Unmöglich ist es ferner, beim Menschen zwischen Drüsen zu unterscheiden, welche mehr das Massenwachstum und solchen, welche mehr die Entwicklung (Differenzierung) fördern oder hemmen, wie das bei den Batrachiern versucht wurde (GUDERNATSCH, SKLOWER).

Zahlenmäßige Angaben, welche aus der Erforschung der normalen kindlichen endokrinen Drüsen stammen, sind nur wenige vorhanden. Die Darstellung wird sich daher, in Übereinstimmung mit der Vorrede zum 1. Bande, mehr bemühen, die biologischen Zusammenhänge aufzuklären. Daneben sollen die Wirkungen der bisher bekannten Hormone, soweit sie bei der Anwendung beim Kind selbst deutlich sind, genauer geschildert werden. Der Bestimmung des Buches entsprechend, sind pathologische Daten, sowie tierexperimentelle Ergebnisse in der Regel nur soweit angeführt, als sie zur Erklärung der normalen Verhältnisse beitragen. Jeder innersekretorischen Drüse ist ein kurzes Verzeichnis der zugehörigen Organpräparate beigefügt. Es soll zu Studien damit anregen und für den Gebrauch eine bequeme Handhabe bieten. Um Wiederholungen zu vermeiden, sind die Anschriften der Firmen, von denen solche Präparate erzeugt werden, auf S. 36 zusammengestellt. Die Firmen können auch über besondere Literatur und besondere, noch nicht im Handel befindliche Präparate Auskunft geben. Von einer Aufzählung der Insulin- und Adrenalinpräparate wurde abgesehen. Die Literatur ist bei den einzelnen Kapiteln zu finden. Literatur für sämtliche Kapitel ist enthalten in folgenden zusammenfassenden Darstellungen:

HIRSCH, M.: Handbuch der inneren Sekretion. Leipzig 1928—1933.
BAUER, J.: Innere Sekretion. Berlin 1927.
REISS[1]: Hormonforschung usw. Berlin u. Wien 1934.
TRENDELENBURG-KRAYER: Die Hormone. Berlin 1929—1934 (2 Bände).

---

[1] Während der Korrektur erschienen.

sowie in den Darstellungen von THOMAS:

THOMAS, A.: (1) Drüsen mit innerer Sekretion im Handbuch der allgemeinen Pathologie usw. von BRÜNING-SCHWALBE. München-Wiesbaden 1913.
— (2) Innere Sekretion in der ersten Lebenszeit. Jena 1926.
— (3) Innersekretorische Drüsen bei Feten und Kindern. Handbuch der inneren Sekretion. Bd. 2. Leipzig 1929.

BALLANTYNE: Manual of antenat. path. a. hyg. I. Edinburgh 1902.
FREY, M.: Endokrinol. **14**, 116 (1934).
GUDERNATSCH: Handbuch der inneren Sekretion, Bd. 2, 2.
HALLION et LEQUEUX: Zbl. Gynäk. **1907**, 57.
HEUSCH: Virchows Arch. **255**, 1 (1925).
IBRAHIM: Doppelzuckerfermente. Hoppe-Seylers Z. **64**, 95 (1900); Biochem. Z. **22**, 24 (1911).
IDE: C. r. Soc. Biol. Paris **71**, 944 (1919).
MAURER: Jena. Z. Naturwiss. **55**, 175 (1917).
REUSS: Physiologie des Neugeborenen. Pathologie des Neugeborenen. Handbuch von HALBAN-SEITZ, Bd. 8, 2. Teil, Berlin-Wien 1927.
SCHMIDT: Biochem. Z. **63**, 287 (1919).
SKLOWER: Z. vergl. Physiol. **2**, 474 (1925).
THOMAS: Z. Kinderheilk. **5**, 401 (1912).

A. Nervensystem und innere Sekretion.

Die Beziehungen des Nervensystems zu den innersekretorischen Drüsen sind außerordentlich eng und brauchen hier nicht näher ausgeführt zu werden. [Einen guten Überblick gibt das kürzlich erschienene Schema von HOFF (s. J. BAUER, S. 25).] Die innersekretorischen Drüsen stehen mit dem Nervensystem der verschiedensten Grade und Funktionshöhen im Zusammenhang. Diejenigen sind im Vordergrund, welche sich auf Wachstum und Entwicklung erstrecken. Schon in der Embryonalzeit bestehen solche zwischen Gehirn und einzelnen innersekretorischen Drüsen. Wir wissen heute, daß die regelrechte Entwicklung der Nebennieren davon abhängt, ob die vorderen Hirnpartien ausgebildet werden. Man kann auch mit einiger Berechtigung annehmen, daß die Entwicklung des Gehirns beim Fetus von einem genügenden Angebot an Schilddrüsensekret seitens der Mutter abhängig ist. Ganz besonders eng sind naturgemäß die Beziehungen der Hypophyse zu den umliegenden Hirnteilen. Sie bildet mit ihnen ein funktionelles System. Auch hier eröffnet die Pathologie dem Verständnis der normalen Funktion vielfach den Weg. Es ist allerdings schwierig, vorhandene Störungen (s. auch Abb. 3) innerhalb dieses Systems zu lokalisieren. Meist liegen die Veränderungen in der Hypophyse selbst, manchmal aber im Zwischenhirn. Pathologische Erfahrungen, wie z. B. Folgezustände der Encephalitis lethargica (RISAK), wie auch experimentelle sprechen durchaus in diesem Sinn. Dabei scheinen nicht nur vom Zwischenhirn Impulse auszugehen, welche die Tätigkeit der betreffenden innersekretorischen Drüsen beeinflussen, sondern es ist zweifellos, daß Hormone selbst in gewissen Partien des Gehirns sich angereichert vorfinden; es scheint sogar, daß sie zum Teil dort selbst gebildet werden können. TRENDELENBURG und SATO zeigten, daß nach der Hypophysenentfernung im Tuber cinereum eine nicht unerhebliche Menge des auf die Harnbereitung einwirkenden, sowie uteruserregenden Hormons auftritt. SCHITTENHELM und EISLER kamen zu der Schlußfolgerung, daß das wirksame Schilddrüsensekret im Zwischenhirn — Tuber cinereum — gespeichert wird. Das kann nach den neuesten Feststellungen ABELINs nicht verwundern. Bezüglich der Beziehungen des Zentralnervensystems zu Hypophyse und Keimdrüse haben die Untersuchungen von HOHLWEG und JUNKMANN wichtige Aufklärung gebracht (s. Abb. 3). Bei den Fischen, Reptilien und Amphibien wurden im Zwischenhirn sekretorisch tätige Ganglienzellen anatomisch nachgewiesen. Auch bei Säugetieren hat man entsprechende Befunde erhoben, und beim Menschen hat soeben GAUPP solche gefunden und spricht sogar von einer *Zwischenhirndrüse*.

Von besonderer Wichtigkeit sind die *Beziehungen des Gehirns zu Wachstum und Entwicklung*. Zweifellos gehen vom Gehirn wichtige Impulse auf die innersekretorischen Drüsen aus. Dabei ist zunächst an die artgemäße Einleitung ihrer Tätigkeit zu denken. Der Eintritt der Pubertät z. B. wird wahrscheinlich durch Impulse geregelt, welche Zwischenhirnzentren

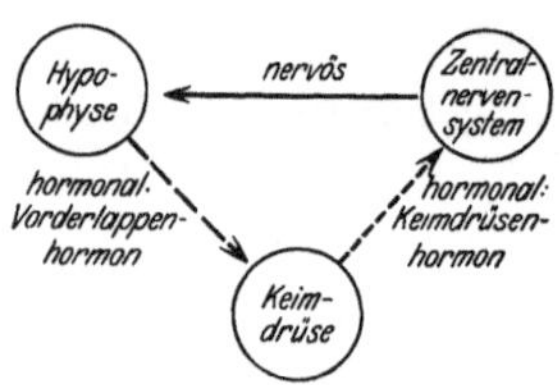

Abb. 3. Das Schema veranschaulicht die gegenseitigen Beziehungen zwischen Zentralnervensystem, einem übergeordneten und einem nachgeordneten Hormon. Es läßt sich sinngemäß auch auf andere nachgeordnete Hormone übertragen (nach HOHLWEG und JUNKMANN).

der Hypophyse erteilen. Das ist offenbar artgemäß festgelegt. Vielleicht empfangen diese Zwischenhirnzentren, welche mit der Aufbewahrung der für diese Spezies charakteristischen Wachstums und Entwicklungserinnerungen und -Impulse beauftragt sind, auch noch Anregungen oder Hemmungen von höheren Hirnsphären (s. THOMAS).

Das Wachstum idiotischer Kinder scheint verringert zu sein (GODDARD u. a.) mit wenig Ausnahmen (DOLLINGER, LONG und CALDWELL). Nach GODDARD ist der Wachstumsrückstand geistig minderwertiger Kinder annähernd proportional der Größe des intellektuellen Defektes. Es ist aber möglich, daß der Wachstumsrückstand einfach die Folge einer qualitativen Unterernährung ist, welche dadurch entsteht, daß solche Kinder nicht dazu zu bringen sind, die dem fortschreitenden Alter entsprechende Nahrung: Breie, Gemüse usw. aufzunehmen. Hier würde also eine Störung in der Entwicklung artgemäßer Gemeingefühle vorliegen. Den Sitz einer solchen Störung könnten höhere Zentren bilden. Die Folge wäre dann chronische qualitative Unterernährung mit Verminderung der Hormonproduktion und Rückstand des Wachstums.

Ebenso kann man sich vorstellen, daß gewisse Einflüsse sehr komplexer Natur, z. B. Leben in der Stadt, starke und frühzeitige geistige Beanspruchung (STETTNER) von den höheren Zentren ausgehend, die tiefer gelegenen Wachstums- und Entwicklungszentren in anregendem Sinn beeinflussen. (Auf diese Weise könnte z. B. der durchschnittliche Höherwuchs der Begabten zustande kommen, vgl. Bd. 1, S. 35 f.) Jedenfalls ist es recht wohl möglich, daß es Wachstumsbeeinflussungen von den höheren und niederen cerebralen Zentren aus gibt (s. STIER, auch HEUSCH s. S. 26). Vom Zwischenhirn allein aus gibt es solche sicher. Es wird nur schwer sein, dabei zu entscheiden, wieweit Zwischenhirn und wieweit Hypophyse im Einzelfall vorzugsweise beteiligt sind. (Weiteres s. bei THOMAS, Innere Sekretion in der ersten Lebenszeit, sowie LESCHKE.)

Literatur.

ABELIN: Klin. Wschr. 1934, Nr 36.
DOLLINGER: Klinik des Schwachsinnigen usw. Berlin 1921.
GAUPP, R.: Klin. Wschr. 1934, Nr 28.
HOFF: Klin. Wschr. 1934, 519.
HOHLWEG u. JUNKMANN: Klin. Wschr. 1932, Nr 8.
GODDARD: J. nerv. Dis. 39, 217 (1912).
LESCHKE: Handbuch der inneren Sekretion, Bd. 3, 1. Leipzig 1931.
LONG u. CALDWELL: J. dis. Childr. 1, 113 (1911).
RISAK, E.: Wien. klin. Wschr. 1934, Nr 31.
SCHITTENHELM u. EISLER: Klin. Wschr. 1932, Nr 1.
STETTNER: Arch. Kinderheilk. 68, 342 (1931).
STIER: Dtsch. Z. Nervenheilk. 44, 21 (1912).
THOMAS: Mschr. Kinderheilk. 59, 105 (1933).
TRENDELENBURG u. SATO: Arch. f. exper. Path. 111, 45 (1928).

B. Hypophyse.

Entwicklung. Über ihre Entwicklungsgeschichte sei nur soviel bemerkt, daß Vorder- und Hinterlappen einen verschiedenen Ursprung haben. Der erstere entsteht aus einer schon in frühen embryonalen Stadien auftretenden Ausstülpung des Mundhöhlenepithels (RATHKEsche Tasche), der Hinterlappen aus dem Vorwachsen einer Ausstülpung der Umgebung des 3. Hirnventrikels, des Processus infundibularis.

Zelltypen. Von den verschiedenen Zelltypen des Vorderlappens haben die eosinophilen die meiste Aufmerksamkeit gefunden. Man bringt sie in Zusammenhang mit Wachstum und Entwicklung (s. CUSHING). THOMAS fand sie beim Neugeborenen schon reichlich vertreten, während HAMMAR sie bereits bei Embryonen von 22—27 cm Länge sah. Nach STÄMMLER fehlen die Basophilen zur Zeit der Geburt noch vollständig. Im Laufe des weiteren Lebens nehmen die Zellen, welche deutlich färbbar sind (Chromophile), immer mehr zu, so daß sie beim Erwachsenen überwiegen. In der Schwangerschaft zeigt die Hypophyse deutliche Vergrößerung durch massenhaftes Auftreten der sog. Schwangerschaftszellen. Es ist sicher, daß der Embryo im wesentlichen durch die Hypophysenhormone der Mutter mitversorgt wird (s. unter Keimdrüsen).

Hormone des Vorderlappens.

1. Sexualhormone. Der Hypophysenvorderlappen erzeugt übergeordnete, gonadotrope Hormone, welche an sich geschlechtlich nicht verschieden, die Motoren der Keimdrüsenfunktion darstellen. Genauer bekannt ist das Hypophysenvorderlappenhormon A, welches das Follikulin der weiblichen Keimdrüse stimuliert und das Hypophysenvorderlappenhormon B, welches den gelben Körper zwecks Einbettung des Eies stimuliert (s. unter Keimdrüsen). Allein auch diese Einteilung ist fraglich; vorläufig erleichtert sie aber die Orientierung (s. SCHÖLLER 1934).

2. Das Wachstumshormon. Dieses wurde von EVANS und LONG aus Hypophysen extrahiert. WEHEFRITZ und GIERHAKE geben an, es sei ihnen die Extraktion aus Schwangerenurin gelungen.

3. Mehrere Stoffwechselhormone. Die gefundenen Veränderungen des Grundumsatzes und der spezifischen dynamischen Wirkung im Sinn von PLAUT-KNIPPING konnten vielfach nicht bestätigt werden (s. bei HOUSSAY). Möglicherweise sind sie durch Wirkung der thyreotropen Hormone auf die Schilddrüse zu erklären. Indessen hält HOUSSAY an der Herabsetzung der spezifisch-dynamischen Wirkung bei Hypophysenalteration an Omnivoren fest.

Neuerdings wurden eine ganze Reihe von besonderen Stoffwechselhormonen aus dem Vorderlappen der Hypophyse beschrieben.

a) Eiweißstoffwechselhormon (HOUSSAY). Dieses soll besonders den endogenen Eiweißstoffwechsel beeinträchtigen. Bei hypophysärer Insuffizienz sei die Zersetzung der Eiweißkörper in den Geweben verringert.

b) Kohlehydratstoffwechselhormone. Es gelingt, durch Verabreichung von Extrakten aus dem Hypophysenvorderlappen hyperglykämische Reaktionen auszulösen (*kontrainsuläres Hormon* von LUCKE, HEYDEMANN und HECHLER; HANTSCHMANN). Es läßt sich von dem gonado- und dem thyreotropen Hormon trennen, hingegen nicht von dem Wachstumshormon. Es bewirkt auf dem Weg über das Zuckerzentrum und die sympathische Nervenbahn Ausschüttung des Adrenalins mit Glykogenmobilisierung und soll dadurch Antagonist des Inselsystems sein. Zu bemerken ist, daß auch das gonadotrope Hormon nach F. BÖHM Blutzuckersteigerung hervorruft.

c) Fettstoffwechselhormone. 1. Nachdem BURN und LING mit Vorderlappenextrakten Ketonurie hervorgerufen hatten, isolierten ANSELMINO und HOFFMANN aus Rinderhypophysen eine eiweißfreie Substanz, welche bei Menschen und bei Ratten den Ketonkörpergehalt, besonders die β-Oxybuttersäure im Blut steigert, den Grundumsatz senkt und die spezifisch-dynamische Wirkung und den Blut-Fettgehalt erhöht (s. a. HOUSSAY, HEYMANN u. MEYER). MAGISTRIS bestätigte das Auftreten dieses Hormons am Kaninchen und schlug dafür die Bezeichnung *Orophysin* vor. Es konnte allerdings nicht konstant nachgewiesen werden (DINGEMANSE und FREUD). Die Substanz soll im Hungerzustand und bei Fettbelastung von der Hypophyse ausgeschüttet werden. Im Übrigen wurde auch nach Zufuhr von thyreotropem Hormon eine Vermehrung der Blutketonkörper gefunden (ERTEL, LÖHR und LOESER). Möglicherweise ist sie dadurch zu erklären, daß infolge thyreotroper Leistungssteigerung der Schilddrüse eine Glykogenverarmung der Leber eintrat. Mit dem genadotropen Hormon stehen die Fettstoffwechselhormone in engster Beziehung. (Siehe auch die klinischen Beziehungen von Sexualsphäre und Fettansatz!)

2. RAAB und KERSCHBAUM fanden im Vorder- und Hinterlappen, im Tuber cinereum, in den Wänden des 3. Ventrikels eine blutfettsenkende Substanz

(,,Lipoitrin"). Dieser Stoff wandert vom Vorderlappen über den Hinterlappen zum Zwischenhirn. Beim Durchgang durch den Hinterlappen mischt er sich natürlich den dort entstehenden, z. B. Pituitrin bei. Sein Eingreifen erfolgt auf nervösem Weg über Tuber cinereum — Halsmark — Splanchnicus — Leber, wo das Blutfett vermehrt absorbiert wird. Auf die Blutketonkörper hat es einen leicht verringernden Einfluß.

Ob und inwieweit die Wirkung dieser Fettstoffwechselhormone nur veranlaßt ist durch primäre Veränderungen des Kohlehydratstoffwechsels, ist noch ungeklärt. Jedenfalls bestehen nahe Beziehungen zum kontrainsulären und zum insulinogenen Hormon nach STEPPUHN.

d) Thyreotropes Hormon (LOEB und BASSETT, ABON). Über die nähere Wirkungen siehe auch Schilddrüse (S. 42, 43). Das Hormon ist kürzlich von JUNKMANN und SCHÖLLER in weitgehend gereinigtem Zustand erhalten. Es ist vielfach studiert und als selbständig wohl anzuerkennen. Das Hormon ist nicht hitzebeständig und peroral unwirksam. Im Gegensatz dazu ist das von PAAL beschriebene *Hormothyrin* hitzebeständig, und peroral wirksam. LOESER und THOMPSON zeigten soeben, daß das Jod primär in der Hypophyse angreift. Beim hypophysenlosen Tier bleibe die Schilddrüsenwirkung des Jods aus.

e) Interrenotropes Hormon (P. SMITH, EVANS, COLLIP u. A. siehe bei J. BAUER, KALK). Gewisse pathologische Befunde ließen längst an einen Zusammenhang von Hypophyse und Nebennierenrinde denken. Nach LOESER geht die Wirkung von der Hypophyse über die Schilddrüse, während J. JORES einen direkten Zusammenhang begründet. Er nimmt an, daß das pigmentausbreitende Melanophorenhormon in den basophilen Zellen des Vorderlappens gebildet werde und bei massenhafter Einverleibung eine direkte Nebennierenrindenhypertrophie hervorrufe. Bisher ist es aber nicht gelungen, durch Vorderlappenextrakte ohne Beteiligung anderer innersekretorischer Drüsen eine Wirkung auf die Nebennierenrinde hervorzubringen. Neuerdings glauben allerdings ANSELMINO und HOFFMANN eine solche mit bestimmtem Extrakt erzeugt zu haben. Sie nennen denselben adrenalotrop (statt interrenotrop)[1].

f) Pankreatotropes Hormon. Manche Hypophysenvorderlappenextrakte haben die Fähigkeit, den Inselapparat des Pankreas zu vergrößern und die Neubildung von Inseln anzuregen (ANSELMINO, HOFFMANN und HEROLD). Es wurde eine Substanz angenommen, welche den Pankreas zu erhöhter Ausschüttung von Insulin anrege. STEPPUHN beschrieb ebenfalls ein insulinogenes Hormon. In welchem Verhältnis dazu das kontrainsuläre Hormon steht, ist unklar.

g) Parathyreogenes Hormon. ANSELMINO und HOFFMANN fanden im Tierversuch nach längerer Einverleibung von Vorderlappenextrakt Vergrößerung der Epithelkörper, sowie einen protrahiert verlaufenden Anstieg des Blutkalkspiegels, wie er für eine Wirkung des Nebenschilddrüsenhormons charakteristisch ist. Die wirksame Substanz erwies sich als thermolabil, nicht ultrafiltrierbar und war bei parathyreopriven Tieren unwirksam[1].

h) Laktationsbefördernde Hormone aus dem Vorderlappen wurden von COLLIP (Prolactin) und von RIDDLE, BATES und DYKSHORN beschrieben.

Zweifellos werden noch wesentliche Vereinfachungen in der Hormonzahl der Hypophyse eintreten, da die Abgrenzungen vielfach unsicher und schwankend sind (JORES, RAAB, J. BAUER u. a.). Die Dinge sind ganz im Fluß, es steht aber schon jetzt die zentrale Stellung dieses Organs fest; ebenso wie die Keimdrüsen von ihr die Impulse empfangen, so auch die eigentlichen Stoffwechseldrüsen: Schilddrüse, Nebennieren, Pankreas.

---

[1] Siehe Klin. Wschr. **1933, II,** 1944.

Der Hypophysenvorderlappen enthält ferner viel *Brom* (UHLMANN).
Ob es der Bestandteil eines bromhaltigen Hormons ist, steht noch dahin.
Die eosinophilen Zellen stehen mit dem Wachstum, die basophilen vermutlich mit dem Fettstoffwechsel in Zusammenhang (s. neuerdings
MARBURG, SCHULTZE, JAMIN, E. J. KRAUS).

Hormone des Hinterlappens.

Der *Hinterlappen* enthält mindestens drei verschiedene Stoffe:

1. eine Substanz, welche den Blutdruck erhöht **(Tonephin)**. Dieser
kommt auch ein starker Einfluß auf die Harnsekretion zu. Vermutlich

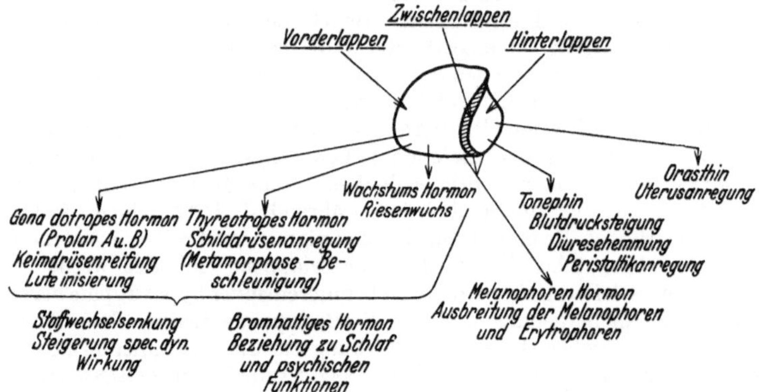

Abb. 4. Ursprung der Hypophysenhormone nach SCHÖLLER.

ist auch das Pitressin mit ihr identisch, ein Hinterlappenpräparat, dessen
Wirkung MANCHESTER an Kindern untersuchte.

2. eine Substanz, welche auf die Uterusmuskulatur stark erregend
wirkt **(Orasthin)**.

3. eine melanophorenausbreitende Substanz, welche sich im Zwischenlappen nach anderen im Vorderlappen findet (s. auch EHRHARDT).
Der erstere ist beim Menschen bezüglich seiner Größe und wohl auch
Bedeutung stark reduziert (s. auch BECKER und LEHMENSIECK). Von
dem Melanophorenhormon ist verschieden das Intermedin (B. ZONDEK
und KROHN), welches bei der Elritze das für die Laichzeit charakteristische
Hochzeitskleid hervorruft und aus dem Zwischenlappen stammen soll.

Zu bemerken ist, daß reine Störungen der einzelnen hypophysären
Hormone kaum vorkommen, was bei der Kleinheit des Organes nicht
verwunderlich ist. Die Abb. 4 von SCHÖLLER gibt einen Überblick
über die augenblickliche Auffassung von der Produktion der Hypophysenhormone. Ferner muß hervorgehoben werden, daß ihre Produktion und Abgabe in engstem Zusammenhang mit der Tätigkeit des
Zwischenhirns steht. Einzelne Partien desselben sind offenbar in der
Lage Hypophysen- bzw. Schilddrüsenhormon zu speichern oder sogar

zu erzeugen. Zum mindesten kommt Teilen des Gehirnes ein weitgehender Einfluß auf die Regulierung der Hormonproduktion zu (s. Kapitel Hormone und Nervensystem!).

Sella turcica und Hypophyse. Da es beim Lebenden keine Methoden gibt, um die Tätigkeit der Hypophyse beurteilen zu können, hat man versucht aus ihrer Größe, bzw. jener der Sella turcica, Schlüsse auf ihre größere oder geringere Funktion zu ziehen. Bei einer großen Anzahl von hypophysären Erkrankungen findet man gleichzeitig Veränderungen der Sella, denen meist embryonale Fehlbildungen zugrunde liegen (MARIMON). Dieser Autor nimmt einen Sellawinkel an, welcher vom Profil der Riechkanäle und der vorderen Klinoides einerseits, von den hinteren Klinoides und ihrer Verbindung mit dem Clivus andererseits gebildet wird. Normalerweise nähere sich der Sellawinkel mehr einem rechten. Der stumpfe Winkel hingegen könne nur eine kleine Sella begrenzen. HAAS ist dazu übergegangen, die Größe der Sella durch die Anzahl der Quadratmillimeter, welche die Projektionsfläche derselben bei Aufnahme im frontalen Strahlengang einnimmt, auszudrücken. Die Aufnahmen werden gemacht bei einem Fokusplattenabstand von 55 cm einer Spannung von 4—45 Kilovolt und einer Röhrenstromstärke von 120 M.A. Dadurch konnte die Belichtungszeit auf 0,1 Sekunde heruntergebracht werden. SARTORIUS legte den Film auf eine von unten beleuchtete Mattglasscheibe und zählte nun ohne Aufzeichnen der Konturen, während HAAS und SCHULZE die Sellakonturen auf die Rückseite der Röntgenplatte genau durchpausten, Millimeterpapier darunterlegten und auszählten. BRILL gibt obenstehende aus den früheren Arbeiten entnommene und aus eigenen Untersuchungen gewonnene Durchschnittswerte (siehe Tabelle 12).

Tabelle 12.

Alter Monate	Sellagröße in qmm Knaben	Sellagröße in qmm Mädchen	Alter Jahre	Sellagröße in qmm Knaben	Sellagröße in qmm Mädchen
1	15	—	1	24	25
2	17	—	2	33	35
3	17	19	3	41	43
4	18	21	4	48	49
5	22	23	5	55	56
6	22	23	6	58	57
7	22	24	7	62	60
8	22	24	8	63	62
9	22	24	9	66	65
10	23	24	10	70	69
11	24	25			

Tabelle 13.

Kopfumfang in cm	Sella in qmm
31—35	15
36—40	17
41—45	21
46—50	23

Weitere Normalwerte finden sich bei STEIERT aus einer Zahl von 135 normalen Kindern, welche HOTZ untersucht hat. STEIERT fand im Alter von 4—9 Jahren flache, schüsselförmige Sellae. Seine Werte weichen von den deutschen etwas ab.

BRILL führt diesen Umstand auf das Vorhandensein größerer Hypophysen infolge
der Kropfendemie (Schweiz) zurück. Über Beziehungen zwischen Schädelumfang
und Sella gibt SCHULZE vorstehende Werte an (Tabelle 13).

Bei der Würdigung der angeführten Normalgrößen muß man bedenken, daß
dieselben nur das Profil, nicht aber den Querschnitt des Türkensattels betreffen,
da solche in fronto-occipitaler Richtung nicht festzustellen sind. Vielleicht gewinnt
auch die Feststellung des Sellawinkels nach G. KOCH für die Größenverhältnisse
der Hypophyse einigen Wert.

Literatur.

ANSELMINO u. HOFFMANN: Klin. Wschr. **1931**, 2380, 2383; **1933**, Nr 32; **1934**, Nr 6.
ARON: C. r. Soc. Biol. Paris **26**, 840 (1929).
BECKER u. LEHMENSIECK: Klin. Wschr. **1933**, Nr 10.
BÖHM, F.: Z. exper. Med. **87**, 679 (1933).
BRILL: Mschr. Kinderheilk. **57**, 1 (1933).
BURN u. LING: J. of Physiol. **1930**, 69.
COLLIP, ANDERSSON u. THOMPSON: Lancet **1933 II**, 347.
CUSHING, H.: Arch. int. Med. **51**, 487 (1933).
DINGEMANSE u. FREUD: Zitiert nach RAAB.
EHRHARD: Münch. med. Wschr. **1927**, Nr 27.
EITEL usw.: Arch. f. exper. Path. **173**, 203 (1933).
EWANS and LONG: Anat. Rec. **31**, 62 (1921).
GRAFE, Z.: Dtsch. med. Wschr. **1932**, Nr 15.
HAMMAR: Uppsala Läk.för. Förh. **30**, 375 (1925).
HANTSCHMANN: Dtsch. Arch. klin. Med. **176**, 397 (1934).
HEYMANN u. MEYER: Z. Kinderheilk. **55**, 402 (1933).
HOHLWEG u. JUNGMANN: Klin. Wschr. **1932**, Nr 8.
HOUSSAY: Klin. Wschr. **1932**, Nr 37.
— Klin. Wschr. **1933**, 773.
JAMIN: Münch. med. Wschr. **1934**, Nr 28/29.
JORES: Klin. Wschr. **1934**, Nr 36.
KALK: Dtsch. med. Wschr. **1934**, Nr 24.
KNIPPING: Dtsch. med. Wschr. **1923**, Nr 1.
KOCH: Arch. Kinderheilk. **102**, 16 (1934).
KRAUS, E. J.: Klin. Wschr. **1934**, Nr 13.
LOEB u. BASSETT: Proc. Soc. exper. Biol. a. Med. **102**, 682 (1929).
LOESER, A.: Klin. Wschr. **1933**, 1614.
— u. THOMPSON: Endokrinol. **14**, 144 (1934).
LUCKE: Arch. f. exper. Path. **170**, 166 (1933).
— Erg. inn. Med. **46**, 94 (1934).
MAGISTRIS: Endokrinol. **11**, 176 (1932).
MANCHESTER, R. C.: Proc. Soc. exper. Biol. a. Med. **29**, 717 (1932).
MARBURG: Arb. neur. Inst. Wien **35**, 143 (1933).
MARIMON: Endokrinol. **2**, 195 (1928).
PLAUT: Dtsch. Arch. klin. Med. **139**, 285 (1932).
RAAB: Klin. Wschr. **1934**, Nr 8.
RIDDLE: Proc. Soc. exper. Biol. a. Med. **29**, 1911 (1932).
SARTORIUS: Mschr. Kinderheilk. **45**, 259.
SCHITTENHELM u. EISLER: Klin. Wschr. **1932**, Nr 8.
SCHÖLLER: Dtsch. med. Wschr. **1932**, Nr 39.
— Dtsch. med. Wschr. **1934**, Nr 1.
SCHULTZE: Arch. Gynäk. **155**, 327 (1934).
SCHULZE: Arch. Kinderheilk. **93**, 173 (1934).
SMITH: J. amer. med. Assoc. **88**, 158 (1927).

STÄMMLER: Virchows Arch. **219**, 226 (1915).
STEIERT: Fortschr. Röntgenstr. **38**, 7 (1928).
STEPPUHN: Zitiert nach RAAB.
THOMAS: Z. Kinderheilk. **5**, 401 (1912).
TRENDELENBURG u. SATO: Arch. f. exper. Path. **11**, 45 (1928).
UHLMANN: Dtsch. Z. Nervenheilk. **122**, 36 (1931).
ZONDEK u. KROHN: Klin. Wschr. **1932**, Nr 10, 20, 31.

Hypophysen-Präparate.

A. Gesamtdrüse.

Hypophysis cerebri sicca (Merck, Darmstadt).
Hypophysis cerebri-Opton (Merck, Darmstadt). Sterile Lösung 0,06 in 1 ccm.
Hypophysen-Glandosan (Dr. E. Fresenius, Frankfurt a. M.). Tabletten; jede Tablette enthält 0,1 getrockneter = 0,6 frischer Substanz.

B. Vorderlappen.

Prähormon (Promonta, Hamburg). Gonadotrop. Trockenampullen mit 100 Ratteneinheiten, Suppos. mit 1000 Ratteneinheiten.

Prolan (I. G. Farben). Gonadotrop. Dragées mit 150 Ratteneinheiten, Ampullen mit 100 und 500 Ratteneinheiten.

Antepan (Dr. Henning). Gonadotrop. Standardisiert. Dragées und Trockenampullen.

Präpitan (Sanabo-Chinoin, Wien). Gonadotrop. Standardisiert. Tabl., Injekt., Suppos.

Gland. pituit. Vorderlappen (Burroughs Wellcome & Co.). Tabl. zu 0,13. Erwachsene 1—2 Stück 3—4mal.

Preloban (I. G. Farben). Standardisiert. Dragées zu je 5 Reifungseinheiten.

Präphyson (Promonta, Hamburg). Standardisiert. Ampullen zu 1 ccm, Tabl. zu 0,3. Für ältere Kinder täglich 1 Ampulle oder 2—3 Tabl.

Die beiden letzten Präparate sollen vorzugsweise auf Wachstum und Stoffwechsel wirken.

C. Hinterlappen.

Indik.: Darmatonien, Wehenschwäche, Diabetes insipidus, Tonikum nach Operationen, Asthma (kombin mit Suprarenin), Lithiasis, Hypogalaktie, Blutdrucksenkung, hypophysäre Fettsucht (?), Peritonitis, Exsikkose neuroendokrinen Ursprungs bei Säuglingen (KUTTNER: Dtsch. med. Wschr. **1932**, Nr 11).

Pituigan (Dr. Henning). 1 ccm = 3 und 6 Voegtlin-Einheiten.

Pituglandol (Hoffmann-La Roche). 1 ccm = 3 Voegtlin-Einheiten.

Pitowop (Degewop). 1 ccm = 3 Voegtlin-Einheiten. Außerdem Schnupfpulver.

Hypophysin (I. G. Farben). 1 ccm = 3 und 10 Voegtlin-Einheiten.

Glanduitrin (Gideon Richter). 1 ccm = 10 Voegtlin-Einheiten.

Hypophysis pars posterior (Gideon Richter). Schnupfpulver (bei Diabetes insipidus).

Tonephin (I. G. Farben). 1 ccm = 5 Voegtlin-Einheiten. Wirkt nur auf Diurese und Peristaltik (Darmlähmung!). Ihm entspricht das
Tonitrin (Gideon Richter).

Orasthin (I. G. Farben). 1 ccm = 3 und 10 Voegtlin-Einheiten. Wirkt nur auf den Uterus, beeinflußt nicht den Blutdruck. Ihm entspricht das
Uteritrin (Gideon Richter).

Firmen für Hormonpräparate.

Burraugh, Wellcome u. Co., Snow Hill Buildings, London E.C. 1. Vertreter:
Dr. E. Fresenius, Frankfurt a. M., Zeil.
Bürger, Ysatfabrik, Wernigerode.
Degewop, Berlin-Spandau, Berliner Chaussee.
Henning, Dr., Chemische Fabrik, Berlin-Tempelhof, Komturstr. 19/20.
Hoffmann-La Roche, Berlin-Charlottenburg 9.
I. G. Farben, wissensch.-pharm. Abteilung, Leverkusen bei Köln.
Labopharma (Dr. Laboschin), Berlin-Charlottenburg 5.
Knoll A. G., Chemische Fabrik, Ludwigshafen a. Rh.
Krause-Medico, München, Wirtstr. 2.
Merck u. Co., Chemische Fabrik, Darmstadt.
Nordmark-Werke A. G., Hamburg 21, Humboldtstr. 54.
Promonta, G. m. b. H. Hamburg 26, Hammerlandstr. 162.
Richter, Gideon, Chemische Fabrik Budapest X.
Sanabo-Chinoin, Wien. Vertreter: Simons, Chemische Fabrik Berlin C 2.
Schering-Kahlbaum A. G., Berlin N 65.

C. Zirbeldrüse (Epiphyse).

Von den Funktionen derselben ist wenig bekannt; zweifellos steht
sie nebst ihrer Umgebung in gewissem Zusammenhang mit der geschlechtlichen Entwicklung. Die kindliche Zirbel enthält nach BRANDENBURG
bis zum 10. Lebensjahr keinen Kalk; im Alter von 11—20 Jahren fand
der Autor in etwa der Hälfte der Fälle nur geringe Kalkmengen. H. ROTH-
MANN konnte vom 11. bis zum 20. Lebensjahr in 33% der Fälle Epi-
physenverkalkung nachweisen (s. TAUBENHAUS).

Der Epiphyse werden von manchen Forschern hemmende Eigenschaften auf Wachstum und Entwicklung zugeschrieben. Dadurch erschien sie als Antagonist der Hypophyse (s. P. ENGEL). Tumoren der
Zirbelgegend und der Zirbel (mit Verminderung des spezifischen Gewebes?)
führen bei Knaben zur Frühreife.

Neuerdings ist von CIGNOLINI, TIMME u. a. die pathologische Bedeutung einer frühzeitigen Verkalkung im Sinn eines Hypogenitalismus
wahrscheinlich gemacht worden. Bei allen derartigen Fällen am Ausgang
des Kindesalters wird man auf Kalkschatten im Bild zu achten haben.

Literatur.

BRANDENBURG: Endokrinol. **4**, 81 (1929).
CIGNOLINI: Endocrinologia **2**, 317 (1927).
ENGEL, P., Klin. Wochenschr. **1934**, Nr. 35.
TAUBENHAUS: Endokrinol. **11**, 334 (1932).
TIMME: Lect. on Endokrinologie, Bd. 2. New York 1932.

Epiphysenpräparate.

Indik.: Verfrühte Entwicklung, verfrühte Pubertät.
1. *Epiglandol:* Hoffmann-La Roche, 1 Tablette = 0,1 frischer Drüse.
2. *Epiphysis:* Henning, Zirbeldrüsenextrakt, Ampulle zu 1 ccm, täglich oder
jeden 2. Tag 1 Ampulle i. m.
3. *Epiphysenextrakt:* Sanabo-Chinoin, Wien. Ampullen zu je 1 ccm.

D. Schilddrüse.

Entwicklung und Verhalten beim Neugeborenen. Die menschliche Schilddrüse wird in der ersten Hälfte des intrauterinen Lebens als solide Epithelmasse angelegt. Allmählich bilden sich dann die ersten Bläschen, welche aus den Haufen und Strängen des Epithels in immer größeren Mengen entstehen. Bei Feten von 20—40 cm Länge sah ABELIN in ihnen ein dünnflüssiges Kolloid (HAMMAR schon bedeutend früher). Demgegenüber zeigt die Schilddrüse gegen die Zeit der Geburt hin ein ganz anderes Bild. Die Follikel sind meist verschwunden, man sieht nur Haufen und Stränge von ungeordneten Zellen, welche durch die stark erweiterten Capillaren auseinandergedrängt sind (Desquamation). Dieses Bild kommt hauptsächlich dadurch zustande, daß zahlreiche Zellen in die Lumina der Follikel abgestoßen sind und dieselben erfüllen. Dieser eigenartige Vorgang hat vielfache Bearbeitung erfahren. Man hat ihn vielfach als kadaverös entstanden betrachtet. Indessen müßte man eine besondere Prädisposition der Neugeborenenschilddrüse für kadaveröse Veränderungen annehmen (Lit. s. bei THOMAS, Innere Sekretion 1927). — In-

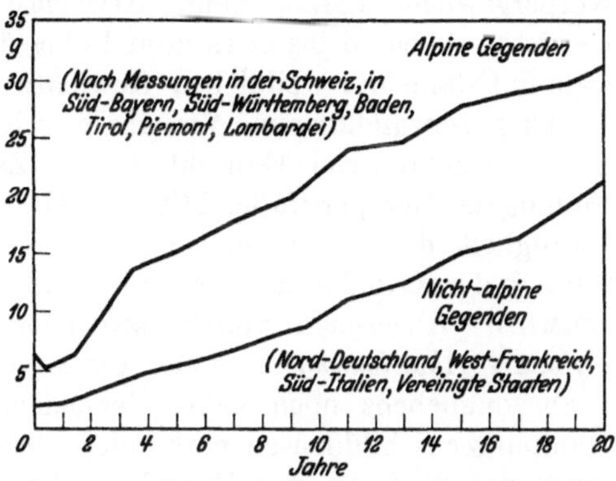

Abb. 5. Gewicht menschlicher Schilddrüsen [nach SCAMMON: Proc. Mayo Clin. 1, 1880 (1926)].

wieweit diese Schilddrüsenumwandlungen in Beziehung zu den neuesten Untersuchungen von LÖSCHKE-HAMMER über dem Bau der Organe gebracht werden könnten, bleibt dahingestellt.

Im übrigen zeichnet sich die Neugeborenenschilddrüse durch eine ganz besondere *Größe* aus. Wahrscheinlich spielen synkainogenetische Vorgänge (s. S. 23) hierbei eine Rolle, im Gebiet der Endemie vielleicht kompensatorische, wichtig ist aber zunächst die bedeutende passive Hyperämie infolge des Geburtsvorganges. Gleich nach der Geburt geht die Anschwellung rasch zurück, da das Blut wieder zurückströmt, bzw. resorbiert wird. In den Gegenden der sog. Kropfendemie ist häufig bei der Geburt eine wirkliche Hyperplasie vorhanden, deren höhere Grade als sog. angeborene Strumen eine bedeutungsvolle Rolle spielen können.

Schilddrüsengewichte. Über die weitere Entwicklung der Schilddrüsengewichte gibt die Tabelle Auskunft. Auffallend ist die rasche, fast sprunghafte Steigerung gegen Ende des 2. Lebensjahres. Das 2jährige Kind hat eine mehr als doppelt so große Drüse wie ein $^1/_2$jähriges (3,73 g nach WEGELIN), während ein 3jähriges 6,1 g aufweist, vielleicht ein Exponent gewisser psychischer Umwandlungen (Trotzalter?). In der Kurve von SCAMMON (Abb. 5) ist diese Steigerung nur bei der Gebirgsschilddrüse angezeichnet, aber zweifellos auch in der Tiefebene vorhanden. Es folgt dann eine äußerst langsame Zunahme bis zum 10. Jahre, mit dem 15. werden 11,2 erreicht, im 20. 22 g.

WEGELIN gibt für Kieler Material folgende Werte:

1—10. Tag . . . . 1,9 g	4 Jahre . . . . 6,12 g
¹/₂ Jahr . . . . . 1,55 g	5 „ . . . . 8,6 g
1 Jahr . . . . 2,4 g	6—10 „ . . . . 7,4 g
2 Jahre . . . . 3,73 g	11—15 „ . . . . 11,2 g
3 „ . . . . 6,1 g	16—20 „ . . . . 22,0 g

Beim Neugeborenen beträgt das Verhältnis des Schilddrüsen- zum Körpergewicht 1:423, beim Erwachsenen 1:1800 (HUSCHKE). Die Gewichte scheinen bis etwa zum Pubertätsalter ungefähr gleich zu sein, während dann die weiblichen Gewichte etwas höher werden.

Altersumwandlungen. Von ihnen seien erwähnt: Mit zunehmendem Alter vermehren sich Gewicht, Größe, Zahl der kolloidhaltigen Follikel, Füllung der Lymphgefäße. Mit dem Alter nehmen ab: Höhe des Epithels, Häufigkeit der Desquamation, Stärke des Bindegewebes, der Blutfüllung der Capillaren. Ferner nimmt die Adenombildung zu (ISENSCHMID). Abgesehen von diesen generellen bestehen noch wichtige *regionäre Abweichungen.* Nach PULASKI sind in der ersten Hälfte des Embryonallebens noch keine Verschiedenheiten zwischen Berner und Hamburger Schilddrüsen vorhanden, dann aber zeigt die Berner Schilddrüse das 2¹/₂fache des Gewichtes der Hamburger und späteres Auftreten von Kolloid. Gebirgsschilddrüsen zeigen auch im Kindesalter höheres Gewicht. Die Follikel sind kleiner, die Epithelien anfälliger gegenüber den verschiedensten Noxen. Die knotigen Formen von Strumen kommen in der Tiefebene kaum vor, zumal nicht bei Kindern, während sie im Gebirge schon im Schulalter anzutreffen sind, wie auch regressive Veränderungen (LANZ). In den Gebirgsgegenden sind die Übergänge von normaler Drüse zu Kropf in den Perioden, wo überhaupt ein rascheres Drüsenwachstum stattfindet, durchaus fließend.

Tabelle 14. Häufigkeit der Schilddrüsenvergrößerung bei Knaben und Mädchen mit Bezug auf die Altersklassen (nach SCHRÖTTER).

Zahl der untersuchten Kinder	Häufigkeit der Schilddrüsenvergrößerung in %						
	6—12 Jahre		12—15 Jahre		15—19 Jahre		Gesamt	
	leichte und mittlere Formen	ausgesprochene Formen	leichte und mittlere Formen	ausgesprochene Formen	leichte und mittlere Formen	ausgesprochene Formen	leichte und mittlere Formen	ausgesprochene Formen
Knaben 90494 .	49,2	1,8	51,8	1,9	55,3	3,0	51,5	2,3
Mädchen 87441 .	55,1	1,9	61,0	1,7	67,1	1,7	60,2	1,8
Mittelwerte	52,2	1,9	56,4	1,8	61,2	2,4	55,9	2,1

Schlesinger nimmt auf Grund eigener Studien, sowie der Arbeiten von Holmgren u. a. den Beginn der altersbedingten Schilddrüsenvergrößerung, welche nicht nur durch Blutüberfüllung, sondern auch durch echte Hyperplasie bedingt sei, bei Knaben mit dem 10. Lebensjahr an, bei Mädchen etwas früher. Der Höhepunkt sei mit dem 14. oder 15. Lebensjahr erreicht, während die rein kongestive Anschwellung, der eigentliche Pubertätskropf erst später, im Anschluß an die Pubertätsentwicklung häufiger werde. Bei Individuen mit Schilddrüsenhyperplasie sei das allgemeine Wachstum lebhafter und führe zu einem das Durchschnittsmaß überragenden Endergebnis. Es ist aber sehr wohl möglich, daß bei rasch wachsenden Individuen der Organismus das Bestreben hat, den erhöhten Bedürfnissen durch Vergrößerung der Schilddrüse sich anzupassen. Vielfach zeigen die Träger solcher vergrößerter Schilddrüsen kardiovasculäre Symptome, welche an Basedowsche Krankheit gemahnen (Typus Holmgren). Es besteht aber doch ein deutlicher Unterschied.

In topographischer Beziehung ist noch der *physiologische Descensus* der Schilddrüse zu erwähnen. Beim Fetus hängt die Anlage derselben mit der Zungenwurzel zusammen. Die Drüse senkt sich dann nach unten, um erst zur Zeit der Pubertät den tiefsten Stand zu erreichen.

Zu bemerken ist, daß die *normale*, nicht vergrößerte *Schilddrüse weder zu sehen, noch zu tasten* ist. Namentlich in Gebirgsgegenden aber ist das häufig der Fall, die Übergänge sind fließend.

Tätigkeitsgrad und Lebensalter. Der Beginn der Schilddrüsenfunktion beim *Fetus* setzt vielleicht schon mit dem ersten Auftreten des Kolloids ein, also ziemlich früh. Indessen ist ein wesentlicher Einfluß der fetalen Schilddrüse unwahrscheinlich (s. auch S. 40). Die Tätigkeit der hypertrophischen mütterlichen Thyreoidea ist durchaus überwiegend und bewirkt für die letzten Monate eine normale Entwicklung des Feten, auch wenn er selbst keine Schilddrüse besitzt. Voraussetzung ist dabei, daß das Organ der Mutter funktionsfähig ist. In Kropfgegenden sind Zeichen einer geringen Insuffizienz am Fehlen einzelner Knochenkerne, die bei ausgetragenen Neugeborenen regelmäßig vorhanden sind, z. B. des distalen Femurkerns kenntlich. Daß die fetale Schilddrüse in den letzten Monaten sich vergrößert, erklärt sich in erster Linie durch *synkainogenetische* Vorgänge (s. auch G. Döderlein und S. 37).

Die überwiegende Mehrzahl der Untersucher nimmt an, daß die mütterliche Thyreoidea in der Schwangerschaft hypertrophisch wird, und daß sie auch eine verstärkte Tätigkeit zugunsten der Frucht ausübe (s. bei Thomas, neuerdings Anselmino, Hoffmann und Herold; Neuweiler). — Bei Insuffizienz der mütterlichen Thyreoidea, so im Gebiet der Endemie, mag die fetale Schilddrüse auch durch den Versuch einer kompensatorischen Hypertrophie vergrößert sein. Offenbar aber geht die Leistung der Mutter, was die Versorgung des Fetus mit Jod und

Hormon anlangt, nur bis zu einer gewissen Grenze (s. G. E. SMITH, s. auch S. 39).

Jodgehalt der Schilddrüse. Im Anschluß an BAUMANN, den Entdecker des Schilddrüsenjodes hat man die *Thyreoidea des Neugeborenen für jodfrei* gehalten. Bei tierischen Feten wurde schon früh Jod gefunden. THOMAS und DELHOUGNE konnten aber in 3 von 4 Fällen bei Neugeborenen in der Schilddrüse Jod nachweisen, während sie bereits bei einzelnen menschlichen Frühgeburten dasselbe in Spuren fanden. Mit der Methode v. FELLENBERGs konnten MAURER, DUCRUE und PALASSOFF höhere Werte erzielen, wenn auch dieselben hochgradig schwankten. Unter 7 Neugeborenenschilddrüsen vermißten sie nur bei einer das Jod, sonst bewegten sich die gefundenen Zahlen zwischen 37 und 352⁰/₀₀. Im Danziger Gebiet fand GLIMM 8—14 γ pro Gramm frischer Drüsensubstanz. Es ist aber fraglich, ob das bei Neugeborenen nachgewiesene Jod aktiven Verbindungen angehört. Überdies ist es unsicher, ob das Jod der fetalen Schilddrüse dem wirksamen Hormon entspricht. Es wäre das nach den Befunden von REIT HUNT an Kalbsfeten beim Menschen nachzuprüfen. WEGELIN und ABELIN, sowie CH. ABELIN und soeben NEUWEILER (2) haben viele Neonatenschilddrüsen aus dem Endemiegebiet nicht aktiv im Kaulquappenversuch gefunden, wenn auch mit der empfindlicheren Transplantationsmethode von SCHULTZE und Mitarbeitern in früheren Stadien aktives Sekret nachgewiesen werden konnte. Doch spielen auch regionäre Unterschiede eine wichtige Rolle. Mittels der empfindlichen Mikromethode von L. SCHAFFER fand LELKES die fetale menschliche Schilddrüse bis zum 4. Monat jodfrei, dann im 4. bis 6. Fetalmonat relativ reich an Jod (bis 152 γ auf 1 g feuchter Substanz). Dann fand er ein Absinken des relativen Jodgehaltes, welches im Alter von 14 Tagen am stärksten war, sodann wieder eine rasche Zunahme. Die relativen Jodwerte waren am niedrigsten zu der Zeit, wo das Schilddrüsengewicht relativ am höchsten war (an dessen Material aus PÉCZS). Immerhin deutet alles darauf hin, daß die Mengen ganz unbeträchtlich sind. Von Interesse ist der Nachweis MAURERs, daß beim Neugeborenen andere Organe, z. B. Thymus und Ovarien mehr Jod enthalten können als die Schilddrüse. MAURER führt den Umstand der öfter vorhandenen Jodarmut der Neugeborenenthyreoidea darauf zurück, daß der Verbrauch des aufgenommenen und zweckentsprechend gebundenen Jods in der Wachstumsperiode ein vergrößerter ist. In diesem Sinn würde es auch sprechen, daß die Schilddrüse der Mutter in der Schwangerschaft jodarm ist und andererseits der mütterliche Blutjodspiegel in der letzten Zeit der Schwangerschaft erhöht (STURM). Gegen Ende der Schwangerschaft ist das Kolloid selten, vielmehr die Schilddrüse außerordentlich zellreich, so besonders im Endemiebereich (kompensatorische Hypertrophie ?).

Es ist nach den histologischen Bildern, welche mehr oder minder starke Desquamation der Epithelien, sowie beträchtliche Blutaustritte nachweisen, wahrscheinlich, daß die Thyreoidea des Neugeborenen sich in einem Zustand verminderter Funktion befindet (Übergangsschaden nach THOMAS).

Vermutlich erhält der Neugeborene durch die Mutter *ein Depot von aktivem Sekret* mit. Dies geht aus dem Umstand hervor, daß das ohne Schilddrüse geborene Kind in den ersten Wochen noch keine Zeichen von Myxödem aufweist.

Im Verlaufe des Kindesalters wird die Schilddrüse allmählich absolut jodreicher, wie die Tabelle 15 nach THOMAS und DELHOUGNE zeigt (Kölner Material), relativ aber jodärmer.

Tabelle 15.

	14 Tage bis 1 Jahr	1—5 Jahre	5—10 Jahre
Rohgewicht (g)	1,75	2,69	5,1
Trockengewicht	0,33	0,52	1,27
%-Trockensubstanz . .	19,2	19,6	26,0
Gesamter Jodgehalt (mg)	0,11	0,15	0,20

Angaben über den Jodgehalt von normalen Schilddrüsen aus der Pubertätszeit liegen nur wenige vor. Im allgemeinen ist bei Jugendstrumen der prozentuale Jodgehalt vermindert. Durch das größere Volumen der Organe kommt ein gewisser Ausgleich zustande, so daß die Gesamtwerte nicht wesentlich verändert sind.

Blutjodspiegel. Nach NITSCHKE und DÖRING ist der Blutjodspiegel beim Säugling derselbe wie beim Erwachsenen (7,5—13,5 γ-%, im Mittel 9,3 γ-%). (Näheres darüber s. VEIEL und STURM, JANSEN und ROBERT.)

D. TOEPFER, welcher sich ebenso wie NITSCHKE der Methode nach v. FELLENBERG mit trockener Veraschung bediente, findet Blutjodwerte von 5—10 γ-% bei rachitischen, wie bei rachitisfreien Kindern. Ganz anders sind aber die Werte von FASOLD, welcher die saure Veraschung anwandte, entsprechend LÜCKER und MÖBIUS. Bei rachitischen, wie bei rachitisfreien Kindern konnte er doppelt so hohe Werte erhalten.

Die Schilddrüsenstoffe. Die Schilddrüse enthält verschiedene Stoffe von verschiedener Wirksamkeit. Die Jodeiweißkörper, wie z. B. Jodthyreoglobulin, Jodothyrin usw. Sie stellen keine einheitlichen Körper dar. Bei weiterer Aufarbeitung wird als wirksamstes Produkt das Thyroxin gewonnen, welches fast alle Wirkungen der gesamten Schilddrüsensubstanz besitzt.

Selbst nach den verbesserten Ergebnissen HARRINGTONs werden bei der Darstellung des Thyroxins nur 16% des in der Schilddrüse vorhandenen Jods erfaßt. Der Rest entfällt auf noch nicht genau definierte Jodeiweißkörper, sowie Abbauprodukte derselben und des Thyroxins, welche eine ähnliche, aber verminderte biologische Wirkung aufweisen, schließlich aber auch noch anorganisches Jod in geringer Menge. Unter den

Abbauprodukten aus den Jodeiweißkörpern steht das Dijodtyrosin in erster Linie. Etwa die Hälfte des gesamten Schilddrüsenjods kann als Dijodtyrosin erhalten werden. Alle diese Spaltprodukte zeigen die biologischen Wirkungen der Gesamtdrüsensubstanz in ganz verschieden abgeschwächtem Maß (s. auch unten S. 40). Soweit Tierexperimente vorliegen, geben TRENDELENBURG-KRAYER eine Übersicht über die in Betracht kommenden Substanzen mit ihren Effekten (s. auch RAPPORT).

In den ersten Lebensmonaten soll — wenigstens bei angeborener Struma — eine außergewöhnliche *Empfindlichkeit gegen Jod* bestehen, welche sich im Auftreten von Gewichtsstürzen und Durchfällen zeige. Es wäre wichtig, zu untersuchen, ob dieselbe auch bei normaler Schilddrüse vorhanden ist. HAMBURGER empfiehlt bei Kindern von 1 bis 6 Jahren 0,1—0,01 mg, LUST 0,1 mg, beide Autoren scheuen sich, auf Grund ihrer Erfahrungen öfter als einmal diese Dosis zu geben. Auch WIELAND warnt vor Jod auch in kleinen Dosen beim Neugeborenen. Hingegen rühmt FEER dem Neugeborenen eine sehr gute Jodtoleranz nach. Allerdings zeigt das von ihm mitgeteilte Material dieselbe nicht in allen Fällen. Jedenfalls ist schon bei etwas älteren Kindern eine ausgezeichnete Verträglichkeit gegen Schilddrüsensekret vorhanden. Es sind Fälle bekannt, wo Kinder auf einmal 30 g getrocknete Schilddrüsensubstanz ohne jede schädliche Nebenwirkung aufnehmen konnten. Offenbar aber nimmt die Empfindlichkeit dagegen im späteren Alter wieder zu (s. auch ABELIN, TOPPER). — Eine Jodbilanz, wie sie am Erwachsenen SCHAFFER gegeben hat, steht beim Kind noch aus.

Histologisches Bild und Funktion. In der letzten Zeit ist größere Klarheit über die Beziehungen des histologischen Bildes zur Funktion der Schilddrüse geschaffen worden und zwar besonders durch das Studium der Veränderungen, welche bei Einwirkung des *thyreotropen Hormons* der Hypophyse in ihr entstehen (s. dort S. 31). Die stark aktive Schilddrüse zeigt: wenig Ansammlung von Kolloid, Vermehrung und Kubischwerden des Epithels, Mitosen, Auftreten papillenähnlicher Bildungen. Der Ruhezustand hingegen: Kolloidstauung, Verminderung und Abplattung der Epithelien. Das Kolloid ist lediglich der Träger, das Vehikel des wirksamen Schilddrüsenstoffes, vermutlich des Thyroxins, welches von den Epithelien aus dem Blut aufgebaut wird. Nach GRAB u. a. sezernieren sodann die Epithelien nach zwei Richtungen hin: einmal in das Lumen der Follikel hinein, sodann direkt in die Blutbahn. Nicht alles Jod des Kolloids gehört der physiologisch aktivsten Verbindung an, sondern unter anderem auch dem Dijodtyrosin, welches dämpfend wirken soll (s. bei J. BLUM, ferner s. oben). Anscheinend wird der Jodtiter des Blutes durch die Schilddrüse reguliert. Die Ausscheidung des Jods im Harn verändert sich entsprechend dem Blutjodgehalt. Gleichzeitige Bestimmung des letzteren, der Harnausscheidung an Jod und des Grundstoffwechsels geben eine·vollkommene

Übersicht über die Tätigkeit der Schilddrüse. Bei Kindern fehlen solche Untersuchungen (COURTIS, DAVIS und PHILLIPPS).

Nach VIETHEN besteht bei intensiver Röntgenstrahlenbehandlung der Schilddrüsengegend die Gefahr einer Schädigung der Thyreoidea mit Möglichkeit von folgenden Wachstums- und Entwicklungsstörungen. Offenbar ist dazu aber auch im Tierversuch eine starke, unmittelbare Bestrahlung der Drüse notwendig.

Schilddrüse und Hypophyse. Nach LOESER und THOMPSON ist übrigens der Angriffspunkt des Jods in der Hypophyse (s. S. 31).

Nach STURM bestehen komplizierte Beziehungen zwischen der Hypophyse, dem thyreotopen Hormon derselben, dem Thyroxin und schließlich wieder der Hypophyse. Die Hypophyse, welche die Schilddrüse anregt, ist ihrerseits dann wieder für das Schilddrüsenjod die Eingangspforte zu den wichtigen Stoffwechselzentren im Zwischenhirn (Tuber cinereum). In diesem Sinn führt STURM die Arbeiten von POPA und FIELDING an, die eine Art Pfortaderkreislauf von der Hypophyse zum Hypothalamus nachweisen konnten. Auch die Arbeiten von ROUSSY sprechen im Sinn einer hirnwärts führenden Richtung. Über die Beziehungen der Schilddrüse zur Hypophyse und Zwischenhirn könne folgendes Regulationsschema angenommen werden.

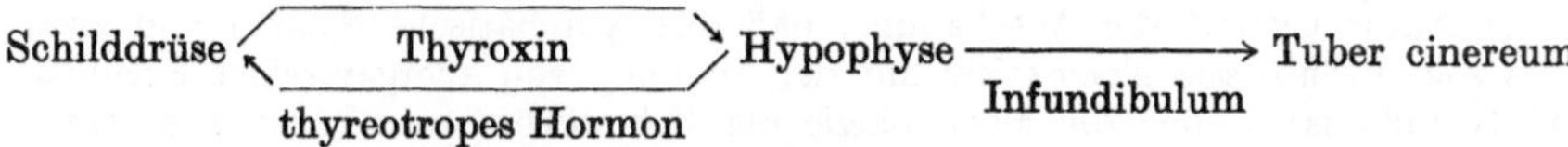

Welche Rolle die *antithyreoideale Schutzsubstanz* unter normalen Verhältnissen spielt, ist unklar (s. HEROLD).

Wirkung der Schilddrüsenstoffe. Sie befördern beim Kind Wachstum und Entwicklung, den Knochenaufbau vom Epiphysenknorpel her. Einen guten Maßstab hierfür gibt die Entwicklung der Knochenkerne. Bei Fehlen von Schilddrüseninkret unterbleibt sie fast ganz, auch das Wachstum ist stark verzögert (s. die Verhältnisse bei Athyreose; SIEGERT, WIELAND.) Bei normalen Individuen steigert Schilddrüsensubstanz nur in der Pubertät das Wachstum (TOPPER). Hier sei bemerkt, daß ihre Wirkung auf Wachstum und Entwicklung an das gleiche Vorhandensein des thyreotropen Hypophysenhormons geknüpft ist. Die Schilddrüsensubstanz steigert weiter die Verbrennungen, die N-Ausfuhr, senkt den Glykogenvorrat. Pulsfrequenz und Atmung werden beschleunigt. Zu geringe Zufuhr von Schilddrüsensekret senkt die Körpertemperatur. Jedoch ist die Entstehung von Fieber beim Kind durchaus nicht an das Vorhandensein der Schilddrüse geknüpft (THOMAS, SCHIFF, VOGT). Schilddrüsensekret fördert weiterhin die Wasser- und Chlorausscheidung. Die diuretische Wirkung ist beim Kind ebenso wie beim Erwachsenen vorhanden. Resorption und Ausscheidung des Wassers sind beschleunigt (s. auch Lactation S. 86f.).

In den Arbeiten von ABELIN und v. EULER wird der Nachweis erbracht, daß *Vitamin A* und *Thyroxin* Antagonisten sind (s. auch FASOLD und

PETERS). Die Thyreoidektomie bei Ziegen bedingt, daß infolge der dadurch hervorgerufenen Trägheit des Stoffwechsels das Provitamin (Carotin) nicht in das Vitamin A umgewandelt wird und die gelbe Farbe beibehält.

Zweifellos geht Jod, welches die Mutter einnimmt, *in die Milch über*. BOURCET und CHARRIN fanden in der Schilddrüse von Säuglingen wenig Jod in den ersten Lebensmonaten, bedeutend mehr jedoch, wenn die Mutter JK zu sich genommen hatte. Bei den Haustieren steigern jodreiche Futtermittel den Jodgehalt der Milch (S. SCHARRER). Anorganisches Jod scheint dabei wieder rasch ausgeschieden zu werden (S. PFEIFFER).

Entgegen anderen irrtümlichen Angaben ist die Schilddrüse *kein lebenswichtiges* Organ, bei den Tieren ist sie noch leichter zu entbehren wie beim Menschen. Die Lebensdauer von Individuen mit angeborener Athyreose kann ganz beträchtlich sein, wahrscheinlich ist, daß sie nur infolge ungünstiger äußerer Verhältnisse, Gefährdung durch mangelnde Intelligenz usw. geringer ist, wie in der Norm.

Erwähnt seien im folgenden die Ergebnisse der Untersuchungen von NITSCHKE. Dieser Autor vertritt die Anschauung, daß das lymphatische System und zwar seine sog. P-Substanz gleichzeitig mit der Senkung von anorganischem Serum-P und Grundumsatz auch die Morphologie der Schilddrüse beeinflusse (s. a. HEYMANN und MEYER). Auch das Vitamin D verändere das Zellbild der Schilddrüse; prophylaktisch gegen Rachitis wirksame Dosen von Ergosterin bewirkten deutliche Tätigkeitszunahme der Schilddrüse. Hingegen führe die Verminderung an Vitamin D zu einer Abnahme der Schilddrüsentätigkeit (s. aber dagegen FASOLD, TOEPFER). Die Schilddrüse als zentrales Organ für Umsatz und Phosphorstoffwechsel werde in ihrer Tätigkeit wesentlich durch den Bestand an aktivem Sterin bestimmt. Die jahreszeitlichen, von der ultravioletten Bestrahlung abhängenden Schwankungen des Bestandes an Vitamin im Körper müßten zu jahreszeitlichen Änderungen der Schilddrüsentätigkeit führen. Der Winterschlaf sei vom D-Vitaminbestand des Körpers abhängig, Zufütterung von Vigantol verhindere seinen Eintritt.

Die Untersuchungen von NITSCHKE unterliegen noch Nachprüfungen und wurden deshalb nur referierend wiedergegeben. Keineswegs aber lassen sich die Beziehungen des Phosphor- und vor allem des mit ihm eng verknüpften Kalkstoffwechsels zu den Epithelkörpern übergehen und sind besser fundiert, als die Beziehungen des P-Stoffwechsels zur Schilddrüse (DEUEL, SANDIFORD, BROTHBY). Eintritt und Aufhören des Winterschlafes hängen von vielen Faktoren ab (s. z. B. ZONDEK, MANN, JOHNSON und HANAWALT). Die verschiedensten Faktoren, welche den Stoffwechsel lebhafter gestalten, führen zu einer stärkeren Tätigkeit der Schilddrüse (von den cerebralen-hypophysären Zentren aus). Diese Zentren geben der Schilddrüse den Befehl zu stärkerer Tätigkeit; vielleicht gehört zu diesen auch das Vitamin A. Auch Tiere ohne Schilddrüse fallen in Winterschlaf.

Literatur.

ABELIN: Hoppe-Seylers Z. **217**, 109 (1933).
— Physiologie der Schilddrüse. Handbuch der normalen und pathologischen Physiologie, Bd. 16, S. 1. Berlin 1930.
ANDERSON, HARINGTON u. LYON: Lancet **1933 II**, 1081.
ANSELMINO u. HOFFMANN: Arch. Gynäk. **145**, 95 (1931).

BLUM, J.: Münch. med. Wschr. **1933**, Nr 37.
BOURCET u. CHARRIN: C. r. Soc. Biol. Paris **125a, 128, 130b, 131, 132.**
— J. Pharmacie **12** (zitiert nach MAURER).
COURTIS, DAVIS u. PHILLIPS: J. amer. med. Assoc. **101,** 901 (1933).
DEUEL, SANDIFORD u. BROTHBY: J. of biol. Chem. **76,** 407 (1928).
DÖDERLEIN, G.: Arch. Gynäk. **132,** 187 (1927).
EGGENBERGER: Kropf und Kretinismus. Handbuch der inneren Sekretion, Bd. 3.
EULER, V.: Hoppe-Seylers Z. **213,** 15 (1932).
FASOLD: Z. Kinderheilk. **56,** 408 (1934).
FASOLD u. HEIDEMANN: Z. exper. Med. **92,** 53 (1933).
FASOLD u. PETERS: Z. exper. Med. **92,** 57 (1934).
FEER: Jb. Kinderheilk. **142,** 191 (1934).
FELLENBERG, V.: Erg. Physiol. **25,** 176 (1926).
GLIMM: Biochem. Z. **219,** 148 (1930).
GRAB: Klin. Wschr. **1933,** Nr 42.
GUGGISBERG, V.: Endokrinol. **13,** 73 (1933).
HAMBURGER, F.: Klin. Wschr. **1931,** 645, 1173.
HAMMAR, AUG.: Uppsala Läk.för. Förh. **30,** 375 (1925).
HARINGTON: Biochemic. J. **20,** 300 (1926).
HEROLD: Arch. Gynäk. **154,** H. 2 (1934).
— Klin. Wschr. **1934,** Nr 35.
HEYMANN u. MEYER: Z. Kinderheilk. **55,** 340 (1933).
HOFFMANN u. ANSELMINO: Arch. Gynäk. **154,** 104 (1930).
HOLMGREN: Med. Klin. **1910,** Nr 27.
HUNZIKER: Zitiert nach EGGENBERGER.
HUNT, REID.: Arch. int. Med. **35,** 671 (1925).
HUSCHKE: Zitiert nach WEGELIN.
ISENSCHMID: Frankf. Z. Path. **5,** 205 (1910).
JANSEN u. ROBERT: Dtsch. Arch. klin. Med. **157,** 224 (1927).
JOHNSON u. HANAWALT: Amer. Naturalist **64,** 272 (1930).
LANZ: Schweiz. med. Wschr. **1927,** Nr 43.
LUST: Mschr. Kinderheilk. **54,** 328 (1932).
LELKES: Endokrinol. **13,** 35 (1933).
LOESCHKE u. HAMMER: Bau der normalen Schilddrüse. 27. Tagg dtsch. path.
    Ges. Rostock 1934.
MANN, F. C.: Amer. J. Physiol. **41,** 173 (1916).
MAURER: Schilddrüse, Kropf und Kretin. Handbuch der Biochemie von OPPEN-
    HEIMER, 2. Aufl., Erg.-Bd.
MAURER, DUCRUE u. PALASSOFF: Münch. med. Wschr. **1927,** Nr 2.
NEUWEILER: (1) Arch. Gynäk. **154,** H. 3 (1934).
— (2) Arch. Gynäk. **157,** H. 2 (1934).
NITSCHKE: Klin. Wschr. **1933,** Nr 46.
NITZSCHKE u. DÖRING: Klin. Wschr. **1933,** Nr 49.
PFEIFFER: Biochem. Z. **215,** 197 (1929).
PULASKI: Frankf. Z. Path. **38,** 132, (1929).
RAPPORT: Zitiert nach KOMERELL: Arch. f. exper. Path. **165,** 169 (1932).
SCAMMON: Proc. Mayr Clin. **1,** 188 (1926).
SCHAFFER: Biochem. Z. **259,** 311 (1931).
SCHARRER: Biochemie des Jods. Handbuch der Biochemie von OPPENHEIMER,
    2. Aufl., Erg.-Bd. 1930.
SCHIFF: Verh. dtsch. Ges. Kinderheilk. Göttingen **1923.**
SCHIFF u. PEIPER: Jb. Kinderheilk. **94,** 285 (1920).
SCHIFFER, L.: Biochem. Z. **228,** 4 (1930).
SCHRÖTTER: Mitt. österr. Volksgesdh.amt. **1925.**

Schultze, W., Schmitt u. Hölldobler: Endokrinol. **2** (1928).
Siegert: Athyreose. Handbuch der inneren Sekretion, Bd. 3. Berlin 1928.
Smith: J. of biol. Chem. **29**, 215 (1917).
Sturm: Dtsch. Arch. klin. Med. **161**, 129, 227 (1930).
— Münch. med. Wschr. **1934**, 1256.
Thomas: Münch. med. Wschr. **1925**, 74.
— Kinderärztl. Praxis **1933**, Nr 10.
— Verh. dtsch. Ges. Kinderheilk. Hamburg **1928**.
Thomas u. Delhongue: Virchows Arch. **248**, 201 (1924).
Toepfer: Z. Kinderheilk. **56**, 405 (1934).
Topper: Amer. J. Dis. Childr. **41**, 1289 (1931).
Veiel u. Sturm: Dtsch. Arch. klin. Med. **147**, 166 (1925).
Viethen: Z. Kinderheilk. **56**, 400 (1934).
Vogt: Endokrinol. **12**, 320 (1931).
Wegelin: Schilddrüse. Handbuch der speziellen pathologischen Anatomie und
    Physiologie (Henke-Lubarsch), Bd. 8. Berlin 1926.
Wegelin u. Abelin: Arch. f. exper. Path. **105**, 137 (1924).
Wieland: Pathologie der Schilddrüse. Pfaundler-Schlossmanns Handbuch der
    Kinderheilkunde, Bd. 1. Leipzig 1931.
Zondek: Berl. klin. Wschr. **1924**, 1529.

Schilddrüsenpräparate.

Indikationen: Myxödem, Kretinismus, Schwachsinn, Wachstumsstörungen, Ichthyosis congenita, Sklerodermie, Psoriasis, erhöhte Wasserretention, gesteigerte Toleranz gegen Traubenzucker, Milchstauung.

A. Gesamte Substanz.

1. *„Thyreoidea" Henning* Dragées, auch Ampullen zur Injektion. 1 Tablette enthält 0,1 g getr. Schilddrüse + 0,2 mg spezifisch gebundenes Jod.

2. *Thyreoidin Merck* = Glandula thyreoidea sicca Merck; biol. kontrolliert. *Novothyral Merck.* Meerschweincheneinheiten-Tabletten.

3. *Tabloids glandula thyreoidea Burroughs Wellcome & Co.* auf chemischem Weg normiert. Zu 0,01, 0,032, 0,05, 0,065, 0,1, 0,13, 0,162, 0,3. Bei Kindern Anfangsdosis 3 × 0,016 (Vertreter: Dr. Fresenius, Frankfurt a. M., Zeil).

4. *Thyreoid-Dispert* (standardisiert nach Straub), Krause-Medico, München. Tabletten zu 5 Einheiten, 10 Einheiten.

Ferner: *Thyreototal*, Tabl. Laboschin & Co., Berlin; *Thyrowop*-Tabl. Degewop, Berlin; *Thyreoidin*-Tabl. Gideon Richter, Budapest und eben daher auch *Tethyrin*, standardisiert. *Thyreosan*, standardisiert („Sanabo-Chinoin", Wien).

B. Teilprodukte.

1. *Thyroxin* Henning, synthetisch nach Harington und Barger. Dragées zu $^1/_8$ mg für Säuglinge, $^1/_4$ mg für Kinder.

2. *Thyroxin* Schering, synthetisch, 6 mg entsprechen 1,5 g Trockenschilddrüse. Tabletten zu 0,3 und 1 mg. Ampullen zu 1 ccm enthaltend 1 mg.

3. *Thyroxin* Burroughs Wellcome & Co., synthetisch. Tabloids Thyr. zu 0,1 und 1 mg. Beginnend mit 1—5 × 0,1 mg.

4. *Thyroxin* Gideon Richter, Budapest. Ampullen zu 0,5 mg Thyroxin.

5. *Elityran*, I. G. Farben. Jodeiweißkörper der Schilddrüse. Erwachsene beginnen mit 1—2 Tabletten pro Tag. Standard- u. Meerschweincheneinheiten.

6. *Thyrodin* Knoll, Ludwigshafen a. Rh. Schilddrüsenextrakt mit der natürlichen Jodeiweißverbindung. Erwachsene beginnen mit täglich 1—3 Thyr.-Bohnen.

7. *Dijodtyrosin*, Hoffmann-La Roche. Tabl. zu 0,1. Erwachsene bis zu 3mal 0,1 täglich, 14 Tage lang, dann 8 Tage Pause usw. Es soll gegen Magersucht wirken.

E. Thymus.

Gewicht. Kein Organ scheint für das Kindesalter so charakteristisch zu sein als der Thymus. Dafür spricht vor allem seine auffallende *relative* Größe schon beim Neugeborenen. Eine außerordentliche Fülle von Gewichtsangaben ist darüber vorhanden. Da das Thymusgewicht bekanntlich außerordentlich von dem jeweiligen Ernährungszustand abhängig ist, können aber nur solche Durchschnittswerte Beachtung finden, welche an einer großen Anzahl von solchen Kindern gewonnen sind, die nach kurzer Krankheit oder gleich im Anschluß an Unfälle verstorben sind. Dabei zeigt sich, daß die Minimal- und Maximalwerte außerordentlich schwanken (HAMMAR, s. auch THOMAS 1934).

Tabelle 16. Thymusgewichte nach HAMMAR.

	Anzahl der Fälle	Mittleres Alter	Mittleres Gewicht	Min.	Max.
		Jahre	g	g	g
Neugeborene	23		13,26	7,6	25,88
1— 5 Jahre	11	2,35	22,98	8,5	49,0
6—10 ,, ...	5	9	26,1	20,1	30,0
11—15 ,, ...	4	14,75	37,52	20,0	52,0
16—20 ,, ...	10	18,2	25,52	15,2	47,0
21—25 ,, ...	15	23,3	24,73	7,3	45,0
26—35 ,, ...	15	31,8	19,87	4,29	30,0
36—45 ,, ...	12	42,1	16,27	8,2	28,0
46—55 ,, ...	7	52	12,85	2,5	21,0
56—65 ,, ...	6	62	15,08	5,6	30,0
66—75 ,, ...	4	69,25	6,0	3,0	8,0

Ausführliches statistisches Material in dieser Beziehung bringt ferner die Arbeit von E. BOYD, auch die Arbeit von NAÑAGAS (Philippinos), sowie von CAPPER und SCHLESS.

An einem Material, welches von tödlichen Unfällen stammt (JAFFE und WIESBADER), finden wir bei einem Knaben von 12 Jahren, der vom Auto überfahren und sofort getötet wurde, ein Thymusgewicht von 70 g.

Tabelle 17. Mittlere Thymusgewichte nach v. SURY und HAMMAR.

	v. SURY	HAMMAR
Neugeborene . .	14,4	13,26
1— 5 Jahre . .	22,1	22,98
6—10 ,, . .	29,4	26,10
11—15 ,, . .	32,2	37,52

Die folgenden beiden Kurven von E. SCAMMON (Abb. 6 und 7) bringen weitere Gewichtsangaben.

Radiologisches. Von Bedeutung wäre es in klinischer Beziehung, wenn man radiologisch die *Breite des Thymusschattens* darstellen könnte. Das ist annähernd nur der Fall beim Neugeborenen, der noch nicht geatmet hat. BECKER überzeugte sich an Aufnahmen des an der Leiche mit Metall umrandeten Organes mehrfach davon, daß der Thymus-schatten das Herzgefäßbündel lateral in der dorso-ventralen Projektions-richtung überlagerte. Hingegen verschwin-det beim Kind mit voll entfalteten Lungen der Schatten des Thymus im Herzgefäß-schatten. Der Thymus ist also bei der Bildung des Herzgefäßschattens beteiligt; inwieweit im einzelnen Falle, ist nicht zu entscheiden. Bei Atrophien fand KLEIN-SCHMIDT den Mittelschatten verschmälert und führt das auf den Schwund des Thy-mus zurück.

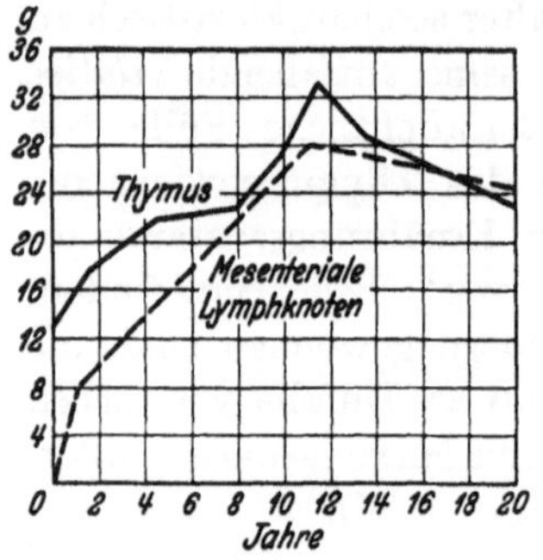

Abb. 6. Thymus- und Lymph-gewebewachstum während der ersten zwei Dezennien. [Nach SCAMMON, EDITH BOYD: Amer. J. Dis. Childr. **33**, 867 (1927).]

Die Grenzen zwischen normal und patho-logisch sind hier fließend, wenigstens was unsere Kenntnisse von der Deutung der Röntgenbilder anlangt. Insbesondere in der amerikanischen Literatur ist von einer ganz außerordentlichen Häufigkeit der Thymushypertrophie bei Kindern die Rede, welche alle möglichen pathologische Erscheinungen darbieten. Mit seltenen Ausnahmen handelt es sich hier um eine fehlerhafte Auslegung der in der Gegend des Thymus sichtbaren Schatten (S. BENJAMIN und GÖTT, BLISS, RUDIZILL, CAPPER und SCHLESS u. a.).

Auch die von PANCOAST wahrscheinlich gemachte Steno-sierung der Trachea durch Druck des Thymus nach der Tiefe zu dürfte sich nur auf *hochgradige* Fälle von Vergrößerung beziehen. JACKSON (s. bei CAPPER und SCHLESS) hat in vereinzelten Fällen von Stenose der oberen Luftwege bronchoskopisch eine Verengerung der Trachea durch vergrößerten Thymus festge-stellt.

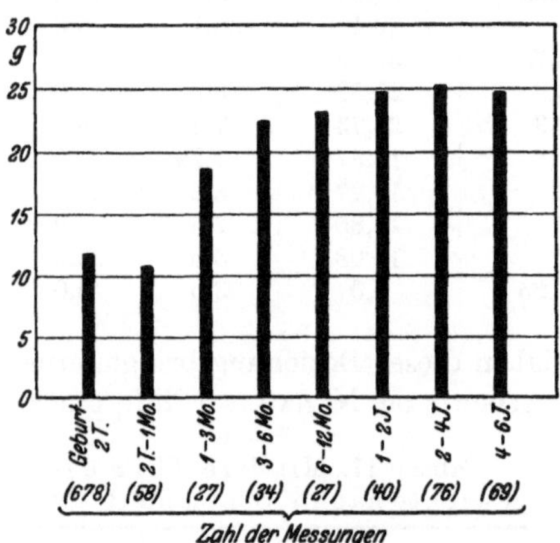

Abb. 7. Durchschnittsgewichte des menschlichen Thymus von der Geburt bis zu 6 Jahren. 1000 Mes-sungen an Kindern, die durch Unfall oder inner-halb 48 Stunden nach dem Auftreten der Krank-heitssymptome starben. (Zum Teil nach Berichten von BRATTON, HAMMAR und VON SURY.) Unter-ernährte Kinder und Frühgeburten wurden nach Möglichkeit ausgeschaltet. (Nach SCAMMON: Radiology August 1927.)

Was die Größe des Thymus-schattens anlangt, so ist zu berücksichtigen, daß bei zufälliger Röntgen-aufnahme im Exspirium das Gefäßband infolge Einflußstauung verbreitert ist. Es dürfte daher angebracht sein, durch Beobachtung am Schirm die Aufnahme zu ergänzen.

Altersveränderungen. Von spezifischen Organteilen haben wir zu unterscheiden: Rinde, Mark und die in ihm eingelagerten HASSALschen Körperchen. Diese Organteile wechseln in den verschiedenen Lebensperioden etwas in ihren Mengenverhältnissen. Das absolute Thymusgewicht wächst rasch am Ende des 2. Lebensjahres (nach MARINE), um sich dann bis zum 7. Lebensjahr wenig zu steigern und vom 11. Jahr ab wieder langsam abzunehmen. HAMMAR fand, daß die Vermehrung des Gewichtes nach dem 2. Jahr teilweise durch das Wachstum des Interlobarstroma bedingt sei. Nach seinen grundlegenden Untersuchungen, welche auf seiner quantitativen Methode fußen, gilt Folgendes: In den letzten Fetalmonaten und beim Neugeborenen überwiegt die Rinde, Lipoide treten im Organ auf. Nach der Geburt zeigt das Mark die relativ und absolut größte Zunahme, welche ebenso wie die Zunahme des Gesamtparenchyms auf die ersten 5 Lebensjahre fällt. Ebenso erfährt die Anzahl der HASSALschen Körper eine Vermehrung, so daß sie bei einem Durchschnittswert von etwa mehr als 1 Million zur Zeit der Geburt, am Ende der Kindheit beinahe $1^1/_2$ Millionen beträgt, auch treten größere Formen auf. Dabei kommen schon öfters verkalkte HASSAL-Körper vor. Sie halten nicht ganz mit der Parenchymvermehrung Schritt. Im Alter von 16—20 Jahren hat das Parenchym in auffälliger Weise an Menge abgenommen, und zwar besonders die Rinde. In noch stärkerem Maße als das Parenchym sind die HASSAL-Körper vermindert und zwar besonders in ihren kleinen Formen. An Stelle des Parenchyms tritt allmählich immer mehr Bindegewebe und Fett. Erwähnt sei, daß nach dieser Altersstufe von einem Verschwinden des Thymus keine Rede sein kann, wenn auch nach dem 45. Lebensjahr die vorher schon ab und zu auftretenden Involutionsvorgänge, welche sich in einer histologisch nachweisbaren Umwandlung des Thymus ausdrücken, deutlich werden.

Die Funktion des Thymus ist noch unbekannt. Es ist sogar unsicher, ob er überhaupt den innersekretorischen Organen zuzurechnen ist. *Dafür* spricht vor allem der Umstand, daß Einflüsse von innersekretorischen Organen auf ihn ausgeübt werden und zwar in excitatorischem (vergrößerndem) oder depressorischem (verkleinerndem) Sinn (HAMMAR). Excitatorisch ist z. B. das Schilddrüsensekret, wenigstens, wenn es in nicht zu großen Mengen einwirkt. Das geht aus einer großen Menge von Beobachtungen hervor. Depressorisch beeinflussen z. B. die Keimdrüsen. Mit dem Erwachen derselben setzt eine gewisse Involution des Thymus ein. (Über das Verhalten in der Schwangerschaft s. unten.)

Aus einigen Untersuchungen scheint hervorzugehen, daß das Thymussekret *wachstumsbeschleunigende* Wirkung hat (DEMEL, ASHER u. a. frühere Autoren), indes ist das Ergebnis der Tierversuche nicht eindeutig. Leider sind einwandfreie Fälle von Fehlen des Organs, wie sie bei der Schilddrüse eine der wesentlichsten Quellen der Erkenntnis waren, vom Thymus nicht bekannt. Einige Beziehungen bestehen zur *Muskelleistung* (Thymustumoren bei Myasthenie s. AUERBACH, ferner bei THOMAS, Physiologie des Th.) Hierher gehört auch die Verwendung von Thymuspräparaten in der Geburtshilfe. Ihre Wirkung entspricht etwa derjenigen des Hypophysenhinterlappens. Nach den Untersuchungen von G. DANEFF bildet der fetale Thymus einen wichtigen Faktor für die Auslösung der Geburt (s. oben Muskel). Beziehungen zur *Entgiftung der Antigene* machte HAMMAR wahrscheinlich. Er sah eine deutliche Vermehrung der kleinen HASSALschen Körper bei Infektionskrankheiten (Rasche Neubildung?). Dementsprechend fanden neuerdings STROBL und WASITZKY, daß neben der Milz und vielleicht anderen lymphatischen Organen der Thymus eine wichtige Rolle im Antikörperhaushalt des Kindes spielt. Französische Autoren, besonders DUSTIN und JOLLY betrachten den Thymus als Depotorgan, ja sogar als Regulator des *Nucleinhaushaltes*. Indessen fehlt jeder Nachweis einer besonderen, aus der Reihe der anderen lymphatischen Organe in dieser Hinsicht sich heraushebenden Rolle des Thymus. — Ganz allgemein spricht der bei dem Thymus zu beobachtende rasche *Schwund bei Beeinträchtigung des Ernährungszustandes* nicht gerade für seine besondere Lebenswichtigkeit. Es ist ein Gesetz der Biologie, daß die Abnahme, im Hungerzustand, bei den weniger wichtigen Organen rascher eintritt. Wir sehen beim Thymus einen außergewöhnlich raschen und hochgradigen Gewichtsverlust, welcher denjenigen der Milz und der Lymphdrüsen bei weitem übertrifft, sogar auch den des braunen Fettes und jenem des weißen Fettes gleichkommt. In der *Schwangerschaft* kommt es zu einer Verkleinerung des Thymus, indem die nach der Geburt, Pubertät einsetzende normale Involution verstärkt wird (HAMMAR, JOLLY und LIEURE). Die letzteren Autoren sehen darin eine Bestätigung der Lehre von DUSTIN. Wahrscheinlich ist sie durch den depressorischen Einfluß von Sexualhormon zu erklären oder durch die Beeinträchtigung des mütterlichen Ernährungszustandes infolge fetaler Beanspruchung.

Von Bedeutung ist natürlich die Frage, inwieweit der Thymus mit den lymphoiden Organen des Körpers in morphologischer und funktioneller Beziehung gleichzustellen ist. Trotz mancher Übereinstimmungen sind doch beträchtliche Unterschiede gegenüber den Lymphdrüsen vorhanden. Er besitzt unter anderem weder Keimzentren noch Lymphsinus. Bei benachbarten krankhaften Prozessen finden wir an ihm keine regionäre Schwellung. Auch bei Einwirkung der Röntgenstrahlen sind Unterschiede vorhanden. Eigenartig ist auch der Unterschied bei Inanition (s. oben). Doch scheint es berechtigt zu sein, Thymus und Lymphdrüsen in vielfacher Hinsicht als zusammengehörig zu betrachten, wie es HAMMAR tut. Nach ihm wird die *Entgiftung* gegenüber Antigenen zuerst vom Thymus (Neubildung von HASSAL-Körpern), sodann parallel mit dem Auftreten der Antikörpern durch Neubildung von Solitärfollikeln in den Lymphdrüsen manifestiert.

Neuerdings sind von Nitschke aus lymphatischen Organen Extrakte hergestellt worden, deren eine, Ca-Substanz, im Tierversuch Wirkungen hervorbrachte, welche der Spasmophilie ähnelten. Sie wurde im Harn spasmophiler Säuglinge stark vermehrt gefunden. Die andere (P-Substanz) senkt den anorganischen Phosphor im Serum, erniedrigt die Oxydationen, hat Beziehungen zu Rachitis und Winterschlaf, ist ein Antagonist des bestrahlten Ergosterins, des Schilddrüsensekretes. Diese Untersuchungen stehen mit allem, was wir über die Funktion der Epithelkörper usw. wissen, in solchem Gegensatz, daß weitere Nachprüfungen darüber abgewartet werden müssen (s. a. Paffrath und Schumacher, Hertz). S. a. Kapitel Schilddrüse S. 44.

Über den sog. Status thymico-lymphaticus s. Thomas 1934.

Literatur.

Asher: Wien. med. Wschr. 1934, Nr 21.
Asher-Ratti: Biochem. Z. 223, 100 (1930).
Auerbach: Z. klin. Med. 114, 388 (1930).
Becker: Röntgendiagnostik usw. im Kindesalter. Berlin 1931.
Benjamin u. Gött: Dtsch. med. Wschr. 1913, 515.
Bliss: Arch. of Pediatr. 42, 213 (1925).
Boyd: Amer. J. Dis. Childr. 43, 1162 (1932).
Capper und Schless: J. of Pediatr. 4, 573 (1934).
Daneff, G.: Zbl. Gynäk. 1931, Nr 36.
Demel: Mitt. Grenzgeb. Med. u. Chir. 34, 437 (1922).
Dustin, S.: Arch. internat. Méd. expér. 3, 15 (1927).
Gudernatsch: Wachstum und Entwicklung. Handbuch der inneren Sekretion, Bd. 2. 1930.
Hammar: Menschenthymus I. Leipzig 1926. II. Leipzig 1929. Wachstum und Rückgang usw. des Thymus. Leipzig 1932.
— Z. mikrosk.-anat. Forsch. 25, 92 (1931).
Hertz: Klin. Wschr. 1932, Nr 3.
Jaffé u. Wiesbader: Klin. Wschr. 1925, Nr 11.
Jolly: C. r. Soc. Biol. Paris 94, 23 (1926).
Kleinschmidt: Verh. dtsch. Ges. Kinderheilk. Budapest 1927.
Marine, D.: Arch. f. Path. 5, 661 (1928).
Nañagas: Philippine J. Sci. 51, 281 (1933); s. Zbl. Kinderheilk. 28.
Nitschke: Z. Kinderheilk. 50, 662 (1931).
Nitschke u. Maier: Z. exper. Med. 82, 215 (1932).
Paffrath u. Schuhmacher: Mschr. Kinderheilk. 54, 332 (1932).
Pancoast: J. med. Sci. 180, 785 (1930).
Rudizill, H.: Arch. of Pediatr. 49, 178 (1932).
Scammon: Proc. Soc. exper. Biol. a. Med. 24, 906 (1927).
Sury, v.: Vjschr. gerichtl. Med. 36, 88 (1908).
Strobl u. Wasitzky: Klin. Wschr. 1933, 1453.
Thomas, E.: Klinik und Pathologie des Status thymicus-lymphaticus. Jena 1927.
— Physiologie des Thymus. Handbuch der inneren Sekretion, Bd. 2. Leipzig 1927.
— Über den Status thymico-lymphaticus. Z. ärztl. Fortbildg 1934, Nr 18.

Thymus-Präparate.

Indikationen: Wachstumsstörung, Rachitis, Osteomalacie, Hyperthyreose, Gland. thym. sicc. *Merck*, Tabletten zu 0,05.

Thymus-Tabletten liefern auch Sanabo-Chinoin, Wien und Gedeon Richter, Budapest.

Das *Thymophysin* der Geburtshilfe besteht aus Thymus- und Hypophysenhinterlappenextrakten.

F. Epithelkörper.

Anatomie. Über ihre Größe geben YANASE und DANISCH eine tabellarische Übersicht. Aus dieser geht hervor, daß sie nach der Geburt etwas, aber nur langsam und wenig größer werden. Dasselbe gilt bezüglich des Gewichtes. Eine Art Gipfel scheint das 40. Lebensjahr darzustellen. Die unteren Epithelkörper scheinen durchweg größer und schwerer zu sein. DANISCH gibt folgende Übersicht (Tabelle 18):

Tabelle 18. (Gewicht in g.)

	Untere Epithelkörper	Obere Epithelkörper
1—10 Jahre	0,02	0,018
11—20 „	0,028	0,025
21—30 „	0,037	0,026
31—40 „	0,038	0,028
41—50 „	0,040	0,031
51—60 „	0,038	0,030
61—70 „	0,041	0,029
71—80 „	0,04	0,03

Eine Altersatrophie scheint nicht einzutreten. Da in den Jahren nach der ersten Kindheit eine nicht unbeträchtliche Fetteinlagerung stattfindet und das Gesamtgewicht nur unbedeutend steigt, wäre die Frage zu prüfen, ob der fettfreie Trockenrückstand bzw. Gehalt an wirksamer Substanz sich nicht gleichbleibt, bzw. ob nicht, auf die Gewichtseinheit berechnet, in der ersten Kindheit verhältnismäßig viel mehr Epithelkörpergewebe vorhanden ist als später. Dabei scheidet die Frage der Dignität jener Zellformen vorläufig aus, die wir im Kindesalter besonders vertreten finden und welche möglicherweise eine besondere Bedeutung besitzen.

Bei Feten und Neugeborenen zeichnen sich die Epithelkörper durch besondere Helligkeit und Durchsichtigkeit aus. Histologisch erweisen sie sich beim Kind vorwiegend als kompakte, durch Bindegewebszüge kaum gegliederte Zellmassen. Fett*gewebe* beherbergen sie erst nach dem 5. Lebensjahr. Beim Embryo und im Anfang des extrauterinen Lebens wiegen durchaus die sog. wasserhellen Zellen vor, welche Pflanzenzellen ähneln. Mit den sog. rosaroten Zellen, welche aus ihnen hervorgehen, indem das Protoplasma einen feinkörnigen Bau annimmt, bilden sie zeitlebens einen vorwiegenden Teil dieses Organs.

Diese oxyphilen Zellen treten frühestens *zur Zeit der Pubertät* auf, während die syncytiumähnlichen Zellgruppen frühestens nach dem 40. Lebensjahr vorkommen. Das *intracelluläre* Fett fängt vom 4. Lebensmonat an, aufzutreten, während das zwischengelagerte *Fettgewebe* erst nach dem 5. Jahr zu erscheinen pflegt. Hingegen scheint der Glykogengehalt in den einzelnen Lebensaltern keine wesentlichen Differenzen aufzuweisen. Kolloid, in Bläschen eingeschlossen scheint in der ersten Kindheit vollkommen zu fehlen, hingegen werden im Gewebe auftretende kolloide Massen in den späteren Jahren der Kindheit ab und zu schon angetroffen. Es besteht keine Beziehung zum Schilddrüsenkolloid. In besonders reichlichem Maße soll sich dasselbe in der Schwangerschaft finden. Dies wird als Folge von Abflußstauung betrachtet. Sonstige Veränderungen sind während der Gravidität nicht beobachtet.

Sind auch eine ganze Reihe von Anhaltspunkten vorhanden, welche *Altersunterschiede* aufzeigen, so können doch über die Tätigkeit der einzelnen Zellarten auf Grund morphologischer Studien keine sicheren Angaben gemacht werden (G. HERXHEIMER).

Bekanntlich kann die *Lage* der Epithelkörperchen außerordentliche Differenzen aufweisen. Insbesondere kommt es vor, daß ein oder mehrere Epithelkörperchen in eines der umliegenden Organe (Thymus, Schilddrüse) eingeschlossen sind.

Funktion. Die Ansicht von MacCallum und Erdheim, daß die Epithelkörperchen die Regulatoren des Kalkstoffwechsels seien, hat sich als richtig erwiesen. Darüber besteht eine Literatur, aus welcher das eindeutig hervorgeht. Die Menge des im Blut kreisenden Hormons direkt zu messen, ist unmöglich. Einen gewissen Anhalt bildet die Höhe des Kalkspiegels, wenn derselbe freilich auch noch von anderen Faktoren abhängig ist. Nach Hoag und Rivkins erhöhen 5 EH des Hormons „Parathormon" auf 1 kg Säugling den Blutkalk um 1 mg. Nach Brehme und György bewirkt es bei gesunden wie bei tetanischen Säuglingen im Blut eine Erhöhung des Kalkwertes, eine leichte, aber deutliche Erniedrigung des Phosphatgehaltes und eine Verschiebung der wahren Blutreaktion nach der sauren Seite bei unveränderter Alkalireserve. Die Höhe des Kalkspiegels stimmt wahrscheinlich im großen und ganzen mit der Menge des kreisenden Hormons überein, wenn auch andere Einflüsse noch mitspielen.

Injektionsversuche an Tieren ergeben, daß daselbst das Hormon einen hohen Kalkspiegel erniedrigen und einen niedrigen erhöhen, mit anderen Worten eine regulierende Wirkung ausüben kann (G. Bischoff, Bomskov). Auch die Versuche von Spiegler und Stern an graviden Frauen sprechen für eine regulierende Tätigkeit, allerdings mehr im Sinn einer Normalisierung der Zustandsformen des Kalkes. Eine Wirkung auf die Höhe des Gesamtkalkes kommt nämlich auch anderen körpereigenen Substanzen zu, spezifisch für das Epithelkörperhormon sei allein der Einfluß auf die Zustandsformen des Kalkes, vor allem für die Aufrechterhaltung einer gewissen Menge von kolloidalem Kalk.

Für einen Parallelismus von Hormonwirkung und Eosinophilenkurve (LENART) sind keine genügenden Anhaltspunkte vorhanden (FLEISCHER).

Tätigkeit beim Fetus. Die Frage, wann beim *Fetus* die Epithelkörper ihre *Tätigkeit* beginnen, ist ungeklärt. Da, wie oben erwähnt, von morphologischen Kennzeichen derselben nichts bekannt ist, können nur mittelbare Schlüsse gezogen werden. Diese ergeben, daß die Funktion der fetalen Epithelkörperchen ohne wesentliche Bedeutung ist. Sie sind nicht imstande, den stark in Anspruch genommenen mütterlichen Parathyreoideae zu Hilfe zu kommen. Tierexperimentelle Ergebnisse zeigen, daß den mütterlichen Epithelkörperchen während der Schwangerschaft erhöhte Anforderungen erwachsen (Lit. s. bei THOMAS 1926, ferner bei IWANOWA, CHRIST). In klinischer Beziehung spricht dafür das Vorkommen der Graviditätstetanie (s. NIEDEREHE), und der Umstand, daß die galvanische Erregbarkeit der Schwangeren meist erhöht ist.

Bezüglich der Höhe des Kalkspiegels finden sich *zwischen mütterlichem und kindlichem Blutserum* gewisse *Verschiedenheiten,* welche auf Epithelkörperchentätigkeit bezogen worden sind. TIMPE und HELLMUTH fanden beim Fetus einen erhöhten Kalkspiegel, ionisierter und nicht-ionisierter Kalk standen in demselben gegenseitigen Verhältnis wie bei der Mutter (s. Tabelle 19). AUBUREL und ORNSTEIN prüften die Erhöhung des

Tabelle 19. Calciumgehalt im Blutserum nach TIMPE und HELLMUTH.

Laufende Nr.	Der Mutter			Des Kindes		
	Gesamt-Ca in mg-%	dialysierbares Ca in mg-%	dialysierbares Ca als % des Gesamt-Ca	Gesamt-Ca in mg-%	dialysierbares Ca in mg-%	dialysierbares Ca als % des Gesamt-Ca
1	9,3	7,5	80,7	10,8	8,0	74,1
2	8,2	7,1	86,6	9,1	7,4	81,3
3	7,8	4,2	53,9	8,6	5,4	62,8
4	8,8	4,8	54,6	10,7	4,8	44,9
5	7,2	4,4	61,2	8,6	3,9	45,3
6	10,3	6,3	61,2	11,9	8,0	67,2
7	8,6	4,2	48,8	10,0	4,2	42,0
8	8,6	6,7	77,9	9,3	6,6	71,0
9	8,1	3,2	39,5	9,6	3,6	37,5
10	8,6	4,3	50,0	9,8	6,6	67,4
Mittelwerte	8,6	5,3	61,4	9,8 + 1,2 = + 14%	5,9 + 0,6 = + 11%	59,4

fetalen Kalkspiegels gegenüber der Mutter in allen Stadien der Gravidität von $4\frac{1}{2}$ Monaten ab. Es ergab sich, daß die fetalen Werte durchweg um 10,5, die mütterlichen um 9,5 mg-% lagen. Sie erblicken darin einen Beweis für die von der Mutter unabhängige Aktion der fetalen endokrinen Drüsen, welche mit der Regulation des Kalkstoffwechsels betraut sind.

In Wirklichkeit aber muß der Fetus wegen seines raschen Wachstums einen höheren Kalkspiegel haben und sein höherer Kalkspiegel erklärt sich aus der höheren spezifischen Anziehungskraft seiner wachsenden Gewebe für Kalk. Die neueren Feststellungen von RÖSSLE, WERNSTEDT und BÖTTICHER, ERNBERG zeigen, daß ein normales Wachstum der knochenbildenden Gewebe trotz fehlender Epithelkörperchen möglich ist, offenbar durch mütterliche Protektion.

Von pädiatrischem Interesse ist es, daß ADAMCZIK und V. BEZNAK den *Kalkgehalt der Frauenmilch nach Parathormoninjektion herabgesetzt* fanden. Die Calciumkonzentration der Frauenmilch schwankt außerordentlich stark individuell und tageszeitlich zwischen 8,5—30,0 mg-%. In den Morgenstunden ist sie am niedrigsten. Die Parathormoninjektionen führen nach und nach zu einem Verschwinden der täglichen Schwankungen und der Ca-Gehalt der Milch strebt darnach, in der Höhe des minimalen Morgenwertes sich zu stabilisieren.

Hormon bei Neugeborenen. Während im allgemeinen die Epithelkörper bei jugendlichen Tieren in *erhöhter Tätigkeit* sind (Lit. s. bei LENART), sind Hinweise dafür vorhanden, daß sie in der Zeit kurz nach der Geburt keine besondere Rolle spielen. Die häufigen und nicht unbeträchtlichen Geburtsblutungen der Epithelkörper werden anscheinend ohne Störungen vertragen. Das Vorkommen einer Neugeborenenspasmophilie (NIEDEREHE) ist durchaus zu bestreiten (s. auch oben S. 54). Bei der Eigenart des Epithelkörperhormons ist es auch nicht anzunehmen, daß etwa der Neugeborene von der Mutter ein Depot von Epithelkörperhormon mitbekommt, wie das bei der Schilddrüse der Fall ist. Offenbar kann das Epithelkörperhormon von allen Hormonen am wenigsten gut *gespeichert* werden. Seine Wirkung ist ja auch bei den meisten Versuchstieren die plötzlichste. Man muß also annehmen, daß in der ersten Lebenszeit die gesamte Stoffwechsellage die Tätigkeit der Epithelkörper erleichtert oder nicht besonders in Anspruch nimmt. In den neuerdings bekannt gewordenen Fällen von Mangel der Epithelkörper (RÖSSLE, WERNSTEDT und BÖTTICHER, ERNBERG) traten die manifesten Erscheinungen der Tetanie erst nach einigen Wochen auf. Nach dem ersten Trimenon erwachsen offenbar dem von den Epithelkörper regulierten Kalkstoffwechsel besondere Schwierigkeiten, welche durch jahreszeitliche und andere Einflüsse besonders verstärkt werden. Durch das Versagen der Regulation kommt es offenbar zu den krankhaften Störungen der *Rachitis* und der *Tetanie*. Für eine etwaige Annahme, daß um diese Zeit herum eine verminderte Produktion von Epithelkörperhormon eintritt, sind keine Anhaltspunkte vorhanden. Offenbar ist dieselbe nur relativ zu gering.

Verhältnis des Vitamins D zum Epithelkörperhormon. Von Wichtigkeit ist das *Verhältnis* desselben *zu dem Vitamin D*, welches um diese Zeit herum ebenfalls eine wichtige Rolle spielt. Neben einer Reihe von

Tatsachen, welche aus der menschlichen Pathologie bekannt sind, liegt vor allem das Ergebnis einer Reihe von Tierversuchen vor, so daß ein, wenn auch noch sehr lückenhaftes Bild davon gegeben werden kann. HOFF und HOMANN stellen die Wirkung beider Faktoren folgendermaßen gegenüber:

Wirkung des Epithelkörperhormons:	*Wirkung des Vitamins D:*
Entkalkung der Knochen	Verkalkung der Knochen
Acidotische Stoffwechseltendenz	Alkalotische Stoffwechseltendenz
Herabsetzung des Serumphosphatgehaltes	Steigerung des Serumphosphatgehaltes
Steigerung des Blut-Ca-Gehaltes	Steigerung des Blut-Ca-Gehaltes

Demnach würden sich beide in mancher Beziehung wie Antagonisten verhalten.

Nach HOMANN gleichen sich aber die Bilder der Vitamin D- und der Parathormonvergiftung, wenn auch die individuelle Reaktionsfähigkeit beiden gegenüber etwas schwanken kann. Es sind allerdings eine Reihe von Unterschieden, in der Art der Verkalkung, im Kurvenverlauf des Serumkalkspiegels, in der relativen Empfindlichkeit der verschiedenen Tierarten beiden Pharmaca gegenüber gefunden worden. Bei der parathyreopriven Tetanie kann das Nebenschilddrüsenhormon vollwertig durch hohe Dosen von Vitamin D, aber auch hohe Kalkdosen ersetzt werden. Entkalkung des Knochens wird durch hochgradige Überdosierung, also toxische Wirkung hervorgerufen (s. unten).

Hierbei muß berücksichtigt werden, daß ein Teil der als Überdosierung bezeichneten Wirkungen vielleicht einfach Wirkung des Calcinosefaktors (s. unten) ist (s. unten, HOLTZ). Durch die Untersuchungen von HOLTZ würde eine wesentliche Vereinfachung eintreten.

Verschiedenheit der Angriffspunkte. Unter einigermaßen normaler Dosierung *greifen* Vitamin D und Epithelkörperhormon *an verschiedenen Stellen an.* Letzteres mobilisiert das Calcium und Phosphat des Knochens und erzeugt im Blut *hohe Kalkwerte.* Dazu ist das Vitamin nur bei starker Überdosierung imstande. Unter normalen Verhältnissen erhöht es die Permeabilität der Darmepithelien, verbessert die Resorption von Ca und P und aktiviert die phosphatabspaltenden Fermente des Darmes.

Das durch Vitamin D aus dem Darm resorbierte Ca geht über das Blut zum Knochen, hingegen das durch Hormon mobilisierte aus dem Knochen über das Blut zum Darm. Beide begegnen sich also gewissermaßen im Blut. Im übrigen hat die scharfe Trennung der Angriffspunkte vielleicht nicht allzuviel zu besagen, wie aus der überwiegenden Bedeutung der *Dosierung* hervorgeht. Experimente mit Injektion setzen ganz andere Bedingungen wie das allmähliche Einströmen der fraglichen Stoffe unter natürlichen Verhältnissen, welches durch die innere Konstellation und den Bedarf geregelt wird. Der größte Teil des Kalkes wird dann durch Darm und Nieren ausgeschieden, ein kleinerer in den Weichteilen abgelagert. Wie sich das in pathologischen Fällen und z. B. bei der Rachitis verhält, ist noch unklar, wie insbesondere die Vergrößerung der Epithelkörper bei dieser Krankheit zu erklären ist. Bei der Rattenrachitis entfaltet das Epithelkörperhormon günstige Wirkungen (SOOS), andere sahen aber das Gegenteil (HOAG und RIVKINS, WALTNER). Somit bleibt die Anschauung, welche in der erwähnten

Vergrößerung eine einfache Arbeitshypertrophie erblickt, in dieser einfachen Form zweifelhaft.

KÜHNAU und STEPP nehmen an, daß Parathormon und Vitamin D auf einem Teilgebiet ihrer physiologischen Effekte Synergisten, auf einem anderen Antagonisten darstellen. Sie geben folgende Übersicht:

Tabelle 20. Wirkungsweise von Parathormon und D-Vitamin nach STEPP und KÜHNAU.

	Parathormon Physiologische Wirkung und Überdosierung	D-Vitamin	
		Physiologische Wirkung und I. Stadium der Überdosierung	II. Stadium der Überdosierung
Wirkung auf { Blut-Ca	Erhöhung	geringe Erhöhung	starke Erhöhung
Blut-P (anorg.)	Herabsetzung	Erhöhung	Erhöhung
Ca-Retention	keine	Erhöhung	Herabsetzung
Gewebsphos-phatasen	hemmt Knochen-phosphatasen	aktiviert Darm-phosphatasen	hemmt alle, besonders Knochen-phosphatasen
Angriffspunkt Heilwirkung bei der heterologen Mangelkrankheit	Knochen heilt nicht Rachitis	Darm heilt Tetanie	Knochen —

Rolle der Epithelkörper. Wenn neuerdings die normale Rolle der Epithelkörper in der Regulation des Kalkstoffwechsels erblickt wird, so deckt sich diese Auffassung durchaus mit jener, welche man nach den Tierversuchen, sowie den Erfahrungen bei menschlicher und experimenteller Rachtitis und Tetanie haben darf (s. auch GYÖRGY). Möglicherweise stehen sich Vitamin D und Epithelkörperhormon näher, als man bisher annehmen konnte. Vielleicht ergänzen sie sich gegenseitig und haben gleiche Wirkungen, wenn das innere Milieu das gleiche ist. Dafür sprechen auch die neuesten Untersuchungen von HOLTZ und Mitarbeitern.

Calcinosefaktor und Hormon. Durch die Untersuchungen von FR. HOLTZ wurde neuerdings festgestellt, daß der sog. Calcinosefaktor bei Tier und Mensch die Folgen des Verlustes der Epithelkörper vielleicht ganz, sicher aber teilweise ersetzen kann. Dadurch wird bestätigt, was in den älteren Versuchen von MACCALLUM und VOEGTLIN sich bereits gezeigt hatte, nämlich, daß bei optimaler Kalkversorgung die Tätigkeit der Epithelkörper weitgehend entbehrt werden kann. Der Calcinosefaktor (A.T. 10) stellt nach HOLTZ denjenigen Teil des Ergosterins dar, welcher nach Ausscheidung des antirachitischen Faktors noch übrig bleibt und rein toxische Wirkungen entfaltet. Er zeigt nach HOLTZ eine weitgehende Übereinstimmung mit der des Parathormons. Beide führen zur Hypercalcämie, zu Gewebsverkalkungen. Im Tierversuch, wie beim Menschen sind nur unbedeutende Unterschiede vorhanden und zwar im Ablauf der Wirkung. Beim Calcinosefaktor langsames Einsetzen und längeres Anhalten der Wirkung, umgekehrt beim Parathormon. Auch die Blutkieselsäure wird durch beide Agentien in gleicher Weise beeinflußt. — Bei der menschlichen postoperativen Tetanie, bei welcher meist 1—2 Epithelkörper entfernt sind, entsprechen 1—1,5 ccm des Präparates A.T. 10 100 Collip-Einheiten = 5 ccm Parathormon Lilly.

Unter normalen Umständen aber ist die Regulation des Kalkspiegels an die Tätigkeit der Epithelkörper geknüpft. Diese Tatsache wird durch die neuerlichen Erfolge nach Exstirpation von Epithelkörpertumoren bei Ostitis fibrosa, durch die Befunde auch bei idiopathischer Tetanie, bei Rachitis usw. ergänzt. Ohne Zweifel sind Rachitis und Tetanie in nächster Linie parathyreogene Krankheiten (s. THOMAS: Handbuch der inneren Sekretion usw.). (Über die Beziehungen des Epithelkörperhormons zu anderen Hormonen, insbesondere zum Adrenalin und Insulin s. MANN, Lit.)

Literatur.

ADAMCZIK u. v. BEZNAK: Klin. Wschr. **1931**, Nr 48.
AUBUREL et ORNSTEIN: C. r. Soc. Biol. Paris **105**, 198 (1930).
BEUMER u. FALKENSTEIN: Münch. med. Wschr. **1926**, Nr 26.
BISCHOFF, G.: Hoppe-Seylers Z. **188**, 247 (1930).
BÖTTICHER u. WERNSTEDT: Acta paediatr. (Stockh.) **6**, 373 (1922).
BOMSKOV, CHR.: Klin. Wschr. **1930**, Nr 44.
— Münch. med. Wschr. **1932**, 976.
BREHME u. GYÖRGY: Jb. Kinderheilk. **118**, 5 (1927).
CHRIST: Dtsch. Z. Chir. **226**, 34 (1929).
DANISCH: Frankf. Z. Path. **33**, 380 (1926).
ERDHEIM: Mitt. Grenzgeb. Med. u. Chir. **16**, 632 (1906).
ERNBERG: Hygiea (Stockh.) **94**, 556 (1932). Ref. Zbl. Kinderheilk. **27**.
FLEISCHER: Arch. Kinderheilk. **101**, 247 (1934).
FRIEDLÄNDER: Acta paediatr. (Stockh.) **9**, 131 (1930).
GYÖRGY: Grundlagen der Vitamin-D-Therapie. Weg z. rat. Ther., S. 151. 1932.
HERXHEIMER: Epithelkörper. Handbuch der speziellen pathologischen Anatomie
    und Histologie. Berlin 1926.
HOAG u. RIVKINS: Amer. J. Dis. Childr. **33** (1927).
HOFF u. HOMANN: Z. exper. Med. **74**, 259 (1930).
HOLTZ: Klin. Wschr. **1932**, 1163.
HOLTZ u. SCHEIBER: Hoppe-Seylers Z. **191**, 1 (1930).
HOLTZ, GÜRSCHING u. KRAUT: Arch. f. exper. Path. **174**, 51 (1933).
HOMANN: Klin. Wschr. **1932**, Nr 32.
HOTTINGER: Z. Kinderheilk. **47**, 341 (1929).
JWANOWA: Vrač. Delo (russ.) **10**, 805 (1928). Zitiert nach Endokrinol. **3**, 53 (1929).
KLAFTEN u. WAGNER: Z. Kinderheilk. **56**, 201 (1934).
KÜHNAU u. STEPP: Münch. med. Wschr. **1933**, Nr 3.
— Neue deutsche Klinik, Erg.-Bd. 1. 1933.
LENART: Erg. inn. Med. **46**, 350 (1934).
MACCALLUM: Bull. Hopkins Hosp. **19**, 91 (1908).
MANN, F.: Endokrinol. **14**, 153 (1934).
NIEDEREHE: Arch. Gynäk. **116**, 362 (1923).
NITRESCU u. POPOVICIU: C. r. Soc. Biol. Paris **108**, 292 (1931).

Rössle: Virchows Arch. **283**, 41 (1932).
Soos: Arb. ung. Forschgsinst. **4**, 515 (1931).
Spiegler: Arch. Gynäk. **145**, 410 (1931).
— Klin. Wschr. **1932**, Nr 38.
Stepp: Zitiert bei Kühnau.
Thompson-Collip: Physiologic Rev. **12**, 348 (1932).
Timpe u. Hellmuth: Arch. Gynäk. **145**, 410 (1931).
Waltner: Mschr. Kinderheilk. **40**, 317 (1928).
Wernstedt u. Bötticher: S. bei Bötticher.

Epithelkörper-Präparate.

Indikationen: Tetanie, Asthma, Chorea, manche Dermatosen, Verlängerung der Blutgerinnungszeit, alle Zustände bei denen Kalkanreicherung des Blutes erwünscht ist. 1 Einheit $= \frac{1}{100}$ der Extraktmenge, die durchschnittlich 5 mg-% Erhöhung im Calciumspiegel des Serums bei Hunden von 20 kg 15 Stunden lang hervorruft.

1. Para-Thor-Mone Lilly & Co. Indianopolis. Vertreter: Louis Ritz, Hamburg I, Mönckebergstraße. Ampullen mit 20 und 100 Collip-Einheiten. Bei Kindertetanie 10—20 Einheiten täglich.

2. Extract. Parathyr. Nordmark-Hamburg. Standardisiert. 1 ccm enthält 50 Collip-Einheiten.

3. E. K.-Bürger, Ysatfabrik. Standardisiert. Innerlich. Erwachsene 3mal täglich 1 Tablette.

4. Parathyroidea Dr. Henning. Ampulle zu 1 ccm = 50 Collip-Einheiten. 1 Dragee = 50 Collip-Einheiten.

5. Paratotal Laboschin. a) Tabl. der aus gesamten Drüsensubstanz, b) Injekt., standardisiert, 1 ccm Ampulle = 60 Collip-Einheiten.

6. Parathyreoidea (Sanabo-Chinoin, Wien). Tabletten sowie Ampullen zu 20 Collip-Einheiten.

7. Parathyreoidea Gedeon Richter. 1 Tablette = 0,06 g Drüse, 1 Ampulle = 60 Collip-Einheiten.

G. Pankreas.

Entwicklung. Bezüglich der Entwicklung dieses Organs sei erwähnt, daß die ersten Anlagen der Inseln sich später bilden als die (exokrinen) Drüsenläppchen. Ob die Inseln als selbständige Anlagen entstehen, oder aus letzteren hervorgehen, ist unsicher. Sicher ist es, daß die äußeren Sekrete des Pankreas schon früh beim Embryo gebildet werden, obwohl ihre Rolle kaum von Bedeutung sein kann (s. S. 23). Bei tierischen Feten ist auch das Insulin schon früh vorhanden und auch beim Menschen zum mindesten in den letzten Monaten der Schwangerschaft, so daß die Möglichkeit eines vikariierenden Eintretens besteht. Eine Bedeutung des in den meisten Fällen noch intakten kindlichen Inselsystems für den Ablauf etwa eines mütterlichen Diabetes ist jedoch nur ausnahmsweise vorhanden. Manchmal ist dabei eine auffallende Hypertrophie des kindlichen Pankreas gefunden worden. Offenbar versuchten in solchen Fällen die kindlichen Inseln, die mütterliche Hyperglykämie auf diese Weise abzuwehren, oder auch auf diese Weise der Mutter das fehlende Insulin zur Verfügung zu stellen. Nach der Geburt geben hypertrophische Inseln mit oder ohne vorausgegangenem Diabetes der Mutter sodann Veranlassung zu angeborener Hypoglykämie (s. EHRICH).

Über das Wachstum des embryonalen Pankreas gibt eine kurvenmäßige Darstellung von SCAMMON Auskunft. Man sieht daraus, daß hier der synkainogenetische Anstieg des Organgewichtes fehlt, welchen wir sonst bei vielen innersekretorischen Organen vor der Geburt finden.

Von besonderem Interesse ist die verhältnismäßig hohe Anzahl von Inseln in der ersten Lebenszeit, insbesondere fiel schon den älteren Untersuchern (SSOBELEW u. a.) die starke Entwicklung des Inselapparates beim Neugeborenen auf. Im folgenden sei eine Übersicht über die Durchschnittszahlen derselben im Kindesalter wiedergegeben.

Tabelle 21. Zahl der Inseln.

Alter	WILMS	SEYFAHRT	NAKAMURA
$^1/_4$ Jahr	471	446	457
$^1/_2$,,	403	400	316
$^3/_4$,,	329	341	423
1 ,,	219	313	268
$1^1/_2$,,	289	260	249
2 ,,	289	260	249
3 ,,	211	216	249
4 ,,	116	205	135
5—12 ,,	—	168	168
Im 1. Jahr	356	375	371

Funktionelle Eigentümlichkeiten. Entsprechen diesem anatomischen Verhalten auch funktionelle Eigentümlichkeiten? Man denkt zunächst an den Blutzucker, dessen Höhe ja vom Inselapparat des Pankreas, wenn auch nicht ausschließlich, so doch wesentlich beeinflußt wird. RUMPF hat gefunden, daß der Blutzuckerspiegel mit dem Alter ansteigt. Er führt das auf ein allmähliches Erlahmen der Inselzellen zurück, welches bei konstitutionell benachteiligten Individuen sich besonders auspräge und dann zum Diabetes führe. FREISE hat diese Folgerungen beanstandet und nach den neuesten maßgebenden Untersuchungen von SOENSGAARD verhalten sich die Werte wie folgt:

Bei 11 Neugeborenen (4—14 Tage) beträgt der Nüchternwert 0,083%.
Bei 26 Säuglingen (bis 1 Jahr) beträgt der Nüchternwert 0,080%.
Bei 22 Kindern (1—13 Jahre) beträgt der Nüchternwert 0,088%.

Die Differenzen sind unbedeutend. Stärkere Wirksamkeit des Inselapparates, Neigung zur Hypoglykämie (RUMPF, SCHIFF und CHOREMIS) lassen sich also nicht recht finden, wenn auch bekanntlich die Höhe des Blutzuckerspiegels nicht nur von der Insulinproduktion abhängig ist. (Untersuchungen über die Zuckertoleranz in den verschiedenen Lebensaltern s. GILCHRIST, HAYMANN, HOVE, SOENSGAARD, s. auch Bd. 3.) Über den *Insulingehalt* des Pankreas und anderer Gewebe beim Kind sind keine Untersuchungen vorhanden.

Pharmakologische Wirkung, besonders beim Kind. Bezüglich des *pharmakologischen Wirkungsmechanismus* des Insulins gehen die Auffassungen auseinander. Das rührt teilweise davon her, daß eine Reindarstellung derselben bisher nicht möglich war. Jedoch ist sicher, daß durch dasselbe Zuckerverbrennung und Glykogenansatz beschleunigt werden (s. ROSENBERG im Handbuch der inneren Sekretion, sowie RAU). Ferner bewirkt es bei Diabetes ein Steigen des respiratorischen Quotienten, es beseitigt die Azidose, die Lipämie und die vermehrte Eiweißzersetzung.

Von großer Bedeutung gerade für das *Kindesalter* ist seine Wirkung auf den Wasserstoffwechsel (KLEIN). Sie besteht in der Richtung einer Retention, im einzelnen ist sie kompliziert und schwankt nach den obwaltenden Bedingungen. Die Wirkung ist überwiegend als eine indirekte betrachtet (ROSENBERG). Der diesbezügliche Einfluß des Insulins geht entweder über die Regulierung des Kohlehydratstoffwechsels und Kohlehydratansatzes oder über eine Umstimmung des Organismus nach der alkalischen Seite (OEHME). Die Versuche von BUTTENWIESER, VOLLMER und SEREBRIJSKI, MEYER, SECKEL und KALLNER an gesunden Kindern und von FRANK und FREISE an Diabetikern sprechen in diesem Sinn. Nach VOLLMER und SEREBRIJSKIs Untersuchungen an Erwachsenen und älteren Kindern wird durch Insulin die diuretische Wirkung peroral eingeführten Wassers nicht nur absolut eingeschränkt, sondern auch auf einen kürzeren Zeitraum zusammengedrängt. Die Wirkung wäre also in dieser Beziehung jener des Thyreoidins ziemlich genau entgegengesetzt. Beim gesunden Säugling fanden MEYER, SECKEL und KALLNER, daß den Na-Ionen und den Kohlehydraten ein gewichtiger Einfluß auf die wasserbindende Insulinwirkung zukommt. Auch beim Säugling verläuft der Wasserversuch unter Insulineinwirkung mit unvollständiger Wasserausscheidung, erheblicher Retention von Kochsalz und Bluteindickung, d. h. mit Wasserretention im Gewebe. Es bestehen in dieser Beziehung beträchtliche Unterschiede gegenüber dem Erwachsenen, welche aber nicht auf einer anderen Wirkungsart des Insulins in den verschiedenen Lebensaltern zurückzuführen sind, sondern auf physiologischen Differenzen im Wasserhaushalt und Wasseransatz. Jedoch erscheinen die Untersuchungen über diesen Gegenstand, zumal beim Erwachsenen, als widerspruchsvoll und es ist keine Klarheit darüber vorhanden.

Eine besondere *Empfindlichkeit* gegenüber dem Insulin scheint nach den Untersuchungen von VOLLMER und SEREBRIJSKI sich nur auf die erste Lebenszeit zu beziehen. Sie fanden im ersten Lebensvierteljahr schon bei 2 EH pro die leicht toxische Erscheinungen, während sie später schon erheblich höhere Dosen gaben. Auch hier lauten die Ergebnisse durchaus widerspruchsvoll. Einzelne Autoren, z. B. BUTTENWIESER gingen bei leicht dystrophischen Säuglingen bis zu 21 EH pro die. Auch RAU gab ohne Unterschied selbst bei jungen Säuglingen 1—3 EH pro 1 kg und sahen nur selten hypoglykämische Erscheinungen. MEYER, SECKEL und KALLNER fanden im 2. Lebenshalbjahr 6 EH stark wirksam. Die Wirksamkeit der Dosis ging aus dem Auftreten von leichten hypoglykämischen Erscheinungen hervor (Schweiß, Unruhe, Abkühlung usw.). Man kann also zusammenfassend sagen, daß eine besondere Empfindlichkeit gegen das Insulin höchstens in der ersten Lebenszeit besteht, im übrigen individuell schwankt. — Entgegen anderweitigen Untersuchungen konnten SICK und WEICHSEL bei normalen Kindern auch im Hunger durch Insulin keine Ketonurie erzeugen.

Bezüglich des umstrittenen *Antagonismus von Insulin und Adrenalin* dürfte feststehen, daß die Verminderung des Blutzuckers auf zentralnervösem Weg eine vermehrte Adrenalinabsonderung zur Folge hat (s. zuerst DWORKIN, COLLIN usw.). Zweifellos besteht ein Antagonismus in bezug auf die Höhe des Blutzuckers einerseits und den damit in Beziehung stehenden Prozessen der Glykogenbildung und Glykogenfixation bzw. Glykogenolyse in der Leber andererseits (s. ROSENBERG). Die durch Adrenalinausschüttung bedingte Hyperglykämie wird durch Insulin vermindert (s. zuletzt SAMSON und JAKOBS).

Literatur.

BUTTENWIESER: Med. Klin. **1925**, 663.
COLLIN, R.: C. r. Soc. Biol. Paris **108**, 66 (1931).
DWORKIN: J. Amer. Physiol. **96**, 311 (1931).
EHRICH: Klin. Wschr. **1934**, Nr 16.
FRANK: Ther. Gegenw. **65** (1925).
FREISE: Mschr. Kinderheilk. **30** (1925), ferner in CZERNY-KELLER: Des Kindes Ernährung usw., Bd. 2. Leipzig und Wien 1925.
HEYMANN u. HOVE: Z. Kinderheilk. **53**, 629 (1932).
KLEIN: Klin. Wschr. **1926**, 2364.
MEYER, SECKEL u. KALLNER: Z. klin. Med. **105**, 552 (1927).
NAKAMURA: Virchows Arch. **253**, 286 (1924).
OEHME: Erg. inn. Med. **30** (1926).
RAU: Z. Kinderheilk. **55**, 165 (1933).
RUMPF: Jb. Kinderheilk. **105**, 321 (1924).
ROSENBERG: Normale und pathologische Physiologie der inneren Pankreassekretion. Handbuch der inneren Sekretion, Bd. 2.
SAMSON u. JAKOBS: Amer. J. Physiol. **103**, 255 (1933).
SCAMMON: Proc. Soc. exper. Biol. a. Med. **24**, 391 (1926).
SCHIFF u. CHOREMIS: Jb. Kinderheilk. **114**, 42 (1926).
SCHMIDT: Biochem. Z. **63**, 287 (1914).

Seyfarth: Neue Beiträge zur Kenntnis der Langerhansschen Inseln usw. Jena 1920.
Sick u. Weichsel: Mschr. Kinderheilk. **58**, 383 (1933).
Soensgaard, E.: Acta paediatr. (Stockh.) **12**, Suppl. IV (1931).
Ssobelew: Virchows Arch. **168**, 91 (1902).
Tetzner u. Ebel: Med. Klin. **1926**, Nr 2.
Vollmer u. Serebrijski: Biochem. Z. **158** (1925).
Wilms: Inaug.-Diss. Bonn 1912.

Insulinpräparate sind hier nicht aufgezählt.

H. Nebenniere.

Entwicklung. Die beiden Bestandteile derselben, Mark und Rinde, haben eine verschiedene Entstehung und eine verschiedene Funktion. Die Rindenanlage ist mesodermalen Ursprungs. Sie geht in Form von mehreren Knospen schon sehr früh aus dem Dach der Leibeshöhle hervor. Diese Knospen liegen eine Zeit lang auf das Innigste der sich entwickelnden Keimdrüse an. Dieser rein topographische Umstand ist von Bedeutung für die Beteiligung der Nebennierenrinde an gewissen frühembryonalen Mißbildungen der Harn- und Geschlechtsorgane, welche natürlich nichts mit innerer Sekretion zu tun haben. — Die Rindenanlagen verschmelzen zum größten Teil zu einer einheitlichen. Von dieser trennen sich dann im späteren Verlauf wieder Teile ab, welche die Bildung der sog. akzessorischen Nebennieren veranlassen. Sie spielen im Kindesalter durch ihre verhältnismäßig bedeutende Entwicklung eine gewisse Rolle. Sie alle zusammen mit der Rinde des Hauptorganes werden unter der Bezeichnung *Interrenalsystem* zu einer anatomischen und funktionellen Einheit zusammengefaßt. Sein Kennzeichen ist die Lipoidkörnchen enthaltende Zelle.

Die *Markanlage* entsteht aus dem Ektoderm. Embryonale Elemente aus dem Sympathicus (Sympathicusbildungszellen) dringen etwa vom 3. Fetalmonat ab in die Rindenanlage ein und bilden dort im Zentrum derselben eine unreife Markschicht. Andere von diesen Zellen, welche sich außerhalb der embryonalen Nebenniere zu Verbänden (Paraganglien) gesammelt hatten, entwickeln sich rascher zu spezifischen chromaffinen, adrenalinerzeugenden Elementen. Hingegen reifen die zunächst spärlichen, in der Nebennierenrinde selbst liegenden erst zum größten Teile nach der Geburt. Die Gesamtheit der chromaffinen, adrenalinerzeugenden Zellen in und außerhalb der Nebenniere, wird als *chromaffines System* zu einer anatomischen und funktionellen Einheit zusammengefaßt.

Bei der Geburt besteht die Nebenniere makroskopisch nur aus Rindensubstanz, indem das zentral gelegene Mark an Ausdehnung noch viel zu unbedeutend ist, um ohne Vergrößerung erkannt zu werden. Man erkennt also an der Neugeborenennebenniere makroskopisch nur zwei Schichten, welche beide der Rinde angehören: eine dunkle, feuchtglänzende, blutüberfüllte innere und eine hellere periphere Schicht. In den Monaten nach der Geburt geht nun eine eigenartige Umwandlung vor sich: die innere Schicht geht zugrunde und an ihrer Stelle breitet sich die weiter heranreifende Marksubstanz aus (THOMAS u. a.). Gegen Ende des ersten Lebensjahres ist diese Umwandlung vollzogen. Nach YASUKAWA (Lit.) kommt dieselbe nur beim Menschen und wahrscheinlich auch bei den Anthropoiden vor. Ob sie mit irgendwelchen physiologischen Eigentümlichkeiten dieses Alters im Zusammenhang steht, ist unsicher (schematische Abbildung bei THOMAS).

Maße. Bei einer Frucht von 10 cm Länge sind Niere und Nebenniere, welche jetzt erst sich zusammenlagern, ungefähr gleich groß. Beim Neugeborenen verhält sich Nebenniere zu Niere = 1:3; beim Erwachsenen = 1:20 (S. IWANOW). Der Anteil der Nebenniere am Körpergewicht sinkt von 1:270 im 2. Fetalmonat auf 1:450 bei der Geburt.

Tabelle 22.

Alter	Nebennieren g	Eierstöcke g
Bis zu 1 Monat	3,91	0,296
Von 2—12 Monaten	2,85	0,53
1— 5 Jahren	3,99	1,01
6—10 ,,	5,92	1,91
11—20 ,,	9,77	6,63
21—30 ,,	12,15	10,97
31—40 ,,	12,51	9,30
41—50 ,,	11,92	6,63
51—60 ,,	12,14	4,96
61—70 ,,	12,31	3,97
71—90 ,,	11,62	4,23

WEHEFRITZ bringt folgende Tabelle 22 der Nebennieren- und Ovarialgewichte.

Nebennierenrinde und Lipoide. Die *Nebennierenrinde* ist äußerst reich an Lipoiden und das Lipoidgranulum ist charakteristisch für ihre Zellen. Nach dem Gehirn ist die Nebenniere das lipoidreichste Organ. An Fetten und fettähnlichen Substanzen enthält sie nach ASCHOFF: 1. Neutralfette und Fettsäuren, 2. doppeltbrechendes Cholesterin mit seinen Estern, 3. andere nicht doppeltbrechende und fettähnliche Stoffe (Phosphatide, Cerebroside usw.). Von einigen Autoren z. B. CHAUFFARD, GRIGAUT usw. wurde die Nebennierenrinde als zentraler Regulator des gesamten Cholesterinstoffwechsels betrachtet. Auch ALBRECHT und WELTMANN nehmen das an und betrachten erhöhten Lipoidgehalt der Nebenniere als Ausdruck einer Hyperfunktion. Diese Theorie schien sich nicht halten lassen, da nach doppelseitiger Nebennierenexstirpation der Cholesteringehalt des Blutes ansteigt. Es gelingt, Tiere nach derselben durch Cholesterinfütterung, am Leben zu erhalten. Nach WACKER und HUECK wird Cholesterin in der Nebenniere zuerst abgelagert, dann folgen Leber, Niere, Fettgewebe, Milz, Knochenmark. Man kam zu der Anschauung: Die Nebennieren sind lediglich Speicherorgane, eine Veresterung des Cholesterins tritt in ihnen nicht ein. Nebennierenlipoid ist das Spiegelbild des Blutlipoids (ASCHOFF). Bei Inanition läuft seine Steigerung mit jener in der Nebenniere parallel (ROTHSCH und SOPPER).

Nach I. FEX betätigt die Nebenniere ihr Speicherungsvermögen stets maximal. Wenn auch das prozentuale Speicherungsvermögen sehr hoch ist in bezug auf das Organgewicht, so bleibt doch ihre höchstmögliche Aufnahmefähigkeit angesichts der beträchtlichen Mengen dieser Stoffe, welche anderwärts, z. B. in der Leber, in der Galle usw. gestapelt werden können, bei der verhältnismäßigen Kleinheit des Organs sehr stark zurück. Aus demselben Grund schien die Fähigkeit zu einer Regulation des Cholesterinspiegels in dem Sinn, daß die Nebennieren ihn durch Mehr- oder Minderabgabe von Cholesterin beeinflussen können, unwahrscheinlich. Man muß schon ein Hormon annehmen, welches, von der Nebenniere ausgehend, den Cholesterinstoffwechsel so regelt, wie wir das heute vom Epithelkörperhormon am Kalkstoffwechsel annehmen. Die neuesten Untersuchungen sprechen durchaus für das Vorhandensein eines solchen Hormons in der Nebenniere, so daß die Anschauungen von GRIGAUT u. a. jetzt durchaus als richtig anerkannt werden (s. S. 64).

Über das **Verhältnis der mütterlichen und der fetalen Nebennierenrinde** ist wenig bekannt. Dem verhältnismäßig geringen Lipoidgehalt der fetalen steht der außerordentlich hohe der mütterlichen Nebenniere gegenüber. Wie alle innersekretorischen Organe ist auch die Nebenniere in der Gravidität hypertrophisch und die Rolle derselben scheint für den Fetus bedeutungsvoll zu sein (s. neuerdings GRANZOW). Daneben findet sich bei der Mutter Hyperlipoidämie (s. WESTPHAL und MANN). Die meisten Autoren sehen in dieser eine Einrichtung zur Schaffung günstiger Ernährungsbedingungen für den wachsenden Fet, besonders im Hinblick auf die niedrigen kindlichen Lipoidwerte. Es sei kurz auf die Tatsache hingewiesen, daß schwangere und säugende Hündinnen die beiderseitige Epinephrektomie sehr viel länger überlebten, als normale. Ebenso war die Überlebensdauer kastrierter und epinephrektomierter Tiere im Vergleich zu nichtkastrierten verdoppelt (s. BAYER). (Vikariierendes Eintreten der Hypophyse ?)

Das erste Auftreten der Lipoidgranula in der Nebennierenrinde wurde von HAMMAR bei einem menschlichen Fet von 15—16 mm Länge festgestellt. CHAUFFARD fand im ersten Teil des Fetallebens in der frischen Nebenniere etwa 0,25% Cholesterin, also etwa ebensoviel wie in der Leber und Niere. Während aber der Gehalt dieser Organe auf der gleichen Höhe stehen bleibt, nimmt die Cholesterimenge in den Nebennieren etwa vom 6. Monat ab progressiv zu bis zur Geburt, wo ein Wert von 3,6% erreicht wird. Dieser steigt später noch an, während das Verhältnis von freiem und gebundenem Cholesterin ungefähr gleich bleibt.

Cholesteringehalt der Rinde. Der Cholesteringehalt des Nabelvenenblutes mit 0,055—0,085% ist viel niedriger als der des mütterlichen. Dieses enthält ja am Ende der Schwangerschaft bis über 0,200% Cholesterin, gegenüber Normalwerten im Blute von etwa 0,150%. Das aus der Placenta kommende Nabelvenenblut enthält somit mehr Cholesterin als das Nabelarterienblut. BEUMER fand bei einem nach Zangengeburt verstorbenen normalen Säugling in den Nebennieren 0,26% freies und 0,26% verestertes Cholesterin, zusammen also 0,52%, ein Wert, der in den ersten Lebensjahren nicht wesentlich überschritten zu werden scheint. Auch BEUMER fand die Speicherungsfähigkeit der Rinde sehr hoch. In pathologischen Fällen konnte sie ohne Steigerung des Gewichts die 3fache Menge an Cholesterin aufnehmen.

Weitere Zahlen stammen von ALAMANNI.

Mehrere Arbeiten befassen sich mit dem Lipoidgehalt der embryonalen und Kindernebenniere auf Grund rein histologischer Methoden. Die Ergebnisse sind unsicher. Auf Grund vergleichender Studien kommt I. FEX zu dem Ergebnis, daß es nicht möglich ist, den Gehalt an Cholesterinestern morphologisch zu schätzen. Nur die quantitativ chemische Untersuchung gebe darüber zuverlässigen Aufschluß. In diesem Zusammenhang möge hier eine Übersicht über die Werte des Cholesteringehaltes im Blut nach den Lebensjahren geordnet angeführt werden, ohne damit eine beherrschende Rolle der Nebennieren zuzugeben.

M. ACUNNA und P. WINCOUR untersuchten dieselben bei 78 Kindern im Alter von 1 Tag bis zu 14 Jahren mittels der Methode von BLOOR-SACKET. Bei Brustkinder lagen die Werte höher als bei künstlich genährten.

Tabelle 23.

Anzahl der Kinder	Alter	Cholesterin im Gesamtblut %	
		Schwankungen %	Mittelwerte %
18	1—14 Tage	0,057—0,136	0,103
20	1—11 Monate	0,080—0,180	0,130
18	1— 7 Jahre	0,100—0,180	0,138
22	8—14 ,,	0,113—0,230	0,149

Die von ZIENKIEWICZ nach der GRIGAUTschen Methode gefundenen Werte stimmen damit gut überein. Hingegen fanden BANU, NEGRESCU HERESCU mit derselben Methode bei Neugeborenen 0,047%, mit dem 1.—3. Monat 0,050%, um mit dem 8.—10. Monat bei 0,055% anzugelangen. Die Werte bei älteren Kindern und Erwachsenen waren durchweg höher.

Bemerkenswert ist, daß beim Abbau der Fettpolster im Körper die auch in diesen stets vorhandenen Lipoide deutlich, vielleicht sogar vorzugsweise in der Nebenniere gestapelt werden, so auch bei Avitaminosen. Sie vergrößert sich, ihr Lipoidgehalt ist entsprechend dem vermehrten Blutlipoidgehalt gesteigert (s. bei STEPP-GYÖRGY). Bei länger dauernder Inanition scheint übrigens der Schwund des Nebennierenparenchyms durch die entstehende Lipoidanhäufung mehr als ausgeglichen zu werden. Im Einklang mit den Ergebnissen von Tierversuchen bei avitaminotischen Tieren zeigen die Ergebnisse von STEFFKO an hungernden Kindern durchweg gegen die Norm erhöhte Nebennierengewichte. Mitunter wurden allerdings in den letzten Stadien doppeltbrechende Fette nicht mehr angetroffen.

Bedeutung der Nebennierenrinde. Während nach der Entdeckung des Adrenalins das Nebennierenmark durchaus im Vordergrund stand und für allein lebenswichtig gehalten wurde, gilt dies nach neuerer Auffassung, den Ausführungen von F. MARCHAND, BIEDL u. a. entsprechend, lediglich von der Rinde. Neuerdings haben amerikanische Autoren (ROWNTREE, GREEN, BALL, SWINGLE und PIFFNER, F. HARTMANN, WIDENHORN u. a.) einen vom anhaftenden Adrenalin möglichst freien Rindenextrakt erhalten, welcher die Folgen der experimentellen Nebennierenexstirpation vollkommen beseitigt. Derartige Präparate werden von SCHMITZ und KÜHNAU angegeben. Dieselben stellen chemisch reine, einheitliche Substanzen dar, welche die Autoren als Supracortin A, B, C bezeichnen, womit sie einen verschiedenartigen Einfluß auf die verschiedenen Arten von Lipoiden kennzeichnen wollen. Es ist kein Zweifel mehr, daß ein Rindenhormon den Cholesterinspiegel senkt, zur Anreicherung der Gewebe mit Cholesterin führt, in dem es cholesterinfixierend wirkt. Aber auch die Phosphatide, andere Lipoide, sowie Neutralfett werden dadurch im Blutplasma beeinflußt. Nicht nur das Mark, sondern auch die Rinde haben enge Beziehungen zum Kohlehydratstoffwechsel, sowie auch zum Blutdruck. Das Rindenhormon setzt Wärmeproduktion, CO_2-Bildung und Grundstoffwechsel herab. Es wahrt den Muskeltonus, hält den Blutzuckerspiegel (S. HENNING MAGNUSSON). Das ist experimentell sichergestellt und entspricht den Befunden bei M. Addisoni, welcher auf einer Zerstörung der Nebennierenrinde beruht (s. J. BAUER). Auch die Blutbildung wird durch das Hormon angeregt (S. CATEL). Inwieweit da Beziehungen von Rindensekret zum Adrenalin bestehen, ist noch nicht geklärt, zweifellos sind auch Zusammenhänge mit dem Vitamin C vorhanden (s. SCHMITZ und KÜHNAU, SCHMITZ und MILBRADT, CRIK und v. METES). Die Rinde enthält nämlich große Mengen der mit dem Vitamin C wahrscheinlich identischen Hexuronsäure (v. SZENT-GYÖRGY, DEOTTO). Die Hexuronsäure hemmt pathologische Pigmentbildung bereits in minimaler Menge.

Inwieweit gewisse physiologische Pigmentierungen beim Kind (Pigmentation der Linea alba nach EPSTEIN s. S. 79, *Spitzenpigment* nach THOMAS und DELHOUGNE) dadurch beeinflußt werden, steht dahin.

Hierbei sei auch auf die obigen Bemerkungen über die Lipoidansammlung in der Rinde bei Avitaminosen hingewiesen. Zweifellos enthält die Rinde auch ein Hormon, welches zur Sexualsphäre in Beziehung steht. Ferner wird sie durch das interrenotrope Hormon der Hypophyse beeinflußt (S. soeben KALK). Aus vielen Tatsachen geht ferner hervor, daß die Nebennierenrinde eine wichtige Rolle bei der Abwehr von Antigenen spielt, was offenbar für den Verlauf mancher kindlicher Infektionskrankheiten, besonders der Diphtherie, von Bedeutung ist (s. THOMAS, J. BAUER).

Adrenalingehalt. Die *Nebenniere des Embryo* enthält im Einklang mit den histologischen Befunden kein Adrenalin. Auch bei Frühgeburten fehlt es noch häufig. KRAMER konnte bei 10 solchen nur 3mal Adrenalin nachweisen. In diesen Fällen fanden sich Werte von 0,06—0,15 mg. Ebenso aber wie die außerhalb der Nebenniere gelegenen Teile des chromaffinen Systems histologisch rascher reifen, enthalten sie meist auch mehr Adrenalin als das Mark der Nebenniere, so besonders der ZUCKERKANDLsche Nebenkörper (Paraganglion aorticum). DANISCH konnte die Ergebnisse älterer Autoren bestätigen und erweitern. Bei Neugeborenen fand er den Adrenalingehalt im ZUCKERKANDLschen Nebenkörper fast so hoch wie in den Nebennieren (0,13 mg). Von da ab steigen die Werte in letzteren allmählich an, während sie in jenen allmählich sinken (Persistenz und Tumor mit Hypertonie: REICHARDT, Lit.). Nach SCHMORL und INGIER wächst der Adrenalingehalt der Nebennieren vom Neugeborenen bis zum 8. Lebensjahr von 0,16 auf 3,96 mg. DANISCH gibt für den Adrenalingehalt im 8. Monat einen Höchstwert von 0,482 mg. Seine Angaben über ältere Kinder fügen sich denen von SCHMORL und INGIER gut ein. Im späteren Leben bleiben die Adrenalinmengen ungefähr auf gleicher Höhe, wobei das weibliche Geschlecht mit 4,71 mg etwas höhere Werte aufweist als das männliche. Bei all diesen Zahlen ist zu berücksichtigen, daß ihnen nur annähernder Wert zukommt. Meist werden Farbenreaktionen verwandt, welche auch von pharmakologisch unwirksamen Vorstufen des Adrenalins geliefert werden. Ferner setzen an Leichenmaterial rasch Veränderungen des Adrenalins ein, welche auf den Ausfall der pharmakologischen wie der Farbreaktionen Einfluß haben.

Mittels des LÄWEN-TRENDELENBURGschen Froschmuskelpräparates fand SAMELSON den vasokonstriktorischen Effekt beim Säugling wesentlich geringer als beim Erwachsenen. Jedoch sind seine Werte nur am Serum, nicht am Plasma (O'CONNOR) gewonnen. G. GRIMM benutzte hingegen im wesentlichen Plasma in einer Verdünnung 1:10. Das Blutplasma gesunder Säuglinge enthielt nach ihm etwa das doppelte an vasokonstriktorischen Substanzen als das der Erwachsenen, bei Frühgeburten etwas weniger als bei gesunden ausgetragenen Kindern.

Adrenalinwirkungen auf Blutdruck usw. Von den Wirkungen des *Adrenalins* interessieren den Kliniker vor allem diejenigen, welche sich auf den Blutzucker und den Blutdruck beziehen. Eine Zeit lang glaubte man in der Höhe des Blutdruckes einen unmittelbaren Ausdruck der Stärke der Adrenalinproduktion sehen zu können. Das ist sicher nicht der Fall. Splanchnicusreizung ruft nach Nebennierenexstirpation kaum geringere Blutdrucksteigerung hervor wie bei normalen Tieren. Ähnlich liegen die Verhältnisse beim Blutzucker. Nach TRENDELENBURG ist auch die Abhängigkeit der Adrenalinwirkung von ganz bestimmten Verschiebungen im Ionenmilieu noch unsicher. Die Blutdruckveränderung nach Adrenalininjektion darf nicht ohne weiteres auf die Erregbarkeit des Sympathicus bezogen werden. Sie ist nach

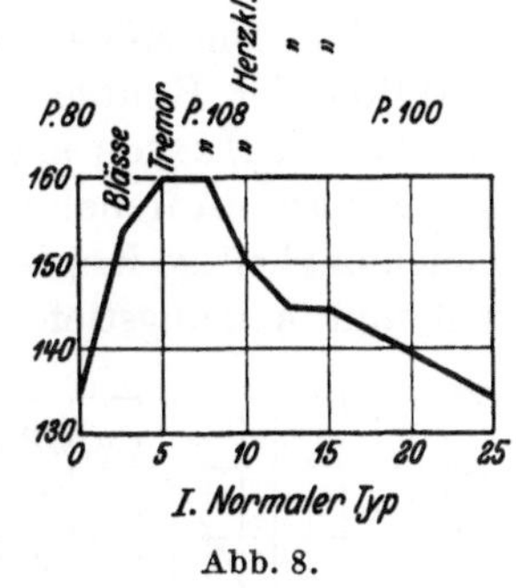

I. Normaler Typ

Abb. 8.

TRENDELENBURG vielmehr in gleichem Maße bedingt durch die Blutumlaufgeschwindigkeit wie durch das Ausmaß der Adrenalinzersetzung. Diese Tatsachen findet er bei den klinischen Sympathicotonusprüfungen wenig berücksichtigt.

KRÜGER injizierte an der Klinik ROMINGERs insgesamt 50 Kindern zwischen 4 und 7 Jahren 0,0004 bis 0,0007 g und zwischen 8 und 15 Jahren 0,0008 g Adrenalin intramuskulär. Die Kinder zeigten, wie dies früher auch schon an Erwachsenen gefunden worden war, 3 verschiedene Reaktionstypen, welche als vagisch, sympathisch und normal bezeichnet werden (Abb. 8, 9, 10. Koordinate: maximaler Blutdruck mm Hg, Abszisse: Zeit, Min.) Nachdem FRIEDBERG

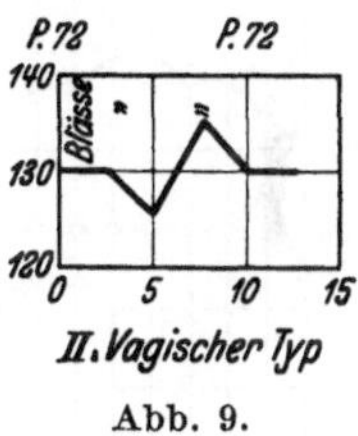

II. Vagischer Typ

Abb. 9.

bereits früher gezeigt hatte, daß bei ein und demselben Kind vago- und sympathotonische Zeichen aufgetreten waren, faßt ROMINGER alle, die keinen normalen Reaktionsverlauf zeigen, somit sympathisch oder vagisch übererregbar sind, unter dem Begriff der *vegetativen Diathese* zusammen. Hierbei scheint nur der Begriff des Normalen einige Schwierigkeiten zu machen. Es überwiegen nämlich die beiden anderen Gruppen weitaus über die normalen, welche nur 18% betragen. Was ist dann normal?

Nach DUZAR zeigt das Kind eine

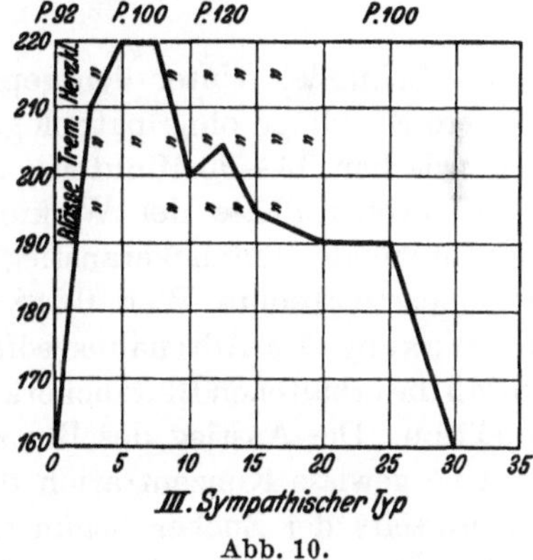

III. Sympathischer Typ

Abb. 10.

geringere Adrenalinempfindlichkeit als der Erwachsene (0,1 mg Tonogen Richter intravenös in 1 ccm physiologischer Kochsalzlösung), was ja auch bei der therapeutischen Dosierung zum Ausdruck kommt. (Über gewisse Antagonismen des Adrenalins zum Insulin usw. s. WALTNER.)

Die durchschnittliche Reaktionszeit der kindlichen Capillaren bei örtlicher Adrenalinaufträufelung fand RUEFF mit 14—21 Sekunden, die überwiegende Mehrzahl mit 15—21 Sekunden. Französische Autoren legten dem ungestörten Wirken des Adrenalins große Bedeutung für die Reaktion der Hautgefäße bei mechanischer Reizung bei (s. JANET). DUZAR und HENSCH machen genauere Angaben über die Wirkung nach intravenöser Adrenalineinspritzung (plötzliches, intensives Erblassen, manchmal heftige Kopfschmerzen, erst Ab-, dann Zunahme der Atmungszahl und Atmungstiefe, Brechreiz, eventuell Husten und Speichelfluß, mächtige Blutdruckerhöhung, Brady-, dann Tachykardie). Die Erscheinungen gehen in 1—2 Minuten zurück und sind geringer bei intramuskulärer Injektion.

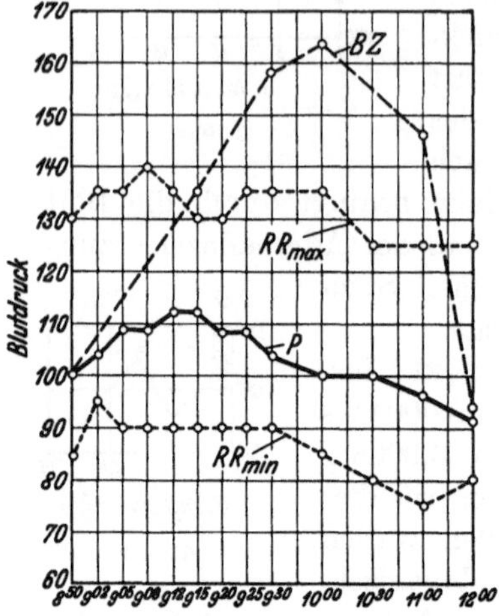

Abb. 11. 13jähr. ♀, 1 ccm Suprarenin 1 : 1000 i. m. Adrenalinwirkung auf Blutzucker und Blutdruck nach HOLL.

Wirkung auf Blutzucker. Eine wichtige Wirkung des Adrenalins besteht in der Ausschüttung des Glykogens aus der Leber. Jedoch ist der Blutzuckerspiegel auch von anderen Koeffizienten abhängig. Über das Verhalten des Blutzuckers bei normalen Kindern nach Adrenalininjektion liegen nur wenige Versuche vor. DUZAR spritzte nach 1stündigem Hungern (verlängerter Nachtpause mit geringen durch das Gewicht der betroffenen Säuglinge bedingten Variationen) 0,1 mg Tonogen in 1 ccm physiologischer NaCl-Lösung in den Sinus langsam während 1 Sekunde. Unter den geprüften Fällen befanden sich auch einige jüngere Säuglinge ohne pathologischen Befund. Das Wirkungsmaximum lag zwischen 14—30 Minuten. „Die Wirkungsdauer beträgt samt der 2., negativen Phase der Wirkung etwa $1^1/_2$ Stunden, oft auch mehr. Der maximale Blutzuckeranstieg entsprach oft einem Wert von 0,060%, der höchste absolute Wert 0,188%. Im allgemeinen ließ sich sagen, daß die Wirkung des Adrenalins sofort nach der Injektion vorhanden war, so daß die erhaltenen Blutzuckerkurven viel variabler waren als bei Insulininjektion. Der Anstieg des Blutzuckers nach Adrenalininjektion scheint an eine gewisse Konzentration des Calciums geknüpft zu sein, wie auch andererseits der Zucker begünstigend auf den Effekt des Calciums einwirkt. Das geht vor allem aus den Erfahrungen bei der Tetanie hervor. Unter bestimmten Verhältnissen verstärkt Adrenalin die Krampfneigung (s. die Diskussion zu DUZAR, Verhandlungen Düsseldorf 1926 [Mschr. Kinderheilk. **34**, 387], s. ferner WALTNER). Doch sind alle diese Dinge noch nicht endgültig geklärt.

In letzter Zeit ist das Adrenalin gegenüber den neuentdeckten Rindenhormonen stark in den Hintergrund getreten. Offenbar ist es an sich entbehrlich. In der Rinde wird es wohl nur in Spuren produziert und dient vielleicht nur als „Regulator für feinste Einstellungen mit der Mikrometerschraube" (J. BAUER).

Feststellungen über den Einfluß des Adrenalins auf den Blutzucker bei normalen Kindern sind von HOLL gemacht worden (s. Abb. 11).

Bezüglich des Einflusses auf den normalen Muskeltonus, sowie vielleicht auf die Pigmentbildung liegen klinisch physiologische Anhaltspunkte für das Kindesalter nicht vor.

Die vielfach erörterte Frage einer *Gesamtfunktion* der einheitlichen Nebenniere ist deshalb für das Kindesalter von besonderer Wichtigkeit, als sich in ihm die Bildung derselben vollzieht. Es fragt sich, ob der ganzen Nebenniere noch andere Funktionen zukommen als die, welche sich aus den beiden Teilfunktionen der Rinde und des Markes erklären lassen. Dafür ist keinerlei Anhaltspunkt vorhanden, wie sehr auch manches dafür spricht, daß die Syntopie von Mark und Rinde keine zufällige ist. Vielleicht ergeben die neueren Untersuchungen über das Rindenhormon weitere Aufschlüsse.

Literatur.

ALAMANNI: Riv. ital. Ginec. 1, 541 (1923). Zitiert nach Zbl. Kinderheilk. 16, 83.
ALBRECHT u. WELTMANN: Wien. klin. Wschr. 14 (1911).
ACUNNA, M. et P. WINCOUR: Acta paediatr. (Stockh.) 11, 199 (1930). Siehe auch
    Verh. internat. Kongr. Kinderheilk. Stockholm 1930.
ASCHOFF: Verh. dtsch. path. Ges. 1910.
BANU: C. r. Soc. Biol. Paris 1924 II, 730.
BAUER, J.: Dtsch. med. Wschr. 1933, Nr 15.
BAYER: Handbuch der inneren Sekretion, II, 1. Leipzig 1930.
BERNHARDT u. SIMPSON: Klin. Wschr. 1932, Nr 50.
BEUMER: Mschr. Kinderheilk. 18, 443 (1920).
— Mschr. Kinderheilk. 19, 409 (1921).
CHAUFFARD, GUY LARVETE et GRIGAUT: Ann. Méd. 8, 149 (1920); u. ältere: C. r.
    Soc. Biol. Paris 28. März 1914; 14. Jan. 1918.
O'CONNOR: Arch. f. exper. Path. 67, 195 (1912).
CATEL u. JEDAS: Mschr. Kinderheilk. 47, 301 (1930).
CRIK u. v. METES: Arb. Ungar. biol. Forsch.inst. 4, 533 (1931).
DANISCH: Vgl. Stud. u. d. Adrenalingeh. v. Nm. Verh. dtsch. path. Ges. 1926.
DEOTTO: Z. Vitaminforsch. 2, 305 (1933).
DUZAR: Jb. Kinderheilk. 114, 521 (1926).
— Mschr. Kinderheilk. 32, 158. 34, 387 (1926).
DUZAR u. HENSCH: Jb. Kinderheilk. 114, 142 (1926).
FEX: Biochem. Z. 104, 18 (1920).
FRIEDBERG: Erg. inn. Med. 20, 173 (1921).
GRANZOW: Arch. Gynäk. 130, 376 (1927).
GRIGAUT: Le cycle de cholesterinemie. Paris 1912.
GRIMM, K.: Mschr. Kinderheilk. 14, 547 (1918).
HAMMAR, A.: Uppsala Läk.för. Förh. 30, 375 (1925). Zitiert nach Zbl. Kinderheilk.
    19, 473.

Hartmann u. Brownell: Amer. J. Physiol. 97, 530 (1931).
Harrop, Widenhorn u. Weinert: Münch. med. Wschr. 1932, Nr 5.
Henning Magnusson: Acta paediatr. (Stockh.) 15, 153 (1934).
Holl: Arch. Kinderheilk. 100, 47 (1933).
Iwanow: Erg. Anat. 29, 87 (1931).
Kalk, H.: Dtsch. med. Wschr. 1934, Nr 24.
Kramer: Mschr. Kinderheilk. (Or.) 14, 531 (1918).
Krüger: Mschr. Kinderheilk. 47, 147 (1930).
Lereboullet: Progrès méd. 1922, 52.
O'Connor: Arch. f. exper. Path. 67, 195 (1912).
Reichardt: Endokrinol. 14, 180 (1934).
Rominger: Arch. Kinderheilk. 89, 241 (1930).
Rothschild u. Sopper: Beitr. path. Anat. 60 (1915).
Rowntree usw.: J. amer. med. Assoc. 20, 1446 (1931).
Rueff: Arch. Kinderheilk. 86, 37 (1929).
Samelson: Z. Kinderheilk. 3, 65 (1911).
Schmitz u. Kühnau: Biochem. Z. 259, 315 (1933).
Schmitz u. Milbradt: Z. exper. Med. 68, 393 (1929).
Schmorl u. Ingier: Münch. med. Wschr. 1911, Nr 19.
Steffko, W.: Zbl. Path. 38, 340 (1926).
Stepp-György: Avitaminosen. Berlin 1927.
Szent-György: Dtsch. med. Wschr. 1932, Nr 22.
Thomas: Beitr. path. Anat. 49; s. auch Handbuch von Schwalbe-Brüning, Bd. 2, 1,
     S. 356. Wiesbaden 1913.
Thomas u. Delhougue: Dtsch. med. Wschr. 1924, Nr 43.
Wacker u. Hueck: Arch. f. exper. Path. 77, 20 (1913).
Waltner: Mschr. Kinderheilk. 31, 179 (1926).
Wehefritz: Z. Konstit.lehre 9, 32 (1923).
— Z. Konstit.lehre 9, 84 (1923).
Westphal u. Mann: Klinische Physiologie und Pathologie der Lipoidstoffe. Hand-
     buch der inneren Sekretion, II, 2. Leipzig 1930.
Widenhorn: Arch. klin. Chir. 170, H. 3 (1932).
Yasukowa: Endokrinol. 14, 161 (1934).
Zienkiewicz, J.: Pedjatr. polska 13, 115 (1933). Zitiert nach Zbl. Kinderheilk.
     28, 645.

Nebennierenrindenpräparate.

Indikationen: Schädigung der Nebennierenrinde, Addisonsche Krankheit, Infektionen, Frühgeburten- und Säuglingsanämie, Adynamie, Apathie, Muskeldystrophie.

1. Gland. supraren. siccatae Merck; pulvis oder Takt zu 0,1.

2. *Exfract. cortic. supraren.* Nordmark-Werke, Hamburg 21. 1 ccm Dos. Erwachsene täglich 1 Ampulle i. m.

3. *Pancortex* Henning. Biolog. standard; 1 ccm bzw. 1 Dragee = 20 g Nebennierenrinde; z. Injekt. zu 10 ccm oder Ampullen. Täglich 5—50 ccm. Dragees 4—10 täglich Erwachsene.

4. *Cortin* Degewop (1 ccm = Extrakt von 50 ccm Nebennierenrinde 4—40 ccm täglich i. v. oder i. m.

5. *Cortin* Sanaba-Chinoin, Wien. 1 ccm entspricht 40 ccm Nebennierenrinde. Ampullen zu 1,1 ccm.

6. *Cortigen.* Gedeon Richter. 1 Ampulle = 15 ccm Nebennierenrinde.

Die Adrenalinpräparate sind nicht aufgezählt.

J. Geschlechtsorgane.

I. Männliche Geschlechtsorgane.

Hoden beim Neugeborenen. KYRLE u. a. hatten schon früher im Neugeborenenhoden deutliche Rückbildungsvorgänge beschrieben. REIPRICH stellte fest, daß die Hoden sich nur bis zum 8. Schwangerschaftsmonat weiterentwickeln. Zwischen Massen von Bindegewebe liegen vereinzelte kleine lumenlose Tubuli. Die *Zwischenzellen* sind *im 4. und 5. Monat des Fetallebens am mächtigsten entwickelt* und stellen um diese Zeit große polygonale oder längliche Zellen dar. Beim Neugeborenen sind sie wenig zahlreich, wie auch weiterhin bis zum 14. Lebensjahr, werden dann etwas häufiger und bleiben so während des ganzen Lebens. — Während KYRLE die Hodenveränderungen der Neugeborenen als Zeichen einer konstitutionellen Minderwertigkeit betrachtete, faßten andere Autoren (SCHULTZE u. a.) sie als sekundär auf, und REIPRICH nahm an, daß es sich um Wirkungen der mütterlichen Geschlechtshormone handele, welche ja in den letzten Schwangerschaftsmonaten den Körper des Fetus überfluten (s. auch NEUMANN, HARTMANN). Man findet die Hodenveränderungen nur in etwa 80% der Fälle.

Im Gegensatz zu den Zwischenzellen zeigen die *Samenkanälchen* beim Embryo einen einfachen Belag von Epithelzellen, die unter sich keinerlei Verschiedenheit erkennen lassen. Erst zur Zeit der Pubertät entwickeln sich aus den Ursamenzellen einerseits die Samen-, andererseits die Sertolizellen. Während übrigens die Zwischenzellen schon in frühester Kindheit lipoidreich sind, erhalten die Kanälchen erst zur Pubertätszeit Lipoide, kurz bevor die Spermiogenese in Gang kommt. Die Rolle der Zwischenzellen ist noch immer nicht geklärt (s. SAND, ROMEIS u. a.). Die spermiogenetische Funktion des Hodens ist streng auf eine gewisse *Temperatur* eingestellt. Sie ist bei Tieren, deren Hoden in der Bauchhöhle verbleiben, eine andere wie bei solchen, wo er in einem Hodensack liegt. Dieser hat seine besondere Temperaturregulierung durch Zusammenziehung der verschiedenen Arten von Muskeln, der Scrotalhaut usw. und kann dadurch die Umgebungstemperatur der Testikel auf der richtigen Höhe erhalten (s. HELLNER). — *Auch aus diesem Grunde neigen in der Bauchhöhle gelegene Hoden bei Kindern zur Degeneration.*

Von Wichtigkeit ist der Descensus testiculorum. Die Hoden liegen im 6. Fetalmonat am Eingang des Leistenkanals von der Innenfläche der vorderen Bauchwand her. Das Herabsteigen der Hoden spielt sich nun in der Hauptsache im 7. Monat ab. Sie sollen normalerweise zu Beginn des 8. Monats durch den äußeren Leistenring getreten sein und sich am Ende des 8. bzw. Anfang des 9. Monats auf dem Grund des Scrotums befinden. Der linke Hoden eilt meist dem rechten voraus, vielleicht infolge eines Druckes durch das gefüllte Colon sigmoideum. Nicht immer schließt sich der Canalis vaginalis durch Verlötung seiner Wände (s. auch bei THOMAS). ZUCKERKANDL fand ihn bei 100 Kindern der 1.—12. Woche in 37 Fällen offen, 20mal beiderseits, 12mal rechts, 15mal links, während er für 15 Kindern von $^1/_2$—10 Jahren nur 3 offene Scheidenfortsätze feststellte. Auf der linken Seite bleibt der Canalis vaginalis seltener offen. Bei fast $^2/_3$ aller Fälle kommunizieren die Processue vaginales in den ersten 2 Lebenswochen mit der Peritonealhöhle (s. HELMREICH). Nach dieser Zeit pflegt jedoch der Verschluß bis auf einige Ausnahmefälle rasch zu erfolgen. Wenn beide Kommunikationen offen bleiben, ist die linke gewöhnlich kleiner als die rechte. In dem 10.—12. Lebensjahr erfolgt häufig noch spontaner Abstieg. Die meisten Autoren warten demgemäß, wenn keine besondere Indikation vorliegt (s. THOMAS), mit der Operation bis zum 12. Jahr.

Gewicht und Größe. Über das *Gewicht* des Hodens, welches bis zum 14. Lebensjahr langsam ansteigt, unterrichtet folgende Tabelle, welche PETER aus den Zahlen von GUNDOBIN, PETER, MITA und SPANGARO zusammengestellt hat. Die angegebenen Werte beim Neugeborenen von W. H. SCHULTZE und MITA, welche 0,5—0,8 g und von NEUMANN, welche 0,35 g nennen, liegen erheblich höher.

Das *relative* Gewicht des Hodens beträgt beim Neugeborenen 1/15000, beim 15jährigen Jüngling 1/55000 des Gesamtkörpers. Der linke Hoden ist anfangs etwas kleiner und wird später etwas größer als der rechte.

Tabelle 24. Wachstum des Hodens und Nebenhodens (PETER).

	Länge	Breite	Dicke	Hoden-gewicht [1]	Nebenhoden-gewicht
Neugeborener	10,5	5	5,5	0,2	0,12
3 Monate . . .	17,3	5,6	7,6	0,5	0,19
1 Jahr	14,5	6,8	8,1	0,71	0,2
2 Jahre	15	9	8,3	—	—
1— 5 ,, ...	16	7,1	9,5	0,86	0,2
5 ,, ...	15,7	9	8	—	—
6 ,, ...	18	9,75	7,5	—	—
8—10 ,, ...	16	7,5	10,8	0,81	0,24
9 ,, ...	16	10	9	—	—
11 ,, ...	20	10	10	1,25	0,4
12 ,, ...	21	9	11,5	1,5	0,42
14 ,, ...	21,5	12,6	12,5	1,5	0,52
15 ,, ...	31,5	17	20	6,8	1,0
19—45 ,, ...	45	30	24	18	2,0

Systematische Hodenmessungen am Lebenden ergaben nach REICH folgende Werte:

---

[1] Ohne Nebenhoden.

Tabelle 25. Durchschnittsgröße der Testikel (REICH).

Alter	Links		Rechts	
	Länge cm	Breite cm	Länge cm	Breite cm
0— 1 Monat	1,5	0,7	1,6	0,8
11—12 Monate	1,6	0,9	1,6	0,9
4— 5 Jahre	1,6	0,8	1,6	0,8
11—12 „	1,7	0,9	2,0	1,0
12—13 „	2,3	1,2	2,3	1,2
13—14 „	2,8	1,4	2,8	1,4
14—15 „	2,8	1,4	2,9	1,5
15—16 „	3,5	2,0	3,6	2,0

Man sieht daraus, daß das Wachstum des Hodens bis zur Präpubertät gering ist.

Fast immer ist der Hoden beim Neugeborenen ein Sitz von Blutungen und zwar bei normalem wie bei unterentwickeltem Zustand desselben.

Die Prostata ist beim Neugeborenen auffallend groß, zeigt Hyperämie, ödematöse Auflockerung des Zwischengewebes und beginnende Sekretion der Drüsen: Veränderungen, welche ebenfalls als *Schwangerschafts-reaktionen* gedeutet werden müssen. Nach der Tabelle von PETER steigt das Prostatagewicht im Kindesalter langsam an, vermehrt sich bis zur Pubertät auf das 3fache, um sich dann rapid weiter zu steigern.

Der Aufbau von Urethra und Penis ist beim Kind und beim Erwachsenen derselbe. Urethraldrüsen und Lacunen nehmen während der Kindheit an Größe und Zahl zu. Die glatte Muskulatur und die elastischen Fasern im erektilen Gewebe nehmen zu. Die physiologischen Verengerungen der Urethra sind beim Säugling dieselben wie später. Über das *Dickenwachstum des Penis* (Umfangsmasse der Mitte der Pars pendula) gibt nebenstehende Tabelle nach GUNDOBIN Auskunft (Tabelle 26).

Die *Samenblasen* des Neugeborenen sind nach Gestalt und Struktur ziemlich fertig ausgebildet und unterscheiden sich von denen Erwachsener hauptsächlich durch ihre Kleinheit. Mit 15 Jahren läßt sich aus ihrem Hohlraum zäher Schleim herausdrücken. Im übrigen folgt die Kurve ihres Wachstums jener der übrigen Geschlechtsorgane.

Schon vor der einsetzenden Wirkung der Geschlechtsdrüsen in der Präpubertät sind

Tabelle 26.

Alter	Umfang mm
1— 6 Monate	28
7—12 „	32
2— 5 Jahre	35
6— 8 „	40
9—13 „	40
14—15 „	75
16 „	90

sexuelle Unterschiede im Körperbau wie in der Psyche vorhanden, zum Teil sind dieselben schon antenatal, in frühen Fetalmonaten deutlich[1] (s. S. 83).

---

[1] Siehe THOMAS, Innere Sekretion in der ersten Lebenszeit, S. 27, 1926.

Auf die psychischen Unterschiede soll hier nicht näher eingegangen werden. Der folgenden Darstellung der Pubertätseinwirkungen sind in erster Linie die Angaben von ROSENSTERN und NEURATH zugrunde gelegt.

Pubertät beim Knaben. Auch beim männlichen Geschlecht tritt in der Pubertätszeit eine deutliche, bisweilen von Schmerzen begleitete Brustdrüsenschwellung unter gelegentlicher Absonderung von wenig Tropfen eines dünnen Sekrets ein. Das Haupthaar wie auch die Wimpern werden stärker, die Haut wird straffer und dicker, dunkelt nach, besonders am Scrotum. In der Mehrzahl der Fälle tritt etwas später die Haargrenze oberhalb der Schläfen etwa in Dreiecksform etwas zurück („Geheimratsecken"). Bei einem kleinen Teil der Knaben beginnt bereits im 11. Jahr die Bildung von Schamhaaren, meist aber erst im 14. Lebensjahr. Die volle Ausprägung der Schambehaarung ist hingegen meist erst im 17.—18. Lebensjahr beendet. Knaben, die besonders kräftig entwickelt sind, bekommen die Schambehaarung früher. Nach SCHEIDT beginnt das Schamhaarwachstum bei dunkelharigen Kindern früher als bei hellhaarigen. Die endgültige Ausbildung erfolgt aber bei beiden Gruppen etwa zu derselben Zeit.

Auf jeden Fall geht der Ausbildung der Schamhaare das beträchtliche Wachstum des Penis und der Hoden voraus. Der Kehlkopf, welcher schon im 3. Lebensjahr Geschlechtsverschiedenheiten aufweist, wird bei männlichen Individuen etwa vom 10. Lebensjahr ab größer und höher und spitzt sich nach vorn stärker zu. Über die Längenentwicklung der Stimmlippen gibt folgende Tabelle (27) nach BARTH Auskunft:

Tabelle 27.
Länge der Stimmlippen in Zentimeter.

Alter Jahre	Männlich	Weiblich
2	0,8	0,8
6	1,0	1,0
10	1,3	1,3
14	1,3	1,2
20	2,4	1,6

Als durchschnittlicher Zeitpunkt für den Stimmbruch ist das 14. Lebensjahr anzusetzen. Die männliche Stimme wird fast um eine Oktave tiefer.

Während beim weiblichen Geschlecht die Menstruation ein ziemlich sicheres Kennzeichen für den Eintritt der Geschlechtsreife darstellt, bilden beim männlichen Geschlecht das Auftreten von Pollutionen wie auch der Nachweis von Spermatozoen im Morgenurin nur ganz unsichere Hinweise. Unter Berücksichtigung früherer Angaben von MARTIN nimmt ROSENSTERN für Berliner Knaben folgende Reihenfolge der Reifungsvorgänge an:

1. Klinisch nachweisbare Vergrößerung der Hoden.
2. Vergrößerung des Penisumfanges.
3. Auftreten von Schamhaaren und Behaarung der Oberlippe.
4. Stimmwechsel und Achselhaare.
5. Spermatozoennachweis.

Bei nordamerikanischen Kindern fand KUBITSCHEK rapides Fortschreiten der Geschlechtsentwicklung zwischen 13. und 15. Lebensjahr. Die Entwicklung der primären Geschlechtscharaktere ginge derjenigen der sekundären voraus. Sowohl bei Weißen wie bei Negern fanden sich starke individuelle Unterschiede. Bei asthenischem Habitus war öfters verzögerte, bei athletischem und pyknischem vorzeitige Entwicklung festzustellen.

II. Weibliche Geschlechtsorgane.

Der makroskopische Bau derselben in den verschiedenen Abschnitten des Kindesalters ist von GRÄPER genau dargestellt. Es muß bezüglich aller Einzelheit darauf verwiesen werden. Das

Wachstum der Vagina veranschaulicht folgende Tabelle von GRÄPER:

Tabelle 28.

Alter	Mittlere Länge mm	Länge der Vorderwand mm	Länge der Hinterwand mm
Neugeboren	25—35		
1 Monat		28	32
10 Jahre		43,5	51
13 „		55	65
Erwachsener		55—75	70—85

Wachstum von Uterus und Ovarien. Über die eigenartigen Größenverschiedenheiten des Uterus beim Fetus und Säugling gibt die nachfolgende Kurve von SCAMMON Auskunft (Abb. 12). Die Tabelle von WEHEFRITZ auf der folgenden Seite zeigt eine Übersicht über das weitere Wachstum des Uterus und der Ovarien.

Nach WALDEYER ist das Ovarium beim Neugeborenen 1,2—1,3 cm lang und wächst in den ersten 5 Jahren auf 1,8—1,9 cm, während es bei der geschlechtsreifen Frau 3 cm lang ist. Nach GUNDOBIN erfolgt die Hauptzunahme der Ovarien im 13. Lebensjahr.

Veränderungen der Ovarien beim Neugeborenen. Bereits WALDEYER und SLAVIANSKY (1870) haben auf reifende Follikel und Cysten im Neugeborenenovarium aufmerksam gemacht. Einige von den Follikeln erreichten vollkommene Reife, wie bei erwachsenen Frauen. Diese Befunde sind in der späteren Zeit vielfach nachgeprüft und bestätigt worden. Soeben hat NEUMANN sie einer erneuten Durchprüfung unterzogen. Man sieht in der Keimdrüse neben mächtiger Hyperämie stets reifende Follikel und alle Stadien der cystischen sowie obliterierenden Follikelatresie. Kleincystische Degeneration der Eierstöcke und große geschwulstähnliche Einzelcysten sind selten. Auch nach HARTMANN finden sich wachsende Follikel, Blutpunkte in der Theca interna, Wucherungen in den Ovarien,

Auflockerung und beginnende Sekretion in der Uterusschleimhaut. HART-
MANN sah auch *wachsende* Follikel in geringer Zahl. *Corpus luteum-
Bildung als Zeichen einer erfolgten Eireifung sieht man nie.* Auch die
anderen Genitalorgane neugeborener Mädchen werden durch die

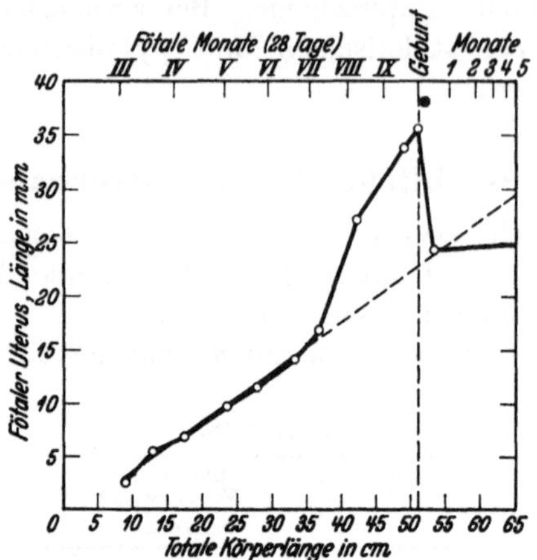

Abb. 12. Längenwachstum des menschlichen Uterus während der Fetalperiode und kurz
nach der Geburt im Vergleich zum Längenwachstum des Körpers. Während der Fetalzeit
bedeutet ○ den Durchschnittswert bei je 5 ccm Zunahme an Körperlänge; auf der Geburts-
linie den Durchschnittswert für alle Neugeborenen; 15 Tage nach der Geburt die Durchschnittslänge bei 15 Kindern im Alter von 3—27 Tagen. ⊙ gibt die Durchschnittslänge bei
13 überreifen Neugeborenen. Die starke Linie zeigt das tatsächliche Uteruswachstum, die
dünne Linie bis zu einer Körperlänge von 35 cm. Sie ist dann über diesen Punkt hinaus
in der bisherigen Richtung verlängert und es zeigt sich, daß kurz nach der Geburt die
Uteruslänge wieder das entsprechende Niveau erreicht. [Nach SCAMMON: Proc. Soc. exper.
Biol. a. Med. 23, 687 (1926).]

mütterlichen Hormone im Sinn einer Schwangerschaftsreaktion syn-
kainogenetisch beeinflußt (s. S. 23). In diesem Sinn sprechen auch
die experimentellen Untersuchungen von LITZKA.

Tabelle 29 (nach WEHEFRITZ).

Alter	Ovarien g	Uterus g
1 Stunde bis 1 Monat	0,206	1,88
2—12 Monate	0,53	1,36
1— 5 Jahre	1,01	1,86
6—10 „	1,91	2,35
11—20 „	6,63	16,17
21—30 „	10,97	40,63

**Uterus und Vagina beim
Neugeborenen.** Die Schleimhaut des Uterus beim Neu-
geborenen ist im ganzen aufgelockert, enthält oft freies
Blut im mesenchymalen Ge-
webe, ab und zu sieht man
auch solches im Cavum uteri.
In 2,3% der Fälle kann man
Uterusblutungen beobachten.
Niemals ähnelt aber die Uterus-
schleimhaut der Neugeborenen einer prämenstruellen Schleimhaut der
Erwachsenen, deren Entstehung ein funktionstüchtiges Ovarium voraus-
setzt (NEUMANN). Vagina und Vulva sind ödematös aufgelockert und
hyperämisch. Das Plattenepithel der Vagina zeigt mächtige Ausbildung

in der oberflächlichen Schicht und erinnert an die Vaginalschleimhaut der Erwachsenen kurz vor Beginn der prämenstruellen Phase. Ein desquamativer Katarrh der Schleimhäute mit Schwellung der Labien ist beim Neugeborenen physiologisch und wohl im Rahmen der allgemeinen Desquamation zu verstehen (v. JASCHKE). Es ist möglich, daß dieser allgemeine desquamative Prozeß hormonalen Ursprungs ist. Um den 4. oder 5. Tag herum tritt etwa einmal von 1000 Fällen Entleerung von blutigem Schleim auf, als echte Schwangerschaftsreaktion. Auch bei neugeborenen Knaben sind Abgänge von Blutgerinnseln aus der Urethra beobachtet, welche hierher gehören sollen. EPSTEIN beschrieb bei jedem 8. Säugling im Alter von 3—6 Wochen auf der Bauchhaut eine braun bis schwarz gefärbte bis zu 3 mm breite Linie. Er betrachtet sie als Schwangerschaftsreaktion, führt sie dann aber auf die Involution der Nebenniere (s. S. 64; S. 67 Anm.) zurück.

Brustdrüse beim Neugeborenen. Offenbar durch die Wirkung der Genitalhormone kommt es schon intrauterin zu einem beträchtlichen Wachstum der Brustdrüse. Nachdem schon am Ende des intrauterinen Lebens im 9. Lunarmonat vorbereitende Veränderungen vor sich gegangen sind (HALBAN), ist beim Neugeborenen eine Anschwellung der Brustdrüse sichtbar. Bis zu 95% der Neugeborenen zeigen diese Erscheinungen (v. JASCHKE), Knaben wie Mädchen; wo sie nicht deutlich ist, kann sie sichtbar werden, wenn Abmagerung stattfindet (IBRAHIM) oder sie kann als Schwellung oder Verhärtung getastet werden. Nach FABRIS und HOELAND sollen Knaben häufiger betroffen sein (anders LINDIG und LOGUEUX). Stärkere Grade der Schwellung finden sich in etwa $^1/_3$ der Fälle, selbst aber wo jede Schwellung zu fehlen schien, hat die Obduktion und genaue Untersuchung Veränderungen aufgedeckt (KNÖPFELMACHER). Bei Frühgeburten treten sie in umso geringerem Umfange auf, je jünger dieselben sind, auch bei schweren Kindern (LINDIG). Einige Tage nach dem Erscheinen der Schwellung läßt sich etwas Sekret ausdrücken (die sog. Hexenmilch), nie am 1., meist am 4.—5., manchmal erst am 9. Lebenstag. Das könnte also die Zeit sein, wo die mütterlichen Genitalhormone wieder ausgeschwemmt sind. Auch bei sehr schwachen Kindern tritt meist überhaupt keine oder wesentlich spätere Schwellung auf. Gewöhnlich geht dieselbe nach 3 bis 4 Wochen wieder zurück. In einzelnen Fällen soll bis ins zweite Lebensjahr hinein noch etwas Sekret zum Vorschein gebracht werden können. Auch bei neugeborenen Haustieren (Ziegen, Pferden) wird die Hypertrophie der Milchdrüse nach der Geburt beobachtet (KITT). Man kann nach CZERNY durch regelmäßige Entleerung der Drüsen die Sekretproduktion steigern und das Aufhören derselben hinausschieben. Schließlich erlischt sie aber doch. E. DIETRICH teilt allerdings mit, daß bei ausgetragenen Kindern die Vorgänge beginnender Sekretion sogleich nach der Geburt ausgeprägt sind. Den Höhepunkt des Sekretionsvorgangs legt er auf Grund seiner mikroskopischen Bilder in die Zeit zwischen dem 8. und 45. Lebenstag. Den Rückbildungsvorgang in der Brustdrüse findet er gewöhnlich erst im 6.—8. Monat abgeschlossen. Das mikroskopische Bild zeigt bei längerem Bestehen zahlreiche Colostrumkörper, die kurz vor dem Versiegen nach CZERNY außerordentlich zahlreich werden. Die chemische Untersuchung ergab ähnliche Zusammensetzung wie die Kolostralmilch (v. GENSER, SCHLOSSBERGER, GUBLER, TSCHASSOWNIKOFF), in anderen Fällen aber (HAUFF, LORENZ) wie die reife Frauenmilch.

Nach BASCH deutet starke Schwellung der Brustdrüsen beim Neugeborenen auf eine reichliche Milchproduktion bei der Mutter, was von

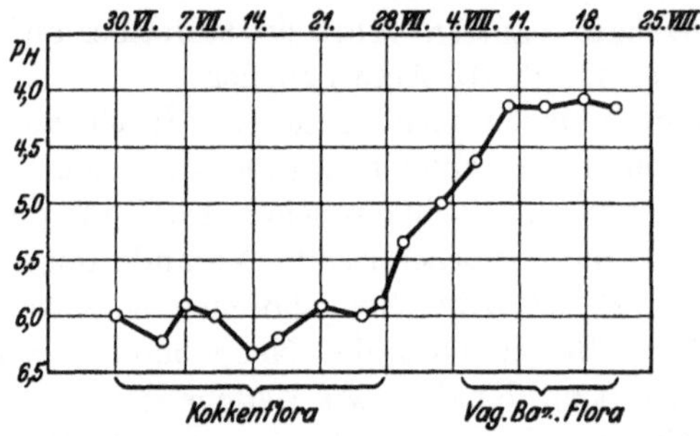

Abb. 13. Rascher Wechsel der chemischen Reaktion im Vaginalsekret bei einem Kind in der Pubertät. Gleichzeitig Wechsel der Flora (nach SOEKEN).

HELLER, LINDIG und v. JASCHKE bezweifelt, von CZERNY-KELLER aber bestätigt wird.

Es ist eigenartig, daß so lange noch in der Brustdrüse des Säuglings Rückbildungsvorgänge nachweisbar sind. Man muß annehmen, daß die hormonal verursachte Brustdrüsenschwellung und -sekretion durch mechanische Reizung (Kleidung usw.) längere Zeit nicht zur Ruhe kommen kann.

Von weiteren sog. Schwangerschaftsreaktionen ist außer der braunen Verfärbung der Linea alba, dem Blutabgang bei beiden Geschlechtern noch ein flüchtiges Ödem der Genitalgegend zu erwähnen (s. auch S. 74), welches bei Mädchen wesentlich häufiger vorkommt als bei Knaben.

Nachdem die Veränderungen, welche durch die Einwirkung der mütterlichen Hormone entstanden waren, beendet sind, treten die kindlichen Geschlechtsorgane in ein Ruhestadium, welches erst durch das Herannahen der Pubertät unterbrochen wird.

Reaktion und Flora des Vaginalschleims (Abb. 13). Bemerkenswerte Veränderungen zeigt im Lauf der Kindheit der Vaginalschleim. Die saure Reaktion des Scheideninhaltes, bedingt durch Milchsäure, welche ohne bakterielle Mitwirkung aus dem Glykogen des Scheidenepithels gebildet wird, ist bereits beim Neugeborenen deutlich. In den ersten 10, manchmal 48 Stunden und mehr ist der Scheideninhalt steril; aber alsbald tritt Besiedelung mit Darmbakterien ein und der Scheideninhalt wird stärker sauer (MANU of HEURLIN). In den ersten 4—6 Wochen findet sich eine Flora, welche neben Vaginalbacillen verschiedene Kokkenarten enthält. Die Reaktion zeigt starke Acidität. Diese nimmt sodann wieder ab und erst in der Pubertät steigt sie wieder stärker an. Schon vor dem Auftreten der ersten Pubertätszeichen wiegen die Stäbchen vor, besonders der Bac. vagin. DÖDERLEIN. Dementsprechend ist der Glykogenbefund in der Vaginalschleimhaut bei Feten und Neugeborenen positiv, im weiteren Kindesalter negativ, nach der Pubertät wieder positiv. In der neueren Zeit wurden die Befunde mit modernen Methoden bestätigt.

Entwicklung der sekundären Geschlechtsorgane. Diese zeigt beim Mädchen eine deutliche, in der Regel eingehaltene Folge.

Den Anfang macht die Entwicklung der *Brüste.* Mit 10—11 Jahren bildet sich die sog. Knospenbrust (STRATZ). Durch die wachsende Milchdrüse wird der Warzenhof, die Areola, emporgewölbt und so stark ausgedehnt, daß die Brustwarze nicht mehr wie beim Kind eine knopfförmige Erhöhung bildet, sondern in der gemeinsamen Wölbung aufgeht. Im nächsten Stadium wird die Knospe durch stärkere Fettbildung in der Umgebung emporgehoben, während zu gleicher Zeit von ihr Drüsenausläufer in die Tiefe wachsen. Die Brust gleicht dann einem abgeflachten Hügel, dem die Knospe als eine stärker gewölbte Kuppe aufsitzt *(Stadium der Knospenbrust).* Bei dem weiteren Wachstum nimmt die eigentliche Milchdrüse den größten Teil der Grundfläche ein. Die bedeckende Haut wird durch Fettansammlung immer mehr abgehoben und prall gewölbt.

Der Warzenhof wird nunmehr in die größere Wölbung einbezogen und nur die Brustwarze ragt noch knopfförmig hervor *(Stadium der reifen Brust).* An Kieler Mädchen war in 2% der Fälle beginnende Entwicklung der Brüste bei 10jährigen, in 18% bei 11jährigen, in 43% bei 12jährigen, in 75% bei 13jährigen nachweisbar. In Berlin sollen die Brustdrüsen etwas früher reifen.

Andere Veränderungen. An der Haut fällt die stärkere Ausprägung des Unterhautfettgewebes auf, ferner Neigung zu Pigmentierung an verschiedenen Stellen. Auch die Iris dunkelt beim Mädchen häufig in der Pubertät nach. Die eigentlichen Crines pubis entwickeln sich meist erst mit 13—15 Jahren. Nach PRIESEL und WAGNER ist die Reihenfolge so, daß meist ein Anflug von Behaarung an den großen Labien zum Vorschein kommt. Dann erfolgt eine nabelwärts fortschreitende Behaarung der mittleren Gegend des Schamberges und erst später eine Ausbreitung seitswärts, so daß schließlich die dreieckige Form der Schambehaarung resultiert mit der horizontalen Begrenzung nach oben. Die Behaarung der Achselhöhlen erfolgt erst später. Etwa im Alter von 8—9 Jahren beginnt die stärkere Ausbildung und vermehrter Sekretion der Talgdrüsen.

Eintritt der Menstruation. Im allgemeinen kann der Beginn der Geschlechtsreife mit dem Eintritt der ersten Menstruation gleichgesetzt werden. Der Eintritt derselben soll bedeutend schwanken nach Rasse, Klima usw., was von anderer Seite bestritten wird. Als Durchschnittswert für Berlinerinnen gibt SCHÄFFER ein Alter von 15 Jahren und 7 Monaten an. Er beobachtete unter 10 500 Mädchen bei 0,06% Menstruation mit 9 Jahren, bei 0,19% mit 10 Jahren, bei 0,86% mit 11 Jahren, 4,65% mit 12 Jahren, 8,2% mit 13, 16,6% mit 14, 17,7% mit 15 und 16, 14% mit 17, 10,8% mit 18, 5% mit 19, 2,06% mit 20, 0,75% mit 21 Jahren. In den besser situierten Ständen betrug das Durchschnittsalter 13,9, in den wenig bemittelten 15,7 Jahre. Großstädterinnen, welche dortselbst geboren und aufgewachsen waren, menstruierten im Durchschnitt mit 14,5 Jahren; solche, die auf dem Land geboren und aufgewachsen sind und dort einen Teil der Kindheit verlebt hatten, mit 16,3 Jahren. Der Durchschnitt des Menstruationseintrittes für 10 500 Berliner Mädchen betrug 15,723 Jahre. Nach den Untersuchungen von STRATZ beginnt in Holland ebenfalls die Menstruation in den besser situierten Schichten früher. *Zusammenfassend* läßt sich über die Reihenfolge der Reifungserscheinungen folgendes sagen:

1. Mit 8—9 Jahren die ersten Erscheinungen der Pubertät: Breiterwerden des Beckens, Rundung der Hüften.
2. Mit 11 Jahren Sprossen der Brüste.
3. Umschlag der Reaktion der Vaginalschleimhaut und ihrer Flora.
4. Entwicklung der Schamhaare.
5. Entwicklung der Achselhaare.
6. Menarche.

Gewisse Verschiedenheiten kommen vor. So kann z. B. manchmal die Entwicklung der Achselhaare erst nach der Menarche auftreten.

(Über das Wachstum in der Pubertät vergleiche das Erste Kapitel von BROCK (Bd. 1), über die Veränderungen des Stoffwechsels und die Veränderungen nichtinnersekretorischer Organe den Abschnitt in der Monographie von HELMREICH.)

Von Veränderungen, die zur Zeit der Pubertät vor sich gehen, seien noch erwähnt; daß das Kind vor der Pubertät eine erhebliche endogene Kreatinurie zeigt und erst nach der Pubertät die Fähigkeit erlangt, von außen zugeführtes Kreatin abzubauen (FASOLD). — Die Gefahren der Anwendung von Thallium steigen in dem Maße, als das betreffende Individuum sich der Pubertät nähert (s. BUSCHKE und PEISER).

III. Keimdrüsen.

Entstehung der Geschlechtsunterschiede. Beim Fetus weisen nicht nur die Geschlechtsorgane, sondern auch der Knochenbau, Becken, Tektonik des Gehirns usw. Geschlechtsunterschiede auf (WALDEYER). Nach J. BAUER soll die Excavatio recto-uterina, ein deutliches Geschlechtsmerkmal schon vor dem Auftreten jeglicher sichtbaren Geschlechtsdifferenzierung erkennbar sein. Früher war die Annahme verbreitet, daß die Geschlechtsunterschiede beim Fetus durch den innersekretorischen Einfluß der männlichen und weiblichen Keimdrüsen entstehen. Eine einfache Konsequenz dieser Lehre war es auch, anzunehmen, daß der Charakter sämtlicher Körperzellen dadurch in männlicher oder weiblicher Richtung bestimmt wurde. Dagegen sprechen aber die Verhältnisse bei den Scheinzwittern, sowie die neueren experimentellen Erfahrungen (GOLDSCHMIDT, KNUD SAND, MOSKOWICZ, BERGSTRAND). Daraus geht hervor, daß jede Zelle im Körper, auch die Keimzelle männliche *und* weibliche Potenz besitzt.

In erster Linie ist das Geschlecht vom Auftreten des genotypischen Geschlechtsfaktors abhängig. Die beiden Geschlechter können als zwei verschiedene erbliche Rassen oder Organismenformen betrachtet werden. Deren Eigentümlichkeiten werden vererbt und man kann nicht sagen, diese Eigentümlichkeit ist primär, jene sekundär. Weibliche Rasseneigentümlichkeiten sind: Ovarium, bestimmtes Becken, bestimmte Größe der Körperzellen, Anordnungen der Hirnwindungen usw. (SIEMENS).

Nach der Befruchtung ist es also normaliter bestimmt, welches Geschlecht entstehen wird, wenn auch zunächst im ersten Monat beim Menschen noch keine Differenzierung kenntlich ist. Sowohl die männliche wie die weibliche Substanz jeder Zelle produziert eine Art *primitives Enzym.* An dieser Produktion beteiligt sich die Keimzellenanlage genau so wie jede Körperzelle. Es wird also im Embryo eine gewisse Menge primitives Enzym gebildet, die beiden Arten desselben, männliches und weibliches, verhalten sich antagonistisch.

Diejenige Art, welche in größerer Menge vorhanden ist, bestimmt die Geschlechtlichkeit des betreffenden Organismus und auch der betreffenden Keimzelle, welche in diesem Stadium keinen größeren Einfluß auf die Geschlechtsentwicklung hat wie jede andere Zelle auch. Vielmehr wird ihr die Richtung des Geschlechtes durch das Überwiegen männlicher oder weiblicher Enzymmenge aufgeprägt.

Eine Nebenbemerkung: Können wir dieses hypothetische Prinzip ein Hormon nennen, ein Enzym oder sonstwie? Es ist richtiger, Hormon nur das zu nennen was von bestimmt differenzierten Zellkomplexen erzeugt, an anderen Stellen wieder eine bestimmte Wirkung entfaltet (Definition oben S. 22). Diese primitiven Geschlechtsenzyme sind ganz unbestimmter Art in jeder Hinsicht, während von den Hormonen zum Teil sogar schon die chemische Zusammensetzung bekannt ist.

Welche Enzymmenge nun überwiegt, wird, wie wir oben sahen, durch die Gesetze der Erblichkeit bestimmt. Es muß angenommen werden, daß ein bestimmter Grad des Überwiegens notwendig ist, die sog. Epistase. Das Überwiegen des einen Geschlechtsenzyms über das andere muß einen bestimmten Grad erreicht haben *(epistatisches Minimum)*, um zur Wirkung zu gelangen. Unter normalen Verhältnissen beginnt also nach Erreichen des epistatischen Minimums, beim Menschen am Ende des ersten und in Beginn des zweiten Fetalmonats die Ausgestaltung der Keimdrüsen, der genitalen Leitungswege, der Begattungsorgane in männlicher oder weiblicher Richtung. Wird dieses epistatische Minimum nicht erreicht, so kann alsbald ein Geschlechtsumschlag erfolgen. Man nennt den Termin, wo ein solcher erfolgt, den *Drehpunkt*. Die Folgerungen, welche daraus bezüglich der Bildung sexueller Zwischenstufen resultieren, können uns hier nicht beschäftigen.

Was an wichtigen Vorgängen in der Anlage und wesentlicher Ausgestaltung der sämtlichen Genitalorgane in den ersten Fetalmonaten sich abspielt, wird also durch die primitiven Geschlechtsenzyme bewirkt, welche in allen Körperzellen, nicht nur von der Keimzelle erzeugt werden. Später, durch einen langen Zwischenraum getrennt, gehen die Geschlechtsimpulse auf die Keimdrüsen über. Wie erwähnt, befinden sich diese während der Fetalzeit und des eigentlichen Kindesalters in einer Art Ruhezustand. Eine gewisse Unterbrechung bildet scheinbar die Zeit kurz vor und kurz nach der Geburt. Wir beobachten da eine Reihe von Veränderungen, welche wir gewohnt sind, als Wirkung von Geschlechtshormonen anzusprechen (sog. Schwangerschaftsreaktionen nach HALBAN: Schwellung der Brüste, schleimig-blutiger Ausfluß aus der Vagina, Genitalödem usw., s. S. 79).

Sexualhormone beim Neugeborenen. Beim Neugeborenen sind Sexualhormone nachgewiesen, welche von der Mutter stammen und im Körper des Kindes solche Schwangerschaftsreaktionen hervorrufen. Von PHILIPP und BRÜHL wurden das Ovarial- und auch Hypophysenvorderlappenhormon A (Follikelreifungshormon) bis zum 4. Tag im Urin der Neugeborenen gefunden. Diese Untersuchungen sind in der Folge mehrfach bestätigt. M. FRANK fand die Menge des ausgeschiedenen Ovarialhormons bei Ausgetragenen und Frühgeburten gleich hoch; am 1. Tag wurden 6000—8000, am 2. Tag 4000—6000, am 3. Tag 1000—2000 Einheiten ausgeschieden. Mit dem Verschwinden des Hormons soll es dann zu Brustdrüsensekretion kommen. Nach den Untersuchungen von SIEGERT und SCHMIDT-NEUMANN ist das Hormon, welches an Wirkung dem Ovarialhormon gleichkommt, im kindlichen Blut in größeren Mengen als im mütterlichen vorhanden, erfährt jedoch im ganzen am Ende der Schwangerschaft eine Verringerung. Die Abnahme beträgt 25% beim Kind, 50% bei der Mutter. Die Konzentration des Hypophysenvorderlappenhormons A ist bei Mutter und Kind dieselbe. Die stärkere Abnahme des Ovarialhormons bei der Mutter führen die Autoren darauf zurück, daß es von der Mutter nicht mehr in solchen Mengen verbraucht und daher ausgeschieden wird. Die Ergebnisse bezüglich des Hormongehaltes fetaler und *Neugeborenenhypophysen* gehen auseinander (s. PHILIPP). Die Untersuchungen von P. WIRZ weisen darauf hin, daß die Hypophysen von Neugeborenen und Feten nur das Follikelreifungshormon in sehr geringen Mengen enthalten.

Es scheint, daß dasselbe die in den Ovarien von Neugeborenen nachzuweisenden unvollständigen Reifungsvorgänge hervorruft (NEUMANN-PÉTER). Es liegt ferner nahe, die in den Neugeborenenhoden gefundenen Veränderungen (s. dort) auf eine Wirkung der mütterlichen Hypophysenhormone zu beziehen, da dieselben keine auf ein bestimmtes Geschlecht gerichtete Wirkung ausüben. Neuerdings hat LITZKA im Tierversuch die Bedeutung der mütterlichen Hormone für die Schwangerschaftsreaktionen des Neugeborenen klar gestellt. Dieselben sind oben ausführlicher behandelt, nämlich die Brustdrüsenschwellung, die Blutungen, das Genitalödem, die Desquamation, die braune Linie (s. S. 79).

Sexualhormone bei älteren Kindern. Übrigens findet sich das Hypophysenvorderlappenhormon A auch bei älteren Kindern in einer Anzahl von Fällen. NEUMANN und PÉTER konnten es in 37 von 100 Urinen von Kindern aus dem 1.—10. Lebensjahr 37mal nachweisen. Auch SOEKEN fand dasselbe in Urinen von Jugendlichen bis zum 18. Jahr in der Hälfte der Fälle. Eine Abhängigkeit vom Alter war nicht festzustellen.

H. SAETHRE fand Hypophysenvorderlappenhormon A in 25 Urinen nicht menstruierender Mädchen im Alter von $11^1/_2$—14 Jahren negativ.

Die Untersuchungen von P. WIRZ ergaben, daß in den Hypophysen selbst bis zum 5. Lebensjahr nur geringe Mengen von Hypophysenvorderlappenhormon A nachweisbar waren, erst nach dem ersten Lebensjahr dürfte der Vorderlappen 1 Mäuseeinheit enthalten. Das Hormon wird im Urin von Kindern, wenn überhaupt, nur in geringen Mengen ausgeschieden. Auf Grund von Untersuchung der Hypophyse selbst stellte er ferner fest, daß das Luteinisierungshormon erst später in der Hypophyse nachweisbar wird, wahrscheinlich erst in der Zeit der Pubertät. *Die vermehrte Produktion des Follikelreifungshormons (Hypophysenvorderlappenhormon A) und die Aufnahme der Produktion von Luteinisierungshormon (Hypophysenvorderlappenhormon B) zur Zeit der Geschlechtsreife seien diejenigen Kräfte, welche den Beginn des ovariellen Zyklus auslösen.* Die Ursache für die ruhende Ovarialtätigkeit im Kindesalter liege vornehmlich in der Hypophyse und weniger in den Ovarien, zumal im Tierexperiment durch genügend Zufuhr von Hypophysenvorderlappenhormon Follikelreifung und Luteinisierung in infantilen Ovarien erzeugt werden können.

Für das Kind und seine Beziehung zur Mutter ist das Verhalten der mütterlichen Brustdrüse von größter Wichtigkeit.

Wachstum der Brüste und Milchsekretion. Es ist sicher, daß Wachstum und Sekretion der weiblichen Brustdrüse vollkommen durch hormonale Beeinflussung zu erklären sind (s. v. PFAUNDLER). Ganz ungeklärt hingegen ist auch heute noch die Frage, durch welche Hormone eine solche Beeinflussung stattfindet. Es sei hervorgehoben, daß die Tierversuche manche Ergebnisse gehabt haben, daß deren Anwendung auf den Menschen hingegen unsicher ist, daß vor allem auch heute noch kein hormonales Mittel besteht, welches auch nur einigermaßen zuverlässig die Leistung der Milchdrüse bei der Frau steigern könnte. Es ist zu unterscheiden: 1. Wachstum der Brust und 2. Sekretion von Milch nach erfolgtem Brustdrüsenwachstum. Die Hypertrophie der weiblichen Brust kommt offenbar in erster Linie durch Einwirkung der Ovarialhormone zustande, wahrscheinlich auch durch Placentarhormone (O. A. FELLNER, LAQUEUR und DE JONGH, dagegen EBHARD). Die Sekretion aber wird wohl im wesentlichen ausgelöst durch den Wegfall der Placenta, welche eine hemmende Wirkung besitzt (HALBAN), nach anderen durch Einwirkung des Hypophysenvorderlappens (GRÜTER und STRICKER). Hier zeigen sich schon die Widersprüche. Nach anderen Autoren wirken Placentasekrete durchaus nicht sekretionshemmend, sondern im Gegenteil, außer ihrer Aufbauwirkung auch sekretionsbefördernd (BASCH). Andererseits ist reichliche Milchsekretion bei Schwangeren schon lange Zeit vor der Entbindung nachgewiesen, so daß die Ausstoßung der Frucht und ihrer Adnexe für die Milchbildung nicht unbedingt nötig erscheint (FULCONIS).

Einige Autoren, z. B. HILDEBRANDT bildeten sich folgende Vorstellung: Es geht von dem wachsenden Ei während der Gravidität ein Einfluß auf die Milchdrüse aus in der Richtung eines Wachstumsreizes, der zugleich die Zellen vor jenem autolytischen Zerfall schützt, welcher allem Anschein nach in sezernierenden Milchdrüsen in großem Umfang vor sich geht. Sobald mit der Entfernung des Eies dieser die Substanzeinschmelzung hemmende Faktor weggefallen ist, kann die in schwellender Kraft stehende Drüse reichlich Milch sezernieren. Diese Deutung, mit welcher Wachstum und Zerfall, assimilatorische und dissimilatorische Vorgänge auf einen gemeinsamen Nenner gebracht wurde, hatte in Folge viel Anhänger (z. B. BIEDL). Man stellte sich vor, daß die Sekretion sodann durch das Saugen des Kindes unterhalten wurde.

Wenn FELLNER gegen die Vorstellungen einwendet, daß die Mamma, wenn Rückbildungserscheinungen auftreten, dann bald ganz klein werden würde, so wäre dem entgegenzustellen, daß der funktionelle Reiz des saugenden Kindes durch seine Aufbauwirkung der destruktiven Tendenz der Einschmelzung gerade die Waage halten könnte.

Hier wurde das Ei, also der Fetus in den Mittelpunkt gestellt, dessen hormonale Wirkung auf die Mutter immerhin zweifelhaft ist (HAMMOND und MARSHALL). Setzte man statt dessen die Placenta, so sprach schon mehr dafür.

Die Placenta enthält in den letzten Schwangerschaftsmonaten große Mengen von Hypophysenvorderlappenhormon (während die Hypophyse dann selbst davon frei ist). Ob diese Eigenschaft der Placenta von Bedeutung für die Brustdrüse ist, bleibt noch unsicher. GRÜTER und STRICKER, auch STOCKKLAUSNER und DAUM fanden Hypophysenvorderlappensekret beim trächtigen Rind wirksam, allerdings auch, in geringerem Grade Placenta; beim nichtträchtigen Tier aber sind die Versuche erst nach langer Anwendung gelungen. Vor allem ist es unklar, warum dann die Ausstoßung der reichlich Vorderlappenhormon haltigen Placenta die Milchsekretion in Gang bringt, während doch gerade das Vorderlappenhormon als sekretionsbefördernd gilt.

GRÜTER und STRICKER denken sich den Vorgang so, daß durch die Tätigkeit der gelben Körper des Ovariums die Milchdrüse aufgebaut (ANCEL und BOUIN), daß die Sekretion aber durch das Vorderlappenhormon in Gang gebracht und unterhalten wird (große Haustiere). Beim Menschen scheinen irgendwie deutliche Beweise für die lactationsbefördernde Wirkung von Vorderlappenextrakten noch nicht erbracht zu sein (s. DIETEL, s. auch S. 31; Lactationshormone der Hypophyse).

Experimentell noch besser als die Wirkung der Vorderlappen ist diejenige der Hinterlappenextrakte begründet (OTT und SCOTT u. a., neuerdings FAUVET), während SCHÄFER u. a. diese Wirkung auf eine Kontraktion der glatten Muskeln der Milchdrüsen zurückführt. Diese werde durch die Hinterlappensubstanz hervorgerufen. FAUVET zeigte bei Kaninchen, daß die Hypertrophie der Brustdrüse durch das Ovarium (Follikulin), die Sekretion aber durch Hinterlappenextrakt zustande käme.

NELSON und PIFFNER kamen zu dem Ergebnis, daß das vorbereitende Wachstum der Mamma in den frühen Stadien durch die Ovarialhormone, das starke, spätere Wachstum, in Lactation ausgehend, durch das Vorderlappenhormon, in geringem Maße auch durch das Placentarhormon bedingt sei.

Da Auszüge aus Placenta, aus Hinterlappen- und vielleicht auch Vorderlappenauszügen noch am wirkungsvollsten erschienen, hat man diese mit Vitaminen usw. kombiniert und unter dem Namen *Ocenta* in den Handel gebracht. Die bisherigen Berichte sind nicht ungünstig, jedoch steht eine umfassende Erprobung noch aus.

Die Einwirkung der Schilddrüse besteht zweifellos in einer *Beförderung* der Lactation. Schilddrüsenmangel vermindert dieselbe (ZIETSCHMANN, v. FELLENBERG und GRÜTER). Hingegen wäre es irrtümlich, durch Schilddrüsentherapie etwa die Leistung der Milchdrüse steigern zu wollen, wie es mehrfach versucht wurde. In größeren Dosen scheint Thyroxin die Milchsekretion sogar zu hemmen und DIETEL

betrachtet es daraufhin sogar als Antagonist des Vorderlappenextraktes
(Prolan). Vor allem aber haben die Schilddrüsenstoffe, wie längst bekannt, auf Grund ihre diuretischen Wirkungen einen günstigen Einfluß
bei Stauungen in der Brustdrüse, wenn z. B. plötzliches Absetzen notwendig wird. Diese Wirkung ist unspezifisch, ebenso wie die Einschränkung
von flüssiger Nahrung auf die Sekretion der Brustdrüsen hemmend einwirkt, gelingt es auch, durch Entzug von Körperflüssigkeit die Milchsekretion allmählich wieder zum Versiegen zu bringen. Diuretin wirkt
hierbei ebenso wie Thyroxin usw. KÜSTNER stellt soeben die Theorie
auf, wonach die Schilddrüse die Milchsekretion unterdrückt. Mittels
eines „antithyreoidalen Schutzstoffes" glaubt er bei stillenden Frauen
die Milchleistung gesteigert zu haben. Nach dieser Theorie würde
Kretinen und Myxödematöse die meiste Milch haben, was allen Erfahrungen widerspricht.

Ohne Einfluß auf die Brustdrüse wurde Adrenalin gefunden, während
Uterus und Epiphyse auch im Tierexperiment von fraglicher Wirkung
bleiben.

Dafür, daß die Mamma selbst innersekretorische Wirkungen, etwa
auf die weiblichen Genitalien ausübt, sind keinerlei Beweise vorhanden
(LAHM).

Literatur.

Geschlechtsorgane und Keimdrüsen.

BARTH: Einführung in die Physiologie, Pathologie und Hygiene der menschlichen
    Stimme. Leipzig 1911.
BASCH: Münch. med. Wschr. 1911, 2266.
BERGSTRAND: Klin. Wschr. 1934, Nr 34.
BEUMER: Z. Kinderheilk. 31, 236 (1921).
BRÜHL: Klin. Wschr. 1929, Nr 38, 1766.
BUSCHKE u. PEISER: Klin. Wschr. 1932, Nr 31.
CZERNY-KELLER: Des Kindes Ernährung und Ernährungsstörungen, 2. Aufl.
    Berlin u. Wien 1925.
DIETRICH, E.: Virchows Arch. 264, 486 (1927).
EPSTEIN, B.: Acta paediatr. (Stockh.) 11, 100 (1930).
FABRIS: Zitiert nach LORENZ.
FASOLD: Z. Kinderheilk. 51, 527 (1931).
FRANK, M.: Acta paediatr. (Stockh.) 16, 227 (1933).
GENSER, v.: Jb. Kinderheilk. 9, 140 (1876).
GOLDSCHMIDT: Einführung in die Vererbungswissenschaft, 5. Aufl. Berlin 1928.
GRÄPER: Weibliche kindliche Geschlechtsorgane. Handbuch der Anatomie des
    Kindes, Bd. 2/1. München 1927.
GUBLER: Jb. Kinderheilk. 17, 66 (1879).
GUNDOBIN: Besonderheiten des Kindesalters. Berlin 1912.
HALBAN: Z. Geburtsh. 53, 191 (1904).
HARTMANN, H.: Arch. Gynäk. 148, 708 (1932).
HELLNER: Arch. klin. Chir. 178 683 (1934).
HELMREICH: Physiologie des Kindesalters. Berlin 1932.
HOELAND: Mschr. Geburtsh. 77, 32 (1927).
IBRAHIM: Krankheiten des Neugeborenen im Handbuch der Geburtshilfe von
    DÖDERLEIN, Bd. 3. München und Wiesbaden 1920.

JASCHKE, V.: Physiologie des Neugeborenen. München 1927.
KITT: Pathologische Anatomie der Haustiere I. Stuttgart 1922.
KNÖPFELMACHER: Jb. Kinderheilk. **56**, 791 (1902).
KOHN, A.: Arch. Entw.mechan. **39**, 112 (1914).
KYRLE: Wien. klin. Wschr. **1910**, 1583.
LAQUEUR: Zitiert nach SIEBKE: Arch. Gynäk. **146**, 3 (1931).
LINDIG: Mschr. Geburtsh. **47**, 534 (1918).
LITZKA: Z. Kinderheilk. **54**, 742 (1933).
LORENZ: Jb. Kinderheilk. **124**, 268 (1929).
MANU of HEURLIN: Bakteriologische Untersuchung in den Genitalsekreten. Berlin 1914.
MITA: Beitr. path. Anat. **58**, 554 (1914).
MOSKOWICZ: Klin. Wschr. **1929**, Nr 7/8.
NEUMANN, H. O.: Schwangerschaftsreaktionen im Neugeborenenorgan. Berlin 1930.
NEUMANN, II. O. u. PÉTER: Z. Kinderheilk. **52**, 363 (1932).
NEURATH, R.: Pubertät. Wien 1932.
PETER: Handbuch der Anatomie des Kindes, Bd. 2/1. München 1927.
PHILIPP: Zbl. Gynäk. **1929**, 2386.
PRIESEL u. WAGNER: Z. Konstit.lehre **15**, 323 (1930).
PUECK: Les mam. et leur anomalies 1876. Zitiert nach HELMREICH: Physiologie des Kindesalters.
REICH: Jb. Kinderheilk. **105**, 290 (1929).
REIPRICH, W.: Arch. Frauenkde u. Konstit.forsch. **11**, 349 (1925).
ROMEIS: Altern und Verjüngung. Handbuch der inneren Sekretion. Leipzig 1932.
— Klin. Wschr. **1933**, Nr 42.
ROSENSTERN: Erg. inn. Med. **41**, 789 (1931).
SAETHRE, H.: Klin. Wschr. **1933**, Nr 44.
SAND, KNUD: Handbuch der inneren Sekretion, Bd. II, 2. Leipzig 1933.
SCHÄFFER: Arch. Gynäk. **24**, 657 (1908).
— Arch. Gynäk. **23**, 169 (1906).
SCHEIDT: Z. Kinderforsch. **28** (1923).
SCHLOSSBERGER: Ann. Chem. **37**, 324 (1853). Zitiert nach v. GENSER.
SCHULTZE, W. H.: Männliche Geschlechtsorgane. SCHWALBE-BRÜNING I. Handbuch der pathologischen Anatomie des Kindes, Bd. 2/1. Wiesbaden 1913.
SIEGERT u. SCHMIDT-NEUMANN: Zbl. Gynäk. **1930**, Nr 26.
SIEMENS: Einf. Vererbungspathologie. Berlin 1921.
SLAVIANSKY: Virchows Arch. **51**, 271 (1820).
SOEKEN, G.: Z. Kinderheilk. **53**, 339 (1932).
STRATZ: Der Körper des Kindes, 11. Aufl. 1928.
THOMAS: Kinderärztl. Praxis **1934**, Nr 4.
TSCHASSOWNIKOFF: Zitiert nach GUNDOBIN. Besonderheiten des Kindesalters. Berlin 1912.
WALDEYER: Z. Ethnol. **40**, 262 (1908).
— Eierstock und Ei. Berlin 1870.
WEHEFRITZ: Zitiert nach ROSENSTERN.
WIRZ: Z. Geburtsh. **104**, H. 2 (1932).
ZUCKERKANDL: Arch. klin. Chir. **20** (1877).

Milchsekretion. Lactation.

ANCEL et BOUIN: C. r. Soc. Biol. Paris **67**, 466 (1909).
BASCH: Dtsch. med. Wschr. **31**, 987 (1920).
BIEDL: Innere Sekretion, 2. Aufl. Berlin und Wien 1913.
DIETEL: Fortschr. Ther. **1934**, Nr 3.
EBHARD: Mschr. Geburtsh. **89**, 223 (1928).

FAUVET: Klin. Wschr. **1932**, 377.
— Arch. Gynäk. **155**, 100 (1933).
FELLENBERG u. GRÜTER: Biochem. Z. **253**, 42 (1932).
FELLNER, O. A.: Klin. Wschr. **1931**, Nr 25.
FULCONIS: Nourisson **21**, 310 (1933).
GRÜTER u. STRICKER: Klin. Wschr. **1929**, Nr 50.
HALBAN: Arch. Gynäk. **75**, 353 (1905).
HAMMOND u. MARSHALL: Proc. roy. Soc. B 87, 422 (1914).
HILDEBRANDT: Beitr. chem. Physiol. u. Path. **5**, 464 (1904).
KÜSTNER, H.: Münch. med. Wschr. **1934**, Nr 33.
LAHM: Brustdrüse, im Handbuch der inneren Sekretion, Bd. II, 2. Leipzig 1932.
LAQUEUR u. DE JOUGH: Mschr. Geburtsh. **80**, 425 (1928).
NELSON u. PIFFNER: Anat. Rec. **51**, 51 (1931/32).
OTT and SCOTT: Proc. Soc. exper. Biol. a. Med. **7**, 42 (1910).
— Ther. Gaz. **1911**, Nr 10; **1912**, 781.
PFAUNDLER, V.: SOMMERFELDs Handbuch der Milchkunde. Wiesbaden 1909.
SCHÄFER, E. A.: Quart. J. exper. Physiol. **6**, 13 (1913).
STOCKKLAUSNER u. DAUM: Chem. Zbl. **2**, 2480 (1932).
ZIETSCHMANN, O.: Mitt. Grenzgeb. Med. u. Chir. **9**, 351 (1909).

Ovarialhormone.

Indikationen. „Lebensschwäche", Frühgeburten, Hämophilie, Infantilismus, Acne.

A. Gesamtpräparate.

1. Ovarial Merck (biologisch kontrolliert). 1 Tablette = 0,5 g frische Substanz.
2. Ovarium Panhormon (Henning), standardisiert, Dragées, Ampullen.
3. Tabloid Ovarium Burroughs Wellcome & Co. 0,39.

B. Follikelhormon.

1. *Novarial* Merck (standardisiert). 1 Tablette = 10 Mäuseeinheiten, Novarial stark. 1 Tablette = 100 Mäuseeinheiten.
2. *Unden* I. G. Farben. Dragées und Ampullen zu je 100 Mäuseeinheiten. Frühgeburten täglich pro Kilogramm Körpergewicht 100 Mäuseeinheiten auf 3 Einzeldosen verteilt. (100 Mäuseeinheiten = 0,5 = 15 Tropfen).
3. *Follikulin-Menformon* (Degewop). Dragées mit je 1000—50 000 Mäuseeinheiten, Zäpfchen mit 1000 Mäuseeinheiten, Ampullen: wässerige Lösung mit 100 und 1000 Mäuseeinheiten, ölige Lösung mit 10 000—100 000 Mäuseeinheiten.
4. *Progynon* (Schering-Kahlbaum). Dragées mit 150 Mäuseeinheiten, Ampullen: wässerige Lösung mit 100 Mäuseeinheiten, ölige Lösung mit 10 000, 50 000 und 100 000 Mäuseeinheiten.
5. *Perlatan* (Boehringer und Söhne). Ampullen zu 500 und 1000 Mäuseeinheiten.
Ferner entsprechende Präparate von Sanabo-Chinoin und von Gideon Richter.

C. Corpus-luteum-hormone.

Luteogan Dr. Henning; Öllösung nach Corner standardisiert.

Proluton (Schering-Kahlbaum). Ampullen mit 2 und 20 klinischen Einheiten.

Außerdem entsprechende Präparate von Sanabo-Chinoin und Gideon Richter.

Testeshormone.

1. Nicht standardisierte, zum Teil mit Zusätzen (Hypophysenvorderlappen, Yohimbin, Strychnin) versehene Präparate. Außerdem:
2. Erugon I. G. Farben, 1 Ampulle = 2 Hahnenkammeinheiten.
3. Androfort (Gideon Richter), 1 Ampulle = 2 Hahnenkammeinheiten.

Neuntes Kapitel.

Nervensystem.

Von ALBRECHT PEIPER-Wuppertal-Barmen.

A. Sinnesorgane.

I. Der Gesichtssinn.

Anatomie. Nach WEISS beträgt das Gewicht des Auges durchschnittlich

beim Neugeborenen	2,29 g
beim 1jährigen Kinde	4,05 g
beim $2^{1}/_{2}$jährigen Kinde	4,44 g
beim 15jährigen Kinde	6,50 g
beim Erwachsenen	7,45 g.

Das Gewicht des Auges vermehrt sich also von der Geburt an um das 3,258fache (Tabelle 33, S. 108).

Die Längsachse des Augapfels ist beim Neugeborenen durchschnittlich 16,4 mm (17,5—15,75) lang, der waagerechte Durchmesser beträgt 16 mm (17,75—14,5), der senkrechte Durchmesser 15,4 mm (17—14,5). Beim Erwachsenen betragen die entsprechenden Werte 23,85, 24,43 und 23,70 mm (WEISS).

Alle zum Sehen notwendigen Bestandteile sind bei der Geburt fertig ausgebildet; eine Ausnahme macht nur der wichtigste Teil der Netzhaut, die Fovea centralis; diese ist nämlich beim Neugeborenen noch weniger ausgebildet als die übrigen Netzhautschichten. Die in ihr befindlichen Zapfen, deren Feinheit die Sehschärfe entscheidet, sind zunächst plumper, kürzer und weniger zahlreich als im späteren Leben. Nach WOLFRUM beträgt die Dicke eines Zapfens in der Fovea centralis des Neugeborenen nur 5 μ, seine Länge 8 μ (beim Erwachsenen 15 und 60 μ). Die Zahl der Zapfen auf einer Fläche von bestimmter Größe vermehrt sich im ganzen um das 4fache. Diese Entwicklung ist bereits am Ende des 1. Lebensjahres abgeschlossen. Vorher, besonders in der Neugeborenenzeit, besitzt die Fovea centralis kein Übergewicht über die übrigen Netzhautteile (WOLFRUM).

Bei unreifen Früchten, manchmal auch noch bei Frühgeburten, ist die ganze Hornhaut leicht getrübt, so daß die Regenbogenhaut, die bei diesen Kindern schmal zu sein pflegt, nur undeutlich zu erkennen ist.

Die Iris des Neugeborenen hat eine dunkelgraublaue Farbe, weil das Irisepithel infolge der geringen Entwicklung des Irisstromas durchscheint (SEEFELDER). Die bleibende Irisfarbe entwickelt sich erst nach einigen Monaten.

Das Auge des Neugeborenen ist zunächst um 2—3 Dioptrien weitsichtig, weil die Hornhaut stärker gekrümmt und die Linse stärker gewölbt ist (Lit. s. SEEFELDER). Kurzsichtigkeit entwickelt sich meistens schon in der Kindheit und erreicht bereits zu dieser Zeit ihren Höhepunkt.

Nach dem anatomischen Befunde ist das Auge des Neugeborenen arbeitsfähig, wenn auch die unvollständige Ausbildung der Fovea centralis ein scharfes Erfassen der Gegenstände ausschließt. Häufig wird das Sehen außerdem durch Netzhautblutungen gestört, die durch die Geburt entstanden sind.

Pupillenspiel. Die Pupillen des Neugeborenen sind verhältnismäßig eng; ihr Durchmesser beträgt nach PFISTER 1,5 mm, am Ende des 1. Lebensjahres ist er auf 2,5 mm gewachsen (beim Erwachsenen 2 bis 5 mm). Die reflektorische Pupillenerweiterung beim Erwachen stellt sich erst mit einigen Monaten ein. Schon im 1. Lebensjahre kann sich die Pupille auf Schmerz- und Schallreiz erweitern. Nach GUNDOBIN erweitert sie sich erst jenseits des 2. Lebensjahres in der Erregung und verändert sich erst dann bei gespannter Aufmerksamkeit.

Auf Licht reagiert die Pupille des reifen Neugeborenen stets, bei jungen Säuglingen und Frühgeburten ist die Reaktion noch etwas träge. MAGITOT fand sie schon bei Früchten des 5. Schwangerschaftsmonates, also zu einer Zeit, wo der Sehnerv noch keine Markscheiden besitzt. Die gleichen Befunde erhoben BOLAFFIO und ARTOM. Die konsensuelle Reaktion ist von Anfang an vorhanden (PFISTER).

Die mittlere Reaktionsbreite der Pupille beträgt nach PFISTER 0,9 mm; sie wächst mit zunehmendem Alter, erreicht mit 5 Monaten einen Wert von 1,1, mit 1 Jahr von 1,4 und mit 6—12 Jahren von 1,9 mm. DE RUD-DER fand ein Wachstum der pupillomotorischen Unterschiedsempfind-lichkeit (Empfindlichkeit der Pupillenreaktion gegen Schwankungen der Lichtstärke) mit zunehmendem Alter. Die Werte des Erwach-senen werden etwa im 12. Lebensjahre erreicht.

In der Regel sind die Pupillen gleichweit; Unterschiede, wie sie sich nicht ganz selten im Säuglingsalter finden, dürften aber noch in das Bereich des Normalen fallen. Gelegentlich sieht man bei sonst ganz gesunden Säuglingen eine Schwankung der Pupillenweite ohne erkenn-baren äußeren Anlaß (PFISTER, PEIPER).

Die Pupillenunruhe, die bei jedem gesunden Erwachsenen auftritt und am besten mit Hilfe von Vergrößerungen nachgewiesen wird, fehlt beim jungen Säugling ganz. Sie stellt sich erst allmählich im Laufe des 2. Lebensvierteljahres ein (PEIPER).

Lidbewegungen. Die Zahl der Lidschläge vermehrt sich im Laufe des Kindesalters; sie beträgt in der Ruhe beim Neugeborenen durch-schnittlich 1,3 in 1 Minute (schwankt zwischen 1—4), vom 2.—12. Monat 1,6, vom 2.—5. Jahre 3, vom 6.—12. Jahre 8, vom 12.—16. Jahre 10, vom 16.—20. Jahre 19 Schläge und sinkt dann wieder vom 20.—60. Jahre auf 7—10 Schläge (KNORR).

Die beiden Augenlider werden vom Neugeborenen während des Schließens und Öffnens der Augen oft ungleichmäßig bewegt, so daß man nicht selten nur das eine Auge geöffnet findet. Die gleichsinnigen Augenlidbewegungen erlernt der Säugling noch im 1. Monat; vom 2. Monat an folgen die Lider regelmäßig den Bewegungen der Augäpfel. Blickt der Säugling stark aufwärts, so runzelt sich seine Stirne waagerecht.

Der Lidschluß auf Lichteinfall, ein wichtiger Schutzreflex, ist von Anfang an vorhanden; selbst im Schlafe ist er zu finden (KUSSMAUL, PREYER). Der Lidschluß auf rasche Annäherung eines Gegenstandes fehlt noch beim Neugeborenen, er tritt erst nach einigen Monaten auf (RÄHLMANN, PREYER). Berühren des Lides, der Hornhaut oder der Wimpern führt sofort zu einem Schließen der Augen. Selbst ein Berühren der Nasenspitze (GENZMER) oder der Stirne (MORO) ruft die gleichen Reaktionen hervor. Schallreiz kann ein Zucken der Augenlider bewirken (S. 96).

Reaktionen auf Lichtreize. Bei jungen Säuglingen und besonders bei Frühgeburten führt plötzlicher Lichteinfall neben dem erwähnten Lidschluß zu einem Zurückwerfen des Kopfes (Augenreflex auf den Hals, PEIPER). Der Reflex ist von der Helligkeit der Lichtquelle abhängig. Er wird bereits im 2. Lebensvierteljahr selten.

Der Neugeborene bewegt zunächst seine Augen unabhängig voneinander, eine Erscheinung, die sich noch bei älteren Kindern im tiefen Schlafe findet. Recht häufig treten bei ihm nystagmusartige Bewegungen der Augäpfel ein. Das Fixieren bestimmter Gegenstände ist ihm im allgemeinen noch nicht möglich; doch gelang es WATSON unter besonders günstigen Bedingungen, nämlich im Dunkelzimmer, in das ein einzelner Lichtstrahl fiel, schon Neugeborene dazu zu bringen. Nach BÁRÁNY verfolgen bereits Neugeborene deutlich mit den Augen, wenn man auf die Mitte ihrer Pupille ein schwaches Licht fallen läßt. McGINNIS sah erfolgreiche Verfolgungsbewegungen erst in der 3.—4. Woche. Unter den Bedingungen des Alltags stellt sich die Fähigkeit zum Fixieren ganz allmählich in den ersten Lebensmonaten ein. Meistens werden im 3. Monat Gegenstände mit einer gewissen Sicherheit angeblickt und verfolgt, sowie Personen wiedererkannt. Über den Eintritt der Akkommodationsfähigkeit ist nichts Näheres bekannt. Optischen Nystagmus haben BÁRÁNY und McGINNIS bereits beim Neugeborenen festgestellt.

Schon im 1. Lebensmonat wendet das Kind sein Gesicht der Helligkeit zu. Etwa im 3. Monat läßt sich die Wirkung der Gesichtseindrücke auf die Kopfstellung noch deutlicher zeigen: nähert man dem Munde des hungrigen Säuglings die gewohnte Milchflasche, ohne ihn zu berühren, so wendet er sich ihr zu und folgt ihr mit dem Kopfe, wenn sie hin und her bewegt wird.

Es war lange eine Streitfrage, ob der Raumbegriff angeboren ist, wie die Nativisten (E. HERING) annehmen oder ob die empiristische Lehre (HELMHOLTZ) richtig ist, nach der sich der Raumbegriff erst unter dem Einfluß der Erfahrung bildet. Heute stellt man sich meistens auf einen vermittelnden Standpunkt: Das Kleinkind nimmt beim Sehenlernen bereits vorhandene Anlagen in Gebrauch; es übt sich gewissermaßen, auf einer fertigen Klaviatur zu spielen (LÖHLEIN).

Die Psychologen haben der Frage viel Aufmerksamkeit gewidmet, ob das Licht für den Neugeborenen angenehm ist. Ausschlaggebend ist der Zustand der Augen im Augenblick der Untersuchung. Man darf sich nicht wundern, den Neugeborenen unter den gleichen Bedingungen lichtscheu zu finden, unter denen es auch der Erwachsene wäre. Den Neugeborenen wird unmittelbar nach der Geburt eine 1—2%ige Arg. nitr.-Lösung eingeträufelt, um der Blennorrhöe vorzubeugen. Zweifellos reizt dieses CRÉDÉsche Verfahren die Bindehäute, auch wenn es nicht zu einer stärkeren Absonderung kommt. Schon dieser Bindehautkatarrh macht die Kinder lichtscheu, wie man deutlich erkennen kann, wenn man sie mit andern vergleicht, die nicht in dieser Weise vorbehandelt wurden. Außerdem muß bei derartigen Untersuchungen beachtet werden, daß sich der Neugeborene genau so gut an die Dunkelheit anpaßt wie der Erwachsene. Eine Lichtscheu bei dem Übergang aus dem Dunklen ins Helle ist daher für ihn genau so physiologisch wie für den Erwachsenen. Unter Nichtbeachtung aller dieser Fehlerquellen unterscheidet GUTMANN lichtfrohe und lichtscheue Neugeborene.

Helligkeits- und Farbensinn. Bei der Untersuchung des Helligkeits- und Farbensinnes ist festzustellen, ob Lichter verschiedener Wellenlänge verschiedene Reaktionen bewirken. Die Bewußtseinsvorgänge, die beim Erwachsenen unter den gleichen Bedingungen entstehen, sind der Forschung beim Säugling ebensowenig zugängig wie beim Tier.

Um einen Einblick in den Farbensinn der Kinder zu erhalten, suchte man festzustellen, von welchem Zeitpunkte an sie die Farben richtig benennen, nach welchen sie am liebsten greifen oder welche ihren Blick am häufigsten auf sich ziehen. Indessen lassen sich auf diese Weise nur die bevorzugten Farben erkennen, ohne daß sich nun auch das Unterscheidungsvermögen für Farben in der gleichen Weise entwickeln müßte, wenn es sich überhaupt entwickelt. So sind denn die zahlreichen Farbenreihen der einzelnen Beobachter untereinander völlig verschieden.

Da alle diese Verfahren nicht zum Ziele führen, bestimmte PEIPER (5) den relativen Helligkeitswert verschiedener Farben für das hell und das dunkel adaptierte Frühgeburtenauge, indem er die Reizschwelle für das Auftreten des Augenreflexes auf den Hals feststellte. Ein Vergleich mit den Befunden an Erwachsenen ergab, daß die relativen Helligkeitswerte von Rot, Gelb, Grün und Blau für das frühgeborene Kind und für den Erwachsenen gleich sind, daß also schon bei Frühgeburten ein

PURKINJEsches Phänomen eintritt. Weiter ließ sich zahlenmäßig zeigen, daß die Netzhaut der Frühgeburten durch die Dunkeladaptation erheblich empfindlicher wird. So wächst ihre Empfindlichkeit gegen weißes Licht um das 100fache.

Die Helligkeitsempfindungen des Menschen entwickeln sich also nicht erst nach der Geburt, vielmehr ist schon bei Frühgeburten der Zustand des Tages- und Dämmerungssehens soweit ausgebildet, daß beide Apparate in ihren eigentümlichen Erregbarkeitsverhältnissen reagieren. In der Netzhaut der Frühgeburten können deshalb nicht nur die helligkeitsempfindlichen Stäbchen arbeitsfähig sein; das Vorhandensein des PURKINJEschen Phänomens läßt vielmehr auf eine Tätigkeit der farbenempfindlichen Zapfen schließen, wenn sich auch nicht mit Sicherheit entscheiden läßt, ob diese schon in voller Tätigkeit sind. Geht man von der immerhin wahrscheinlichen Annahme aus, daß sich beim Säugling höchstens solche Formen von Farbenblindheit finden, wie sie vom Erwachsenen her bekannt sind, so lassen sich gewisse Angaben über seinen Farbensinn machen. Auszuschließen ist dann nämlich die angeborene Form der totalen Farbenblindheit und die Rotblindheit, weil sich dabei der relative Helligkeitswert der Farben anders verhält. Möglich bleiben dagegen neben dem Farbensinn des farbentüchtigen Erwachsenen die Rotgrün- und die Blaugelbblindheit und schließlich die totale Farbenblindheit, wie sie sich auf der Netzhautperipherie des farbentüchtigen Erwachsenen findet.

Zur Untersuchung des Farbensinnes bildeten RÄHLMANN und KRASNOGORSKI bei den Säuglingen bedingte Reflexe auf gefärbte Milchflaschen aus. Sie konnten so zeigen, daß die Säuglinge vom 6. Monat an alle Farben unterscheiden, während es PAWLOW nicht gelungen ist, beim Hunde auf Farbreize bedingte Reflexe auszubilden. RÄHLMANN und KRASNOGORSKI haben bei ihren Versuchen den relativen Helligkeitswert der Farben noch nicht mitberücksichtigt. Eine Wiederholung ihrer Versuche unter diesen Gesichtspunkten ist daher zu wünschen.

Bei Kleinkindern untersuchte PEIPER (6) das Unterscheidungsvermögen für Farben, indem er bedingte Reflexe auf verschiedene Farben herstellte, während der relative Helligkeitswert der Farben gegeneinander abgestuft wurde. So ergab sich, daß am Beginn des 3. Lebensjahres keine Form einer bekannten totalen oder partiellen Farbenblindheit besteht. Will man nicht eine sonst unbekannte Form annehmen oder die Kinder für anomale Trichromaten erklären, so muß man diesem Alter das Farbensehen des Erwachsenen zuschreiben.

Vom 2. Lebensjahre an konnte PEIPER (6) Strukturen auf tonfreie Farben (Abstufungen zwischen Weiß und Schwarz) nachweisen; es ließen sich bedingte Reflexe auf Helligkeitsunterschiede bilden. Die gleichen Ergebnisse hatte WEIGL.

II. Der Gehörsinn.

Die **Anatomie** des kindlichen Ohres (nach W. Lange). Beim Neugeborenen ist an Stelle des Gehörganges nur ein Trommelfellring vorhanden, während ein Warzenfortsatz noch ganz fehlt. Der enge und kurze häutige Gehörgang ist mit den Absonderungen der Epidermis, der Vernix caseosa, erfüllt. Schon beim Neugeborenen hat das Trommelfell seine endgültige Größe beinahe erreicht (Durchmesser $7^1/_2$—9 mm gegen 9—11 mm beim Erwachsenen). Auch die Paukenhöhle und die Gehörknöchelchen vergrößern sich nach der Geburt nur noch wenig. Die Lichtung der Paukenhöhle, die bis zur Geburt ein embryonales Schleimhautpolster enthält, füllt sich nach LANGE schon bei den ersten Atemzügen und Schluckbewegungen mit Luft, so daß sie bei ganz entzündungsfreien Mittelohren stets Luft enthält. Der Ductus cochlearis des Neugeborenen ist anatomisch fertig gebildet und bereits arbeitsfähig (KOLMER).

Hörfähigkeit des Neugeborenen. Die Schalleitung wird durch die Beschaffenheit des äußeren Gehörganges und vielleicht auch der Paukenhöhle beeinträchtigt. Nach ALEXANDER würde sich beim Erwachsenen die Hörschärfe unter diesen Bedingungen auf 1—2 m gewöhnliche Sprache vermindern. ALEXANDER schätzt deshalb die Hörschärfe des Neugeborenen ebenso ein. Nach LANGE verursacht nur die Verstopfung des äußeren Gehörganges eine gewisse Schwerhörigkeit. Ist sie beseitigt, so legen die Paukenhöhle und das innere Ohr dem guten Hören kein Hindernis mehr in den Weg, vielmehr ist das Ohr des Neugeborenen physikalisch zum Hören geeignet.

Die Frage, ob der Neugeborene bereits auf Schallreize reagiert, ist sehr verschieden beantwortet worden. Gegenüber den Angaben, daß die Kinder erst nach einigen Monaten zu hören beginnen, stehen andre — als erster C. POLI —, nach denen die Kinder bereits innerhalb ihrer ersten Lebensstunden deutlich auf Schallreize reagieren. Diese Widersprüche erklären sich daraus, daß bestimmte Fehlerquellen nicht immer beachtet wurden. Es wurde nämlich meistens nur der MÜLLER-BECHTEREWsche Reflex geprüft, der in einer Zuckung der Augenlider auf starken Schallreiz besteht. Dieses Verfahren ist aber nicht zuverlässig; schwanken doch bereits die Ergebnisse am gleichen Kinde, wenn man es mehrmals untersucht. Die Hörfähigkeit des Säuglings kann also nicht danach beurteilt werden. Prognostisch ist der Reflex, entgegen den Angaben von VOSS, geradezu bedeutungslos. Aber selbst mit diesem Verfahren fand WESSÉN, daß 15 von 23 Neugeborenen schon in den ersten 10 Minuten nach der Geburt auf Schallreiz reagieren.

Gerade die Schallprüfungen werden leicht durch eine weitere wichtige Fehlerquelle gestört: Stärkerer Schallreiz hinterläßt nämlich eine Hemmung, die das Kind vorübergehend unerregbar macht (PEIPER). Befindet es sich nun vor der Reizung nicht in völliger Ruhe oder folgen sich die einzelnen

Reize zu rasch aufeinander, so bleibt die Reaktion aus. Am einfachsten zu erkennen ist beim Säugling die allgemeine Bewegungsunruhe oder die Schreckreaktion (S. 112) und, wenn man die Atemkurve auf einer Schreibtrommel darstellt, die Veränderung des Atemrhythmus unter dem Einfluß des Schallreizes. Bei 4 von 6 Neugeborenen fand PEIPER (2) in ihrer ersten Lebensstunde eine Veränderung der Atemkurve auf Schallreiz.

Der Neugeborene ist also nicht taub, wie es heute noch meistens behauptet wird, nur eine gewisse Schwerhörigkeit läßt sich nicht ohne weiteres ausschließen.

Unter den beschriebenen Vorsichtsmaßregeln konnte PEIPER (2) mit starkem Schallreiz (Kraftwagenhupe) nachweisbare Reaktionen des Kindes schon vor seiner Geburt im Mutterleibe hervorrufen. Sie bestanden in einem plötzlichen Zusammenfahren des Kindes, das von außen sichtbar und fühlbar war und auch von der Mutter deutlich gespürt wurde. Die Reaktion hinterläßt genau wie die Schreckreaktion des Säuglings eine vorübergehende Hemmung, während deren Dauer das Kind unerregbar ist. PEIPERs Versuche wurden von H. S. und H. G. FORBES bestätigt. Bei Konzerten in geschlossenen Räumen machen sich schwangeren Müttern die Kindsbewegungen nicht selten unangenehm bemerkbar.

Die Fähigkeit, den Kopf der Schallquelle zuzuwenden, ist schon in der 7.—8. Lebenswoche oft, im 4. Monat stets nachzuweisen (J. MEYER).

Der Säugling reagiert auf Schallreiz ungefähr in der gleichen Zeit wie der Erwachsene. In einer Versuchsreihe von PEIPER wurde eine durchschnittliche Reaktionszeit von 0,25 Sekunden gefunden. Dieser Wert vergrößert sich im Schlafe sowie bei Frühgeburten.

Bedingte Reflexe auf Schallreiz. Mit Hilfe der bedingten Reflexe wurde das Unterscheidungsvermögen des Säuglings für musikalische Töne geprüft. Nach KRASNOGORSKI ist gerade der Gehöranalysator beim Säugling noch wenig entwickelt. Weder durch bestimmte Töne noch durch Akkorde ließen sich bedingte Reflexe ausbilden, während z. B. der Hund schon $^1/_8$ Töne unterscheidet. ALDRICH gibt an, daß er schon auffallend früh, im Alter von 3 Monaten, einen bedingten Reflex auf Schallreiz ausbilden konnte.

Ein einfaches Verfahren, im Säuglingsalter bedingte Reflexe auf Schallreize zu bilden, wird auf S. 147 beschrieben.

III. Der Geschmackssinn.

Anatomie. Im Kindesalter scheint die geschmacksempfindliche Zone größer zu sein als beim Erwachsenen. So sollen nach v. SKRAMLIK die folgenden Teile nur beim Kinde geschmacksempfindlich sein: *ganze* Zungenoberfläche, Unterseite der Zungenspitze, harter Gaumen und wahrscheinlich auch Lippen- und Wangenschleimhaut. KIESOW sieht

in dieser Erscheinung eine Wiederholung der Stammesgeschichte. GOLD-
SCHMIDT konnte dagegen bei histologischen Untersuchungen und bei Beobachtungen am lebenden Kinde im Alter von 1 Woche bis zu 13 Jahren
keine gesetzmäßige Beziehung zwischen Sitz der Geschmackspapillen
und Alter nachweisen.

Geschmacksprüfungen. Nach KUSSMAUL beantwortet der Neugeborene die Eingabe eines schlecht schmeckenden Stoffes damit, daß
er das Gesicht verzieht, die Augen zusammenkneift, den Mund öffnet
oder krampfhaft zusammenzieht und reichlich Speichel absondert, der
teilweise mit dem schlecht schmeckenden Stoff nach außen fließt. Oft
treten dabei Würgbewegungen oder Erbrechen auf. So kommt schon
beim Neugeborenen, nur unverfälschter, derselbe Gesichtsausdruck
zustande wie beim Erwachsenen, der die gleichen Stoffe genießt. Süß
schmeckende Stoffe führen dagegen zu Leck- und Saugbewegungen. Da
die Saugbewegungen in gleicher Weise schon bei Berührung der Zunge
oder der Lippen entstehen, so brauchen diese nicht unbedingt von einer
Reizung des Geschmacksinnes abzuhängen.

Nach KUSSMAUL erscheinen die verschiedenen Geschmacksreaktionen
schon bei Frühgeburten im 7.—8. Schwangerschaftsmonat. PEIPER
brachte einer menschlichen Frucht von 23 cm Länge, die durch Kaiserschnitt gewonnen war, einige Tropfen Chininlösung auf die Zunge. Es
traten daraufhin Schluckbewegungen auf, ohne daß sich der Mund in
erkennbarer Weise verzog.

Gelegentlich wurde beobachtet, daß Neugeborene auf die Eingabe
bitterer Stoffe den Gesichtsausdruck des Süßen und umgekehrt bei
süßen Stoffen den Ausdruck des Bitteren annehmen. Zum Teil erklären
sich diese Vorgänge, wie schon KUSSMAUL erkannte, daraus, daß die
Kinder kurz vorher einen anders schmeckenden Stoff erhalten hatten,
dessen Wirkung noch nicht abgeklungen war. Daneben bleibt natürlich
die Wirkung aus, wenn der Stoff zu stark verdünnt war. Davon abgesehen
gelingt es aber nicht, einen Neugeborenen zu finden, der entgegengesetzt
oder überhaupt nicht reagierte.

Mehrfach wird angegeben, daß sich der Gesichtsausdruck des Neugeborenen verschieden gestalte, je nachdem bitter, salzig oder sauer
schmeckende Stoffe verwandt wurden. Diesen Angaben kann nicht
zugestimmt werden, es ist vielmehr unmöglich, aus dem Mienenspiel
allein die Art des schlecht schmeckenden Stoffes zu bestimmen.

KULAKOWSKAJA hat bei Neugeborenen die Reizschwelle verdünnter
Lösungen bestimmt, wobei die Reaktion nach dem Mienenspiel und den
Bewegungen beurteilt wurde. Erwachsene reagierten häufig schon auf
Chinin in 0,004%iger Lösung, Neugeborene dagegen zum Teil auf 0,01
und alle auf 0,05%ige Lösung. Auf Citronensäure reagierten die Erwachsenen gleichfalls früher als die Neugeborenen. Es begannen nämlich die kleinsten Frühgeburten erst bei 0,25% zu reagieren. Bei 1%igen

Zuckerlösungen nehmen die Erwachsenen den süßen Geschmack gerade noch wahr. Bis zu dieser Lösung tranken die Kinder ruhig, bei 1—2% leckten sie die Lippen, bei 5% stellte sich zufriedener Gesichtsausdruck und Zungenschnalzen ein. Frühgeburten blieben auch hier erheblich zurück; sie reagierten teilweise erst bei 25—50%igen Lösungen. In den Versuchen JENSENs, der an Neugeborenen die Saugreaktionen miteinander verglich, wurde Milch fast ebensogut genommen wie 0,2% Salzlösung, während Salzlösungen von 0,9 und 0,45% schlecht genommen wurden. Die Schwankungen von Fall zu Fall waren dabei beträchtlich, doch änderte sich die Reizschwelle des gleichen Kindes während der Untersuchungszeit kaum. Die Saugbewegungen nach Geschmacksreizen wurden von ECKSTEIN auf der Schreibtrommel dargestellt. Bei den meisten Säuglingen, Frühgeburten eingeschlossen, steigerten sie sich auf „Süß", bei vielen auch auf „Sauer" und nur bei wenigen auf „Salzig" und „Bitter". Fast stets wurden sie auf „Bitter" sofort gehemmt.

Klinisch ist beim Säugling ein noch wesentlich feinerer Geschmack festzustellen. Wird ihm nämlich eine neue, anders schmeckende Nahrung zugeführt, so ist es manchmal recht schwer, seine Ablehnung, bei der bedingte Reflexe eine Rolle spielen, zu überwinden. Besonders, wenn die Kinder salzige oder breiige Nahrung erhalten, sträuben sie sich bei den ersten Mahlzeiten. Auch der Übergang von einer gewöhnlichen mit Rohrzucker gesüßten Milchmischung zu der weniger süßen Frauenmilch ist manchmal recht schwierig; durch Zugabe von Süßstoff läßt sich aber der Widerstand leicht überwinden.

Speichelfluß auf Geschmacksreize. Bei älteren Kindern jenseits der Säuglingszeit hat KRASNOGORSKI den Einfluß von Geschmacksreizen auf den Speichelfluß untersucht, indem er den Speichel aus verschiedenen Drüsen einzeln auffing und maß. Die Tabelle 30 zeigt den Einfluß bestimmter Nahrungsmittel auf die Parotis. Am stärksten reizten Citrone, Moosbeeren, Schokolade, Käse und geräucherte Wurst, von den zurückgewiesenen Stoffen Salz- und Citronensäure. Alkalische Lösungen und Gewürze reizten nur wenig. Die Menge des Speichels hing von der Menge des Reizstoffes und der Dauer seiner Einwirkung ab.

Weiter zeigte KRASNOGORSKI, daß bestimmte Teile der Zunge besonders empfindlich sind. Chemische Reizung an der vorderen Hälfte der oberen Zungenoberfläche rief vorzugsweise Speichel aus den Glandulae submaxillares hervor, während entsprechende Reizung der hinteren Zungenoberfläche den Speichelfluß aus der Parotis unbedeutend vermehrte. Mechanische Reizung an der vorderen Zungenhälfte verstärkte die Tätigkeit der Unterkieferdrüsen; an der hinteren Hälfte der seitlichen Zungenoberfläche wirkte sie stark auf die Parotis. Der Speichel floß bedeutend reichlicher auf der Seite, auf der das Kind aß. Zerkaute es die Nahrung mit den Vorderzähnen, so sonderten die Unterkieferdrüsen

Tabelle 30. Unbedingter Speichelfluß auf verschiedene Nahrungsstoffe (Durchschnittswerte von 6 Kindern gleichen Alters) nach KRASNOGORSKI-MACHTINGER.

Nahrungsmittel	Menge der Reizmittel in g	Mittlere Menge des Parotis-Speichels, während 3 Min. in ccm	Nahrungsmittel	Menge der Reizmittel in g	Mittlere Menge des Parotis-Speichels, während 3 Min. in ccm
Schokolade . . .	20	9,2	Gemüse		
Zucker	20	5,8	Rote Beeten . .	20,0	6,2
Schwarzbrot. . .	20	6,1	Gurken	20,0	3,5
Weißbrot	20	5,3	Tomaten	20,0	2,1
Geräucherte Wurst	20	6,2	Salat	20,0	1,8
Leber.	20	5,5	Früchte		
Käse	20	5,9	Citronen	20,0	9,0
Butter	20	2,3	Moosbeeren . . .	20,0	7,8
Milch	20	0,4	Apfelsinen . . .	20,0	7,8
Isotonische Lösungen			Saure Äpfel . . .	20,0	7,1
Solut. Kal. Brom.	100,0	3,2	Süße Äpfel . . .	20,0	5,6
Solut. Natr. Brom.	100,0	1,8	Weintrauben . .	20,0	6,4
Solut. Calc. Brom.	100,0	1,4	Birnen	20,0	5,7
Gemüse			Melonen	20,0	3,5
Kohlstengel . . .	20,0	7,4	Wassermelonen .	20,0	2,4
Kohlblätter . . .	20,0	6,0	Wassermelonensaft	100,0	0,4
Karotten	20,0	6,5			

stärker ab als beim Kauen mit den Backenzähnen. Der unbedingte Speichelfluß verminderte sich nach der Sättigung. Salzhaltige Stoffe bewirkten während des Durstes einen stärkeren Rückgang als andere Stoffe.

Geschmacksstörungen finden sich im Säuglingsalter bei cerebraler Rachitis (LICHTENSTEIN) sowie bei manchen Formen von Schwachsinn und schwerer Atrophie. Viele dieser Kinder nehmen die bittersten Chininlösungen anstandslos. Oft läßt sich aber auch bei ihnen eine gewisse Geschmacksempfindlichkeit nachweisen, wenn man ihre ganze Nahrung stark mit Chinin versetzt. Sie trinken dann wohl die ersten Züge, weigern sich aber schließlich doch weiterzutrinken. Bei Rachitis und Atrophie verschwindet die Geschmacksstörung wieder, wenn die Krankheit ausheilt. Großhirnlose Mißgeburten brauchen keine Geschmacksstörungen aufzuweisen.

IV. Der Geruchssinn.

Anatomie. Anatomisch unterscheidet sich die Riechzone des Kindes dadurch von der des Erwachsenen, daß ihr Epithel noch kein Pigment enthält. Dies ist erst von $6^{1}/_{2}$ Jahren an nachzuweisen (PETER). Ob sich die Riechzone nach der Geburt noch einengt, ist zweifelhaft.

Reaktionen auf Geruchsreize. Am Zustandekommen der Geruchsempfindung beteiligen sich der Nervus olfactorius (eigentlicher Geruch) und der Nervus trigeminus (stechende Empfindung). Da viele Stoffe beide Nerven zugleich erregen, lassen sich beide Wirkungen oft nicht voneinander trennen. Die Erregung des Trigeminus führt eher zu unangenehmen Empfindungen und damit zu Abwehrbewegungen; sie ist deshalb leichter zu erkennen.

KUSSMAUL konnte beim Neugeborenen keine bestimmten Reflexe auf Gerüche nachweisen, sah aber doch, daß schlafende Kinder starke Gerüche wie Asa foetida unangenehm empfanden. Sie kniffen die Lider zusammen, wurden unruhig, bewegten Arme und Beine und erwachten schließlich. Der Geruchssinn stumpfte sich aber rasch ab, so daß sich die Kinder bei späteren Versuchen nicht mehr stören ließen. Nach KRONER lehnen hungrige Neugeborene die Brust ab, die mit Petroleum oder Bernsteinöl bestrichen ist.

CANESTRINI fand, daß die Neugeborenen hauptsächlich auf Geruchsstoffe reagieren, die den Trigeminus erregen. Der Geruch von Milch ruft dagegen keine Reaktion hervor. Das gleiche beobachteten RIPIN und HETZER, PRATT, NELSON und SUN. Damit wird die von DARWIN erwogene Möglichkeit unwahrscheinlich, daß der menschliche Neugeborene die mütterliche Brustwarze mit Hilfe des Geruchssinnes findet. Bei Frühgeburten läßt sich die Atemkurve durch Asa foetida nur undeutlich beeinflussen (PEIPER). Eine deutliche Veränderung der Atemkurve auf Riechstoffe, die den Trigeminus nicht reizen, fand CIURLO beim Neugeborenen.

Gemessen wurde das Geruchsvermögen der Neugeborenen durch KULAKOWSKAJA. Nach diesen Versuchen empfinden die Erwachsenen schon 0,002%ige Lösungen von Asa foetida, während die Neugeborenen erst mit 0,02% zu reizen sind. Auf Obstauszüge und künstliche Duftstoffe antworteten die Kinder mit Abwehrbewegungen.

Das Geruchsvermögen des älteren Säuglings ist von KRASNOGORSKI mit Hilfe der bedingten Reflexe untersucht worden. Schon Säuglinge von 7—9 Monaten unterscheiden ziemlich leicht künstliche Duftstoffe und Campher voneinander.

V. Die Sinne der Haut.

Anatomie. Bei der Geburt sind die reizbaren Nervenendigungen in der Haut erst teilweise ausgebildet (Literatur bei BECKER). So erreichen die MEISSNERschen Tastkörperchen ihren Endzustand ungefähr im 6. Lebensmonat; von der Geburt bis zu diesem Zeitabschnitt verästeln und verknäulen sich die Nervenenden noch weiter. Die VATER-PACCINIschen Lamellenkörperchen, die sich schon im 4. Fetalmonat nachweisen lassen, sind beim Neugeborenen kleiner als beim Erwachsenen und enthalten weniger Flüssigkeit. Verhältnismäßig zahlreich fand BECKER beim Neugeborenen die freien Nervenendigungen in der Haut.

Tastsinn. Gegen Berührung ist der Säugling sehr empfindlich. Von allen Hautstellen aus lassen sich allgemeine Reaktionen, häufig auch örtliche Reaktionen hervorrufen. Um einem unangenehmen Berührungsreiz auszuweichen, kann sich der Säugling wegwenden oder kratzen.

Das Wegwenden läßt sich am besten beobachten, wenn man das Auge mit einem Gegenstande berührt. Das Lid wird daraufhin geschlossen; wirkt aber der Reiz länger ein, so wendet sich der ganze Kopf hin und her, bis das Auge nicht mehr behindert ist. Eine entsprechende Reaktion auf Schmerzreiz läßt sich auch von anderen Körperstellen aus hervorrufen (S. 104).

Mechanische Reizung der Nasenschleimhaut macht die Neugeborenen unruhig; sie zwinkern mit den Augen, wenden den Kopf hin und her oder fahren mit den Händen nach der Nase. Kitzeln des äußeren Gehörganges macht sie gleichfalls unruhig (KUSSMAUL). Berühren der Lippen und des vorderen Teiles der Zungen führt zu Saugbewegungen (S. 118). Die klinisch wichtigen Hautreflexe (BABINSKIsches Phänomen usw.) werden S. 142 beschrieben. Für viele Reflexe des Lage- und Bewegungssinnes dienen die Sinnesorgane der Haut als Receptoren (S. 120).

Wie beim Erwachsenen sind beim Neugeborenen die einzelnen Körperteile gegen Berührung ungleich empfindlich: Hände, Fußsohlen und Gesicht sprechen leicht an, dagegen ist die Haut des Unterarmes und des Unterschenkels schwerer zu reizen; noch unempfindlicher sind Schultern, Brust, Bauch, Rücken und Oberschenkel (GENZMER und PREYER).

Der Erwachsene pflegt einen unangenehmen Berührungsreiz durch Kratzen zu beseitigen, meist ohne sich dessen bewußt zu werden. Daß es sich dabei um tiefstehende Reflexe handelt, geht schon daraus hervor, daß sie selbst im Schlafe noch auszulösen sind (S. 153). Der Kratzreflex fehlt noch beim Neugeborenen (SZYMANSKI und HARTMANN-KARPLUS). Er erscheint vom 2. Monat an, zunächst bei Berührung der Augenlider, während die Reizung der anderen Körperstellen nur eine allgemeine Bewegungsunruhe hervorruft. Mit zunehmendem Alter wird nacheinander die Reizung folgender Körperteile wirksam: Augenlider, Ohrmuschel, Ränder der Nasenöffnungen, übrige Gesichtsteile, Rumpf und Glieder; die erforderliche Reizschwelle verkleinert sich mit zunehmendem Alter. Erst mit 18 Monaten ist die Fähigkeit zu einem Kratzen mit Nägeln und Fingerbeere voll ausgebildet. Bei Schwachsinnigen fand SZYMANSKI je nach der Schwere der Krankheit alle Übergangsstufen vom völligen Fehlen bis zur guten Ausbildung des Kratzreflexes.

Bei juckenden Hautkrankheiten können die Kinder das Kratzen schon in der Neugeborenenzeit erlernen. Festgebundene Säuglinge mit Ekzemen werden geradezu erfinderisch, um sich trotz ihrer Fesseln zu kratzen.

Nach HARTMANN-KARPLUS werden pilomotorische Reize und Juckreize schon von den meisten Neugeborenen wahrgenommen. Nur in den ersten Lebensstunden ist die Wirkung noch unsicher; sie steigt dann rasch mit dem Alter des Kindes.

Gewisse Unterschiede ergeben sich, wenn man die Raumsinnesleistungen der Haut beim älteren Kinde mit denen des Erwachsenen

Tabelle 31. Geringste Abstände der berührten Hautstellen, die in allen Fällen Doppelempfindungen ergeben. Die Zahlen bedeuten mm (nach K. VIERORDT).

Körperstelle (Beugeseite)	6jähriges Mädchen	8jähriges Mädchen	Mittel beider Mädchen	Erwachsener	Knaben nach CZERMAK		Erwachsener nach WEBER
					Mindestzahl	Höchstzahl	
Spitze des Mittelfingers	3,82	2,83	3,08	2,47	1,65	1,65	2,26
Mitte der 1. Phalanx des Mittelfingers	7,83	8,07	7,95	7,0	3,30	4,12	6,78
Mitte des Handtellers	9,67	9,19	9,43	11,7	—	—	—
Handgelenk . . .	19,09	22,81	20,95	21,4	—	—	—
Vorderarm (Mitte) .	33,05	29,59	31,32	29,65	28,5	37,3	40,6
Ellbogengelenk . .	32,55	30,32	31,43	41,2	—	—	—
Oberarm (Mitte) . .	32,99	28,54	30,76	48,5	24,2	48,4	36,1 bis 67,7
Akromion	41,93	33,05	37,47	60,1	—	—	—

vergleicht, wie es in der Tabelle 31 durch VIERORDT geschehen ist. Danach tastet beim Erwachsenen die Fingerhaut wesentlich feiner als beim Kinde, vielleicht infolge größerer Übung. Handteller und Vorderarme bieten keine erheblichen Unterschiede. Dagegen ist am Ellenbogen, am Oberarm und Akromion das Kind entschieden bevorzugt. Deshalb zeigt es zwischen der am feinsten fühlenden Fingerspitze und der am wenigsten leistenden Akromiongegend geringere Unterschiede als der Erwachsene.

Schmerzsinn. Im Anschluß an die Angabe GENZMERs findet sich im Schrifttum ganz allgemein die Behauptung, daß der Neugeborene und besonders die Frühgeburt gegen Schmerzreize ziemlich unempfindlich sei. Dies ist unrichtig. Der Neugeborene beantwortet schmerzhafte mechanische Reize mit lebhaften Reaktionen. Der Reizerfolg ist am deutlichsten, wenn sich das Kind vorher ganz ruhig befunden hat. Es wird sogar angegeben, die Kinder ließen sich mit Nadeln stechen, bis Blut fließt, ohne Schmerzen zu äußern. Bei jeder Blutentnahme kann man sich vom Gegenteil überzeugen.

Der Neugeborene verfügt sogar über eine äußerst fein arbeitende Reflexkette, die ihn vor Schmerz und damit vor Schaden bewahrt. Man berühre bei einem ruhig daliegenden Kinde mit einer Nadelspitze eine beliebige Hautstelle und belasse dann diese Nadel unbeweglich in ihrer Stellung. Das Kind wird rasch unruhig, es macht einige Bewegungen, die vielleicht nicht alle zweckmäßig sind, aber schließlich stets die gereizte Hautstelle aus dem Bereich der Nadelspitze entfernen. Erst dann tritt Ruhe ein. Dieser Versuch läßt sich am Kopf, am Rumpf und an den Gliedern in gleicher Weise durchführen. Besonders deutlich ist die Reaktion am Bein: Reizt man die Fußsohle des gestreckten Beines mit einem Nadelstich, so wird dieses sofort an den Leib gezogen. Bei geringeren Reizen beschränken sich die Reaktionen vielfach auf die gereizte Körpergegend und deren nähere Umgebung.

Der gesunde Säugling beantwortet den Schmerzreiz nach Messungen Peipers in etwa 0,12—0,70 Sekunden mit Bewegungen, besonders Zusammenzucken; er besitzt also die gleiche Reaktionszeit wie der Erwachsene. Zu schreien beginnt er erst nach 2—5 Sekunden; bei Frühgeburten und schlafenden Säuglingen ist die Reaktionszeit etwas größer.

Auffallend wenig empfindlich sind der Säugling und das Kleinkind gegenüber dem elektrischen Strome, wie aus der Tabelle 32 hervorgeht

Tabelle 32. Abhängigkeit der Empfindlichkeit für Öffnungsinduktions-ströme vom Alter (nach Czerny).

Alter	Kleinste Stärke des primären Stromes, bei der wahrnehmbare Empfindung ausgelöst wurde MA	Alter	Kleinste Stärke des primären Stromes, bei der wahrnehmbare Empfindung ausgelöst wurde MA
1 Tag	400	9 Monate	250
6 Tage	300	9 „	300
11 „	400	2 Jahre	200
17 „	300	3 „	200
23 „	250	$4^3/_4$ „	150
24 „	250	6 „	50
3 Monate	250	6 „	50

(Czerny). Diese Erscheinung, die sich bei der Behandlung mit faradischen Strömen geltend macht, ist bisher nicht erklärt worden.

Ganz allgemein hängt die Reizbarkeit des Kindes von seiner Stimmung ab; Ermüdung, Sättigung und Gesundheitszustand beeinflussen sie erheblich. Wie Czerny zeigte, läßt sich die Schlaftiefe in der Weckreizschwelle des elektrischen Stromes ausdrücken. Wolowik hat in ähnlicher Weise die gegenseitige Wirkung von Schmerz- und Nahrungsreflexen untersucht, indem er die Reizschwelle des elektrischen Stromes vor und während der Nahrungsaufnahme bestimmte. Es ergab sich, daß der Säugling beim Trinken aus der Brust oder aus der Flasche deutlich unempfindlicher wird, daß also dann wesentlich stärkere Ströme nötig sind, um eine Reaktion hervorzurufen.

Wärme- und Kältesinn. Daß der Neugeborene Wärme und Kälte lebhaft empfindet, wird allgemein anerkannt, wenn auch die vorhandenen Beweise unzuverlässig sind; denn in den Versuchen werden stets andere Sinne, und zwar der Tastsinn oder der Geschmackssinn mitgereizt. So zog GENZMER seine Schlüsse aus der Berührung mit kalten Eisenstäben, PREYER mit Badewasser, CANESTRINI mit Metall und Äthylchlorid, während PRATT, NELSON und SUN sowie JENSEN Flüssigkeiten von bestimmter Wärme und HERRMANN Milch in den Mund einbrachten. Unter allen diesen Bedingungen traten lebhafte Bewegungsreaktionen auf.

Um wirklich nur den Wärme- und Kältesinn zu reizen, benutzte PEIPER (1) eine Metallkapsel mit Zu- und Abflußrohr, die mit verschieden warmem Wasser durchspült wurde. Bei kaltem Wasser kam es zu lebhaften Unlustreaktionen; auf die Prüfung mit heißem Wasser wurde verzichtet, um Verbrennungen zu vermeiden. Nach JENSEN wird Nahrung von über 50⁰ und unter 20⁰ schlechter angesogen, als wenn sie eine Wärme von 40⁰ hat.

Nach den Angaben der Literatur soll der Neugeborene sein Gesicht strahlender Wärme zuwenden. Nachprüfungen durch PEIPER konnten diese Angabe nicht bestätigen. Eine Reaktion, die wohl nur auf den Kältereiz zu beziehen ist, hat BLANTON bei Neugeborenen schon in der ersten Lebensviertelstunde gesehen: die Kinder begannen in der Kälte zu zittern und mit dem noch zahnlosen Unterkiefer zu „klappern". Sobald sie erwärmt wurden, verschwand die Reaktion.

Literatur.

I. Zusammenfassende Abhandlungen.

1. Über das Gesamtgebiet.

PEIPER, A.: Die Hirntätigkeit des Säuglings. Berlin 1928.

2. Über Teil- und Grenzgebiete.

CANESTRINI, S.: Über das Seelenleben des Neugeborenen. Berlin 1913.

GENZMER, A.: Untersuchungen über die Sinneswahrnehmungen des neugeborenen Menschen. Diss. Halle 1873.

GUNDOBIN, A.: Die Besonderheiten des Kindesalters. Berlin 1912.

KUSSMAUL, A.: Untersuchungen über das Seelenleben des neugeborenen Menschen. Leipzig und Heidelberg 1895.

PRATT, K. CH., A. KR. NELSON and K. H. SUN: The behavior of the newborn infant. Ohio State Univ. Press. 1930.

PRATT, K. Ch.: The neonate, in Handbook of Child Psychology, 2. Aufl. rev. Worcester Mass. Clark Univ. Press. 1933.

PREYER, W.: Die Seele des Kindes, 5. Aufl. Leipzig 1900.

II. Einzeldarstellungen.

ALDRICH, C. A.: Amer. J. Dis. Childr. **35**, 36 (1928).

ALEXANDER, G.: Die Ohrenkrankheiten, in PFAUNDLER-SCHLOSSMANNs Handbuch der Kinderheilkunde, 2. Aufl., Bd. 7. Leipzig 1927.

BÁRÁNY, R.: Acta oto-laryng. (Stockh.) 1, 97 (1918).
— Arch. Augenheilk. 88, 139 (1921).
BECKER, J.: PETER-WETZEL-HEIDERICHs Handbuch der Anatomie des Kindes, Bd. 2, 2. Lief. München 1929.
BLANTON, M. G.: Psychologic. Rev. 24, 456 (1917).
CATEL, W.: Mschr. Kinderheilk. 38, 303 (1928); 52, 1 (1932).
CATEL, W. u. C. A. KRAUSPE: Jb. Kinderheilk. 129, 1 (1930).
CIURLO, L.: Valsalva. 10, 22 (1934).
CZERNY, A.: Jb. Kinderheilk. 33, 1 (1892).
ECKSTEIN, A.: Z. Kinderheilk. 45, 1 (1927).
FORBES, H. S. u. H. B.: J. comp. Psychol. 7, 353 (1927).
GOLDSCHMIDT, H.: Z. Kinderheilk. 45, 28 (1927).
GUTMANN, M. J.: Z. Psychol. 47, 108 (1924).
HARTMANN-KARPLUS, D.: Jb. Kinderheilk. 132, 140 (1931).
HELMHOLTZ, H.: Populär-wissenschaftliche Vorträge, H. 2. Braunschweig 1871.
HERING, E.: Die Lehre vom binokularen Sehen. Leipzig 1868.
JENSEN, K.: Genet. Psychol. Monogr. 12, H. 5/6 (1932).
KIESOW, F.: Z. Psychol. u. Physiol. Sinnesorg. 36, 30 (1904).
KOLMER, W.: ALEXANDER-MARBURG-BRUNNERs Handbuch der Neurologie des Ohres, Bd. 1/1. Berlin u. Wien 1924.
KNORR, A.: Würzburg. Abh., N. F. 5 (1929).
KRONER, F.: Breslau. ärztl. Z. 4, 37 (1882).
KULAKOWSKAJA, E.: Ref. Zbl. Kinderheilk. 23, 434 (1930).
LANGE, W.: PETER-WETZEL-HEIDERICHs Handbuch der Anatomie des Kindes, Bd. 2, 2. Lief. München 1929.
LICHTENSTEIN, A.: Jb. Kinderheilk. 34, 76 (1894).
LÖHLEIN, W.: Jenaer akademische Reden, H. 13. Jena 1931.
MAGITOT, A.: Annales d'Ocul. 141, 161 (1909).
McGINNIS, J. M.: Genet. Psychol. Monogr. 8, Nr 4 (1930).
MEYER, J.: Mschr. Ohrenheilk. 46, 449 (1912).
MORO, E.: Wien. klin. Wschr. 1906, 377.
PEIPER, A.: (1) Jb. Kinderheilk. 104, 195 (1924).
— (2) Mschr. Kinderheilk. 29, 336 (1924).
— (3) Jb. Kinderheilk. 112, 179 (1926).
— (4) Jb. Kinderheilk. 113, 87 (1926).
— (5) Arch. Kinderheilk. 80, 1 (1926).
— (6) Jb. Kinderheilk. 117, 350 (1927).
PETER, K.: PETER-WETZEL-HEIDERICHs Handbuch der Anatomie des Kindes, Bd. 2, 2. Lief. München 1929.
PFISTER, H.: Arch. Kinderheilk. 26, 11 (1899).
POLI, C.: Ref. Arch. Ohrenheilk. 41, 82 (1896).
RÄHLMANN, E.: Ophthalm. Klin. 7, 321 (1903).
— Arch. Physiol. 1877, 454.
RUDDER, B. DE: Z. Kinderheilk. 41, 555 (1926); 43, 323 (1927).
SCHMIDT, A.: Z. Kinderheilk. 45, 19 (1927).
SEEFELDER, R.: PETER-WETZEL-HEIDERICHs Handbuch der Anatomie des Kindes, Bd. 2, 1. Lief. München 1927.
SKRAMLIK, E. V.: Handbuch der Physiologie der niederen Sinne. Leipzig 1926.
SZYMANSKY, I. S.: Psychol. Forsch. 2, 298 (1922).
VIERORDT, K.: GERHARDTs Handbuch der Kinderkrankheiten, Bd. 1. Tübingen1877.
VOSS, O.: Mschr. Kinderheilk. 34, 568 (1926); Acta oto-laryng. (Stockh.) 11, 73 (1927).
WATSON, J. B.: Psychologie from the standpoint of a behaviorist, 2. Aufl. Philadelphia u. London 1924.

WEIGL, E.: Ber. Ges. exper. Psychol. 11. Kongr. Jena **1930**, 182.
WEISS, O.: Anat. H. **8**, 193 (1897).
WESSÉN, E.: Acta obstetr. scand. (Stockh.) **7**, 136 (1928).
WOLFRUM, M.: Ber. dtsch. ophthalm. Ges. 35. Verslg Heidelberg **1908**, 206.
WOLOWIK, A. B.: Jb. Kinderheilk. **115**, 185 (1927).

B. Zentralnervensystem.

I. Anatomie.

Die Anatomie des kindlichen Zentralnervensystems ist vor kurzem von SIWE ausführlich geschildert worden. Auf diese Arbeit wird besonders verwiesen.

Topographie. Beim Neugeborenen ist der Unterschied zwischen dem Fassungsvermögen des Schädels und dem Rauminhalt des Gehirns, der sog. Spielraum, verhältnismäßig klein. Nach RUDOLPH beträgt er beim Neugeborenen $2^1/_2\%$ vom Fassungsraum der Schädelhöhle, bei Kindern zwischen 1 Woche und 6 Jahren 3% und gegen Ende der Pubertät $7^1/_2\%$; allerdings unterliegen diese Werte starken Schwankungen von Fall zu Fall. RUDOLPH und SIWE messen diesem geringen Spielraum des kindlichen Gehirns klinische Bedeutung bei; Hirnschwellungen sollen leichter zu Hirndruck, Rindenreizungen und Krämpfen führen als beim Erwachsenen. Indessen müßte sich der geringere Spielraum dadurch ausgleichen, daß die Schädelnähte und die große Fontanelle noch nicht verknöchert sind. Auch die Quellungsfähigkeit des Gehirns wird beim Kinde und Erwachsenen verschieden sein.

Während der Embryonalzeit füllt das Rückenmark den Wirbelkanal vollständig aus. Dann aber wächst die Wirbelsäule rascher, so daß das Rückenmark im Wirbelkanal hinaufrückt und die Cauda equina gebildet wird. Solange der Wirbelkanal ganz ausgefüllt ist, sind die einzelnen Rückenmarkssegmente annähernd gleich lang. Später bleibt die Gegend der Hals- und Lendenschwellung im Wachstum zurück. Im Dorsalteil verlaufen die Nervenwurzeln nach SIWE zur Zeit der Geburt und während der ersten Kinderjahre schiefer als beim Erwachsenen; doch wird dieser Unterschied mit zunehmendem Alter ausgeglichen. Beim Neugeborenen endet der Conus terminalis in Höhe des 3. Lendenwirbels, beim Erwachsenen einen Wirbel höher. Bei allen diesen Befunden werden aber erhebliche Schwankungen von Fall zu Fall angetroffen (SIWE).

Gewicht. In seiner Gewichtszunahme unterscheidet sich das Zentralnervensystem beträchtlich von den anderen Organen. Es steht nämlich auf der Stufe des Neugeborenen seinem endgültigen Gewicht wesentlich näher, wie aus der Tabelle 33 hervorgeht. Vom Neugeborenen zum Erwachsenen steigt das Gesamtkörpergewicht um das 21fache, das Gewicht der Muskeln sogar um das 37fache, während das Gehirn nur um 3,76mal schwerer wird. Das Wachstum des Zentralnervensystems

Tabelle 33. Wachstum verschiedener Organe auf das Gewicht des Neugeborenen bezogen (nach VIERORDT, HEPTNER, WEISS und SIWE).

	Körpergewicht	Muskeln	Skelet	Haut- und Unterhautzellgewebe	Gehirn	Rückenmark	Periphere Nerven	Auge
Neugeborener .	1	1	1	1	1	1	1	1
Erwachsener . .	21	37	27,2	19,2	3,76	7,1	15,3	3,25
3jähriges Kind .	3,64				2,91	4,25	4	

nimmt vom Gehirn über das Rückenmark nach den peripheren Nerven hin deutlich ab (HEPTNER). Die Schwankungsbreite der Hirngewichte ist ziemlich beträchtlich. Die vorliegenden Werte können noch nicht als endgültig angesehen werden, weil bisher zu wenig Fälle untersucht wurden, die allen Ansprüchen genügen. Wird doch das Hirngewicht vor dem Tode oft durch die REICHARDTsche Hirnschwellung, nach dem Tode infolge der Durchtränkung des Gehirns mit Liquor stark verändert. RÖSSLE und ROULET (Tabelle 34 und 35) haben diese Fehlerquellen zu vermeiden gesucht und ihren Zahlen möglichst gesunde Gehirne zugrunde gelegt.

Für die Neugeborenen beträgt nach PFISTER das Durchschnittsgewicht des Gesamthirns 370 g beim ♂ und 350 g beim ♀, und zwar beträgt das Gewicht des Großhirns 310—345 g beim ♂ und 305—320 g

Tabelle 34. Normale Gewichtsdurchschnitte für männliche Gehirne (nach RÖSSLE und ROULET).

Alter	Zahl der Fälle	Körpergewicht kg	Körperlänge cm	M Gehirngewicht g	σ Mittlere Abweichung von M g	m Mittlerer Fehler g	M + m g	M − m g
Geburt	87	3,119	51,57	386,8	± 60,18	± 6,45	392,65	379,75
Geburt bis 6 Monate	49	3,21	54,77	498,9	± 92,44	± 13,2	512,1	485,7
7—12 Monate .	13	4,47	67	673,4	± 175,51	± 13,5	686,9	659,9
1 Jahr	11	10,58	77,09	965,0	± 146,06	± 44,04	1009,04	920,96
2 Jahre	7	9,48	82,42	972,5	—	—	—	—
3 „	5	15,3	89,84	1164,0	—	—	—	—
4 „	7	18,43	102,15	1175,0	—	—	—	—
5 „	3	17,32	110,23	1406,66	—	—	—	—
6 „	1	—	—	1410,0	—	—	—	—
7 „	4	18,27	117,5	1373,7	—	—	—	—
8 „	3	21,0	128	1166,6	—	—	—	—
9 „	—	—	—	—	—	—	—	—
10 „	3	23,86	132,3	1243,3	—	—	—	—
11 „	2	27,0	136,0	1455,0	—	—	—	—
12 „	3	35,05	150,1	1480,0	—	—	—	—
13 „	3	32,23	139,9	1426,6	—	—	—	—
14 „	3	38,96	149,0	1310,0	—	—	—	—

Tabelle 35. Normale Gewichtsdurchschnitte für weibliche Gehirne (nach Rössle und Roulet).

Alter	Zahl der Fälle	Körper-gewicht kg	Körper-länge cm	M Gehirn-gewicht g	σ Mittlere Ab-weichung von M g	m Mittlerer Fehler g	M + m g	M − m g
Geburt	64	2,968	48,96	363,8	± 57,94	± 7,24	371,04	356,56
Geburt bis 6 Monate	32	3,12	54,42	490,9	± 79,89	± 14,12	505,02	476,78
7—12 Monate . .	9	5,18	65,77	706,2	± 61,0	± 20,3	726,5	685,9
1 Jahr	15	9,55	81,05	944,3	± 80,05	± 20,67	964,97	923,63
2 Jahre	8	9,62	85,4	947,0	—	—	—	—
3 „	8	14,52	100,4	1156,25	—	—	—	—
4 „	5	12,5	105,5	1119,0	—	—	—	—
5 „	4	17,1	111,15	1262,5	—	—	—	—
6 „	5	14,6	112,0	1168,0	—	—	—	—
7 „	3	19,2	120,3	1293,3	—	—	—	—
8 „	1	26,9	122,5	1230,0	—	—	—	—
9 „	1	26,0	128,0	1300,0	—	—	—	—
10 „	2	19,75	128,0	1130,0	—	—	—	—
11 „	3	28,7	127,2	1268,3	—	—	—	—
12 „	1	20,0	129,0	1200,0	—	—	—	—
13 „	3	29,65	146,8	1240,0	—	—	—	—
14 „	4	34,1	153,7	1283,7	—	—	—	—

beim ♀, das Gewicht des Kleinhirns 21 g beim ♂ und 18 g beim ♀ und schließlich das Gewicht des Hirnrestes (verlängertes Mark, Brücke und Vierhügelgegend) 5,5 g. Im ganzen vervierfacht das Gesamthirn sein Geburtsgewicht, ebenso verhält sich das Großhirn, während sich das Kleinhirn um das 7fache und der Hirnrest um das 5fache vergrößert. Das erste Drittel seines Endgewichtes erreicht das Gehirn im 9. Monat, das 2. im 2. Vierteljahr des 3. Lebensjahres. Etwas langsamer wächst das Großhirn; es erreicht das erste Drittel seines endgültigen Gewichtes im 9.—10. Monat und das zweite etwa nach $2^{1}/_{2}$ Jahren. Das Kleinhirn wächst rascher; mit dem 6. Monat erreicht es das erste Drittel seines Endgewichtes und vor dem Ende des 2. Lebensjahres das zweite Drittel. Das Wachstum des Hirnrestes entspricht dem des Gesamthirnes (Pfister). Der Wert derartiger Angaben darf nicht überschätzt werden, da andere Untersucher etwas abweichende Werte angeben. So hat nach Vierordt das Gehirn schon am Ende des 1. Lebensjahres $^{2}/_{3}$ seines Endgewichtes erreicht. Gesichert ist jedenfalls die Tatsache, daß das Gehirn in den ersten Lebensjahren rasch, später nur noch recht langsam wächst.

Oberfläche. Abgesehen von der Größe unterscheidet sich die Hirnoberfläche beim Neugeborenen und Erwachsenen kaum voneinander. Unentschieden ist bisher die Frage, ob sich der Furchungsvorgang, der die Hirnwindungen hervorruft, noch in die Säuglingszeit hinein fortsetzt.

Die **Histologie** des Neugeborenenhirns zeigt im Vergleich zum Erwachsenen wesentliche Unterschiede. Beim Neugeborenen erweisen sich nämlich die nervösen Gewebe noch durchaus als unreif. Die Zellen sind noch nicht fertig ausgestaltet, so daß sich die einzelnen Zellschichten nur unvollkommen voneinander abgrenzen lassen; die Markscheiden haben sich erst in geringer Zahl, an vielen Stellen noch gar nicht gebildet.

Für einen Vergleich mit der physiologischen Arbeitsfähigkeit in den verschiedenen Hirnteilen ist die Tatsache wichtig, daß bei der Geburt die Unreife über das Gehirn nicht gleichmäßig ausgebreitet ist; vielmehr sind die entwicklungs- und stammesgeschichtlich ältesten Hirnteile histologisch am reifsten. Vom Rückenmark und vom verlängerten Mark aus schreitet die Reifung über die Stammganglien und das Mittelhirn zum Großhirn hinauf; nur sind die entwicklungsgeschichtlich jüngeren Bahnen auch in den älteren Abschnitten zurückgeblieben. Am reifsten sind die Hirnteile, die schon früh wichtige physiologische Aufgaben zu erfüllen haben, vor allem die Gegend des Atemzentrums im verlängerten Mark.

Nach dem FLECHSIGschen Gesetz umhüllen sich die Fasern einer bestimmten Bahn gleichzeitig mit Markscheiden, und zwar schreitet die Markscheidenbildung immer in der Leitungsrichtung der Bahn fort, also bei den Empfindungsbahnen hirnwärts und bei den Bewegungsbahnen vom Hirn fort. Im allgemeinen bilden sich die Markscheiden bei den Empfindungsbahnen früher als bei den Bewegungsbahnen. Große Wichtigkeit maß FLECHSIG der Reihenfolge bei, in der sich die Empfindungsbahnen des Großhirns mit Mark umhüllen: am frühesten entwickeln sich die zentralen Übertragungen der Tast- und Geruchseindrücke, später reift die Sehleitung, und zum Schluß wird die Hörleitung reif. Für die Vestibularisbahn sind die Verhältnisse noch nicht klar gestellt. Schlüsse auf die Zeit der physiologischen Arbeitsaufnahme lassen sich aus diesen anatomischen Befunden nicht ziehen.

Nach A. WESTPHAL enthalten beim Neugeborenen die motorischen Hirnnerven bereits Markscheiden, während die sensiblen, sensorischen und gemischten Hirnnerven mit Ausnahme des Hörnerven noch nicht markreif sind. Am weitesten zurück ist der Sehnerv innerhalb der Augenhöhle. Die völlige Markreife wird im 9.—10. Lebensmonat erreicht. Im allgemeinen reifen die Hirnnerven früher als die peripheren Nerven; diese sind erst im 2.—3. Jahr fertig ausgebildet.

Die Markscheidenbildung beschleunigt sich, wenn die Nerven ihre physiologische Aufgabe erfüllen. AMBRON und HELD öffneten längere Zeit hindurch blinden neugeborenen Tieren das eine Augenlid, während das andere geschlossen blieb. Sie fanden so die Markscheidenbildung in dem Sehnerven des belichteten Auges vermehrt. Ähnlich beobachtete A. WESTPHAL bei Frühgeburten, die einige Zeit gelebt hatten, eine stärkere Markscheidenbildung, als ihrer Entwicklungsstufe entsprach.

Die Markscheiden der Pyramidenbahnen bilden sich bei den verschiedenen Kindern mit sehr verschiedener Geschwindigkeit. Beim Neugeborenen finden sich nach FLECHSIG teilweise schon Markscheiden der Pyramidenbahnen in der vorderen Zentralwindung und bei ihrem Verlauf durch die Capsula interna, das Mittelhirn und das verlängerte Mark. Im Rückenmark sind die Vorderstränge der Pyramidenbahnen schon markhaltig, im Gegensatz zu den Seitensträngen.

Nach A. WESTPHAL sind die peripheren Rückenmarksnerven des Neugeborenen im Vergleich zum Erwachsenen dünn und schwer zu färben. Die weitere Entwicklung, die hauptsächlich in der Bildung von Markscheiden besteht, schreitet von der Geburt an ständig fort. In der 3.—6. Lebenswoche haben sich die Markscheiden bereits deutlich vermehrt; aber erst im 2. und 3. Lebensjahr ist ein Zustand erreicht, wie er dem des Erwachsenen nahekommt. Besonders hervorgehoben wird von A. WESTPHAL die von Fall zu Fall schwankende Geschwindigkeit, mit der sich die Markscheiden bilden.

Die Liquormenge hängt mit dem Spielraum des Gehirns zusammen; bei Encephalogrammen lassen sich im Säuglingsalter 40—60 ccm, im Alter von 8—10 Jahren 100—140 ccm entleeren (SAMSON, KRUSE).

Der Druck des Liquors bei der Lumbalpunktion wird sehr verschieden angegeben. Er beträgt im Liegen, wenn nicht geschrien oder gepreßt wird, etwa 120—130 cm Wasser (= 9—9,8 mm Hg). Krankhaft ist ein Druck über 150 cm Wasser (= 11,2 mm Hg). Im Sitzen sind die Werte naturgemäß etwas höher.

II. Allgemeine Reaktionen des Zentralnervensystems.

Der Säugling besitzt die angeborene Fähigkeit, äußere Reize mit einfachen Reflexen zu beantworten. Mit steigendem Alter werden die Reaktionen durch das Eingreifen des Großhirns immer zahlreicher, doch bleiben daneben einfache Reflexe zu allen Lebenszeiten erhalten. Örtliche Reaktionen, z. B. Pupillenverengerung auf Lichtreiz oder Gesichterschneiden auf Eingabe von Chininlösungen treten nur bei Reizung eines bestimmten Sinnesgebietes auf. Dagegen sind die allgemeinen Reaktionen, die im folgenden beschrieben werden, von jedem Sinnesorgan aus hervorzurufen.

Veränderung von Atmung und Hirnpuls. CANESTRINI hat die Reizbarkeit von Neugeborenen untersucht, indem er bei ihnen Atmung und Hirnpuls auf der Schreibtrommel darstellte. Da sich seine Kurven unter dem Einfluß der verschiedenartigsten Reize stark veränderten, schloß er mit Recht auf die Reizbarkeit der Kinder. In der weitergehenden Deutung seiner Ergebnisse kann man ihm aber nicht unbedingt folgen. Unter dem Einfluß äußerer Reize kommt es nämlich leicht zu einer allgemeinen Bewegungsunruhe, wodurch die Kurven der Atmung und des Hirnpulses entstellt werden. Nur wenn die Kinder während der

Reizung sich nicht bewegt haben, was jedesmal genau festzustellen ist, gestatten die Kurven einen Rückschluß auf Puls und Atmung. Am leichtesten gelingen derartige Beobachtungen am schlafenden Kinde.

Auf diese Weise sah PEIPER (1 und 12) schon bei Frühgeburten auf äußeren Reiz eine Vertiefung und Verlangsamung der Atmung, oft einen vorübergehenden Atemstillstand — also Erregung und darauf folgend Hemmung —, in anderen Fällen eine Beschleunigung. Ähnliches läßt sich aus den Atemkurven CANESTRINIs herauslesen, soweit sie nicht durch Bewegungen entstellt sind. Die gleichen Veränderungen finden sich auch im Schlafe des älteren Kindes. Die Hirnpulskurven CANESTRINIs am Neugeborenen sind wegen der gleichzeitigen Allgemeinbewegungen kaum zu deuten. PEIPER (3) fand bei zwei schlafenden Kindern jenseits der Säuglingszeit auf äußeren Reiz einen Hirngefäßreflex, der in einer kurz dauernden Zunahme und einer etwas länger dauernden Abnahme der Hirndurchblutung bestand.

Bewegungs- und Schreckreaktion. Jeder genügend kräftige Reiz führt beim Säugling schließlich zur Bewegungsunruhe. Der Erwachsene reagiert in gleicher Weise, doch bedarf es beim Säugling im allgemeinen geringerer Reize. Die Schwankungen der Beweglichkeit unter dem Einfluß von Sinnesreizen haben PRATT, NELSON und SUN beim Neugeborenen als Maßstab der erfolgten Reizung benutzt.

Dem Säuglingsalter eigentümlich ist die Schreckreaktion, die am deutlichsten eintritt, wenn das Kind in voller Ruhe plötzlich von irgendeinem kräftigen Sinnesreiz getroffen wird. Der ganze Körper zuckt zusammen; die beiden Arme fahren, im Ellbogen halb gestreckt, auseinander, während die Finger sich spreizen. In ähnlicher Weise, nur etwas undeutlicher, reagieren die Beine. Ist der Kopf seitwärts gedreht, so wird er plötzlich rückwärts geworfen. Nach diesen plötzlich ausgeführten Bewegungen sinken die Glieder langsam wieder in die alte Lage zurück. Am ausgeprägtesten findet sich die Schreckreaktion bei manchen schwachsinnigen Säuglingen. Bei gesunden Kindern wird sie schon im Laufe des 1. Lebenshalbjahres undeutlich; Reste von ihr lassen sich aber noch beim Erwachsenen nachweisen.

Zwischen der Bewegungsform der Schreckreaktion und der Bogengangsreaktion auf die Glieder (S. 122) gibt es keinen Unterschied. Es tritt aber nach Auslösung der Schreckreaktion durch einen plötzlichen Sinnesreiz vorübergehend eine Unerregbarkeit ein, während die Bogengangsreaktion auf die Glieder beliebig oft hintereinander ausgelöst werden kann. Wahrscheinlich wird der Analysator (S. 147) nach der Schreckreaktion eine Zeitlang gehemmt. Da diese nach eigener Beobachtung bei einer großhirnlosen Mißgeburt auslösbar war, muß ein Analysator im Hirnstamm für ihr Zustandekommen genügen [PEIPER (12)].

Eine Pupillenerweiterung auf äußeren Reiz findet sich schon bei Frühgeburten, wenn auch nicht mit solcher Regelmäßigkeit wie später.

Den galvanischen Hautreflex (psychogalvanischen Reflex) vermißte PEIPER (2) meistens im Säuglingsalter. Erst am Ende des 1. Lebensjahres wurde er einigermaßen deutlich.

Mienenspiel. Die Tatsache, daß der Säugling noch nicht imstande ist, Erregungen auf einzelne Muskelgruppen zu beschränken, macht sich im Ausdruck seiner Gemütsbewegungen geltend. Während sich beim Erwachsenen die gute oder schlechte Stimmung fast nur im Gesichte widerspiegelt und erst schwere Erregungen darüber hinausgreifen, weint und lacht der Säugling mit seinem ganzen Körper. Das Mienenspiel wird nicht erst durch Nachahmung erworben, sondern beruht auf angeborenen Reflexen. Diese sind zunächst unabhängig vom Großhirn und geraten erst allmählich im Laufe des 1. Lebensjahres unter seinen wohl meistens hemmenden Einfluß. Eine Nachahmung von Gesichtsbewegungen fand KAILO nur bei 15% der von ihm beobachteten Säuglinge (Alter 2—7 Monate). Ein Verziehen der Augengegend im Sinne einer bösen Miene wirkte auf die Säuglinge hemmend und unruhvoll, während ein Verziehen des Mundes die Kinder anregte und belustigte.

Der Neugeborene kann noch nicht lachen oder lächeln, seine gute Stimmung drückt sich nur in dem Verschwinden von Unlustäußerungen aus. Schon gleich nach der Geburt wird die Unlust durch Bewegungsunruhe und Schreien geäußert, wobei zunächst noch keine Tränen fließen. Erst nach einigen Wochen weinen die Kinder unter Tränen, obwohl ihre Tränendrüsen von Anfang an Tränen abzusondern vermögen. Bei etwas älteren Säuglingen kündigt sich der Übergang in schlechte Stimmung oft durch bestimmte Mienenspiele an: die Stirne runzelt sich senkrecht, die Mundwinkel werden gesenkt, oder es wird eine „Schippe gezogen" (breite viereckige Mundöffnung unter Vorschieben der Unterlippe).

Die Zeit, in der das erste Lächeln oder Lachen auftritt, läßt sich nicht scharf angeben. Meistens ist das erste wirklich deutliche Lächeln nicht vor Ablauf des ersten Lebensmonates, oft noch später zu sehen. Lautes Lachen, „Krähen" schließt sich dann bald an das Lächeln an. Viele Säuglinge öffnen beim Lachen weit ihren Mund, haben dabei also ein anderes Mienenspiel als der Erwachsene.

Kennzeichnend für den Säugling, in geringerem Maße für das Kleinkind, ist der rasche Stimmungswechsel; es ist nichts leichter, als einen Säugling kurz nacheinander zum Lachen, zum Weinen und wieder zum Lachen zu bringen.

Die gute Stimmung des Säuglings ist von seinem Gesundheitszustand abhängig. In gesunden Tagen kommt er selbst durch kräftige Reize nicht so leicht aus der Ruhe; während der Krankheit genügen schon Kleinigkeiten, etwa das Herantreten an das Bett, um ihn zum Weinen zu bringen. Das Verschwinden des Lächelns bei Einsetzen der Erkrankung und seine Wiederkehr in der Genesung kennzeichnen den Zustand des Kindes.

Die Ausdrucksbewegungen entstehen zunächst auf bestimmte Sinnesempfindungen hin, die sie zu verstärken oder abzuschwächen haben, je
nachdem sie willkommen oder unwillkommen sind. Später begleiten sie
entsprechende Gefühle, wie sie durch die Sinnesempfindungen hervorgerufen wurden, auch ohne daß eine derartige Reizung von außen stattgefunden hat. So entstehen bedingte Reflexe (S. 146), und zwar sind
die Sinnesempfindungen unbedingte und die Gefühle bedingte Erreger
der Ausdrucksbewegungen. Schließlich werden auch die Vorstellungen
zu bedingten Erregern, wie etwa beim älteren Menschen die Vorstellung
einer schmackhaften Speise den Speichelfluß anzuregen vermag.

Zu den Ausdrucksbewegungen des älteren Kindes und des Erwachsenen gehören Reaktionen, die der Säuglingszeit entstammen und sich
auch nur durch die Eigentümlichkeiten dieser Zeit erklären lassen. So
hat sich der Gesichtsausdruck des süßen Geschmackes zum Lächeln
umgestaltet, während der Gesichtsausdruck des schlechten Geschmackes
zur Gebärde des Abscheus geworden ist, — bis zum Zunge-ausstrecken
und Ausspucken. Der Hochmut drückt im Naserümpfen und Zurückwerfen des Kopfes den schlechten Geruch aus. Noch der Kuß gibt die
Saugbewegung wieder. Das Kopfschütteln bei der Verneinung entspricht
der Bewegung des gesättigten Säuglings, dem Nahrung angeboten wird,
und die bejahende Kopfbewegung vielleicht dem Nehmen der Flasche.

Nachdem sich das Mienenspiel des Kindes entwickelt hat, ist es deutlicher als das des Erwachsenen, bei dem sich hemmende Einflüsse geltend
machen. *Einen bleibenden Gesichtsausdruck (Physiognomie)* besitzen die
Kinder dagegen noch nicht; denn dieser entsteht erst im Laufe des Lebens
als Erstarrung des bevorzugten Mienenspieles, begünstigt durch einen
gewissen Schwund des Fettpolsters. Durch das Fehlen der festen Ge-
sichtszüge erscheinen die kindlichen Gesichter untereinander ähnlicher
als die von Erwachsenen.

III. Neurologie der Atmung.

Anatomie. Das Hauptatemzentrum des Menschen befindet sich
ebenso wie beim höheren Säugetier im verlängerten Mark an der Spitze
des Calamus scriptorius. KEHRER hat dies bewiesen, indem er bei einem
Neugeborenen, der mit zerstörtem Gehirn geboren wurde, aber noch
atmete, das verlängerte Mark durchschnitt. Die Atmung erlosch, als die
erwähnte Stelle getroffen wurde.

Atemrhythmus. Die Atemfrequenz wurde auf S. 9 abgehandelt. Die
Veränderung der Atmung als allgemeine Reaktion ist auf S. 111 besprochen.

Die Atmung des wachen Säuglings ist sehr veränderlich. Ihre Geschwindigkeit und Tiefe wechselt leicht unter dem Einfluß äußerer
Reize; von den Gemütsbewegungen wird sie stark in Mitleidenschaft
gezogen. Einige schnelle Atemzüge, Atempausen, vertiefte Atemzüge
in unregelmäßigem Wechsel mit der Normalatmung beherrschen das

Bild. Klinisch kann daher die Atmung nur längere Zeit hindurch und in der Ruhe, noch besser im Schlafe, gezählt werden.

Aufbau und Zerfall des Atemzentrums (nach PEIPER). Das Atemzentrum des Menschen setzt sich aus mehreren, physiologisch voneinander abgrenzbaren Bestandteilen zusammen, die sich entwicklungs- und stammesgeschichtlich nacheinander gebildet haben. Die älteren Teile sind den jüngeren untergeordnet und werden durch deren Tätigkeit gehemmt. Sie gewinnen aber wieder die Fähigkeit, die Atmung zu steuern, sobald die zentrale Erregbarkeit sinkt und damit die empfindlicheren jüngeren Teile ausgeschaltet sind. Ein derartiger Zerfall des Atemzentrums kann bei den verschiedensten Gelegenheiten eintreten. Deutlich wird er in der Agone des älteren Menschen, während bei Frühgeburten, deren Atemzentrum infolge seiner Unreife nur locker zusammengefügt ist, schon geringe Allgemeinstörungen einen ernsten Zerfall herbeiführen. Im Tierversuch konnten CAMMANN und PEIPER durch O_2-Entzug einen ganz entsprechenden Zerfall hervorrufen. SALMI fand einen ähnlichen Zerfall bei frühgeborenen Kaninchen.

Die einzelnen Bestandteile des Atemzentrums bringen nach ihrer Enthemmung verschiedene deutlich voneinander abgrenzbare Atemformen hervor.

Der höchste und jüngste Bestandteil, der die Normalatmung des Erwachsenen steuert, überwiegt auch beim reifen Neugeborenen und bei der klinisch gesunden Frühgeburt.

Von dem Periodenzentrum wird eine Atmung gesteuert, die sich periodisch beschleunigt und verlangsamt oder periodische Atemstillstände enthält. Die periodische Atmung, meistens mit einer periodischen Bewegungsstörung verbunden, findet sich oft bei gesunden Frühgeburten nach der Nahrungsaufnahme, nach dem Bade usw., während der Agone sowie bei älteren Kindern mit Hirnhautentzündung. Beim erwachsenen Herzkranken ist sie als CHEYNE-STOKESsche Atmung bekannt. Das periodische Übergreifen der Erregung vom Atemzentrum auf die Bewegungszentren, wie man es so oft beobachten kann, widerlegt die Anschauung SALMIs, daß die periodische Atmung durch periphere Erscheinungen, nämlich durch Ermüdung der Atemmuskeln, mitbedingt sei.

Die Schnappatmung besteht aus einzelnen besonders tiefen Atemzügen, die mit einer Öffnung des Mundes, einem Zurückziehen der Zunge und einem Zurückwerfen des Kopfes verbunden sind. Die einzelnen Atemzüge werden durch lange Atemstillstände bis zur Dauer von mehreren Minuten voneinander getrennt. Die Schnappatmung tritt anfallsweise auf und wird von einem Erlöschen der gesamten Reflexerregbarkeit, der Bewegungen und des Muskeltonus begleitet, während die Herztätigkeit sich stark verlangsamt (PEIPER und GOOD). Anfälle von Schnappatmung (apnoische Anfälle) ereignen sich nicht selten bei jungen Frühgeburten. Sie gefährden immer das Leben auf das Schwerste, werden aber noch oft überwunden. Während der Agone kann es auch bei älteren Menschen zur Schnappatmung kommen.

Nicht selten erscheint unter den gleichen Umständen, unter denen sonst die Schnappatmung auftritt, eine Übergangsform: die einzelnen Atemzüge folgen sich zwar noch dicht aufeinander, wie bei der gewöhnlichen Atmung, es wird aber im Gegensatz zu ihr bei jedem Atemzug der Mund etwas geöffnet. Der Eintritt dieser Übergangsform ist für den schlechten Allgemeinzustand ebenso kennzeichnend wie die eigentliche Schnappatmung.

Die niedrigste Atemform besteht in Schluckbewegungen, die als Kehlkopfbewegungen sichtbar sind. Der stammesgeschichtlich begründete Zusammenhang zwischen den Atem-, Saug- und Schluckbewegungen wird auf S. 118 besprochen.

Der Singultus („Schluckauf") findet sich häufig bei klinisch gesunden Säuglingen in den ersten Lebensmonaten, ohne daß ihm eine klinische Bedeutung zukäme. Die Unreife des Atemzentrums begünstigt dessen Zerfall und läßt eine der Schnappatmung nahe stehende Atemform auftreten. Die Zwerchfellbewegungen beim Singultus entsprechen nämlich denen der Schnappatmung, während die übrigen Begleiterscheinungen der Schnappatmung zurücktreten. Immerhin wird im Säuglingsalter noch meistens während des Singultusstoßes der Mund etwas geöffnet und die Zunge zurückgezogen. CAMMANN und PEIPER sahen in ihren erwähnten Tierversuchen vor dem Beginn der eigentlichen Schnappatmung Singultusstöße auftreten.

Die Fähigkeit zu gähnen ist bereits jungen Frühgeburten eigen.

IV. Neurologie der Ernährung.

Nahrungszentrum. Nach PAWLOW haben wir beim Tier ein Nahrungszentrum anzunehmen, das sich ebenso wie das Atemzentrum im verlängerten Mark befindet. Untersuchungen über die bedingten und unbedingten Reflexe führten KRASNOGORSKI zu dem Ergebnis, daß auch beim Kinde ein subcorticales Nahrungszentrum anzunehmen ist, das sich — ähnlich wie das Atemzentrum — gegen bestimmte Veränderungen der Blutzusammensetzung als empfindlich erweist. Lang dauernde Überernährung mit der gleichen Nahrung bringt nämlich bedingte Reflexe zum Erlöschen, die vorher auf diese Nahrung gebildet waren, während bedingte Reflexe auf andere Nahrung erhalten bleiben. So konnte KRASNOGORSKI eine Einzelempfindlichkeit des kindlichen Nahrungszentrums gegen Kohlehydrate, Fett, Eiweiß, Salz, Alkali, Säure und Wasser nachweisen.

Da die bedingten Reflexe an die Tätigkeit der Hirnrinde geknüpft sind, muß das subcorticale Nahrungszentrum eng mit ihr verbunden sein. Die subcorticale Erregung ruft das Streben nach der Nahrung hervor, die nicht zugeführt wurde; die hohe Rindenerregbarkeit erlaubt es, diese Nahrung zu finden und aufzunehmen (KRASNOGORSKI).

Die Zentren der Nahrungsaufnahme. Soweit die Nahrungsaufnahme vom Zentralnervensystem abhängt, lassen sich 3 verschiedene Vorgänge unterscheiden: die Suchreflexe, die den Kopf und den Mund in die geeignete Stellung bringen, weiter die eigentlichen Saugreflexe und schließlich das bukkopharyngeale Schlucken, das die Nahrung aus dem Munde in die Speiseröhre befördert.

Anatomie. Das Saugzentrum befindet sich nach BASCHs Tierversuchen im verlängerten Mark beiderseits an der Innenseite des Corpus restiforme und des Bindearmes. Der zentripetale Teil des Reflexbogens verläuft im sensiblen Ast des Trigeminus, der zentrifugale im motorischen Teil dieses Nerven sowie im Facialis und Hypoglossus. Das bukkopharyngeale Schlucken besitzt sein Zentrum gleichfalls im verlängerten Mark, da die großhirnlose Mißgeburt von CATEL-KRAUSPE, bei der das Zentralnervensystem nur bis zur Medulla hinauf gebildet war, schlucken konnte. Über den Sitz der Suchreflexe ist nichts Näheres bekannt.

Suchreflexe. Streichelt man die Wange eines Neugeborenen seitlich vom Munde, so dreht das Kind seinen Kopf nach der gereizten Stelle; streichelt man nun auf der anderen Seite, so wendet es sich entgegengesetzt. Oft sperrt es dabei seinen Mund auf, als ob es nach der mütterlichen Brustwarze suche. Besonders wenn das Kind hungrig ist, wackelt der Kopf nach einem Einzelreiz mehrfach hin und her. Hat man den Versuch mit einem Gummisauger ausgeführt, so kann man das Kind dazu bringen, ihn mit dem Munde zu erfassen und daran zu saugen, auch wenn er zunächst ungünstig liegt.

Diese Suchreflexe wurden zuerst von KUSSMAUL beschrieben. GAMPER und UNTERSTEINER, die sie genauer untersucht haben, betonen, wie zweckmäßig dabei selbst die Lippen bewegt werden. Berührt man nämlich eine Stelle des Mundes, z. B. die Mitte der Oberlippe, so wölbt sich diese unter Öffnung des Mundes rüsselförmig nach oben, während gleichzeitig der ganze Kopf nach hinten gebeugt wird, so daß sich jetzt der berührende Gegenstand in der Mitte des Mundes befindet und mit den Lippen erfaßt werden kann. Umgekehrt wird auf Berühren der Unterlippe der Mund geöffnet, die Unterlippe gesenkt und der Kopf nach vorne gebeugt. Bei seitlicher Berührung verzieht sich der Mundwinkel nach der gereizten Stelle hin, während sich der Kopf seitwärts dreht.

Ein Beklopfen des M. orbicularis oris veranlaßt manchmal junge Säuglinge zu einem rüsselförmigen Vorschieben der Lippen (S. 185). Bei hungrigen Neugeborenen läßt sich gelegentlich durch Beklopfen des Facialispunktes ein Seitwärtsdrehen des Kopfes bewirken.

Ist das Kind einige Monate alt, so verschwindet allmählich der Suchreflex auf Berührung; dagegen werden die Kopfbewegungen immer mehr von Gesichtseindrücken abhängig, wie sich gerade am Suchreflex sehr deutlich zeigen läßt: Der Mund wird bereits aufgesperrt, wenn man mit dem Sauger in seine Nähe kommt, ohne ihn zu berühren. Das Kind folgt nun den Bewegungen des Saugers mit seinem Kopfe seitwärts, vorwärts und rückwärts nur auf Grund der Gesichtseindrücke.

Saugbewegungen. Die Mechanik des Saugens ist in Bd. 1, S. 172 beschrieben.

Die Saugbewegungen sind reflektorisch hervorzurufen, und zwar stellen sie sich am kräftigsten ein auf Berührung des harten Gaumens und am schwersten auf Berührung der übrigen Mundhöhle (BASCH). Beklopfen der Außenseite der Lippen mit einem kleinen Hammer hat die gleiche Wirkung. Nach ECKSTEIN können Geschmacksreize die Saugbewegungen fördern oder hemmen. Es können aber auch Sinnesreize anderer Art, die an sich nichts mit dem Saugen zu tun haben, wie Licht-, Schall- oder Berührungsreize, zumal wenn sie das Kind im Schlafe stören, mit Saugbewegungen beantwortet werden. Auf eine einzelne Reizung erfolgen 4—5, manchmal auch wesentlich mehr volle Saugbewegungen. Besonders wenn das Kind einen Sauger im Munde hat, kann der Saugvorgang längere Zeit fortdauern, ohne daß dabei das Kind Nahrung erhält.

Während des Trinkens wiederholen sich die Saugbewegungen zunächst viele Male hintereinander ohne jede Unterbrechung, in der Minute 60—80mal. Das Saugzentrum sendet also ebenso wie das Atemzentrum rhythmische Erregungen aus. Gegen Ende der Nahrungsaufnahme treten dann die einzelnen Saugzüge in größere oder kleinere Gruppen zusammen, die durch Pausen voneinander getrennt sind. Schließlich erlöschen sie ganz, auch wenn noch weiter Nahrung angeboten wird. Es liegt deshalb nahe anzunehmen, daß die Erregbarkeit des Saugzentrums durch den Hunger gesteigert und durch die Sättigung vermindert wird.

Der Rhythmus des Saugzentrums ist mit dem des Atemzentrums, aus dem es sich stammesgeschichtlich gebildet hat, auf das engste verbunden. Es entfallen nämlich auf jeden vollen Atemzug 1 oder 2 volle Saugbewegungen [PEIPER (8)]. Ohne gegenseitige Störung strömt also die Luft in die Luftwege und die Milch in den Mund.

Das Saugen ist mit einer Absonderung von Speichel (KRASNOGORSKI) und von Magensaft (NOTHMANN) verbunden. Nach BALIASSINOWKA und MODEL beschleunigt sich während des Saugens der Puls, das Gesicht rötet sich, die vorher unregelmäßige Atmung wird regelmäßig; oft wird dabei Stuhl entleert.

Während des Trinkens verschwindet die physiologische Bewegungsunruhe, die nur stören würde. Die Zentren der Nahrungsaufnahme sind also imstande, solange sie arbeiten, die Tätigkeit der Bewegungszentren zu unterbrechen. Nach WOLOWIK wird die Schmerzempfindlichkeit des Säuglings gegenüber dem elektrischen Strome durch die

Nahrungsaufnahme deutlich herabgesetzt. Wie im Tierversuch wird die nervöse Energie während des Trinkens von den Bewegungs- und Abwehrzentren abgelenkt und von den Zentren der Nahrungsaufnahme beschlagnahmt.

Schluckbewegungen [nach PEIPER (8)]. Die Schluckbewegungen setzen sich beim Säugling wie beim Erwachsenen aus 2, zeitlich nicht fest miteinander verbundenen, Vorgängen zusammen. Es wird nämlich durch das bukkopharyngeale Schlucken die Nahrung durch den Schlund eine Strecke in die Speiseröhre hineingeschoben. Dieser Teil des Schluckens wird noch vom Zentralnervensystem aus gesteuert. Das ösophageale Schlucken (Bd. 1, S. 173) besteht dagegen in peristaltischen Wellen, die durch die Nahrung in der Speiseröhre ausgelöst werden und eine Zeit lang anhalten. Der Rhythmus dieser beiden Teilvorgänge des Schluckens ist voneinander unabhängig.

Die bukkopharyngealen Schluckbewegungen stehen in engen Beziehungen zum Saugen und Atmen. Durchleuchtet man die Kinder, während sie aus einer Flasche saugen, so sieht man die Milch meistens während jeder Saugbewegung im Bogen die Mundhöhle durchlaufen und, ohne irgendwo zu verweilen, in die Speiseröhre gleiten. Manchmal sammelt sich aber erst die Milch von mehreren Saugzügen im vorderen Teil der Mundhöhle und wird dann auf einmal weiter befördert.

Wenn der Säugling ruhig und ununterbrochen aus der Flasche trinkt, ist er imstande, während des Trinkens und also auch während des Schluckens, ununterbrochen zu atmen. In ihrem Rhythmus sind jedoch die bukkopharyngealen Schluckbewegungen ebenso wie die Saugbewegungen von der Atmung abhängig. Die Nahrung gleitet nicht in jeder Atemphase durch den Schlund an den Atemwegen vorbei, sondern immer nur während einer, vielleicht auch zwei bestimmter Atemphasen.

Der Erwachsene muß seine Atmung 1,5 Sekunden lang unterbrechen, wenn er schluckt, weil sich bei ihm die Atem- und Nahrungswege im Schlund kreuzen. Nur der Säugling kann gleichzeitig atmen und schlucken. Dies wird ihm durch die besondere anatomische Beschaffenheit seiner Halsorgane ermöglicht (HASSE). Im Säuglingsalter befindet sich nämlich der Kehlkopfeingang *über* dem unteren hinteren Rande des Gaumensegels; infolgedessen steht der Kehlkopf mit der Nase als dem ersten Atemwege in unmittelbarer Verbindung, während sich die Nahrungs- und Speichelwege seitlich um den hoch stehenden Kehlkopf herumschlingen und hinter ihm in die Speiseröhre fortsetzen.

In der engen Verbindung, die im Säuglingsalter zwischen dem Atemzentrum und den Zentren der Nahrungsaufnahme besteht, kommt noch ein Rest der stammesgeschichtlich alten *Schluckatmung* zum Ausdruck. Bei niederen Tieren ist nämlich das Schlucken geradezu eine Atemform. Bei ihnen entwickeln sich nämlich die Kiementaschen als Ausstülpungen des vorderen Darmabschnittes, und aus den hinteren Kiementaschen bilden sich später die Lungen. Tief stehende Lungenatmer atmen noch nicht mit dem Brustkorb, sondern schlucken Luft durch die Bewegungen der Kiemenbogen.

Hunger und Sättigung. Unterschiede des Verhaltens im hungrigen und im satten Zustande sind gerade im Säuglingsalter deutlich zu beobachten. Im Hunger erweist sich der Säugling erregbarer als nach der Mahlzeit, nach der er meistens einschläft. Schon die Spontanbewegungen des hungrigen Säuglings sind kräftiger und häufiger; er gerät leicht in schlechte Stimmung und wirft sich unruhig hin und her, wenn die Stunde der Mahlzeit sich nähert. Reflexe, die mit der Nahrungsaufnahme zusammenhängen, besonders der Such- und der Saugreflex, erweisen sich deutlich als gesteigert. Im Hunger tritt der Saugreflex oft schon in Tätigkeit, ehe der Gummisauger richtig im Munde liegt. Ist das Kind dagegen satt, so ruft der gleiche Reiz gar keine oder nur geringe Saugbewegungen hervor. Nach Krasnogorski zeigen sich die bedingten und die unbedingten Speichelreflexe vor der Nahrungsaufnahme lebhafter als hinterher.

Ein gutes Beispiel für die gesteigerte Erregbarkeit im Hunger liefern die Beobachtungen von Ch. Bühler und Hetzer: die durchschnittliche Dauer der Frühmahlzeit — der also eine längere Nahrungspause vorausgeht — ist wesentlich kürzer als die durchschnittliche Dauer der anderen Mahlzeiten.

Der Säugling benimmt sich im Hunger sehr zweckmäßig. Er „meldet sich", wenn die Zeit der Nahrungsaufnahme gekommen ist und macht so seine Umgebung auf sich aufmerksam. Sobald die mütterliche Brustwarze sein Gesicht berührt, wendet er sich ihr zu, erfaßt sie mit dem Munde und beginnt gierig daran zu saugen, während gleichzeitig die Bewegungsunruhe verschwindet. Dabei kann er an der Brust, also unter physiologischen Bedingungen, gefahrlos seine Trinkmengen selber bestimmen, wenn nur überhaupt genug Muttermilch vorhanden ist.

Bei schwachen Säuglingen, besonders bei jungen Frühgeburten, fehlen noch die nervösen Begleiterscheinungen des Hungers. Diese Kinder geraten daher leicht in den Zustand gefährlicher Unterernährung.

Die Hungerkontraktionen des Magens sind in Bd. 1, S. 173 beschrieben.

V. Neurologie der Lage und der Bewegung.

Reflexe der Lage und der Bewegung.

Während der Neugeborene seinen Körper im Raume noch nicht richtig stellen kann, ist das Kind bereits mit einem Jahre imstande, allein zu laufen. So fällt der bei weitem größte Teil seiner statischen Entwicklung in die Säuglingszeit. Manche statischen Reflexgruppen erscheinen allmählich und treten dann wieder in den Hintergrund, wenn sie durch die Tätigkeit höherer Hirnzentren gehemmt werden. Aber auch dann verschwinden sie nicht spurlos, sondern können bei krankhaftem Ausfall der höheren Zentren wieder enthemmt werden. Daß ihr Auftreten tatsächlich an deren Ausfall gebunden ist, geht aus den Tierversuchen von MAGNUS und seiner Schule hervor, bei denen durch Abtragung oder Vergiftung der entsprechenden Hirnteile die gleichen Reflexgruppen hervorgerufen wurden.

An der Entwicklung der statischen Reflexe ist deutlich das Grundgesetz zu verfolgen, das überhaupt das allmähliche Erwachen der menschlichen Hirntätigkeit beherrscht: *in der gleichen Reihenfolge, in der sich entwicklungs- und stammesgeschichtlich die einzelnen Hirnteile gebildet haben, beginnen sie auch während der Einzelentwicklung zu arbeiten.* Daher läßt sich aus den Reflexgruppen, die im ersten Lebensjahr auftreten und zum Teil wieder verschwinden, auf den physiologischen Bauplan der menschlichen Hirntätigkeit schließen.

Dem Erwerb statischer Fähigkeiten dienen die Organe des Lageund Bewegungssinnes, von denen die Körperstellung im Raume während der Ruhe und bei Bewegung sowie die Stellung der einzelnen Glieder zueinander überwacht wird. Receptoren sind die Augen, die Drucksinnesorgane der Haut, die Proprioceptoren der Muskeln, Sehnen und Gelenke und vor allem das statische Organ im inneren Ohr. Um eine bestimmte Aufgabe zu erfüllen, treten oft mehrere Receptoren verschiedener Art gleichzeitig in Tätigkeit. Viele Reaktionen sind mehrfach gesichert. Die von MAGNUS und seinen Mitarbeitern im Tierversuch erforschten Reflexzentren befinden sich größtenteils zwischen oberem Halsmark und vorderer Vierhügelgegend. Für den Menschen ist die Lage der entsprechenden Zentren und Bahnen noch nicht näher bekannt.

Reaktionen bei Labyrinth- (Bogengangs-) Reizung.

1. Thermische Reizung.

SCHUR, BERBERICH und WIECHERS, CATEL und VOSS haben das Labyrinth Neugeborener auf Wärme- und Kältereiz meistens erregbar gefunden. Die Reaktion besteht in Nystagmus oder Abweichung der Augen. Nach CATEL stellt der schwache Kältereiz für das Labyrinth reifer Säuglinge meistens einen unterschwelligen, für Frühgeburten oft schon einen Schwellenwert dar. In dem Verhalten der Frühgeburten sieht CATEL den Ausdruck einer erhöhten Reflexerregbarkeit. Bei reifen Neugeborenen, Kleinkindern und Schulkindern fand er nur in 17% einen Nystagmus auf Kältereiz. Kinder, die bereits laufen konnten, erwiesen sich nach SCHUR als kalorisch stark erregbar; erst im 3. Lebensjahre wurden die Verhältnisse des Erwachsenen erreicht.

2. Reizung durch Progressivbewegung (ständige Zu- oder Abnahme der Geschwindigkeit).

Nach den Tierversuchen von MAGNUS und DE KLEIN werden die Reflexe auf Progressivbewegung, und zwar bei Beschleunigung im Winkel und in gerader Richtung, durch die Bogengänge vermittelt. Gekennzeichnet sind alle diese Reaktionen durch ihr rasches Abklingen.

Progressivbewegung durch Drehung. Vielfach, so von BARTELS, SCHUR, BERBERICH und WIECHERS, SCHALTENBRAND und VOSS wurden Neugeborene auf dem Drehstuhl untersucht. Die Reaktionen bestehen in Ablenkung der Augen, Nystagmus, Kopfdrehung sowie Streckung und Hebung der Glieder. Indem die Kinder. in den verschiedensten Lagen gedreht wurden, ließ sich nachweisen, daß die drei Bogengänge schon bei Neugeborenen und Frühgeburten erregbar sind, wenn auch Ausnahmen vorkommen.

SCHUR hat außerdem gefunden, daß ältere Säuglinge schon nach 4—5 Umdrehungen mit Nystagmus antworten, während dazu für den Erwachsenen meistens 10 Umdrehungen nötig sind. Ist das Kind etwas im Laufen geübt, so weicht es nach der Prüfung stark von der eingeschlagenen Richtung ab. SCHUR schließt aus seinen Beobachtungen auf eine Übererregbarkeit des kindlichen Labyrinthes im Vergleich zum Erwachsenen.

BARTELS, BÁRÁNY und VOSS beobachteten bei Neugeborenen noch eine besondere Drehungsreaktion: wurde durch Drehung des Kindes, z. B. nach links, ein Nystagmus verticalis nach abwärts erzeugt, so öffneten sich die Augen und die Stirn wurde in Falten nach abwärts gezogen. In einzelnen Fällen sah VOSS bei horizontalem Nystagmus ein Facialisphänomen auf der Seite, die der langsamen Nystagmusbewegung entsprach, und gleichzeitig eine Erweiterung der Lidspalte.

Progressivbewegung in gerader Richtung. Auf Rückwärtskippen gesunder Säuglinge beobachtete MAGNUS als Bogengangsreaktion auf die Glieder ein Auseinanderfahren der Arme. Dem entspricht die von MORO als ,,Umklammerungsreflex`` beschriebene Reaktion, die am sichersten durch eine leichte Erschütterung des Kopfes, also eine Progressivbewegung in gerader Richtung, hervorgerufen wird. In ihrer äußeren Form entspricht sie genau der Schreckreaktion (S. 112), sie unterscheidet sich aber von ihr dadurch, daß sie keine Hemmung der Erregbarkeit hinterläßt und nur durch eine Reizung der Bogengänge zustande kommt, während die Schreckreaktion von jedem beliebigen Sinnesgebiet aus hervorzurufen ist. Mit einer Umklammerung hat diese Reaktion nichts zu tun, da sie sich auch bei andern jungen Säugetieren (Kaninchen) findet, die sich nicht an der Mutter festhalten. Eine Reizung der Bogengänge kommt auch durch willkürliche oder unwillkürliche Kopfbewegungen zustande, z. B. beim Niesen und Husten (FREUDENBERG). Wird das ganze Kind plötzlich in beliebiger Richtung

im Raume bewegt, so tritt der gleiche Reflex als Liftreaktion oder
als Sprungbereitschaft ein (SCHALTENBRAND).

Diese *Bogengangsreaktion auf die Glieder* findet sich im 1. Vierteljahr
immer und wird dann seltener; im 4. Vierteljahr ist sie bereits verschwunden. Dagegen bleibt sie nach MORO bei Schwachsinnigen länger
erhalten.

Noch bei älteren Kindern lassen sich Reste dieser Reaktion als
Sprungbereitschaft unschwer nachweisen. Nimmt man ein älteres Kind
auf den Schoß und läßt es plötzlich zwischen den Knien eine kurze
Strecke fallen, so breitet es reflektorisch seine Arme aus. Nach SCHALTEN-
BRAND erhält sich die Sprungbereitschaft noch beim Erwachsenen und
bildet bei ihm die Ursache des bekannten Radiusbruches.

3. Elektrische Reizung.

Die elektrische Vestibularisreizung beansprucht beim Erwachsenen
einen Strom von 3 mA; zu dem gleichen Zwecke benötigte SCHUR bei
Sitz- und Laufkindern 5—7 mA, bei Neugeborenen sogar 8—10 mA.
SCHUR weist zur Erklärung auf die bekannte Tatsache hin, daß die
Nerven des Kindes überhaupt um so schwerer elektrisch zu reizen sind,
je jünger das Kind ist (S. 180).

Lagereaktionen.

Nach MAGNUS hängt in der Ruhe die Stellung und das Gleichgewicht
des ganzen Körpers von den statischen Reflexen ab, d. h. Dauerreflexen
mit tonischen Eigenschaften. Als Receptoren dienen neben den Vorhofs-
organen die Drucksinnesorgane der Haut, die Proprioceptoren der
Muskeln und die Augen.

1. Kompensatorische Augenstellungen.

Die kompensatorischen Augenstellungen werden durch hirnwärts
gerichtete Erregungen von den Augen und von den Otolithenmembranen
aus hervorgerufen. Sie sorgen bei niederen Säugetieren dafür, daß sich
während der Kopfbewegungen die Netzhautbilder möglichst wenig verschieben. Bei höheren Tieren werden diese Augenstellungen durch willkürliche Blickbewegungen ersetzt.

Tonische Halsreflexe auf die Augen. BÁRÁNY beobachtete bei Neugeborenen tonische Halsreflexe auf die Augen, und zwar Horizontal-
abweichungen: Hielt er den Kopf fest und drehte den Körper in der
Längsachse um 90°, so wandten sich beide Augen nach der gleichen Seite.
Der Reflex fand sich nur an den ersten beiden Lebenstagen, später
nicht mehr. Voss, der diese Befunde bestätigte, prüfte auch die Vertikal-
abweichung der Augen nach abwärts (oder aufwärts), indem er den
Rumpf bei festgestelltem Kopfe rückwärts, d. h. dem Hinterkopfe zu,

(oder nach vorwärts, d. h. dem Gesichte zu) bewegte. In beiden Fällen kam es zu kompensatorischen Augenstellungen. Raddrehungen sah Voss, wenn der Rumpf bei festgestelltem Kopf von der Seite her dem Gesichte genähert wurde. Für das spätere Alter fehlen bisher Untersuchungen.

Bei jungen Säuglingen und Frühgeburten hat BARTELS einen Reflex beschrieben, der oft zu beobachten ist: Bei starkem Kopfneigen nach vorne öffnen sich durch Zusammenziehen des M. frontalis die Lider.

Tonische Labyrinthreflexe auf die Augen wurden von Voss bei Neugeborenen vermißt.

2. Haltungsreflexe.

Die Haltungsreflexe überwachen die Lage des Körpers in der Ruhe, und zwar hängt die Lage der einzelnen Körperteile zueinander von einer gesetzmäßigen Spannungsverteilung der gesamten Körpermuskeln und einer tonischen Feststellung in den Gelenken ab.

Tonische Halsreflexe auf die Glieder. Die Drucksinnesorgane der Halsmuskeln dienen als Receptoren für Reflexe, von denen die Stellung der Glieder beeinflußt wird. Seitwärtsdrehung des Kopfes bewirkt in den Gliedern eine „Fechterstellung": der Schädelarm [1] ist in der Schulter gehoben, im Ellbogen gebeugt und nach innen gedreht, der Kieferarm [1] im Ellbogen gestreckt und nach außen gedreht. Der Schädelarm steht also weiter kopfwärts als der Kieferarm. Gleichzeitig ist häufig das Schädelbein in Knie und Hüfte gebeugt, das Kieferbein gestreckt.

Diese unsymmetrischen tonischen Halsreflexe, die von MAGNUS und DE KLEIN zuerst am Tier nachgewiesen wurden, finden sich nach MINKOWSKI schon bei 5 Monate alten menschlichen Früchten. LANDAU, SCHALTENBRAND, ISBERT und PEIPER sahen sie häufig im Säuglingsalter, und zwar sind sie bei Frühgeburten und jungen Säuglingen oft, später nur noch vereinzelt nachzuweisen. Im 2. Lebenshalbjahr fehlen sie meistens. Sie sind das Zeichen einer tiefstehenden Hirntätigkeit Bei der Toxikose des Säuglings und bei der Hirnhautentzündung können sie erneut auftreten, wahrscheinlich infolge des Ausfalles höherer hemmender Zentren. Bei manchen schwachsinnigen Kindern bleiben sie lange erhalten.

Das BRUDZINSKI*sche Zeichen* (Anziehen der Beine auf Kopfbeugen nach vorne) ist vielleicht ein tonischer Halsreflex. Es findet sich gelegentlich in den ersten Lebensmonaten (FREUDENBERG). Großen Wert besitzt es für die Diagnose der beginnenden Hirnhautentzündung, bei der es zuerst von BRUDZINSKI aufgefunden wurde.

---

[1] Nach MAGNUS wird bei Kopfdrehung der Arm als „Schädelarm" bezeichnet, der dem Hinterkopf benachbart wird. Zum „Kieferarm" wird der andere Arm, der dem Kiefer benachbart wird. Entsprechend werden die Beine bezeichnet.

Der Einfluß der Stellung des Kopfes zum Körper auf den Stütztonus der Glieder wird auf S. 130 besprochen.

Tonische Labyrinthreflexe auf die Glieder. MAGNUS und DE KLEIN haben im Tierversuch gezeigt, daß vom Labyrinth (Sacculus und Utriculus) tonische Erregungen ausgehen, die auf die Streckung oder Beugung der Glieder hinwirken. Sie sind dadurch gekennzeichnet, daß es eine Stellung des Kopfes im Raume gibt, bei der der Strecktonus der Glieder am stärksten und eine andere, bei der er am schwächsten ist. Beide Kopfstellungen bilden einen Winkel von 180⁰. MAGNUS und DE KLEIN haben diese Reflexe bei einem hirnkranken Kinde nachgewiesen und bei dieser Gelegenheit das Untersuchungsverfahren, wie es beim Menschen in Frage kommt, näher beschrieben. Es ist aber bisher nicht geglückt, derartige Reflexe auch beim gesunden Säugling nachzuweisen. VOSS hebt die Möglichkeit hervor, daß Bogengangsreaktionen, die auf die Bewegung hin auftreten, mit ihnen verwechselt werden. Auch der tonische Wirbelsäulenreflex auf die Beine (S. 131) könnte leicht mit ihnen verwechselt werden.

Tonische Labyrinthreflexe auf den Stütztonus der Glieder werden auf S. 130 besprochen.

Die **tonischen Hautreflexe** sind bisher am Tier noch nicht näher untersucht worden. Beim Säugling läßt sich von der Haut aus eine Reihe von Reflexen hervorrufen, die an den Gliedern eine Beugung oder Streckung des gereizten Gliedes, am Rumpfe eine Biegung der Wirbelsäule bewirken. Die von einer Stelle aus hervorgerufene Reaktion kann sich über mehrere Gelenke erstrecken; so wird z. B. eine Beugung in der Hüfte von einer Beugung im Kniegelenk begleitet.

Tonische Hautreflexe auf die Glieder (PEIPER). In der Ruhe hält der Säugling seine Glieder leicht gebeugt. Hat er sie aber gestreckt, so beantwortet er Reize der verschiedensten Art mit einer Beugung, am deutlichsten in den Beinen. Der Reflex wird ausgelöst, indem man mit der Nadelspitze oder dem Hammerstiel über die Innenseite des Gelenkes streicht oder indem man den Hammerstiel eindrückt. Die umgekehrte Reaktion, nämlich Streckung der Gelenke bei Reizung seiner Außenseite, ist viel seltener hervorzurufen.

Reizt man die Innenseite der geöffneten Achselhöhle, so wird sie geschlossen und der Arm leicht nach innen gedreht. Auf eine Reizung der Leistengegend oder der Innenseite des gestreckten Oberschenkels wird das gereizte Bein in Knie und Hüfte gebeugt. Die Beine reagieren auf einseitige Reizung oft doppelseitig. Reizung der Beugeseiten von Ellbogen und Knie führt nicht zu regelmäßigen Reaktionen.

Der *tonische Handgreifreflex* (ROBINSON) findet sich stets in den ersten Lebensmonaten und wird dann allmählich schwächer. Er wird ausgelöst, indem man dem Kinde eine kleine Stange in die Hand gibt; diese wird von den Fingern so fest umschlossen, daß man imstande ist, das ganze Kind daran emporzuheben und minutenlang frei schweben zu lassen. Der Handgriff verstärkt sich noch, wenn man das Kind loszuziehen trachtet. Ganz entsprechend wird der tonische Fußgreifreflex ausgelöst: Drückt man dem Kinde einen Bleistift gegen die Sohlenseite der Zehen, so wird er umschlossen und festgehalten (VAN WOERKOM). Allerdings, emporheben wie beim Handgreifreflex läßt sich das Kind nicht. Der tonische Handgreifreflex wird oft mit dem (nicht tonischen) „Umklammerungsreflex" verwechselt (S. 122).

Der *Rückgratreflex* ist mehrfach neu entdeckt worden (BERTOLOTTI 1904 als Dorsolumbalreflex, NOICA, GALANT als Rückgratreflex, VERAGUTH). Streicht man neben der Wirbelsäule des Säuglings den Rücken entlang, so beschreibt die ganze Wirbelsäule einen Bogen, indem sie in der entgegengesetzten Richtung ausweicht. Außerdem wird oft das Becken nach hinten gebeugt, das gleichseitige Bein gestreckt und das ungleichseitige gebeugt, manchmal auch der Kopf nach der gleichen Seite gewendet. Der Reflex, der deutlich tonische Eigenschaften besitzt, findet sich das ganze erste Lebensjahr hindurch; nur ist die eigentümliche Beinhaltung um so häufiger, je jünger das Kind ist. Bei älteren Kindern jenseits des 1. Lebensjahres ist er oft nur angedeutet. Entzündliche Vorgänge im Bereiche der Reflexzone (z. B. Empyeme) können so eine Schiefstellung der Wirbelsäule bewirken.

Nach PEIPER (7) läßt sich die gleiche Reaktion im Säuglingsalter häufig auch von der Brust, von den Achselhöhlen und vom Bauche aus hervorrufen. Dabei zieht das Kind die gereizte Stelle gleichfalls ein. An der Vorderseite des Rumpfes erweisen sich am reizbarsten die seitlichen Rumpfteile; der Reflex wird schwächer, wenn man ihn nahe der Mittellinie auszulösen versucht. Von der Vorderseite des Rumpfes aus läßt sich nicht selten die Kopfstellung verändern. Reizung einer Seite führt zu einer Kopfdrehung nach der gereizten Seite. Durch abwechselnde Reizung beider Seiten läßt sich manchmal der Kopf nach Belieben hin und her drehen. Reizung von den Oberschenkeln aus ist wirkungslos.

3. Stellreflexe.

Die Stellreflexe (MAGNUS) ermöglichen es dem Körper, aus den verschiedensten Lagen die Normalstellung zu gewinnen.

Der Labyrinthstellreflex auf den Kopf bringt diesen in die Normallage zum Raume (Scheitel oben, Mundspalte waagerecht), wenn der ganze Körper aus seiner aufrechten Stellung im Raume verschoben ist. Es handelt sich um einen tonischen Reflex vom Sacculus und Utriculus aus. Am Säugling hat ihn SCHALTENBRAND vom 2. Monat an nachgewiesen, er fand ihn auch noch jenseits der Säuglingszeit. Der Reflex wird ausgelöst, indem man das Kind mit verbundenen Augen emporhält; neigt man jetzt den Körper vorwärts oder rückwärts, so macht der Kopf eine Gegenbewegung. In waagerechter Seitenlage dreht sich das Gesicht zur unteren Schulter, während der Kopf angehoben wird. Ein entsprechender Reflex läßt sich auch auslösen, wenn man das Kind in Hängelage, Kopf unten, bringt (ISBERT und PEIPER). Bei ganz jungen Kindern hängt er dann einfach der Schwere nach abwärts. Im 2. Vierteljahr wird er dagegen regelmäßig rückwärts gebeugt. Im 2. Lebensjahre suchen sich die Kinder aus dieser Lage zu befreien, indem sie sich im Nacken und in den Hüften vorwärts beugen. Beim Neigen zur Seite (Kopf unten) wird der Kopf zur unteren Schulter gewendet.

Halsstellreflex auf den Körper (SCHALTENBRAND). Legt man das Kind auf den Rücken und dreht seinen Körper zur Seite, so folgt der ganze Körper der Drehung. Wird der Brustkorb festgehalten, so schwenkt das Becken auf die andere Seite. Auf Kopfwenden wird das Becken manchmal nach der gleichen Seite geschwenkt. Der Reflex läßt sich meistens bis ins 3.—5. Lebensjahr nachweisen. Später verschwindet er.

Körperstellreflex auf den Kopf. Nach ISBERT und PEIPER läßt sich auch ein umgekehrter Reflex auslösen: Legt man das Kind in Rückenlage auf den Tisch, ergreift es an den Beinen und dreht mit ihnen das Becken um seine Längsachse, so folgen Oberkörper und Kopf der Drehung. Hält man den Brustkorb fest und dreht nun das Becken, so dreht sich der Kopf entgegengesetzt. Der Körperstellreflex auf den Kopf bei freiem Brustkorb findet sich im 1. Lebensjahr fast immer, bei festgestelltem Brustkorb viel seltener.

4. Zusammengesetzte Reflexe.

An manchen verwickelten Reaktionen sind mehrere Zentren beteiligt, die sinnvoll ineinandergreifen, so daß manchmal eine erstaunlich zweckmäßige Reaktion entsteht.

Unsymmetrischer Bewegungsreflex auf die Glieder. Dreht man den Kopf des Kindes mit einem Ruck zur Seite, so werden beide Arme unsymmetrisch im Sinne der Fechterstellung (S. 124) bewegt. Wahrscheinlich wird die ursprüngliche Bogengangsreaktion durch die unsymmetrischen tonischen Halsreflexe beeinflußt (SCHALTENBRAND). ISBERT und PEIPER fanden den Reflex bei Frühgeburten und ausgetragenen Kindern der ersten 4 Lebenswochen regelmäßig, später wurde er seltener; im 2. Halbjahr fehlte er ganz.

Die Schwebereflexe sind am leichtesten nachzuweisen, wenn die Kinder schwebend gehalten werden. Sie entstehen durch die oben genannten Reflexgruppen, und zwar besonders durch den Labyrinthstellreflex auf den Kopf, die Körperstellreflexe sowie die tonischen Hals-, vielleicht auch Labyrinthreflexe.

Schweben in waagerechter Lage, Auslöschen des Reflexes. Hält man einen älteren Säugling in Bauchlage empor, so hebt er seinen Kopf, meistens auch sein Becken, in die Höhe, so daß sein Rumpf einen nach oben offenen Bogen beschreibt (LANDAU). Jüngere Säuglinge sind dazu noch nicht imstande, vielmehr folgen bei ihnen Kopf, Oberkörper und Becken einfach der Schwerkraft und sinken nach unten. Frühzeitig entwickelt sich dagegen die Fähigkeit den Kopf zu heben, wenn die Kinder mit dem Bauch auf einem Tisch liegen (Schutz vor dem Ersticken). Nur bei Frühgeburten des 1. Vierteljahres fehlt dieser Reflex meistens; dagegen besitzt ihn bereits die Hälfte aller Neugeborenen; von der 4. Woche an findet er sich bei allen Kindern in Bauchlage, bei schwebenden Kindern erst in den späteren Monaten.

Nach LANDAU läßt sich der Reflex bei schwebenden Kindern auslöschen, indem man den Kopf des Kindes nach unten drückt. Daraufhin erschlaffen sofort die Beckenmuskeln und die Beine sinken, der Schwere folgend, nach unten. Daß auch umgekehrt die Stellung des Beckens reflektorisch die Kopfstellung beeinflußt, wird S. 131 beschrieben.

Schweben in schräger Seitenlage, Auslöschen des Reflexes (ISBERT und PEIPER). Faßt man einen älteren Säugling in der Lendengegend und hält ihn schwebend in schräger Seitenlage, Kopf oben, so gerät der ganze Körper in eine eigenartige eindrucksvolle Stellung, um die richtige Lage im Raume wieder zu gewinnen. Der Kopf hebt sich in die Normalstellung zum Raume, der Oberkörper folgt ihm, so daß er halb aufgerichtet ist. Das Becken wird angehoben. Auch die Arme und Beine nehmen eine bestimmte Haltung ein. Ist der Körper z. B. schräg nach rechts geneigt, so werden linker Arm und linkes Bein gestreckt zur Waagerechten erhoben. Der rechte Arm zeigt gleichfalls nach links. Die Hüften sind nach links abgeknickt, so daß beide Beine, das linke über dem rechten, nach links zeigen. Der rechte Fuß befindet sich in Supinationsstellung, das ganze rechte Bein in starrer Streckstellung, während das linke Bein passiv leicht zu beugen ist. In der ganzen Stellung kommen tonische Reflexe zum Ausdruck, die so lange andauern, wie das Kind in der beschriebenen Lage gehalten wird. Entsprechende Stellungen hat MAGNUS am Thalamuskaninchen nachgewiesen.

Drückt man den Kopf des Säuglings, der sich in dieser Schwebestellung befindet nach unten, so senken sich plötzlich Oberkörper und Becken; Arme und Beine fallen schlaff nach unten. Es tritt also die gleiche Reaktion auf, wie sie LANDAU für die Bauchlage beschrieben hat.

Der Schwebereflex in Seitenlage findet sich vom 2. Vierteljahr an; er läßt sich stets auslöschen. Etwa im Laufe des 4. Vierteljahres wird er immer undeutlicher, da sich das Kind in der unbequemen Lage nicht mehr ruhig genug verhält.

Schweben in schräger Rückenlage (ISBERT und PEIPER). Hebt man das Kind am Oberkörper empor und neigt es schräg rückwärts, so bewegt es den Kopf, entsprechend dem Labyrinthreflex, nach vorne, so daß dieser wieder in die Normalstellung zum Raume kommt. Das Becken wird nach vorne gehoben, Arme und Beine werden nach vorne gestreckt.

Reflexe des Stehens und Gehens.

Die verwickelten Reflexe des Stehens und Gehens sind von RADE-MAKER im Anschluß an MAGNUS in umfangreichen Tierversuchen erforscht worden. PEIPER (9) hat gezeigt, daß sich entsprechende Reflexe auch beim Säugling nachweisen lassen. Im späteren Alter verschwinden sie allmählich, da sie durch die Tätigkeit des Großhirns überdeckt werden. Die Bezeichnung der nachstehenden Reflexe stammt größtenteils von RADEMAKER.

Die **Stehbereitschaft,** ein Großhirnreflex, ist das Vermögen, die Glieder in die zum Stehen erforderliche Stellung zu setzen. Dazu sind Reize nötig, die von verschiedenen Stellen der Körperoberfläche oder von den Augen ausgehen.

In aufrechter Haltung, wenn die Fußsohlen die Unterlage berühren, neigt schon der Neugeborene dazu, seine Beine zu strecken. Eine deutliche Stehbereitschaft besteht aber zunächst nicht, sondern nur die Fähigkeit zu Stützreaktionen, wenn die Beine in die entsprechende Lage gebracht sind. Erst im 2. Vierteljahr stellt sich eine Stehbereitschaft der Beine bei Berühren der Fußrücken ein: Hält man nämlich das Kind aufrecht, so daß es mit den Fußrücken die Unterseite einer Tischkante berührt, so beugt es erst das eine, dann das andere Bein, setzt es mit der Fuß-sohle auf den Tisch und streckt es dann wieder, bis es schließlich mit beiden Beinen auf den Tisch gestiegen ist. In Rückenlage sind ent-sprechende Reflexe nicht nachzuweisen.

In Bauchlage mit aufgestützten Armen hebt der Säugling dadurch seinen Bauch von der Unterlage, daß er sich mit angezogenen Unter-schenkeln hinkniet (2. Vierteljahr). Erst im 3. Vierteljahr erwirbt er die Fähigkeit, sich in Bauchlage auf die gestreckten Beine zu erheben, was mit den Armen schon wesentlich früher möglich ist.

Auch für die Arme gibt es im Säuglingsalter eine Stehbereitschaft. Diese unterstützen nämlich in Bauchlage den Oberkörper. Etwa im Beginn des 2. Vierteljahres entsteht die Fähigkeit, den Oberkörper emporzuheben und sich dabei erst auf die Unterarme, später auf die gestreckten Arme zu stützen. In Hängelage, Kopf unten, kommt meistens keine Stehbereitschaft der Arme zum Ausdruck, vielmehr treten Greif-reflexe auf.

Die optische Stehbereitschaft wird durch den Anblick der Stütz-fläche ausgelöst: hält man einen Säugling von $^{1}/_{2}$ Jahr freischwebend in Bauchlage und nähert ihn so einer Unterlage, so streckt er ihr beide Arme zum Stehen entgegen. Das gleiche geschieht, wenn man das Kind am Rumpfe unterstützt und es so aus dem Stand langsam nach vorne neigt. Die optische Stehbereitschaft der Beine bildet sich etwa im 4. Vierteljahr. Man prüft sie, indem man das Kind aufrecht und freischwebend hält, so daß es seine Beine nach vorne beugen muß, um mit den Fußsohlen die Stützfläche zu erreichen.

Stützreaktionen. Die von MAGNUS und RADEMAKER beschriebenen Stützreaktionen rufen in den Gliedermuskeln einen Stütztonus hervor, der das Stehen ermöglicht. Sie werden ausgelöst durch die Einwirkung der Unterlage auf die richtig gesetzten Hände und Füße; der Erfolg besteht in einer Streckung der beanspruchten Glieder, die sich in feste Säulen verwandeln und so den Körper tragen.

Schon bei Neugeborenen finden sich an den Beinen positive Stützreaktionen. Die Kinder lassen sich kurze Zeit aufrecht hinstellen, so daß die Last des Körpers auf den Beinen ruht. Die positive Stützreaktion der Beine ist eine Voraussetzung für die Schreitbewegungen der Neugeborenen (S. 132).

Am Arme des Neugeborenen finden sich noch keine Stützreaktionen. Er lernt es aber noch im 1. Vierteljahr, in Bauchlage den Kopf zu heben und sich dabei auf die Unterarme zu stützen. Im 2. Vierteljahr erst gewinnt das Kind die Fähigkeit, sich in Bauchlage nur mit den Händen, statt mit den Unterarmen aufzustützen, während Handgelenk, Ellbogen und Schulter festgestellt sind. Stützreaktionen treten weiter auf, wenn sich der Säugling im Sitzen vor dem Umfallen schützt, indem er sich mit einem Arm oder mit beiden auf die Unterlage stützt. Auch beim aufrechten Stehen lassen sich in den Armen kräftige Stützreaktionen hervorrufen, wenn man den Körper schräg nach vorne neigt.

Bei seinen ersten Steh- und Gehversuchen stützt sich der Säugling mit den Armen nicht weniger als mit den Beinen auf; er macht also im Laufe seiner Entwicklung eine richtige Vierfüßlerzeit durch.

Einfluß der tonischen Hals- und Labyrinthreflexe auf den Stütztonus der Glieder. Der Einfluß der tonischen Halsreflexe auf die Glieder wurde bereits S. 124 besprochen. Nach BALDUZZI wird beim Neugeborenen auch der Stütztonus der Glieder durch sie beeinflußt. Heben und Senken des Kopfes verändert den Stütztonus nur selten, und zwar bringt das Senken des Kopfes den Stütztonus zum Verschwinden, während er durch Kopfheben verstärkt wird. In Rücken- und in Bauchlage erhöht eine Seitwärtsdrehung des Kopfes deutlich den Stütztonus in den Kiefergliedern und vermindert ihn in den Schädelgliedern.

Bringt man einen Säugling des 3. Vierteljahres in Bauchlage mit aufgestützten Armen, so verändert aktive und passive Kopfdrehung den Stütztonus der Arme, und zwar wird wieder, den unsymmetrischen tonischen Halsreflexen entsprechend, der Kieferarm gestreckt und der Schädelarm gebeugt. Eine Rumpfdrehung, die gleichzeitig durch die Kopfdrehung ausgelöst wird, könnte bei diesem Reflex mitwirken [PEIPER (9)].

Nach BALDUZZI beeinflussen beim Neugebornenen die tonischen Labyrinthreflexe, die sich sonst nicht nachweisen lassen (S. 125), den Stütztonus der Glieder. Man legt den Neugeborenen auf ein gepolstertes

Brettchen und befestigt ihn darauf mit einer Binde, so daß sich Brust und Unterleib nicht verschieben können und der Kopf in Normalstellung zum Körper feststeht. Befindet sich nun das Kind in waagerechter Lage, so bringt ein Senken des Kopfteiles des Brettes den Stütztonus zum Verschwinden, während ihn ein Emporheben bedeutend verstärkt oder erkennbar macht, wenn er vorher nicht nachzuweisen war. Um den Stütztonus zum Verschwinden zu bringen, genügt eine geringe Neigung nach abwärts, während man die größte Stärke bei einer Aufwärts-neigung von 45° erhält. BALDUZZI konnte diese Erscheinungen gleich nach der Geburt nachweisen; im 2. Monat wurden sie noch deutlicher.

Wirbelsäulenreflexe. Setzt man einen Neugeborenen auf, so sinkt er in sich zusammen, weil seine Rückenmuskeln noch nicht imstande sind, die Last des Körpers zu tragen. Schon nach wenigen Monaten gewinnt das Kind aber die Fähigkeit, in Bauchlage und in aufrechter Haltung die belastete Wirbelsäule gestreckt zu halten.

Die Stellung des Beckens kann eine tonische Anspannung der Wirbel-säule bewirken: Hebt man einen Säugling von mehreren Monaten mit waagerechten Oberschenkeln empor, während der Rumpf nach unten hängt, so wird die Wirbelsäule locker gehalten. Biegt man aber jetzt die Oberschenkel nach vorne gegen den Bauch, so spannen sich die Rückenmuskeln und richten den Oberkörper auf, bis der Kopf in Normal-stellung steht.

Bei jungen Säuglingen läßt sich ein tonischer Wirbelsäulenreflex auf die Beine hervorrufen: in Rückenlage mit unterstütztem Kreuzbein, sonst freischwebend, bewirkt die passive Lordosierung der unteren Wirbelsäule infolge der Schwere des Beckens eine Streckung der Beine in Knie und Hüfte, während die Beine bei kyphotischer Haltung gebeugt werden.

Beeinflussung des Stütztonus eines Gliedes durch die Stellung des gegenüberliegenden Gliedes. Wird bei einem älteren stehenden Säugling ein Bein, z. B. das rechte, passiv gehoben, so fühlt man bei passiver Bewegung des Rumpfes nach rechts eine kräftige Streckung und Abduk-tion des gehobenen Beines (Schunkelreaktion). Soweit die Reaktion nicht durch Zwischenbewegungen gestört wird, läßt sie sich im 2. Lebens-halbjahr bei aufrechter Haltung in den Beinen, und in Bauchlage auch in den Armen nachweisen.

Beeinflussung des Stütztonus eines Gliedes durch die Stellung dieses Gliedes (Stemm- und Hinkereaktion). Wenn man ein statisch bean-spruchtes Glied auf die Mittelstellung zu bewegt, entsteht eine Stemm-reaktion; bewegt man es von der Mittelstellung fort, wird eine Hinke-reaktion ausgelöst. Drängt man z. B. den Oberkörper eines Säuglings, der sich in Bauchlage mit den Armen aufstützt, nach rechts, so stemmt sich zunächst der rechte Arm dem Druck entgegen (Stemmreaktion). Wird aber der Körper trotzdem weiter nach rechts verschoben, so fällt das Kind nicht hin, vielmehr wird der rechte Arm gehoben und weiter nach außen versetzt (Hinkereaktion). Beide Reaktionen dienen also dazu, das gefährdete Gleichgewicht wiederherzustellen.

Stemmreaktionen lassen sich am deutlichsten in Bauchlage an den aufgestützten Armen nachweisen. Im Stehen ist dagegen unter den gleichen Bedingungen ein Anstemmen der Beine kaum zu spüren. Überhaupt sind Hinkereaktionen im Säuglingsalter an Armen und Beinen leichter als Stemmreaktionen nachzuweisen. Die Hinkereaktionen erscheinen im Stehen, in Bauchlage und in Knieellenbogenlage bei passiven Bewegungen des Körpers, besonders wenn diese vorwärts gerichtet sind. Sie können während des Sitzens sogar im Gesäß hervorgerufen werden. Sie finden sich schon bei stehenden Neugeborenen, selbst bei jungen Frühgeburten an den Beinen, wenn nur überhaupt Stützreaktionen hervorzurufen sind. Die Schreitbewegungen der Neugeborenen stehen nicht in fester Abhängigkeit von ihnen.

Doppelseitige Reflexe der Fortbewegung. Schon früh ist der Säugling imstande, beide Arme oder beide Beine gleichzeitig zur Fortbewegung zu benutzen oder zum mindesten mit ihnen die Fortbewegung zu unterstützen.

Bei allen gesunden reifen Neugeborenen lassen sich reflektorische *Schreitbewegungen* [PEIPER (6)] hervorrufen. Man umfaßt das Kind mit beiden Händen am Rumpfe und stellt es aufrecht auf die Unterlage; daraufhin entstehen in den Beinen Stützreaktionen. Neigt man jetzt den Körper etwas nach vorne, so kommt es zu richtigen Schreitbewegungen, wenn man ihnen mit dem Körper folgt. Die Länge eines Doppelschrittes beträgt etwa 20 cm. Die Kinder haben dabei ein gewisses Bestreben, ihre Beine zu überkreuzen. Diese Schreitbewegungen treten im Laufe der weiteren Entwicklung, etwa um die Halbjahreswende, vorübergehend in den Hintergrund, bilden also nicht eine unmittelbare Vorstufe des Gehens. Offenbar handelt es sich um tiefstehende Reflexe. Unter ähnlichen Bedingungen konnte nämlich LANDÉ schon bei Rückenmarksfröschen durch Hinschleifen über die Tischplatte Gangbewegungen an den Hinterbeinen auslösen.

Eine ähnliche Erscheinung bei jungen Säuglingen hat J. BAUER als *Kriechphänomen* beschrieben: Legt man einen jungen Säugling in Bauchlage auf den Tisch und unterstützt seine Fußsohlen mit den Händen, so beginnt er zu kriechen, indem er sich von den unterstützenden Händen abstößt. Die Arme werden dabei nacheinander gehoben und vorgesetzt. Man kann das Kind dazu bringen, über den ganzen Tisch zu kriechen. Nach BAUER tritt das Kriechphänomen nur in den ersten 4 Lebensmonaten ein, und zwar nur dann, wenn die Kinder sich in Bauchlage befinden. Bei Schwachsinnigen kann es noch länger erhalten bleiben.

Aufziehreaktion der Arme. In aufrechter Haltung hat der Säugling das Bedürfnis, sich vor dem Umfallen dadurch zu schützen, daß er sich mit den Armen aufstützt oder festklammert. Dazu dienen ihm der tonische Handgreifreflex (S. 125) und die Aufziehreaktion der Arme, die beide gleichsinnig ineinandergreifen.

Neigt man das sitzende oder stehende Kind schräg nach rückwärts und gibt ihm zugleich die Möglichkeit, sich mit den Händen festzuklammern, so beugt es die Arme stark im Ellenbogen und hält sich im Aufgriff mit beiden Händen an der Stütze fest. Gleichzeitig strecken sich die Beine in Knie und Hüfte, wodurch ebenfalls dem Umfallen entgegengewirkt wird. Die Aufziehreaktion der Arme erscheint bei den ersten Sitz- und Stehversuchen. Im Sitzen wird sie bald überflüssig, im Stehen wird sie später durch einen Hinkeschritt nach rückwärts ersetzt.

Gekreuzte Reflexe. Schon die Reflexe der Fortbewegung kann man als gekreuzte Reflexe betrachten. Ein weiterer gekreuzter Reflex ist *der gekreuzte Beugereflex der Beine:* Beugt man bei einem jungen Säugling, der mit ausgestreckten Beinen daliegt, das eine Bein in Knie und Hüfte, so macht das andere fast gleichzeitig die gleiche Bewegung. Maßgebend ist die Beugung in der Hüfte, da die Reaktion bei gestrecktem Knie nur durch Beugen in der Hüfte zustande kommt, während Beugung im Knie allein keine Reaktion auf der anderen Seite hervorruft. Ein entsprechender Streckreflex ist nur selten zu sehen. Nach BRUDZINSKI findet sich der Beugereflex bei älteren Kindern mit Hirnhautentzündung.

Noch in anderen Fällen springt die Erregung auf die andere Körperseite über und ruft dort die gleiche oder eine andere Reaktion hervor als auf der gereizten Seite. So zuckt manchmal beim Neugeborenen die Gegenseite mit, wenn das Facialis- oder Plexusphänomen ausgelöst wird (S. 184). Die Auslösung des Patellarreflexes führt im Säuglingsalter stets zu einer Adductorenzuckung der Gegenseite (S. 142).

Übersicht über die statische Entwicklung. Die Fähigkeit aufrecht zu stehen wird stufenweise im 1. Lebensjahre erworben. Dieser Vorgang wird durch den starken Bewegungsdrang unterstützt, der den Säugling zu immer neuen Versuchen treibt. Aufrecht gehalten oder mit Unterstützung hingesetzt, ist der Neugeborene noch nicht fähig, den Kopf in Normalstellung zu halten, vielmehr fällt dieser zur Seite oder nach vorne. Die Fähigkeit, den Kopf zu halten, stellt sich nach dem 1. Lebensmonat allmählich ein. Die Grundstellung des Säuglings ist die Rückenlage. Zum selbständigen Aufstehen muß er zunächst die Fähigkeit erwerben, sich auf den Bauch herumzuwälzen. Dies gelingt im 3. bis 4. Monat, und zwar wälzt er zunächst den Kopf, dann den Schultergürtel und schließlich das Becken um die Körperachse (SCHALTENBRAND). Inzwischen hat er bereits gelernt, sich in Bauchlage, die er ohne Hilfe noch nicht gewinnen kann, mit lordotischer Brustwirbelsäule auf die Unterarme aufzustützen und dabei erst den Kopf, dann auch den Oberkörper zu erheben. Überhaupt ist ihm jede Lage, die er allein noch nicht gewinnen kann, aus Versuchen bekannt, die er mit fremder Hilfe ausgeführt hat. Wird der Neugeborene hingesetzt, so sinkt er in sich zusammen, seine Brustwirbelsäule gerät in starke Kyphose. Kräftige Säuglinge, die mit Unterstützung sitzen, lernen im Laufe des 2. Vierteljahres, dabei die Wirbelsäule gestreckt zu halten.

Etwa im 5. Monat gewinnt das Kind die Fähigkeit, sich in Bauchlage auf die gestreckten Arme zu erheben, einen Monat später setzt es sich aus der Bauchlage auf. Bei aufrechtem Stehen lassen sich Stützreaktionen der Beine von Geburt an nachweisen. Eine Stehbereitschaft der Beine stellt sich im Laufe des 2. Vierteljahres ein.

Im 3. Vierteljahr lernt der Säugling frei zu sitzen, wenn er sich dabei festhalten kann, und zu laufen, wenn er auf beiden Seiten unterstützt wird. Anfang des 4. Vierteljahres zieht er sich aus der Bauchlage mit Hilfe der Arme empor. Aus der Rückenlage setzt er sich jetzt allein auf.

Im 4. Vierteljahr beginnen die Bemühungen, während des Stehens einen Arm loszulassen und an stützenden Gegenständen entlang zu laufen. Die ersten freien Schritte werden in der Regel am Ende des 1. Lebensjahres gemacht. Im 5. Vierteljahre erhebt sich das Kind aus der Rückenlage, ohne sich mit den Händen an benachbarten Gegenständen emporziehen zu müssen. Das Aufstehen geht dabei zunächst in der gleichen Reihenfolge vor sich, in der das Kind die einzelnen Bewegungen erlernt hat (SCHALTENBRAND). Es rollt sich also zuerst auf die Bauchseite, hockt sich hin, setzt sich und stellt sich dann schließlich auf. Alle diese Bewegungen werden von den Armen kräftig unterstützt.

Im 2.—3. Lebensjahr ändert sich die Art des Aufstehens (SCHALTENBRAND). Die Kinder erleichtern sich den Übergang aus der Rückenlage in die sitzende Haltung, indem sie sich nicht mehr ganz herumdrehen, sondern das Becken auf einer Seite mit dem Boden in Berührung lassen, während sie sich mit den Armen vorwiegend auf diese Seite aufstützen. Hieraus entwickelt sich dann im 4.—5. Lebensjahr die endgültige Art des Aufstehens: Der Körper wird jetzt einfach symmetrisch vom Boden abgerollt, bis er sitzt, wobei die Arme sich auf den Boden stützen. Aus dem Sitz stellt das Kind sich dann einfach nach vorne auf die Beine.

Die Säuglinge und Kleinkinder stehen und gehen in anderer Körperhaltung als der Erwachsene: der Oberkörper ist etwas nach vorne geneigt, Hüfte und Kniegelenk werden nicht völlig gestreckt. Der freie Gang des Kindes ist zunächst sehr unsicher. Um das Gleichgewicht besser zu bewahren, geht es breitbeinig und rudert mit den Armen ausgiebig in der Luft herum. Kinder, die gerade ihren ersten freien Schritt erlernen, pflegen ihre Arme waagerecht nach vorne zu strecken, wodurch die freie Wegstrecke um die Armlänge verkürzt wird.

Die mitgeteilten Zeitangaben können nur als Durchschnittswerte gelten. Ziemlich beträchtliche Abweichungen nach beiden Seiten hin fallen immer noch in das Bereich des Physiologischen. Krankheiten, und zwar besonders Rachitis und länger dauernde Ernährungsstörungen, halten die Entwicklung vorübergehend auf. Es fehlt dann von vorneherein jedes Streben nach statischer Fortentwicklung. Bei Schwachsinnigen verzögert sich die Entwicklung beträchtlich oder bleibt überhaupt aus. Entweder fehlen die entsprechenden statischen Zentren, oder es fehlt die Übung, da sich das Kind nur mit seinem eigenen Körper beschäftigt und keine Teilnahme für die Vorgänge in seiner Umgebung besitzt.

Übungen, die mit dem Kinde vorgenommen werden, sind imstande, die Entwicklung der statischen Fähigkeiten zu beschleunigen.

Bewegungsspiel.

Bewegungsdrang. Je jünger der Mensch ist, desto größer ist sein Bewegungsdrang. Der Säugling bewegt sich im Wachen fast ununterbrochen, wenn er nicht gerade durch die Nahrungsaufnahme gehemmt wird (S. 118). Auch das Kleinkind ist noch durch seine Lebhaftigkeit gegenüber dem Schulkinde ausgezeichnet, und dieses bewegt sich noch mehr als der Erwachsene, wenn auch die Unterschiede nicht mehr so groß sind.

Die Zeiten der Beweglichkeit und Bewegungslosigkeit fallen nicht ganz mit denen zusammen, die das Kind im Wachen und Schlafen verbringt (S. 152). Zur fortlaufenden Beobachtung der Bewegungen dienen am besten graphische Verfahren. Hiermit untersuchte SZYMANSKI Säuglinge, die ihre Mahlzeiten immer erst erhielten, nachdem sie mindestens 15 Minuten ununterbrochen geschrieen hatten. Unter diesen nicht ganz physiologischen Verhältnissen zeigten die Kinder 5—6 Zeitabschnitte der Tätigkeit und der Ruhe, die sich ziemlich gleichmäßig über 24 Stunden verteilten. Zusammengerechnet waren es 10 Tätigkeits- und 14 Ruhestunden. In ähnlicher Weise schrieben ECKSTEIN und PAFFRATH die Rumpfbewegungen frühgeborener und junger Säuglinge auf der Schreibtrommel. Sie fanden junge Frühgeburten nur selten völlig bewegungslos, häufiger waren schon lange Zeiten relativer Ruhe, bei der von Zeit zu Zeit Bewegungen auftraten. Die Zeiten der Beweglichkeit waren im Gegensatz zu den Befunden SZYMANSKIs unregelmäßig verteilt. Gelegentlich wurden in den Zeiten relativer Ruhe periodische Bewegungen beobachtet. PEIPER (5) stellte mit einem empfindlichen Verfahren die Bewegungen dar, die bei schlafenden Frühgeburten im Gesicht, an den Händen und Füßen auftraten. Dabei erwiesen sich die Zeiten völliger Bewegungslosigkeit als recht kurz. Eine gewisse Regelmäßigkeit in dem Wechsel zwischen Ruhe und Bewegung war manchmal unverkennbar.

Auf Grund klinischer Beobachtungen ist schon länger bekannt, daß den schlafenden Frühgeburten eine gewisse Bewegungsunruhe, vom Volke als „Stäupchen" bezeichnet, eigentümlich ist. ZIPPERLING beschreibt diese Zustände wie folgt: ,,Das Kind liegt zunächst ruhig da; plötzlich werden die Augen verdreht, vollständig nach innen gewendet, dann wieder in alle nur denkbaren Stellungen verdreht, zwischendurch gibt es einen kurzen Lidkrampf und eine blitzschnelle Zuckung des M. orbicularis oculi, außerdem bei manchen Kindern ein Verziehen beider Mundwinkel für einige Sekunden. Die Anfälle können vereinzelt sein, sich aber auch oft wiederholen." Nach ZIPPERLING, der sie für eine physiologische Erscheinung hält, finden sie sich etwa bei der Hälfte aller Säuglinge in den ersten Monaten. Untersucht man mit empfindlichen Verfahren, so wird man sie wohl stets nachweisen können [PEIPER (5)]. Jedenfalls widerspricht schon der Augenschein den Angaben YLPPÖS, nach denen die Frühgeburten den ganzen Tag bewegungs- und lautlos daliegen.

Die Bewegungsunruhe der Frühgeburten läßt sich auf die Unreife höherer, später hemmender Bewegungszentren zurückführen. Wenn diese noch nicht imstande sind, ihre führende Rolle ununterbrochen zu bewahren, so tritt die Bewegungsunruhe auf, ähnlich wie bei einem Versagen der höheren Bestandteile des Atemzentrums eine niedere Atemform erscheint (S. 115). Die Abtragung höherer Hirnteile kann im Tierversuch gleichfalls zu einer Bewegungsunruhe — oft periodischer Art — führen. Im Gegensatz zu dieser Theorie der aussetzenden Zentren werden die Stäupchen heute meistens als Ausdruck geburtstraumatischer Hirnblutungen gedeutet.

Die Bewegungen des schlafenden Kindes jenseits des Säuglingsalters hat KARGER beschrieben. Das schlafende Kind bewegt sich nicht selten, ohne daß dabei der Schlaf unterbrochen würde. Diese Unruhe im Schlafe steht in einem gewissen Zusammenhang mit dem Temperament des Kindes: Träge und gelangweilte Kinder schlafen ruhig; stille, aber intelligente sowie lebhafte zeigen meistens eine größere Unruhe. Agile Schwachsinnige verlieren ihre Beweglichkeit auch im Schlafe nicht.

Bewegungsformen. Die Bewegungen selbst zeigen in der ersten Lebenszeit ein völlig anderes Gepräge als später.

Athetotische Bewegungen. Den Frühgeburten und in geringerem Maße auch den reifen Neugeborenen sind athetotische Bewegungen der Hände und Füße eigentümlich, wie sie später für striäre Erkrankungen kennzeichnend sind (C. und O. VOGT, FÖRSTER). Bei den Frühgeburten sind sie auf die Unreife des Streifenhügels zurückzuführen. Die Bewegungen haben folgendes Aussehen: Die Arme werden im Ellenbogen rechtwinklig gebeugt, die Unterarme stark auswärts gedreht, so daß die Handflächen nach außen sehen. Dabei wird das Handgelenk gegen den Unterarm gestreckt oder überstreckt. Gleichzeitig führen die Kinder in Fingern und Zehen ein eigenartiges Streck-Beuge-Spreizspiel aus, indem sie gleichzeitig oder nacheinander Finger oder Zehen strecken oder überstrecken.

Nach Minkowski ist das Bewegungsspiel menschlicher Embryonen choreatisch-athetotisch, nur sind Finger und Zehen nicht besonders beteiligt. Die Früchte bewegen sich nach ihrer Herausnahme aus der Gebärmutter mehr oder weniger mit dem Kopfe, dem Rumpfe und den Gliedern, und zwar wird der Kopf gedreht und gewendet, der Rumpf gekrümmt und wieder gestreckt, die Glieder werden gebeugt und wieder gestreckt, adduziert und abduziert sowie nach außen und innen gedreht. Die Bewegungen erfolgen langsam, unsymmetrisch und unzusammenhängend; sie erstrecken sich auf ein oder mehrere Gelenke, auf ein oder mehrere Glieder zugleich. Auch Einzelbewegungen der Finger oder eines Fingers werden gelegentlich gesehen.

Die **reflexartigen Spontanbewegungen,** die das Bewegungsspiel des ausgetragenen jungen Säuglings beherrschen, verlaufen unter dem Bilde von Reflexbewegungen, aber ohne daß ein innerer oder äußerer Reiz zu erkennen wäre. Die Bewegungen sind ausfahrend, eckig und ziellos. Sie beschränken sich meistens nicht auf eine oder mehrere Muskelgruppen, vielmehr gerät leicht der ganze Körper in eine länger dauernde Bewegungsunruhe, wobei sich aber ziemlich eintönig immer die gleichen Bewegungen abspielen. Diese sind zum kleineren Teil wirklich Reflexbewegungen, bei denen der auslösende Reiz in der vorangegangenen Bewegung besteht (z. B. Bogengangsreaktion auf die Arme bei Erschütterung des Kopfes). Zum größeren Teil erscheinen sie spontan unter dem Bilde der Bogengangsreaktion auf die Glieder, des tonischen Halsreflexes, des Körperstellreflexes auf den Kopf und des Halsreflexes auf den Körper, der Reflexe auf die Wirbelsäule usw.

Bei starker Bewegungsunruhe, vor allem beim Schreien, pflegen sich die zahlreichen Einzelbewegungen in der verschiedensten Weise miteinander zu verbinden, im Grunde genommen ist aber das Bewegungsspiel des jungen Säuglings ziemlich eintönig und erreicht nicht entfernt die Mannigfaltigkeit des späteren Lebens. Eine dem Säuglingsalter besonders eigentümliche Bewegungsform bildet das Strampeln.

Bewegungszentren des Säuglings. Der junge Säugling kann noch nicht die Erregung seiner Bewegungszentren dämpfen, vielmehr kommt es bei ihm leicht zu Massenbewegungen. Diese werden beim Erwachsenen nur durch kräftige, schmerzhafte Reize hervorgerufen, während sie sich beim Säugling viel leichter einstellen. Die Trennung der einzelnen Bewegungsbahnen und -zentren voneinander ist zunächst noch so unvollkommen, daß die Erregung leicht auf benachbarte Bahnen überspringt. Die Zentralstelle für die Massenbewegung befindet sich im Pallidum (Förster). Dem Striatum kommt die Aufgabe zu, diese Massenbewegungen zu hemmen; da das Striatum des Neugeborenen hierzu noch nicht imstande ist, wird er als ,,Pallidumwesen'' bezeichnet.

Der junge Säugling kann noch keine beabsichtigten Bewegungen ausführen oder die Bewegungen zweckmäßig abstufen. Ihm fehlt also noch ganz die Bewegungsform, die für die Tätigkeit der Rindenzentren und Pyramidenbahnen kennzeichnend ist. Dem entspricht die Beobachtung STRÜMPELLs, daß bestimmte Muskelsynergien, die beim Erwachsenen vom Ausfall der Pyramidenbahnen abhängen, für die erste Lebenszeit physiologisch sind. Hierher gehört das STRÜMPELLsche Tibialisphänomen: bei Beugung des Beines in Knie und Hüfte wird infolge Innervation des Tibialis anterior der innere Fußrand gehoben, bei entsprechender Streckung wird der Fußrand plantarwärts gesenkt. Ähnliche Synergien lassen sich an der Hand hervorrufen: bei Faustschluß wird die Mittelhand gegen die Handwurzel dorsal gebeugt, und bei Öffnung der Faust volar. THIEMICH fand diese Synergien bei Säuglingen von 3—4 Monaten, gelegentlich auch schon früher; später verschwinden sie wieder.

Bis die ersten beabsichtigten Bewegungen auftreten, also bis in den 3.—4. Lebensmonat, arbeiten die Rindenzentren und Pyramidenbahnen noch nicht; vielmehr werden die Bewegungen von dem entwicklungsgeschichtlich älteren extrapyramidalen System gesteuert. Dem entspricht das allgemeine Verhalten des jungen Säuglings: er ist noch völlig von seiner Umgebung abhängig und vermag sie nicht von sich aus zu seinen Gunsten zu verändern.

Daß beim Neugeborenen die Bewegungszentren der Hirnrinde noch nicht arbeiten, hat als erster SOLTMANN erkannt. Dieser suchte den Nachweis dafür bei neugeborenen Tieren zu führen, indem er die Bewegungszentren ihrer Großhirnrinde bloßlegte und erfolglos elektrisch reizte. Nach seiner Auffassung ist das Großhirn imstande, die Tätigkeit der niederen Zentren zu hemmen; auf das Fehlen dieser Hemmungen gehe die höhere Krampfbereitschaft der Säuglingszeit zurück. SOLTMANNs Anschauungen traten zeitweise in den Hintergrund, weil seine Tierversuche nicht eindeutig sind; heute führen unsere Kenntnisse über die Leistungen des pyramidalen und extrapyramidalen Systems zu dem gleichen Ergebnis. Denselben Schluß erlauben die Untersuchungen BERGERs über das Elektrencephalogramm des Menschen. Dieses bringt bioelektrische Erscheinungen zum Ausdruck, die mit der Tätigkeit der Großhirnrinde zusammenhängen und sie ständig begleiten. Es ist erst von der 6. Lebenswoche an nachweisbar; jenseits des 4. Lebensjahres erreicht es seine bleibende Form. BERGER schließt daraus, daß die Großhirntätigkeit erst nach den ersten Lebenswochen in Gang kommt.

Aus der Tatsache, daß schon beim Neugeborenen klonische Krämpfe auftreten, hat man auf eine Arbeitsfähigkeit seiner Rindenzentren schließen wollen, weil nach älteren Untersuchungen die klonischen Zuckungen auf Rindenerregungen zurückgehen, während die tonischen Krämpfe von den tieferen Zentren abhängen. Dagegen sprechen, von allen neueren Tierversuchen abgesehen, die klonischen Krämpfe bei großhirnlosen menschlichen Mißgeburten.

Willkürliche Bewegungen. Die Tätigkeit der Pyramidenbahnen wird etwa im 4. Lebensmonat bei den ersten willkürlichen Bewegungen erkennbar. Es handelt sich dabei zuerst um Greifbewegungen nach einem bestimmten Gegenstande, der sich im Gesichtsfelde befindet. Von dieser Zeit an werden allmählich die reflexartigen Spontanbewegungen durch die willkürlichen ersetzt. Die ersten willkürlichen Einzelbewegungen sind von zahlreichen Mitbewegungen in anderen Gliedern oder im ganzen Körper begleitet. Sie werden zunächst ungeschickt, mit einem übermäßig großen Kraftaufwand ausgeführt. Gleichzeitig mit der zunehmenden Reifung der Pyramidenbahnen wird die hemmende Tätigkeit des Streifenhügels deutlicher.

Mitbewegungen und überflüssiger Kraftaufwand bleiben noch über das Säuglingsalter hinaus kennzeichnend für die Bewegungen des Kleinkindes. Dessen Bewegungsunruhe, die den älteren Erwachsenen oft empfindlich stört, ist — in gewissen Grenzen — physiologisch und kein Zeichen von „Unartigkeit“. Immer wiederholte Übung und Erfahrung führen ganz allmählich zu einer größeren Sparsamkeit des Kraftaufwandes, wie sie in ausgeprägtem Maße den Bewegungen des Erwachsenen eigentümlich ist. Soll aber eine neue Geschicklichkeit erlernt werden, so werden auch später noch die Kräfte zunächst unnötig verschwendet.

Umbildung der Bewegungsformen jenseits des Säuglingsalters. Wie HOMBURGER gezeigt hat, ändert sich im Laufe der Einzelentwicklung des Menschen das Bewegungsbild, so daß bestimmten größeren Zeitabschnitten ganz bestimmte Bewegungsformen eigentümlich sind.

Allmählich verlieren sich die plumpen, täppischen Bewegungen des Kleinkindes. Die einzelnen Bewegungen werden, wenn auch bei verschiedenen Kindern in verschiedenem Maße, sparsamer und ausgeglichener. Die Beherrschung des eigenen Körpers stößt nicht mehr auf Schwierigkeiten, und damit erscheinen dem Auge des Erwachsenen die kindlichen Bewegungen über ihren eigentlichen Zweck hinaus weich und anmutig.

Die Harmonie der kindlichen Bewegungen wird durch die Entwicklungszeit empfindlich gestört. Bald stärker und bald schwächer werden die Bewegungen, z. B. der Gang, die Arbeits- und Geschicklichkeitsleistungen zerrissen, verzerrt und ungeschickt; das ganze Bewegungsspiel ist aufs Neue plump und unbeherrscht geworden.

Kurz erwähnt seien die gleichfalls von HOMBURGER ausführlich geschilderten Bewegungsformen der späteren Zeit: das Mannesalter mit seinen möglichst zweckmäßig gestalteten Bewegungen ohne übermäßigen Kräfteaufwand und das Greisenalter mit den stark verlangsamten Bewegungsfolgen und der Bewegungsarmut überhaupt.

Die Abhängigkeit der Bewegungsformen vom Alter wird von HOMBURGER darauf zurückgeführt, daß sich allmählich die Beziehungen verändern, die zwischen den entwicklungsgeschichtlich niederen und höheren Bewegungszentren bestehen. Besonders scheint es die hemmende Wirkung des Streifenhügels auf die Massenbewegungen des Pallidums zu sein, die einem vom Alter abhängigen Wechsel unterworfen ist. Die Stufe des Neugeborenen, auf der die Tätigkeit des Striatums und der Rindenzentren noch fehlt, bildet also nur das erste Glied einer Kette, die sich bis ins Greisenalter verfolgen läßt.

Fast ganz auf das Säuglingsalter beschränkt ist dagegen der Wandel, der sich im Gebrauch der Arme und Beine vollzieht. Schon beim Kleinkinde ist beinahe völlig der Zustand des Erwachsenen erreicht, der die Arme nur zum Greifen und die Beine nur zum Stehen benutzt. Dagegen findet sich im ersten Lebensjahr eine Zeit, in der Arme und Beine gleichmäßig zur Fortbewegung dienen und dementsprechend auch an den Armen Stützreaktionen nachzuweisen sind (S. 130). Umgekehrt besitzt der Säugling noch eine gewisse Fähigkeit, mit den Zehen zu greifen, wie sie dem Affen zeitlebens eigentümlich ist. Selbst das Kleinkind ist noch imstande, die einzelnen Zehen, besonders die große Zehe, willkürlich einzeln zu bewegen, eine Fähigkeit, die rasch durch Mangel an Übung verschwindet, sobald Stiefel getragen werden.

Die **Rechtshändigkeit** ist dem Menschen nicht angeboren. Über ihr erstes Auftreten hat BALDWIN berichtet. Im 6.—10. Monat wird noch keine Hand bevorzugt, solange das Greifen nicht mit größerer Anstrengung verbunden ist; vielmehr werden beide Hände zugleich häufiger benutzt als nur eine allein. Vom 7.—8. Monat an macht sich eine Vorliebe für die rechte Hand bemerkbar, wenn der Gegenstand mit größerer Anstrengung ergriffen wird. Die linke Hand bleibt aber nicht unbeweglich, sondern folgt langsam der andern. Die gleichzeitige Innervation der Hände bleibt also zunächst noch deutlich zu erkennen.

Auch nach GESELL ist bei den meisten Säuglingen in der 2. Hälfte des 1. Lebensjahres die Rechtshändigkeit deutlich ausgesprochen. Linkshänder können sich aber schon früher verraten. So berichtet GESELL über ein Kind, das schon als Neugeborenes die linke Hand zum Saugen bevorzugte und später ein Linkshänder wurde.

Trotz dieser Beobachtungen ist es bisher nicht klar, ob Anlage oder Erziehung dafür maßgebend sind, daß das heranwachsende Kind die rechte Hand bevorzugt.

Muskeltonus.

Beugehaltung. Nur unvollkommen ist die Frage zu beantworten, von welchen Zentren in der Säuglingszeit der Muskeltonus abhängt. Im allgemeinen neigt der Säugling zu einer Beugehaltung seiner Glieder, wie sie sich am deutlichsten in seiner Schlafhaltung ausdrückt: Der Rumpf ist leicht nach vorne gebeugt, die Beine sind an den Leib gezogen; die Hände liegen, zu Fäusten geballt, zu beiden Seiten des Kopfes auf der Unterlage, wobei die Vorderarme auswärts gedreht sind. Während die meisten Säuglinge diese Haltung stets im Schlafe und überwiegend im Wachen einnehmen, fehlt sie bei manchen gesunden Kindern völlig. Einige schlafen z. B. nur, wenn sie auf dem Bauche quer im Bette liegen. Meistens verschwindet die Schlafhaltung gegen Ende des 1. Lebensjahres. Sie kann aber bei Schwachsinn und cerebraler Rachitis noch lange beibehalten werden und sogar bei Hirnhautentzündung wieder auftauchen.

Die Beugehaltung des jungen Säuglings ist nicht auf ein Überwiegen der Beuge- über die Streckmuskeln zurückzuführen (S. 179). Sie erinnert an eine Zwangshaltung des Erwachsenen, nämlich die Hocker- oder Kletterstellung, die durch einen Ausfall der Striatumtätigkeit zustande kommt (FOERSTER). Durch das Fehlen der striären Hemmungen gewinnt das Pallidum, das stammesgeschichtlich dem Klettern gedient hat, das Übergewicht; auf diese Weise entsteht eine Haltung, wie sie noch heute dem Halbaffen eigentümlich ist (FOERSTER). So läßt sich die Schlafhaltung des Säuglings ebenso wie die Zwangshaltung des striatumlosen Erwachsenen auf die gleiche Ursache, das Fehlen einer Striatumtätigkeit, zurückführen.

Im Gegensatz zu den Bemühungen, die Schlafhaltung des Säuglings neurologisch zu erklären, halten sie andere für das Fortbestehen der intrauterinen Lage. Indessen nimmt die Frucht im Uterus eine andere Haltung ein als der schlafende Säugling.

DOXIADES, der am Säugling antagonistische Muskelverdickungskurven geschrieben hat, sieht die Ursache der Beugehaltung in einem angeborenen Ruhespannungszustand der Beugemuskeln. Er faßt die Beugehaltung als einen Reflex auf, der dadurch zustande kommt, daß die Bewegungszentren durch hirnwärts gerichtete Erregungen in einem höheren Erregungszustande gehalten werden. Hierfür spricht auch die klinische Beobachtung, daß nicht selten in den Beugemuskeln ein Spannungszustand nachzuweisen ist. Die Unterarme des schlafenden Säuglings brauchen nämlich nicht der Unterlage aufzuliegen, sie stehen vielmehr oft, nur am Ellenbogen unterstützt, in ihrer ganzen Länge von der Unterlage ab, folgen also nicht einfach der Schwerkraft.

Muskeltonus des Säuglings. Prüft man den Muskeltonus des jungen Säuglings durch passives Beugen und Strecken, so hat man einen größeren Widerstand zu überwinden als bei älteren Kindern oder Erwachsenen. Der Widerstand pflegt plötzlich nachzulassen oder sich zu verstärken, es handelt sich also um einen Rigor mobilis. Er ist extrapyramidal bedingt, schon deshalb, weil die Pyramidenbahnen zunächst noch nicht arbeitsfähig sind.

Es liegt nahe, zur Erklärung dieser physiologischen Muskelhypertonie eine Theorie heranzuziehen, die im Anschluß an BRONDGEEST aufgestellt wurde, um beim Erwachsenen das Auftreten von Spasmen nach Ausfall der Pyramidenbahn verständlich zu machen. BRONDGEEST hatte nämlich gefunden, daß im Tierversuch die Muskeln erschlaffen, nicht nur wenn, man den zugehörigen gemischten Nerven durchschnitten hat, sondern auch, wenn die (sensiblen) hinteren Wurzeln ausgeschaltet sind. Nach v. MONAKOW stört der Ausfall der Pyramidenbahnen den nervösen Haushalt, da dem Großhirn ständig von der Peripherie aus Erregungen zuströmen, die sich wegen der Unterbrechung der Pyramidenbahnen nicht in geordnete Bewegungen umsetzen können. Daher ergieße sich der ganze reflektorisch hervorgerufene Erregungsstrom auf die niederen Bewegungszentren und belaste sie übermäßig. So entsteht ein allgemeiner Reizzustand, der die spastische Lähmung zur Folge habe. Ähnliche Verhältnisse finden sich im frühen Säuglingsalter, in dem die Pyramiden-bahnen noch nicht arbeitsfähig sind. Die niederen Zentren werden durch die eindringenden zentripetalen Erregungen in der ersten Zeit, wenn die Großhirnrinde noch nicht arbeitsfähig ist, stärker belastet als später, wo ein Teil der einströmenden Erregung auf die Großhirnrinde abgeleitet wird. Die Folge davon ist die Muskelhypertonie. Dieser Erklärungs-versuch berührt sich nahe mit den oben angeführten Anschauungen von DOXIADES über die Beugehaltung.

Manche Krankheiten, z. B. der Mehlnährschaden, erhöhen den Muskeltonus beträchtlich; die meisten Krankheiten, besonders Ernäh-rungsstörungen und Infekte, erniedrigen ihn, wenn sie den Allgemein-zustand ernstlich in Mitleidenschaft ziehen. Das Nachlassen des Bauch-muskeltonus ist im Säuglingsalter ein wichtiges Kennzeichen für eine einsetzende Erkrankung (CZERNY). Über die zugrunde liegenden zentralen Vorgänge ist nichts Näheres bekannt.

Muskelhärte älterer Kinder. OPITZ und ISBERT haben die Muskel-härte älterer Kinder nach dem MANGOLDschen Verfahren bestimmt. Sie fanden ein Ansteigen dieser Größe mit zunehmendem Alter. Muskel-arbeit, die bis zur Erschöpfung durchgeführt wurde, bewirkte eine Härte-zunahme des Muskels. Tägliche Muskelarbeit erhöhte den Ruhewert.

VI. Klinisch wichtige Reflexe.

Für die Pathologie des Zentralnervensystems ist eine Reihe von Reflexen wichtig, die nach der Art der Receptoren und dem Verlauf der Reflexbogen nicht zusammengehören. Sie sollen aber hier trotzdem aus praktischen Gründen gemeinsam besprochen werden. Während sich im allgemeinen die neurologischen Besonderheiten des Kindesalters auf die Säuglingszeit beschränken und später kaum noch Unterschiede zur Neurologie des Erwachsenen bestehen, reichen die Eigentümlich-keiten mancher Reflexe noch tief in das Kindesalter hinein.

Patellarsehnenreflex. Schon beim Neugeborenen lassen sich, wenn man nur einen ruhigen Augenblick abwartet, die Patellarsehnenreflexe auslösen. In der Säuglingszeit kommt es neben der Streckung im Kniegelenk noch zu einer zweiten Bewegung: das andere Bein wird nämlich infolge einer Zuckung der Adductoren nach innen bewegt. Die Adduktionszuckung verschwindet ungefähr im 2. Vierteljahr (SCHOO), wird aber gelegentlich noch beim Erwachsenen beobachtet.

Achillessehnenreflex. Wegen der Kleinheit der Verhältnisse ist es schwer, den Achillessehnenreflex schon beim Neugeborenen zu beurteilen; seine Auslösbarkeit dürfte aber doch zur Regel gehören.

Fußsohlenreflexe. Eine große, ständig wachsende Literatur (so z. B. BERSOT) beschäftigt sich mit dem Verhalten der Zehen, besonders der großen Zehe, auf Bestreichen der Fußsohle (BABINSKIsches Phänomen). Indessen ist es trotz der vielen darauf verwandten Arbeit keineswegs gelungen, endgültige Regeln aufzustellen. Kann doch das gleiche Kind, wenn man es zu verschiedenen Zeiten oder verschiedene Male kurz nacheinander untersucht, durchaus verschieden reagieren. Es ist daher nicht möglich, im Einzelfall das Ergebnis der Reizung vorauszusagen.

MINKOWSKI hat bei menschlichen Embryonen, die durch Kaiserschnitt gewonnen waren, das Verhalten der Zehen von den frühesten Entwicklungsstufen aufwärts verfolgt. Er fand bei Früchten von zwei Monaten auf Reizung der Fußsohle Plantarflexion und 2—3 Minuten später langsame Dorsalflexion der Zehen, manchmal auch des Fußes für sich allein oder unter Anziehung des ganzen Beines sowie Zehenspreizung, im 4.—6. Monat Dorsalflexion, Zehenspreizung und wiederholt Übergang der dorsalen Form in die plantare, bei Frühgeburten und ebenso bei reifen Neugeborenen Dorsal- und Plantarflexion.

Mit Recht betonen aber BERBERICH und WIECHERS, daß überhaupt bei jungen Säuglingen kein richtiges positives oder negatives BABINSKIsches Phänomen hervorzurufen ist. An der Fußsohle eines jungen, wachenden Säuglings treten schon in der Ruhe gar nicht selten Bewegungen auf, die sich als positives oder negatives BABINSKIsches Phänomen auffassen lassen; sie sind zumeist von Bewegungen in den übrigen Zehen begleitet. Es handelt sich dabei um ein athetotisches Bewegungsspiel (S. 136), wie es, bei Frühgeburten am deutlichsten, auch in den Fingern vorkommt. Durch den Reiz an der Fußsohle wird das Bewegungsspiel verstärkt oder, wenn vorher Ruhe war, ausgelöst. Die Reaktion besteht dann recht häufig nicht in einer Einzelbewegung der großen Zehe; vielmehr machen die Zehen oft mehrere Bewegungen nacheinander, bis Ruhe eintritt. Dabei kommt es ganz unregelmäßig zu einer Beugung, Streckung oder Spreizung aller Zehen oder zur Abduktion der großen oder kleinsten Zehe. Unter diesen Umständen erscheint es ziemlich belanglos, die Häufigkeit zu berechnen, mit der man auf einer Entwicklungsstufe, z. B. beim Neugeborenen, eine bestimmte Reaktion gefunden hat. Die von den einzelnen Untersuchern wiedergegebenen Werte zeigen große Unterschiede und erlauben es nicht, eine Regel aufzustellen.

Mehrfach wird betont, daß im Säuglingsalter das positive BABINSKI-sche Phänomen etwas anders aussieht als beim Erwachsenen: An der Dorsalflexion nehmen die 2.—5. Zehe teil, auch der ganze Fuß wird mehr oder weniger dorsal flektiert. Man spricht deshalb von einem „Pseudobabinski" (vgl. DE BRUIN).

Da ein positives BABINSKISches Phänomen beim Erwachsenen eine Schädigung der Pyramidenbahnen bedeutet, so hielt man im Säuglingsalter die Unreife der Pyramidenbahnen für die Ursache der Zehenphänomene. Heute handelt es sich darum, die Unregelmäßigkeit, mit der die verschiedenen Phänomene auftreten, zu erklären.

Für das Zustandekommen der athetotischen Bewegungen wird die Unreife des Striatums verantwortlich gemacht. Die Schwankungen, die sich im Verhalten der plantaren Reflexe ergeben, lassen sich gleichfalls auf die Unreife des Striatums und der Rindenzentren zurückführen. Beide Bewegungszentren sind bei der Geburt noch nicht arbeitsfähig und beginnen erst im Anfang des 2. Vierteljahres, sich bemerkbar zu machen (S. 138). Wir wissen aus dem Beispiele des Atemzentrums (S. 115), bei dem die entsprechenden Vorgänge genau zu verfolgen sind, daß die reifenden höheren Zentren nicht auf einmal in das nervöse Geschehen eingreifen, sondern daß es eine Übergangszeit gibt, in der sich ihr Einfluß nur unsicher und schwankend geltend macht. Zeiten, in denen sie eingreifen, wechseln ab mit solchen, in denen ihr Einfluß wieder erlischt. Liegen ähnliche Verhältnisse bei den Bewegungszentren vor, so ist damit das schwankende Verhalten der Zehenreaktion erklärt. Erst wenn die höheren Zentren auf die Dauer das Übergewicht erlangt haben, also im Laufe des 2.—3. Lebensjahres, kommt es schließlich zu einer regelmäßigen Zehenreaktion, vor allem der physiologischen Beugung der großen Zehe auf Bestreichen der Fußsohle.

Ebenso wie das BABINSKISche Phänomen sprechen beim Erwachsenen die beiden verwandten Zeichen von ROSSOLIMO und MENDEL-BECHTEREW für eine Schädigung der Pyramidenbahnen.

Beschreibung des Zeichens von ROSSOLIMO: Werden die Zehen durch einen leichten kurzen Schlag auf die Unterfläche in dorsaler Richtung gehoben, so machen sie nach mehr oder weniger kurzer Zeit eine Flexions-, Abduktions- oder Adduktionsbewegung.

Das Zeichen von ROSSOLIMO ist schon bei Neugeborenen und Frühgeburten vorhanden. Es nimmt dann allmählich an Häufigkeit ab und verschwindet bis zum 2. Lebensjahr.

Beschreibung des Zeichens von MENDEL-BECHTEREW: Beklopft man den seitlichen Teil des Fußrückens in seiner proximal gelegenen Hälfte, so erfolgt, wenn das Zeichen vorhanden ist, eine Plantarbeugung, sonst eine Dorsalflexion der 2.—5. Zehe.

DE BRUIN fand bei Kindern hinsichtlich des ROSSOLIMOschen und MENDEL-BECHTEREWschen Zeichens meistens ein ähnliches Verhalten.

Bei jungen Säuglingen führt das Bestreichen der Fußsohle neben dem BABINSKISchen Zeichen noch häufiger als bei größeren Kindern zu einer Fluchtbewegung: das Bein wird in Hüfte und Knie gebeugt und im Fußgelenk dorsal flektiert, so daß die gereizte Hautstelle dem Reize entzogen wird. Durch diese Reaktion, die am einfachsten durch einen kleinen Stich auszulösen ist, wird der Ablauf des BABINSKISchen Zeichens leicht gestört.

Die genannten Reaktionen am Fuße sind hinfällig und schwankend. Ihnen gegenüber steht aber eine Reaktion, die stets bei jedem jungen Säugling hervorzurufen ist, der tonische Fußgreifreflex (S. 126). VAN WOERKOM sieht in ihm, zweifellos mit Recht, eine Greifbewegung und deutet das BABINSKISche Zeichen gleichfalls als eine Erinnerung an den Greiffuß der Affen, der dann durch das Leben auf der flachen Erde die Fähigkeit zum Greifen einbüßte.

Reflexe an den Armen. In den letzten Jahren wurde in zunehmendem Maße der diagnostische Wert der Armreflexe erkannt, und zwar besonders der Zeichen von LÉRI und C. MAYER.

Beschreibung des LÉRISchen Vorderarmzeichens: Man läßt den zu prüfenden Arm möglichst erschlaffen und stützt ihn mit der eigenen Hand am Handgelenk. Mit der rechten Hand beugt man die Finger des Kranken gegen die Hohlhand und dann seinen Arm gegen den Vorderarm. Man rollt also die Hand in sich auf. Daraufhin beugt sich der Vorderarm fortschreitend noch weiter, wie unter dem Einfluß einer Triebfeder oder eines elastischen Zuges.

Das Fehlen des LÉRISchen Vorderarmzeichens spricht, ähnlich wie das positive BABINSKISche Zeichen, für eine organische Schädigung der Reflexbahn. Das gleiche gilt für den MAYERSchen Reflex.

Beschreibung des C. MAYERSchen Fingergrundgelenkreflexes: Die Hand der Versuchsperson wird in Supinationsstellung gebracht. Nun wird die Grundphalanx eines Fingers, besonders des Mittelfingers kräftig gegen die Handfläche gedrückt. Daraufhin wird normalerweise der Daumen im metakarpo-phalangealen Gelenk gebeugt, opponiert, manchmal zugleich im vorletzten Gelenk abduziert. Häufig stellt sich außerdem eine Beugung im Grundgelenk und eine Streckung im Endgelenk des Daumens ein.

Nach den vorliegenden Untersuchungen (TIEFENSEE, DE BRUIN u. a.) fehlen beide Reflexe in den beiden ersten Lebensjahren und stellen sich erst im 3.—4. Lebensjahr ein. GOLDSTEIN bringt sie in Zusammenhang mit der Beugesynergie der Arme, die den Affen — und zum Teil auch den Säugling (S. 122) — zum Greifen und Klettern befähigt. Dagegen spricht vielleicht die Tatsache, daß der tonische Handgreifreflex des jungen Säuglings und die Aufziehreaktion der Arme bereits verschwunden sind, wenn die beiden Armreflexe erscheinen.

Der Vorderarmperiostreflex (Radiusreflex) wird ausgelöst, indem man auf das untere Drittel der radialen Seite des Radiusschaftes klopft. Er besteht in einer Beugebewegung des Unterarmes mit leichter Pronation. TIEFENSEE fand diesen Reflex unter 22 Kindern zwischen 7 Monaten und 3 Jahren 19mal. Untersuchungen im frühen Alter scheinen bisher nicht vorzuliegen.

Die **Cremasterreflex** ist im Säuglingsalter nicht so leicht auszulösen wie später und wird nicht selten ganz vermißt. Nach BRESA ist er aber schon beim Neugeborenen stets vorhanden, wenn durch warme Bäder die ständige Zusammenziehung der Tunica dartos, die ihn überdeckt, beseitigt wird.

Auch bei mageren, leicht erregbaren Mädchen läßt sich eine Art Cremasterreflex nachweisen (SECKEL): Bestreicht man die Innenseite der Oberschenkel, so erscheint eine vereinzelte, schräg verlaufende Zuckung dicht oberhalb des gleichseitigen Leistenbandes; sie gehört den untersten, zum Mutterbande ziehenden Fasern des M. obliquus int. abdominis an.

Bauchdeckenreflexe. Nach MINKOWSKI ist schon bei unreifen menschlichen Früchten von 5—6 Schwangerschaftsmonaten der Bauchdeckenreflex deutlich auszulösen; er wird nicht selten von Mitbewegungen (z. B. Beugen der Beine oder Heben der Arme) begleitet. Im Säuglingsalter ist der Reflex gleichfalls vorhanden, soweit er nicht durch die Unruhe des Kindes gestört wird. Drückt man den Hammerstiel in die vordere seitliche Bauchwand, so wird das Becken nach der gereizten Seite geschwenkt (S. 126).

VII. Die bedingten Reflexe.

Grundlagen. Die bedingten Reflexe wurden von PAWLOW entdeckt, der bei seinen Forschungen den nachstehenden Grundversuch benutzte: Bei einem Hunde wird der Ausführungsgang einer Speicheldrüse nach außen vernäht, so daß sich das Abtropfen des Speichels genau verfolgen und messen läßt. Jedesmal, wenn das Tier Futter erhält, sondert es Speichel ab, ein Vorgang, den PAWLOW als unbedingten Reflex bezeichnet. Nun wird die Fütterung regelmäßig mit einem bestimmten Sinnesreiz verbunden, z. B. wird immer eine Glocke angeschlagen. Schließlich genügt der Glockenschlag allein, ohne die Fütterung, um als bedingter Erreger einen vermehrten Speichelfluß hervorzurufen. Dieser Grundversuch läßt sich vielfach verändern, indem man z. B. von verschieden hohen Tönen nur einen bestimmten mit der Fütterung verbindet und nun feststellt, wie weit das Unterscheidungsvermögen des Tieres reicht, indem man zeitliche Zusammenhänge zwischen Reiz und Fütterung einführt, bedingte Hemmungen ausbildet usw.

Die bedingten Reflexe des Hundes sind an die Tätigkeit seiner Großhirnrinde gebunden; sie bauen sich auf den *angeborenen* Beziehungen des Tieres zur Außenwelt, den unbedingten Reflexen auf, die ohne Beteiligung des Großhirns über die niederen Zentren verlaufen. Die Großhirnrinde hat die Aufgabe, *einen vorher nicht bestehenden* Zusammenhang herzustellen zwischen einem bestimmten äußeren Reiz und einer bestimmten physiologischen Tätigkeit. Alle diese erst erworbenen Verbindungen werden mit Hilfe der angeborenen Reflexe, im erwähnten Falle der Speichelabsonderung, gebildet.

Es besitzt also das Zentralnervensystem zwei Grundeigenschaften: die Fähigkeit, die verwickelte Gesamtheit der Außenwelt mit Hilfe der sog. *Analysatoren* in Einzelheiten (einzelne Reize und einzelne Erregungen) zu zerlegen und die Fähigkeit, diese Einzelheiten mit der Arbeit bestimmter Organe zu verbinden. So hat PAWLOW in der Hirnrinde des Hundes Analysatoren für die Gesichts-, Gehörs-, Geschmacks-, Geruchs-, Bewegungs- usw. Empfindungen nachgewiesen, von deren Feinheit das Unterscheidungsvermögen für die hirnwärts gerichteten Erregungen abhängt. Es besteht für die Beschaffenheit eines jeden Sinnesreizes ein entsprechendes Feld in der Hirnrinde. Schädigungen des Analysators haben eine Einschränkung oder ein Erlöschen seiner Tätigkeit zur Folge.

Die beiden einander entgegengesetzten Grundvorgänge, die sich ständig in der Großhirnrinde abspielen, bestehen in Erregung und Hemmung. Beide sind ununterbrochen tätig, um das Verhalten des Tieres gegenüber der Außenwelt zu überwachen und zu regeln. Nach ihrer Entstehung in einem bestimmten Punkte der Großhirnrinde haben sie das Bestreben, sich zunächst über weitere Teile der Großhirnrinde auszudehnen (Generalisation) und sich dann wieder in einem Punkte zu sammeln (Konzentration). Die Bildung der vorübergehenden bedingten Verbindung beruht auf der Fähigkeit des Erregungsvorganges, sich zu sammeln. Während des Schlafes (S. 151) kommt es zu einer über die Großhirnrinde ausgebreiteten Hemmung.

Physiologie der bedingten Reflexe beim Kinde. Nach KRASNOGORSKI lassen sich die bedingten Reflexe in grundsätzlich gleicher Weise beim Kinde ausbilden und gehorchen dann denselben Gesetzen. Für den Nachweis beim Kinde mußte das Verfahren PAWLOWs abgeändert werden. KRASNOGORSKI benutzte als Reaktion des Kindes einen Bewegungsreflex, nämlich das Öffnen des Mundes oder die Schluckbewegung. In den letzten Jahren maß er den abgesonderten Speichel mit Hilfe eines kleinen Auffanggerätes, das sich an der Innenseite der Wangen über dem Ausführungsgange der Speicheldrüse festsaugte.

Es gibt ein noch einfacheres Verfahren, um beim Säugling die Bildung eines bedingten Reflexes zu zeigen (PEIPER): Klatscht man vor den Augen des Kindes mehrere Male nacheinander in die Hände, so schließen sich jedesmal die Augenlider (unbedingter Reflex). Bewegt man jetzt unmittelbar darauf die Hände aufeinander, ohne zu klatschen, so werden die Lider gleichfalls geschlossen. Es hat sich also zwischen Handbewegung, die allein nicht wirksam ist, und Lidschluß ein bedingter Reflex gebildet.

Aus den Untersuchungen PAWLOWs und KRASNOGORSKIs ergibt sich die grundlegende Tatsache, daß beim Menschen ebenso wie beim höheren Tiere über die Großhirnrinde zahllose bedingt reflektorische Systeme gelagert sind; diese befinden sich in einem beweglichen Gleichgewicht, indem sie eine teils erregende, teils hemmende Wirkung entfalten. Sie verändern sich ständig in Abhängigkeit von den äußeren Bedingungen. In der ersten Säuglingszeit, der wir eine Großhirntätigkeit noch nicht zuschreiben, sind ähnliche Vorgänge einfacherer Art in den tieferen Hirnteilen anzunehmen; sind doch auch bei tiefer stehenden Tieren ohne Großhirn bis zu den einzelligen Lebewesen hinab bedingte Reflexe auszubilden. Der junge Säugling verhält sich in dieser Beziehung wie ein Tier ohne hoch entwickeltes Nervensystem. Bei der weiteren stammesgeschichtlichen Entwicklung ist die Fähigkeit, bedingte Reflexe zu bilden, in die neu gebildeten höheren Hirnteile hinaufgerückt, ein Vorgang, der sich in der Entwicklungsgeschichte des einzelnen Menschen wiederholt.

Die ersten bedingten Reflexe des Säuglings knüpfen sich an seine Nahrungsaufnahme. Meistens schon im 1. Monat bildet sich der bedingte Zeitreflex, der das Leben des Kindes im Anschluß an die Tätigkeit seines Magendarmkanals in bestimmte Zeitabschnitte zerlegt. Das Öffnen des Mundes, die Saug- und Schluckbewegungen auf den bloßen Anblick der mütterlichen Brustwarze, der Flasche oder der gewöhnlichen Vorbereitungen zur Nahrungsaufnahme sind gleichfalls als bedingte Reflexe aufzufassen. Eine Nachprüfung verdienen die Untersuchungen von MARQUIS, der über bedingte Reflexe in den ersten 10 Lebenstagen berichtet. Er verband den Saugreflex mit Schallreizen als bedingten Erregern.

Nach KRASNOGORSKI, dessen Angaben wir im nachstehenden folgen, lassen sich bei Kindern die bedingten Speichelreflexe viel rascher bilden als bei Tieren. Sie finden sich im Säuglingsalter erst jenseits des 3. Lebensmonates. Während ihrer Bildung müssen die Kinder wach und gesund sein. Viele Erkrankungen verändern die Erregbarkeit der Hirnrinde und der tieferen Zentren und erschweren damit die Bildung bedingter Reflexe. Bei unerziehbaren Schwachsinnigen kommt es überhaupt nicht dazu.

Wie im Tierversuch hat auch beim Kinde jeder bedingte Reflex zunächst die Eigenschaft, durch ähnliche Reize gleichfalls hervorgerufen zu werden (Generalisation). Rasch aber verkleinert sich die Auslösbarkeit des Reflexes, so daß zuerst entfernte, dann auch nähere Reize nicht mehr wirksam sind (Konzentration, Differenzierung). Die Generalisation hängt von der Entwicklung und Vollkommenheit der Receptoren in der Hirnrinde ab; bei kleinen Kindern ist sie verhältnismäßig groß, später schränkt sie sich immer mehr ein. Die bedingten Hautreflexe sind bei Kindern am stärksten generalisiert. Wenn irgendein äußerer Reiz zu einem bedingten Erreger geworden ist, also eine unbedingte Tätigkeit hervorruft, bleibt er im Kindesalter lange Zeit, manchmal Wochen und Monate hindurch, wirksam.

Bei den bedingten Spurreflexen stehen nicht die Reize selbst, sondern ihre Spuren in einem festen zeitlichen Zusammenhang mit dem Speichelfluß. Die Spurreflexe sind beim Hunde schwer zu bilden und erlöschen leicht. Bei Kindern jenseits des 1. Lebensjahres, nicht vorher, bilden sie sich dagegen ebenso leicht wie die anderen bedingten Zusammenhänge und erlöschen viel schwerer als beim Hunde.

Bedingte Hemmungen lassen sich beim Kinde gegen Ende des 1. Lebensjahres zustande bringen. Ebenso wie bei den PAWLOWschen Tierversuchen können sie zum Ausgang weiterer Hemmungen in der Hirnrinde werden und so schließlich den Schlaf des Kindes herbeiführen (S. 151).

In der 2. Hälfte des 1. Lebensjahres lassen sich bedingte Reflexe von allen aufnehmenden Oberflächen (Auge, Ohr, Nase, Haut) hervorrufen, wenn sie sich auch zunächst noch langsam bilden. So war es KRASNOGORSKI möglich, das Unterscheidungsvermögen des Säuglings eingehend zu untersuchen. Schlecht voneinander unterschieden wurden verschiedene Töne, dagegen konnte das Kind bereits im 1. Lebensjahre Formen und Bewegungen von Gegenständen unterscheiden. Bestimmte Gerüche wurden im 7.—8. Monat unterschieden. Wirkten mechanische oder thermische Reize auf verschiedene Hautstellen ein, so wurde eine Unterscheidung gegen Ende des 1. Lebensjahres möglich.

WATSON hat im Säuglingsalter bedingte Zusammenhänge erzeugt, indem er unangenehme Schreckreize mit anderen Reizen verband, die an sich gleichgültig waren. Es dauerte nicht lange, bis die gleichgültigen Reize ebenfalls mit lebhaften Schreckreaktionen beantwortet wurden, auch wenn sie ohne den eigentlichen Schreckreiz einwirkten.

PEIPER prüfte das Unterscheidungsvermögen des Kleinkindes, indem er bedingte Zusammenhänge herstellte. Am Ende des 2. Lebensjahres ließ sich das Kind auf Helligkeitsunterschiede tonfreier Farben abrichten. Schwerer und unsicherer war die Abrichtung auf die Größe und die Zahl geometrischer Gebilde. Die Untersuchungen über den Farbensinn werden auf S. 95 besprochen.

Entsprechend den PAWLOWschen Versuchen gibt es auch beim Kinde eine bedingte Absonderung des Magensaftes, wie BOGEN gezeigt hat, der ein 3jähriges Kind mit Magenfistel beobachtete. Bei jeder Nahrungsaufnahme wurde auf einer Trompete ein bestimmter Ton geblasen, bis schließlich auf das Blasen der Trompete allein, ohne daß gleichzeitig Nahrung gereicht wurde, Magensaft abgesondert wurde. NOTHMANN heberte bei Säuglingen den Magensaft aus und konnte so feststellen, daß nicht nur die Zufuhr von Nahrung, sondern auch die Scheinfütterung, wie es das Lutschen an einem Gummisauger darstellt, zu einem vermehrten Fluß des Magensaftes führt. Da sich diese Erscheinung schon bei Neugeborenen findet, die noch nie getrunken haben, müsse es sich dabei um einen unbedingten Reflex handeln. Dem widersprechen aber die Befunde TAYLORs und A. SCHMIDTs. Einen bedingten Magensaftfluß nur auf das Zeigen der Nahrung hin erhielt NOTHMANN bei einem Säugling von 9 Monaten, aber nicht früher.

Die bedingten Reflexe spielen schon unter physiologischen Bedingungen eine große Rolle im Leben des Kindes; denn sie bilden das wichtigste Hilfsmittel für die erste Erziehung [CZERNY (3)]. Soll z. B. das Kind zur regelmäßigen Entleerung von Stuhl und Harn erzogen werden, so gewöhnt man es während des Abhaltens an bestimmte Laute, mit denen es dann später selbst die Stuhl- und Harnentleerung bezeichnet. Auf diese Laute und das Abhalten hin wird also ein bedingter Reflex ausgearbeitet, der schließlich mit großer Sicherheit in Tätigkeit tritt. Manchen Müttern gelingt schon bei Säuglingen vom 2.—3. Monat ab ein mehr oder weniger erfolgreiches Abhalten. Die völlige Sauberkeit wird aber meistens erst im 2. Lebensjahre erreicht.

Ähnlich werden Gegenstände oder Handlungen, die dem Kinde verboten sind, mit bestimmten Worten belegt; schließlich genügt das bloße Aussprechen des Wortes, um das verbotene Vorhaben zu unterdrücken. So werden die ersten Hemmungen gebildet. Das erste Wortverständnis und das erste Aussprechen der Worte wird als bedingter Zusammenhang erlernt (S. 163). Überhaupt braucht die bedingte Reaktion des Kindes nicht mehr auf der Stufe eines einfachen, ursprünglich unbedingten Reflexes stehen zu bleiben, sondern kann eine viel verwickeltere Handlung bilden. So bestehen die ersten „Kunststücke", die das Kind erlernt, in nichts anderem als in bedingten Zusammenhängen. Am Ende des 1. Lebensjahres kann es z. B. auf Wunsch nach der Nase, den Ohren oder den Augen zeigen, die Hand geben, durch Erheben der Arme zeigen, wie groß es ist usw. Ihm ist natürlich nicht klar, was diese Handlungen im einzelnen bedeuten; vielmehr sind die Kunststücke für das Kind genau so sinnlos, wie die meisten Abrichtungen, die dem Tiere beigebracht werden. Während dieses aber zeitlebens auf der gleichen Stufe stehen bleibt, gewinnt das Kind allmählich ein Verständnis für seine eigenen Leistungen.

Pathologie der bedingten Reflexe. Für die Pathologie des Kindes sind die bedingten Reflexe von der größten Bedeutung. Gehen z. B. die bedingten Reflexe der Stuhl- und Harnentleerung verloren oder werden sie nicht rechtzeitig ausgebildet, so kommt es zur Enuresis oder Incontinentia alvi. Bei der Enuresis nocturna ist die Schlafhemmung nicht weit genug ausgebreitet. Bei Neuropathen können sich krankhafte Bedingungsreflexe (CZERNY, IBRAHIM) bilden. Hierher gehören ein übermäßig lange dauernder Keuchhusten, manche Formen von Tic, Pavor nocturnus und respiratorische Affektkrämpfe. Es handelt sich um krankhafte Reaktionen des Zentralnervensystems, die den ursprünglichen Reiz überdauern.

Die Vertreter der Kinderheilkunde haben sich bisher trotz der Stimmen von CZERNY, KRASNOGORSKI und IBRAHIM kaum mit dem weiten Gebiet der bedingten Reflexe beschäftigt. Ein großes Forschungsgebiet steht hier noch offen.

Mit Hilfe des PAWLOWschen Verfahrens lassen sich wichtige Großhirnvorgänge in Raum und Zeit messen. Im Gegensatz dazu kennt die heutige Psychologie nur Hirnvorgänge, die sich in der Zeit, aber nicht im Raume abspielen. Da jedoch das Gehirn räumliche Ausdehnung besitzt, ist gerade die PAWLOWsche Lehre berufen, wichtige Grundlagen zum Verständnis des physiologischen und pathologischen Hirngeschehens zu liefern. Die deutsche Kinderpsychologie ist an diesen Erkenntnissen, die bisher auf keine andere Weise zu gewinnen sind, achtlos vorübergeschritten. Sie hat sich damit von ihrem Ziel, die gesamten Beziehungen zwischen Kind und Umwelt zu erfassen, weit entfernt. Eine Erziehungslehre für das Säuglings- und Kleinkindesalter, die nicht die bedingten Reflexe kennt, entbehrt ihrer wissenschaftlichen Grundlage.

VIII. Innere Hemmung.

Im Tierversuch hat PAWLOW gezeigt, daß die innere Hemmung, wenn sie an einer Stelle der Großhirnrinde entstanden ist, sich weiter über die Hirnrinde ausbreiten kann. Schon bei Frühgeburten, also vor der Entwicklung einer Hirnrindentätigkeit, lassen sich Hemmungen im Hirnstamm nachweisen. So wird die Schreckreaktion von einer vorübergehenden Unerregbarkeit im Atemzentrum und im Analysator abgelöst [PEIPER (12)].

1. Schlaf.

Schlaf als zentrale Hemmung. KRASNOGORSKI hat nachgewiesen, daß beim Kinde, ebenso wie bei den Versuchstieren PAWLOWs, der Schlaf infolge einer Hemmung eintritt, die sich über die Zentren der Hirnrinde und die subcorticalen Zentren ausbreitet. Vor allem ist es die bedingte Hemmung, die bei Wiederholungen unmittelbar den Schlaf herbeiführt. Die Hemmungsbereitschaft des Zentralnervensystems vergrößert sich beim Kinde allmählich vom Morgen bis zum Abend; dementsprechend breiten sich die Hemmungen immer weiter aus und führen immer leichter den Schlaf herbei. Im natürlichen Schlafe sind die (unbedingten) subcorticalen Reflexe nur wenig herabgesetzt, während die (bedingten) corticalen Reflexe überhaupt nicht mehr auszulösen sind. Die Schlafhemmung entspringt in dem am stärksten ermüdeten Teil der Großhirnrinde und breitet sich von dort auf die übrigen Abschnitte und die tieferen Zentren aus. Ist die Hemmung in den subcorticalen Zentren so stark geworden, daß der Zufluß der Erregungen von der Außenwelt unterbrochen wird, so tritt der Schlaf ein. Dieser geht also von der Großhirnrinde aus, ist aber das Ergebnis von Hemmungsvorgängen in den subcorticalen Zentren.

Zweifellos vermittelt uns diese Auffassung, die durch Versuche gut gestützt ist, ein klares Bild von dem Eintritt des Schlafes, wenn ein arbeitsfähiges Großhirn vorhanden ist. Daß aber der Schlaf stets von der Großhirnrinde ausgeht, widerspricht bestimmten Tatsachen. Junge Säuglinge und Frühgeburten, die noch kein arbeitsfähiges Großhirn besitzen, und großhirnlose menschliche Mißgeburten sind imstande einzuschlafen. Sie bieten dann alle Kennzeichen eines schlafenden Kindes. Es muß also auch den subcorticalen Zentren die Fähigkeit zukommen, von sich aus, ohne den Einfluß des Großhirns, die notwendigen Schlafhemmungen hervorzubringen.

Schlafdauer. Je jünger ein Kind ist, desto größer ist sein Schlafbedürfnis. Im einzelnen werden die Schlafzeiten recht verschieden angegeben; sie unterliegen offenbar starken Schwankungen von Fall zu Fall. PFAUNDLER veranschlagt die Schlafdauer für den Säugling auf 20—16, für das Kleinkind auf 16—12 und für das ältere Kind auf 11—9 Stunden. Genaue Bestimmungen für die Säuglingszeit stammen von BÜHLER und HETZER (Tabelle 36), die ihre Werte durch unmittelbare fortlaufende Beobachtungen gewonnen haben. PETZOLD gibt als durchschnittliches Mindestmaß der Schlafdauer für das 1. Vierteljahr 19 Stunden, für das 2. 17 Stunden, für das 3. 15 Stunden und für das 4. 13 Stunden an. Frühgeburten zeigen in ihrem ersten Vierteljahr ein besonders hohes Schlafbedürfnis.

Tabelle 36. Dauer des Wachzustandes und des Schlafes in Prozent der Tagesdauer (24 Stunden) (nach BÜHLER und HETZER).

Alter in Monaten	0	1—3	4—6	7—9	10—12
Schlaf in Prozent	80	60	55	53	49
Wach in Prozent	20	40	45	47	51

In der Säuglingszeit wechseln sich Schlaf- und Wachzustand mehrmals in 24 Stunden ab (s. auch SZYMANSKI, S. 135). Die Ursache für das große Schlafbedürfnis des Säuglings ist nicht bekannt.

Die Schlafdauer ist von dem Gesundheitszustande des Säuglings abhängig. Schwer dystrophische Säuglinge schlafen besonders viel, Neuropathen sehr wenig (PETZOLDT). Auch die Umgebung beeinflußt den Schlaf. Nach BAYER verlängert Aufenthalt in freier Luft die Schlafdauer und vergrößert die Schlaftiefe. Nach PETZOLD kommen die Säuglinge in einer Anstalt meßbar weniger zum Schlafen als außerhalb, weil sie viel häufiger gestört werden. Dies kann bei der kräftesparenden Wirkung des Schlafes nicht gleichgültig sein.

Schlaftiefe[1]. CZERNY (1) bestimmte den Verlauf der Schlaftiefe, indem er die Stärke des elektrischen Stromes maß, der gerade zum Wecken ausreichte. Danach schlafen gesunde Säuglinge in den ersten Lebenswochen 3 Stunden hintereinander, während schon bei älteren Säug-

---

[1] Vgl. dazu auch S. 257 im Abschnitt Wärmehaushalt.

lingen der Schlaf etwas länger dauert. Innerhalb eines solchen Zeitabschnittes steigt die Schlaftiefe zunächst rasch an und sinkt dann wieder in den folgenden Stunden langsam bis zum Erwachen. Bei älteren Kindern und bei Erwachsenen zeigt dagegen die Schlaftiefe bei einer Dauer von etwa 8 Stunden zwei Gipfel: den ersten höheren bald nach dem Einschlafen und den zweiten geringeren in den frühen Morgenstunden. In diesem Verlauf erblickt CZERNY einen Beweis dafür, daß sich der Schlaf des Erwachsenen aus zwei Abschnitten zusammensetzt, wie sie im Säuglingsalter noch einzeln vorkommen.

Nach CZERNY hängt die Schlaftiefe mit der Körperwärme zusammen. Beide steigen nach dem Einschlafen zunächst an. Ist dann die größte Schlaftiefe erreicht, so kommt es zu einem Schweißausbruch, worauf sich Schlaftiefe und Körperwärme wieder erniedrigen. Der Schweißausbruch in den ersten Stunden nach dem Einschlafen, der die Kinder so oft wegen Tuberkuloseverdacht zum Arzte führt, ist physiologisch.

Reizbarkeit im Schlafe. Das schlafende Kind reagiert deutlich auf Reize, die noch nicht völlig zum Erwachen ausreichen. Auf leichte Nadelstiche zieht es z. B. die gereizte Hautstelle aus dem Bereiche der Nadelspitze oder es kratzt sich mit der gleichseitigen Hand die gereizte Stelle. Stärkere Reize rufen eine allgemeine Bewegungsunruhe hervor, die sich nicht mehr auf die gereizte Körperstelle beschränkt. Bestimmte Veränderungen des Atemrhythmus und des Hirnpulses lassen sich regelmäßig hervorrufen. Der galvanische Hautreflex verschwindet im tiefen Schlafe (PEIPER (2, 3)]. Sind die Kinder halb erwacht, so kommt es noch im Schulalter leicht zu Saugbewegungen, auch wenn kein Finger in den Mund gesteckt ist. Offenbar ist die Hirntätigkeit dann auf eine Stufe gesunken, die der Säuglingszeit nahekommt.

Der Schlaf in der ersten Lebenszeit. Im wesentlichen verhält sich der Säugling im Schlafe ebenso wie der Erwachsene. Er ist schwerer zu erregen, er bewegt sich nicht mehr (ausgenommen junge Frühgeburten S. 135), seine Lider sind geschlossen, seine Augäpfel nach innen und oben gedreht, seine Atmung ist verlangsamt und vertieft, seine Reaktionszeit ist verlängert, sein Gehirn ist, wie CZERNY (3) zeigte, stärker mit Blut gefüllt. Ein Hirngefäßreflex im Schlafe wird auf S. 112 beschrieben. Eine Besonderheit der Säuglingszeit bildet die Schlafhaltung (S. 140). Besonders schläfrig sind Frühgeburten; sie lassen sich schwerer aus ihrem Schlafe erwecken und schlafen meistens rascher wieder ein, wenn man sie sich selbst überläßt. Sie können aber auch von selbst aufwachen, sich kräftig bewegen und laut schreien. Die Fähigkeit wach zu sein, besteht also schon lange vor der Geburt des reifen Kindes.

2. Tonische Unbeweglichkeit (Katalepsie, Immobilisation).

Tonische Unbeweglichkeit beim Tiere. Bei vielen Tieren gibt es neben dem Schlafe noch einen zweiten Zustand der Bewegungslosigkeit, der

als tierische Hypnose, Katalepsie oder tonische Unbeweglichkeit bezeichnet wird. So lassen sich Affen, Meerschweinchen, Frösche, Krebse,
Heuschrecken usw. vorübergehend völlig bewegungslos machen. Die
Zentren für Ortsbewegung und Lageverbesserung werden plötzlich gehemmt; der Muskeltonus, die Reflexerregbarkeit und die Sinnestätig-
keit verändern sich. Als Unterschiede gegenüber der menschlichen
Hypnose sind zu nennen: das Fehlen einer Suggestion als Ursache des
Zustandes, das Fehlen einer Verbindung mit dem Hypnotiseur und
das Fehlen einer tieferen Einschläferung (MANGOLD).

Nach PAWLOW hängt es von der Ausdehnung der inneren Hemmung
im Gehirn ab, welche Form des Schlafzustandes sich einstellt.

Tonische Unbeweglichkeit beim Kinde. Ähnliche Zustände kommen
auch im Säuglings- und Kleinkindesalter vor. Nicht selten kann man
einen Säugling plötzlich bewegungslos machen. Man hält dazu das
Kind derart, daß die eine Hand des Untersuchers den Rücken, die andere
Brust und Bauch bedeckt. Dreht man es nun plötzlich aus der Rückenlage über den Kopf in Bauchlage, so hört es plötzlich auf zu schreien,
wird allerdings nicht völlig bewegungslos. Bei gut reagierenden Kindern
kann man den gleichen Versuch viele Male hintereinander mit Erfolg
ausführen. Ein ähnlicher Handgriff wird in der Säuglingspflege oft
benutzt: legt man einen schreienden Säugling auf den Bauch, so be-
ruhigt er sich in der Regel nach kurzer Zeit. Allerdings geraten schwache
Kinder, die ihren Kopf noch nicht heben oder zur Seite drehen können,
in Erstickungsgefahr. Ein zweites, gleichfalls nicht unbedenkliches
Verfahren, schreiende Säuglinge zu beruhigen, besteht darin, daß man
ihr Gesicht mit einem Tuche bedeckt. Auch kurzes kräftiges Anrufen
hemmt manchmal das Schreien sofort.

Fast alle Säuglinge beruhigen sich rasch, wenn man sie hin und her
wiegt. Ihre Bewegungsunruhe verschwindet, wenn sie vorher noch so
unruhig waren; sie hören auf zu schreien und schlafen schließlich ein.
Die Möglichkeit, die Säuglinge auf diese Weise einzuschläfern, ist im
Volke schon von jeher bekannt. Eine jede Mutter macht davon Gebrauch, indem sie ihr schreiendes Kind auf den Arm nimmt und durch
Wiegen zu beruhigen sucht. Dem gleichen Zwecke dienen noch heute
bei vielen Völkern die verschiedensten Wiegen. Sie sind in Deutschland verschwunden, weil man eine Zeitlang geglaubt hat, das Wiegen
schade den Kindern. Diese Ansicht wurde längst verlassen, die Wiegen
haben sich aber nicht wieder eingeführt.

Alle die hier angeführten Verfahren, den Säugling zu beruhigen,
erweisen sich im Tierversuch gleichfalls als wirksam. Da sich schon
großhirnlose Säugetiere unbeweglich machen lassen, dürfte beim jungen
Säugling dieser Zustand gleichfalls ohne Mitwirkung des Großhirns
zustande kommen.

Einen gewissen Übergang zwischen der tonischen Unbeweglichkeit und der eigentlichen Hypnose bildet die Katalepsie mancher Kleinkinder (EPSTEIN, E. HERMANN): Bringt man einen Körperteil des Kindes in eine unbequeme Stellung, hebt man z. B. einen Arm oder ein Bein hoch, so verharrt das Glied lange Zeit so, ohne Ermüdungserscheinungen zu zeigen. Es dürfte sich dabei nicht mehr um einen physiologischen Vorgang handeln; denn er findet sich hauptsächlich bei Kleinkindern, die auch sonst einen stumpfen Eindruck machen, besonders bei cerebraler Rachitis. Derartige Kinder entstammen oft einer Umgebung, die wenig geeignet ist, ihre Hirntätigkeit anzuregen. Ein Rapportverhältnis zwischen Kind und Untersucher ist wenigstens angedeutet.

KRASNOGORSKI (1913) hat bei diesen Kindern mit Hilfe der bedingten Reflexe die Erregungen untersucht, die von den Bewegungsorganen ausgehen, und sie stark herabgesetzt gefunden. Auf den Mangel dieser hirnwärts gerichteten Erregungen führt er das Ausbleiben der Rindenerregungen zurück.

3. Hypnose.

Die eigentliche Hypnose des Kindes unterscheidet sich kaum von der des Erwachsenen. Die Angaben über das Lebensalter, in dem die ersten Hypnosen zu erzielen sind, schwanken sehr, je nach den Anforderungen, die man an das Bild einer gelungenen Hypnose stellt. Im allgemeinen entspricht im Alter von 6 Jahren die Hypnose des Kindes der des Erwachsenen. Andeutungen finden sich etwa bis zum 3. Lebensjahre hinab. Noch früher lassen sich die Kinder schon erheblich durch Suggestionen beeinflussen, z. B. indem man ihnen durch Pusten einen Schmerz beseitigt.

IX. Höhere Leistungen des Zentralnervensystems [1].

1. Intelligenz.

Begriff. Unter Intelligenz versteht W. STERN die Fähigkeit, sich unter zweckmäßiger Verfügung über Denkmittel auf neue Forderungen einzustellen. Da die Intelligenz nur einen, wenn auch wichtigen Ausschnitt aus den geistigen Fähigkeiten des Menschen darstellt, können Intelligenzprüfungen nicht die Kenntnis der gesamten Persönlichkeit vermitteln.

Intelligenzprüfungen.

Allgemeines. Die Intelligenzprüfungen wollen die Intelligenz des Prüflings zahlenmäßig ausdrücken, damit sich die Intelligenz verschiedener Kinder vergleichen läßt. Allerdings, wie weit den ermittelten Werten tatsächliche Eigenschaften entsprechen, bleibt trotz der

---

[1] Rein psychologische Fragen, z. B. Temperament, Charakter, Gemütsbewegungen usw. werden nicht besprochen.

Tabelle 37. Intelligenzprüfung

Jahre	3	4	5	6	7
a)	Wortverständnis	Gegenstände benennen	Begriffe erklären (Zweckangabe)	Figur zusammensetzen	Lücken in Figuren angeben
b)	Satz mit 6 Silben nachsprechen	2 Linien vergleichen	Satz mit 10 Silben nachsprechen	Satz mit 16 Silben nachsprechen	Rechts und Links unterscheiden
c)	2 Zahlen nachsprechen	3 Zahlen nachsprechen	4 Zahlen nachsprechen	Ästhetischer Vergleich	5 Zahlen nachsprechen
d)	Familiennamen angeben	2 Gewichte vergleichen	Quadrat abzeichnen	3 Aufträge ausführen	Rhombus abzeichnen
e)	Bild (Aufzählung)	Geschlecht angeben	4 Pfennige abzählen	Bild (Beschreibung)	1 Pfennig bis 1 Mark kennen

großen Arbeit, die darauf verwandt wurde, immer noch fraglich. Während auf der einen Seite immer neue Verfahren zur Intelligenzprüfung ausgearbeitet werden, wird auf der anderen Seite vor einer Überschätzung gewarnt [1]. Von sachverständiger Hand ausgeführt und mit Vorsicht bewertet, können die Intelligenzprüfungen höchstens ein Hilfsmittel in der ärztlichen Diagnose bilden. Vorteilhaft ist es, daß sie den Untersucher zwingen, sich mit dem Kinde näher zu beschäftigen. So bietet sich Gelegenheit, das Kind auch in seinem Allgemeinverhalten eingehender zu beobachten.

Die Intelligenzprüfungen sollen mithelfen, zurückgebliebene Kinder herauszufinden, Schäden der Umwelt zu erkennen und die Schulfähigkeit zu beurteilen. Eine gute Zusammensetzung des Schrifttums geben W. Stern und O. Wiegmann. Bezugsquellen für die verschiedenen zur Prüfung nötigen Gegenstände sind:

---

[1] So schreibt der Psychologe W. Köhler: „Ich bin etwas argwöhnisch gegen die Tendenz, sog. Intelligenzprüfungen anzustellen. Ein begabter Pädagoge spricht mit dem Kinde ein paar Minuten und hat dann ein recht lebendiges Bild von seiner Begabung, seiner Begabungsrichtung und von seinen Schwierigkeiten. Das soll nun durch die Intelligenzprüfungen ersetzt werden. Ein Überblick über die Prüfungsaufgaben .... zeigt alsbald, daß man offenbar nicht immer recht weiß, was man eigentlich prüfen will. Eine Art Quodlibet von Anforderungen wird zusammengestellt und an das Kind herangebracht ... Woher weiß man nun, daß solche Aufgaben gerade Intelligenzaufgaben und deshalb geeignet sind, an die Stelle der mehr qualitativen Menschenbeurteilung des geborenen Pädagogen zu treten?“

nach BINET-SIMON-BOBERTAG.

8	9	10	11	12
Lesen, einen Hauptpunkt angeben	Begriffe erklären (Oberbegriffe)	Lesen, 6 Hauptpunkte angeben	Abstrakte Begriffe erklären	
3 leichte Verstandesfragen	Datum angeben	Satz mit 26 Silben nachsprechen	3 schwere Verstandesfragen	Worte ordnen
Vergleich aus der Erinnerung	80 Pfennig auf 1 Mark herausgeben	6 Zahlen nachsprechen	Absurditäten kritisieren	Text mit Lücken ergänzen
4 Farben benennen	5 Gewichte ordnen	3 Worte in 2 Sätzen unterbringen	3 Worte in 1 Satz unterbringen	3 Reime finden
Von 20 bis 1 rückwärts zählen	Bild (provozierte Erklärung)	Alle Münzen kennen	Bild (spontane Erklärung)	

1. Zentralinstitut für Erziehung und Unterricht, Berlin W 35, Potsdamerstr. 120.
2. Institut für experimentelle Pädagogik und Psychologie, Leipzig, Cramerstr. 4.
3. Psychologisches Laboratorium, Hamburg 1, Domstr. 9.

Intelligenzalter und -quotient. Um die Höhe der Intelligenz auszudrücken, wird das errechnete Intelligenzalter in Beziehung zum Lebensalter gebracht. BINET nahm den Unterschied: Intelligenzalter—Lebensalter. W. STERN führte den Intelligenzquotienten: $\frac{\text{Intelligenzalter}}{\text{Lebensalter}}$ ein. Es ließ sich zeigen, daß der Intelligenzquotient des gleichen Kindes, in längeren Zeitabständen untersucht, ziemlich beständig ist. Nennenswerte Unterschiede der Geschlechter wurden nicht festgestellt.

Stufen der Intelligenz (nach W. STERN). Die Art der Intelligenz wandelt sich im Laufe der Einzelentwicklung. Die ersten Zeichen der erwachenden Intelligenz sind noch teilweise oder ganz abhängig von den äußeren Reizen, die im gegebenen Augenblick einwirken; dagegen fehlt noch zunächst die Voraussicht und Vorwegnahme von künftigen Antrieben und Entscheidungen von innen heraus. Die Frühintelligenz bedarf des Antriebes durch starke Gefühle, z. B. durch Hunger, der befriedigt werden soll. Diese praktische Intelligenz steht noch auf der gleichen Stufe wie die tierische, deren Kenntnis wir vor allem W. KÖHLER verdanken. Im Laufe der weiteren Entwicklung bedarf die praktische Intelligenz immer schwächerer Anreize, um wirksam zu werden. Die Lebensanforderungen werden mannigfaltiger; das Kind lernt Aufträge ausführen. Im Spiele übt es sich für viele neue Aufgaben.

Mit der Entwicklung der Sprache gesellt sich allmählich zur praktischen Intelligenz die theoretische, deren eigentliches Ziel in dem Hervorbringen eines Denkergebnisses besteht. In der geistigen Bewältigung der äußeren Wirklichkeit unterscheidet STERN drei Stufen: zuerst werden die Gegenstände denkend erfaßt, dann die Handlungen und Vorgänge und schließlich die Beziehungen. Die verschiedenen Intelligenzstufen sind nicht streng voneinander abgegrenzt; es handelt sich nur um ein Vorwiegen der geistigen Einstellung nach der einen oder anderen Richtung.

Intelligenzprüfungen an älteren Kindern. Die gebräuchlichen Intelligenzprüfungen gehen auf BINET und SIMON zurück. Die Leistungsfähigkeit ihres Verfahrens wurde eingehend untersucht, wobei die ursprünglichen Proben vielfach verändert oder durch andere ersetzt wurden. Diese Umbildung ist auch heute noch nicht abgeschlossen. Für deutsche Verhältnisse kommt die BOBERTAGsche Bearbeitung der BINETschen Proben in Frage (Tabelle 37). Neuerdings hat I. NORDEN ein „Binetarium" für die gleichen Zwecke herausgegeben.

Entsprechende Prüfungen an Säuglingen und Kleinkindern stammen von A. GESELL für die Zeit vom 1.—30. Monat, von HETZER und WOLF für die Säuglingszeit und von HETZER und KOLLER für das 2. Lebensjahr. Gegenstand der Forschung ist dabei nicht ausschließlich die Intelligenz, da sich diese erst im Laufe der Untersuchungszeit einstellt; man will vielmehr nach CH. BÜHLER das Kind in seinem handelnden Gesamtbezug zur menschlichen und dinglichen Umwelt erfassen. Wir beschränken

Tabelle 38. Prüfungen im 1. Lebensjahr (nach HETZER und WOLF).

2. Monat.

1. Kopf aufrecht halten.
2. Kopf in Bauchlage hochhalten.
3. Suchendes Kopfdrehen während Schalldauer.
4. Erschrecken bei lautem Schallreiz.
5. Fixieren.
6. Fluchtbewegung mit dem Kopf.
7. Soziale Reaktion.
8. Reaktion auf Wechsel der Stimmlage.
9. Lallen.
10. Experimentierbewegungen.

3. Monat.

1. Kopf und Schultern in Bauchlage hochhalten.
2. Betasten von Gegenständen.
3. Schallquelle mit den Augen suchen.
4. Bewegtem Gegenstand mit den Blicken folgen.
5. Reaktion auf Verschwinden des erblickten Gegenstandes.

6. Veränderte Reaktion bei wiederholter Reizdarbietung.
7. Fluchtversuch mit dem ganzen Körper bei Tastreiz.
8. Lächelnd oder lallend den Blick erwidern.
9. Maskenversuch.
10. Mimik nachahmen.

4. Monat.

1. Nur auf den Handflächen gestützt liegen.
2. Nach getastetem Gegenstand greifen.
3. Mit beiden Händen ohne Benutzung der Finger greifen.
4. Herumhantierendes Bewegen von einem Gegenstand.
5. Berührungsgegenstand beschauen.
6. Aktives Blicken in neuer Situation.
7. Windelversuch liegend.
8. Erwachsener Mitspieler verläßt das Kind.
9. Spielzeugentzug.
10. Mimik nachahmen.

5. Monat.

1. Kopf und Schultern in Rückenlage hochhalten.
2. Vom Rücken auf die Seite und zurückdrehen.
3. Nach erblicktem Gegenstand mit einer Hand greifen.
4. Unterscheiden zwischen freundlichem und erzürntem Ausdruck.
5. Windelversuch in Rückenlage.
6. Spielzeugentzug.
7. Abwehr bei Wegnahme von Spielzeug.
8. Nach verlorenem Spielgegenstand suchen.
9. Positive Reaktion auf Klänge.
10. Mimik nachahmen.

6. Monat.

1. Mit Unterstützung sitzen.
2. Tischkantenprobe.
3. Unmut bei vergeblichem Greifen.
4. Unterscheiden zwischen freundlichem und erzürntem Reden.
5. Sich mit einem bewegten Gegenstand an einem ruhenden betätigen.
6. Lachen als allgemeine Reaktion.
7. Windelversuch in Bauchlage.
8. Reaktion auf Spielzeugentzug.
9. Aktives Kontaktsuchen.
10. Laute nachahmen.

7. Monat.

1. Reizquelle wegstoßen.
2. Sich von der Stelle bewegen.
3. Nach erwünschtem Gegenstand mit Lageveränderung hinstreben.
4. Herumhantierendes Bewegen mit 2 Gegenständen.
5. Klopfen nachahmen.
6. Spielzeugentzug.
7. Papierprobe.
8. Windelversuch mit Unterstützung sitzend.
9. Unterscheiden zwischen freundlicher und erzürnter Mimik.
10. Dem Erwachsenen das Spielzeug entreißen.

8. Monat.

1. Frei sitzen.
2. Gedächtnisleistung.

3. Kriechen.
4. Tendierte Spielzeugwahl.
5. Spiegelversuch.
6. Reaktion auf fremde Umgebung.
7. Nachahmend die Puppe quietschen lassen.
8. Bevorzugung des Papiers von anderen Spielzeuggegenständen.
9. Spielzeugentzug.
10. Nach einem Gegenstande außerhalb des Bettes streben.

9. Monat.

1. Mit Unterstützung knien.
2. Gebärden verstehen.
3. Taschenversuch.
4. Destruktive Betätigung.
5. Bilderbuch nachahmend auf- und zuklappen.
6. Gedächtnisversuch.
7. Die Aufmerksamkeit des Erwachsenen erregen.
8. Frei sitzend 2 Gegenstände greifen.
9. Guckguckspiel.
10. Gewöhnung an unbekannten Erwachsenen.

10. Monat.

1. Glocke nachahmend läuten.
2. Windelversuch frei sitzend.
3. Verdeckten Gegenstand abdecken.
4. Glasplattenprobe.
5. Sich erstaunt an den Erwachsenen wenden.
6. Mit Unterstützung stehen.
7. Gedächtnisversuch.
8. Organisiertes Spiel mit dem Erwachsenen.
9. Gegenstände werfen.
10. Schachtel aufmachen.

11. Monat.

1. Zum Sitzen aufrichten.
2. Gegenstände an der Schnur heranholen.
3. Gedächtnisversuch.
4. Würfel ineinanderstecken.
5. Würfel vorsichtig aufstellen.
6. Löffelschlagen nachmachen.
7. Laute nachahmen.
8. Furcht vor Ungewohntem.
9. Organisiertes Spiel mit dem Erwachsenen.
10. Schachtelöffnen.

Prüfungen im 2. Lebensjahr (nach HETZER und KOLLER).

1. Vierteljahr.

1. Mit Hilfe stehend etwas halten.
2. Mit Hilfe gehend etwas halten.
3. Hohlwürfel aus- und einräumen.
4. Stöcke aneinander reiben oder aneinander klopfen.
5. Eigenes Spiegelbild betrachten.
6. Nach dem Spiegelbild des Keks greifen.
7. Organisiertes Spiel: Aufrichten und Hinlegen.
8. Ball mit dem Hühnchen nachahmend drücken.
9. Sich an das verschwundene Hühnchen nach 3 Minuten erinnern.
10. Den verschwundenen Inhalt einer Schachtel nach 3 Minuten suchen.

2. Vierteljahr.

1. Frei stehend etwas heben.
2. Frei gehen.
3. Vollwürfel einräumen.
4. Sich über das Spiegelbild erstaunt an den Erwachsenen wenden.
5. Figurentafel betrachten.
6. Vertreten einer Aufforderung.
7. Nachahmend mit 2 Schlegeln trommeln.
8. Organisiertes Spiel mit dem Ball.
9. Sich an das verschwundene Hühnchen nach 8 Minuten erinnern.
10. Den verschwundenen Inhalt einer Schachtel nach 8 Minuten suchen.

3. Vierteljahr.

1. Freigehend etwas halten.
2. Klettern.
3. Keks unter einer von 2 Schachteln finden.
4. Gegenstände mit einem Stock heranholen.
5. Das Spiegelbild hinter dem Spiegel suchen.
6. Den Kreisel aufmerksam also erstaunt betrachten.
7. Respektieren des fremden Wortes.
8. Beachten des Verbotes.
9. Sich an das verschwundene Hühnchen nach 11 Minuten erinnern.
10. Den verschwundenen Inhalt einer Schachtel nach 11 Minuten suchen.

4. Vierteljahr.

1. Auf einen Stuhl steigen.
2. Würfel beim Bauen aufeinanderstellen.
3. Interessiertes Betrachten einer Maske.
4. Rohrstöcke ineinanderstecken.
5. Bild erkennen.
6. Verstehen eines Befehles.
7. Die Uhr auf Befehl ans Ohr legen.
8. Spieldose nachahmend drehen.
9. Sich an das verschwundene Hühnchen nach 17 Minuten erinnern.
10. Den verschwundenen Inhalt einer Schachtel nach 17 Minuten suchen.

uns auf einen Überblick über die Proben von HETZER, WOLF und KOLLER, die unter der Leitung von CH. BÜHLER entstanden sind (Tabelle 38). Zum Gebrauch und zur rechnerischen Auswertung ist eine Kenntnis der ursprünglichen Arbeiten unerläßlich.

Betrachten wir die Prüfungsreihen darauf hin, ob sie wirklich das erstrebte Ziel erreichen, „das kindliche Aktionssystem nach den für die Lebensbemeisterung wesentlichen Hauptrichtungen zu erfassen" (HETZER), so müssen wir diese Frage verneinen; denn es sind die bedingten Reflexe, also die Grundlage der Erziehung des jungen Kindes, unbeachtet geblieben. Außerdem müßten die Reflexe des Lage- und Bewegungssinnes viel eingehender geprüft werden, wenn wirklich die Körperbeherrschung untersucht werden soll. Nach HETZER läßt sich durch entsprechende rechnerische Auswertung das Entwicklungsalter des

Kindes „auf den Tag genau"[1] bestimmen. Kann aber eine derartige Berechnung irgendeinen Wert besitzen?

ZOEPFFEL hat bereits mit Recht eingewandt, daß beim gleichen Säugling, wenn er mehrmals in gleicher Weise geprüft wird, Verschiedenheiten in der Reaktion, die von den verschiedensten Umständen abhängen, häufig sein werden. Die Warnungen, die vor einer Überbewertung der Intelligenzprüfungen des älteren Kindes ausgesprochen werden, können für dieses Lebensalter nur unterstrichen werden.

ZOEPFFEL hat sich die Aufgabe gestellt, die Persönlichkeit der Säuglinge dadurch zu erfassen, daß die gleichen Reize der verschiedenen Sinnesgebiete öfters wiederholt werden. Aus der Häufigkeit, mit der gleiche oder verschiedene Reaktionen auftreten, wird die Persönlichkeit der Säuglinge beurteilt. Um zu sehen, wie weit nun diese Urteile zutreffen, wurden die gleichen Kinder im Alter von 5—6 Jahren durch RÜDIGER nachuntersucht, und zwar wurden sie auf Reaktionsart und -schnelligkeit, Temperament, Intelligenz, Willens- und Gefühlsleben begutachtet. RÜDIGER fand gute Übereinstimmung mit den Befunden aus der Säuglingszeit.

In der zweiten Hälfte des 1. Lebensjahres gesellen sich zu den Leistungen, die als bedingte Reflexe aufzufassen sind, in zunehmendem Maße einsichtige Handlungen. Die Kinderpsychologie hat diese Tatsache bisher kaum beachtet. K. BÜHLER spricht allerdings schon von einer Dressur des Säuglings auf Grund des assoziativen Gedächtnisses. Es sind damit Assoziationen gemeint, die dem Kinde eine gewisse Unterscheidung seines praktischen Verhaltens gegen häufig wiederkehrende Ereignisse, Personen und Dinge ermöglichen. K. BÜHLER hat es aber unterlassen, sich mit der Lehre PAWLOWs auseinander zu setzen, in der kein Raum für den Begriff der Assoziationen ist.

So ist die Brücke zwischen der Hirnphysiologie und der Psychologie des Kindes noch nicht geschlagen. Eine Verständigung wird erst möglich sein, wenn die Kinderpsychologen den großen Wissenszuwachs erfassen, den die Lehre PAWLOWs gebracht hat. Es ist bisher nichts bekannt über die ungemein wichtige Frage, wie sich die menschliche Hirntätigkeit über die bedingten Reflexe hinaus zum einsichtigen Handeln entwickelt.

Prüfungen der Intelligenz des Kleinkindes stammen von J. PEISER, der sich eines Verfahrens bediente, wie es W. KÖHLER am Menschenaffen erprobt hatte. Größere Untersuchungsreihen liegen bisher nicht vor; da das Versuchsergebnis in hohem Maße von den äußeren Bedingungen abhängt, dürften sich schwer brauchbare Durchschnittswerte finden lassen.

---

[1] „Auf das frühere Kindesalter ist die experimentelle Methode so gut wie unanwendbar, und die Ergebnisse der gleichwohl unternommenen Versuche dieser Art sind wegen des ungeheuren Übergewichtes der Fehlerquellen wohl als reine Zufallsresultate zu betrachten", so urteilt der Psychologe W. WUNDT.

Das **Zurückbleiben der Intelligenz** im Laufe der Entwicklung kann der Ausdruck eines Schwachsinnes, also einer bleibenden Störung sein. Es kann sich aber auch um einen nur vorübergehenden Stillstand infolge von Krankheiten handeln; dann tritt später wieder ein Ausgleich ein. Jede ernstere Allgemeinstörung verhindert weitere Fortschritte und bringt meist sogar Rückschritte, um so deutlicher, je jünger das Kind ist. Das Kind wird unaufmerksam, teilnahmslos, ablehnend und weinerlich, die Beweglichkeit vermindert sich, der Muskeltonus sinkt, Reflexstörungen, besonders deutlich im Bereiche des Lage- und Bewegungssinnes, treten auf. Krankheiten, die derartige Zustände hervorrufen, sind vor allem die cerebrale Rachitis, weiter chronische Ernährungsstörungen sowie schwere langdauernde Infekte.

2. Sprache.

Mehrfach wurde die Entwicklung des Sprechens bei einzelnen Kinder tagebuchartig verfolgt (PREYER, AMENT, E. und G. SCUPIN, CL. und W. STERN u. a.). Zusammenfassende Darstellungen haben MEUMANN, CL. und W. STERN sowie HEUBNER geliefert.

Die **Lautgebung im 1. Lebensjahr** (nach HEUBNER). Am einförmigsten sind die Laute des Neugeborenen, da dieser seinen Unmut zwar durch Wimmern, Weinen oder Brüllen — zunächst ohne Tränen — ausdrückt, zu seufzen und zu schluchzen vermag, aber noch keine Ausdrucksmittel für die Zufriedenheit und Behaglichkeit besitzt.

Etwa im 2. Monat beginnt das Lallen, dessen Laute sich nur unvollkommen in der Schriftsprache wiedergeben lassen. Es klingt wie ,,ärre, ärre“ oder ,,örre, örre“. Allmählich treten mehr Konsonanten und Vokale auf, die Zusammenstellungen werden mannigfaltiger. Das Kind beginnt in guter Stimmung länger dauernde Selbstgespräche zu führen. Es spielt mit seinen Sprechwerkzeugen in gleicher Weise wie mit seinen Armen und Beinen (MEUMANN).

Im 2. Vierteljahr beginnt es seine Freude auszudrücken: es lacht, kräht und jauchzt unter kräftigen Mitbewegungen seiner Arme und Beine.

Im 3. Vierteljahr, gelegentlich auch schon früher, stellt sich ein gewisses Wortverständnis ein (,,Wo ist die Uhr? Leg das hin. Gib das her“). Fast alle Vokale und Doppellaute werden beherrscht, höchstens mit Ausnahme der Zahn- und Zischlaute (,,Mammam, Papa, dädä“). Manche Kinder können am Ende des 9. Monats schon einzelne Worte nachsprechen.

Im 4. Vierteljahr wächst das Verständnis für Worte und Gebärden. Die verschiedenen Teile des Gesichtes werden richtig bezeichnet, zahlreiche Gegenstände mit dem richtigen Wortklang in Verbindung gebracht. Die Lallsprache wird reicher und mannigfaltiger. Die einzelnen Silben werden deutlicher ausgesprochen, die Artikulation wird geschickter, die Vereinigungen von Konsonanten und Vokalen werden zahlreicher. Schließlich kommt die Zeit, wo aus einem dieser Lallworte ein sinnvolles Wort entsteht. Nach einer Zusammenstellung von STERN geschieht dies zwischen dem 9.—16. Monat.

Schon ganz gesunde Kinder lernen recht verschieden rasch sprechen. Krankheiten aller Art verzögern die Entwicklung beträchtlich.

Erwerbung der ersten Worte. Groß ist das psychologische Schrifttum über die Frage, in welcher Weise sich beim Kinde die ersten sinnvollen Worte entwickeln. Man glaubte eine Zeitlang, das Sprechenlernen setze höhere geistige Fähigkeiten voraus wie Zergliedern, Folgern, logisches Zusammenfassen zu einem einheitlichen Ganzen usw. Demgegenüber betonte MEUMANN mit Recht, daß man sich die geistigen Vorgänge während der ersten sprachlichen Äußerungen gar nicht einfach genug vorstellen kann. Er sieht darin nur das „Spiel mechanisch wirkender Assoziation“. Ständig wiederholte Aufforderungen, Fragen, Abrichtungen (Dressurversuche) sind dabei von größter Wichtigkeit.

Wir sind heute imstande, diese Vorgänge besser zu verstehen, wenn wir den Erwerb der ersten Worte mit der Ausbildung der bedingten Reflexe in Beziehung setzen.

So ist z. B. eins der ersten Worte, das dem Kinde beigebracht wird, der Ruf „Aa“ bei der Stuhlentleerung. Immer wieder hält die Mutter ihr Kind ab, immer wieder sagt sie ihm dabei das gleiche Wort vor, bis schließlich Abhalten und Wort eine bedingte Verbindung eingehen. So wird für das Kind der Stuhldrang zum Reiz, um nun selber das Wort auszurufen, das die Mutter ständig in Zusammenhang mit der Stuhlentleerung gebraucht hat.

Ebenso wird dem Kinde das Wortverständnis („Wie groß bist du? Mach bitte, bitte“) in gleicher Weise anerzogen wie dem PAWLOW-Hunde der bedingte Reflex. Die bedingte Reizung kann schon durch den Tonfall allein zustande kommen. So berichten TAPPOLET-MEUMANN, daß ein Säugling auf die Frage „Wo ist das Fenster?“ ebenso nach dem Fenster sah, als wenn die gleiche Frage in gleichem Tonfall auf französisch an das Kind gerichtet wurde. Von einem eigentlichen Sprachverständnis ist also zunächst noch nicht die Rede. PREYERs Kind hielt auf die Frage „Wie groß ist das Kind?“ beide Arme empor. Es antwortete aber in gleicher Weise, wenn es nur die Worte „wie groß“? oder „ooss“, schließlich nur „oo“ hörte. Die Generalisation und Differenzierung des Wortbegriffes folgte also genau den Gesetzen des bedingten Reflexes (S. 147), wie bereits ISCHLONDSKY hervorgehoben hat. Nur verursacht das Aussprechen einzelner Worte keinen bedingten Reflex in der ursprünglichen Bedeutung, sondern einen bedingten Zusammenhang. Wie im Tierversuch ist die bedingte Reaktion neben dem Gehörseindruck auch von der begleitenden Gebärde abhängig, mit der der Erwachsene seine Aufforderung begleitet.

CL. und W. STERN kommen diesen Vorstellungen nahe, wenn sie in dem ersten Wortverständnis des Kindes „eine einfache Bewegungsreaktion auf einen verworrenen Gehörseindruck" sehen und den ganzen Vorgang mit dem Abrichten des Tieres vergleichen.

Die ersten Worte, die das Kind auszusprechen lernt, sind „Wunschworte" (MEUMANN). Sie bezeichnen nicht Gegenstände, sondern dienen dem Ausdruck eines Wunsches oder eines Gefühles. So bezeichnet das Wort „Mama" nicht einfach die Mutter, sondern drückt etwa den Wunsch aus, die Mutter möge zum Kinde kommen. Nach STERN fällt die Stufe des Einwortsatzes ungefähr in die erste Hälfte des 2. Lebensjahres.

Die weiteren Stufen der Sprachentwicklung (nach CL. und W. STERN). Etwa in der zweiten Hälfte des 2. Lebensjahres wächst der Wortschatz plötzlich stark an. Fragen nach dem Namen der Dinge treten auf. Ungefähr gleichzeitig wird die Stufe des Einwortsatzes verlassen; zwei, bald auch mehrere Wörter werden zu einem Satzganzen vereinigt. Innerhalb des Wortschatzes entwickeln sich zuerst die Hauptworte, dann treten Verben in größerer Zahl hinzu, schließlich erscheinen Eigenschafts- und Beziehungsworte.

Etwa in der zweiten Hälfte des 3. Lebensjahres lernt das Kind die Worte zu biegen, und zwar stellen sich ziemlich gleichzeitig die verschiedenen Flexionsarten (Konjugation, Deklination, Komparation) ein. Die Satzbildung (Ausrufs-, Aussage-, Fragesätze) wird mannigfaltiger; doch bleibt die Hauptsatzform zunächst noch erhalten.

Ungefähr in der Mitte des 3. Lebensjahres treten die Nebensätze auf. Die feinere Unterscheidung der Partikel und die Beherrschung der schweren Verbformen, z. B. der Konjunktive, stellt sich erst allmählich ein. Das Kind beginnt durch Ableitung und Zusammensetzung neue Worte zu bilden.

Im 4.—5. Lebensjahr hat das Kind die Fähigkeit zu sprechen erworben, allerdings noch nicht die Sprache des Erwachsenen. Dazu kommt es, wie STERN mit Recht hervorhebt, in der Kindheit überhaupt nicht; vielmehr hat eine jede Altersstufe des Kindes ihre besondere Sprache.

Wortschatz (nach CL. und W. STERN). Unter Wortschatz wird die Gesamtzahl der Worte verstanden, die von einem Kinde zu einer bestimmten Lebenszeit gesprochen wird. Der Wortschatz entwickelt sich bei verschiedenen Kindern so ungleich, daß sich Durchschnittswerte kaum angeben lassen. Als Einzelwerte seien die Zahlen für Hilde Stern gegeben. Dieses Kind beherrschte

```
     mit 1;3  .  .  .  .  .   8 Worte      mit 1;8  .  .  .  .  116 Worte
      „  1;6  .  .  .  .  .  44   „          „  1;11 .  .  .  .  275   „
```

Als Durchschnittswerte geben CL. und W. STERN folgende Werte:

Alter	1;6	2;0	3;0	4;0	5;0	6;0
Wortschatz	100	300—400	1000—1100	1600—2200	2500—3000	

Innerhalb des Wortschatzes verschiebt sich allmählich der Anteil, den die einzelnen Wortklassen am gesamten Sprachbestande haben. Die ersten Wortschätze enthalten, von Interjektionen abgesehen, fast nur Hauptworte. Dann treten die Verben hinzu, deren Anteil am Wortschatz rasch wächst. Erst zuletzt stellen sich die übrigen Wortklassen ein, von denen die Merkmale und Beziehungen ausgedrückt werden: die Eigenschafts-, Umstands-, Für-, Zahl-, Vorworte usw.

Für ein Kind bestimmten Alters ist von dem Wortschatz der Umgangssprache eine gewisse Menge schon über die Verständnisschwelle geschritten, eine kleinere Menge hat sich außerdem über die Sprachschwelle erhoben und ein dritter sehr kleiner Teil hat die Sprachschwelle überschritten, ohne schon die Verständnisschwelle berührt zu haben, nämlich die sinnlos nachgesprochenen Worte.

X. Neurologische Eigentümlichkeiten bestimmter Entwicklungsstufen.

1. Unreife Früchte.

Embryonen. Vorzeitige Entbindung durch Kaiserschnitt ermöglicht es, für kurze Zeit das Verhalten nicht lebensfähiger menschlicher Embryonen zu beobachten. In dieser Richtung hat M. MINKOWSKI planmäßige Beobachtungen gesammelt; wir werden im folgenden seinen Angaben folgen. Die Früchte sterben so rasch ab, daß sie eigentlich nur in ihrer Agone zu beobachten sind, die ihrerseits die Erregbarkeit rasch herabsetzt. Infolgedessen ist das Vorhandensein bestimmter Reaktionen wichtiger als ihr Fehlen.

Atembewegungen sah MINKOWSKI vom 4. Schwangerschaftsmonat an (Länge 18 cm). Es handelte sich um tiefe Einatmungen, bei denen der Mund geöffnet, manchmal auch der Kopf nach hinten gezogen wurde. Die einzelnen Atemzüge folgten einander in längeren, manchmal minutenlangen Abständen. Es tritt also zuerst die tiefst stehende Schnappatmung (S. 115) auf, während die höheren Bestandteile des Atemzentrums zwar gelegentlich vor oder sofort nach der Abnabelung eine rhythmische Atmung hervorrufen, im allgemeinen aber erst später arbeitsfähig werden. Die Schnappatmung, die auch später nicht lange mit dem Leben vereinbar ist, bildet bei den Embryonen die Ursache ihres raschen Absterbens. Das Herz dagegen, das zu seiner Tätigkeit nicht des Zentralnervensystems bedarf, pflegt längere Zeit nach dem Erlöschen der Atmung leistungsfähig zu bleiben.

Reflexe durch Hautreizung neigen dazu, sich über weitere Abschnitte des Körpers auszubreiten. Mit fortschreitendem Alter werden die Reaktionen bestimmter und beschränkter. Durch Zerstörung des Rückenmarkes stellte MINKOWSKI fest, daß bei weit ausstrahlenden

Reflexen, nämlich bei Übergang von den Armen auf die Beine und umgekehrt, die Erregung durch das Rückenmark übertragen wird.

Hautreflexe ließen sich leicht im Gesicht hervorrufen. Bestreichen einer Lidspalte führte z. B. auf beiden Seiten zu einer Zusammenziehung des M. orbicularis oculi. Schon in einem Alter von $2^{1}/_{2}$ Schwangerschaftsmonaten konnte MINKOWSKI durch Bestreichen der Innenhand den Handgreifreflex auslösen, während ihn BOLAFFIO und ARTOM zuerst vom 7. Monat an nachwiesen. Der Rückgratsreflex war vom 3. Monat, der Bauchdeckenreflex vom 5.—6. Monat an vorhanden. Das wechselvolle Verhalten des BABINSKIschen Zeichens ist auf S. 143 beschrieben.

Vom 2.—3. Monat an sah MINKOWSKI nach Berühren der Lippenschleimhaut oder der Zunge Schließung des Mundes, manchmal auch Saugbewegungen. Die Reflexzone erstreckte sich manchmal bis auf Wangen, Lider und Kinn. Der Reflex, der zu den frühesten, festesten und beständigsten gehörte, erlosch nach Zerstörung des verlängerten Rückenmarkes. BOLAFFIO und ARTOM fanden dagegen erst vom 6. Monat an einen Saugreflex. Eine von PEIPER beobachtete Frucht mit einer Länge von 26 cm machte deutliche Saug- und Schluckbewegungen, als ihr etwas Flüssigkeit in den Mund gebracht wurde, verzog aber noch nicht das Gesicht auf die Eingabe von Chinin. Nadelstiche riefen nur in den Gesichtsmuskeln deutliche Reaktionen hervor, am übrigen Körper blieben sie ganz ohne Einfluß.

Lichtreflexe der Pupille vermißte MINKOWSKI in allen Fällen (Länge 10—34 cm, entsprechend einem Alter von 3—7 Monaten).

Tonische Halsreflexe waren bei älteren Früchten ziemlich regelmäßig, bei jüngeren nur undeutlich nachzuweisen. Bogengangsreaktionen auf Progressivbewegungen in gerader Richtung (S. 122) waren gleichfalls vorhanden.

Das Verhalten der Sehnenreflexe ließ sich nur schwer beurteilen. Beklopfen der Sehnen führte meist zu keiner Reaktion.

Das athetotische Bewegungsspiel wird auf S. 136 beschrieben. Nach BOLAFFIO und ARTOM sind die Großhirnrinde und die Pyramidenbahnen bis zum 6. Monat hinauf elektrisch unerregbar, während Brücke, verlängertes Mark und Rückenmark schon reizbar sind.

Die Erregungen, die von außen her dem Rückenmark zufließen, treffen hier zunächst auf keine festen Leitungsbahnen, sondern strahlen nach verschiedenen Richtungen aus, so daß mannigfache Reaktionen zustande kommen. Mit fortschreitender Entwicklung beschränken sich die Reaktionen immer mehr auf die gereizte Körperstelle und folgen bestimmten Leitungsgesetzen (MINKOWSKI). Im Säuglingsalter ist diese Entwicklung noch nicht abgeschlossen, vielmehr schält sich erst allmählich die Einzelbewegung aus der allgemeinen Bewegungsunruhe heraus.

Nach MINKOWSKI sind die Muskeln der Früchte durch Beklopfen unmittelbar zu erregen. Vom 3. Monat an werden sie auch galvanisch

und faradisch erregbar; weniger lebhaft reagieren sie bei Reizung vom
Nerven aus; vom 4. Monat an sind die Nerven trotz ihrer Marklosigkeit
imstande, die Erregung durch den elektrischen Strom weiterzuleiten.

Überhaupt werden alle Bewegungen und Reaktionen der unreifen
Früchte von einem noch marklosen Nervensystem vermittelt.

Frühgeburten. Über den großen Schädel s. Bd. 1, S. 13.

Die Frühgeburten verhalten sich in mancher Beziehung anders als die
reifen Kinder: sie haben ein noch größeres Schlafbedürfnis, sind schwerer
zu wecken, und haben eine längere Reaktionszeit. Niedrig stehende
Hirnleistungen wie die athetotischen Bewegungen, die leichte Bewegungsunruhe, die unsymmetrischen tonischen Halsreflexe auf die Glieder und
der Augenreflex auf den Hals zeigen sich bei ihnen regelmäßiger als bei
den reifen Neugeborenen. Hemmungserscheinungen sind bereits nachweisbar [PEIPER (12)].

In den ersten Lebenstagen findet sich oft eine mechanische Übererregbarkeit bei Reizung der Muskeln unmittelbar oder vom Nerven aus.

Die häufigste Todesursache der Frühgeburten bilden ihre zentral
bedingten Atemstörungen (S. 115). Die Frage des Geburtstraumas wird
auf S. 169 besprochen.

Die **ungeborenen Kinder** werden nicht weniger reaktionsfähig sein
als die gleichaltrigen, die aus irgendeinem Grunde vorzeitig geboren
wurden. Eher wäre vor dem Überstehen der Geburt eine größere Reaktionsfähigkeit zu erwarten. Zwar ist das Kind im Mutterleibe nur unvollkommen zu beobachten; immerhin lassen sich seine Bewegungen durch
die Bauchdecken hindurch erkennen. Selbst wenn die Mutter sich längere
Zeit hindurch ganz ruhig verhält, treten nicht selten kräftige Kindsbewegungen auf. Schon diese sprechen gegen die oft geäußerte Ansicht,
daß die Kinder vor der Geburt ständig schlafen.

Reaktionen des Kindes auf äußeren Reiz sind nur unter bestimmten
Bedingungen zu erhalten. Eine Reizung des Geruchs-, Geschmacks-
und Gesichtssinnes kommt nicht in Frage. Dagegen beantwortet das
ungeborene Kind plötzlich einsetzenden lauten Schallreiz mit deutlichen
Bewegungen (PEIPER).

Während der letzten Schwangerschaftsmonate beobachtete AHLFELD
rhythmische Brustkorbbewegungen der Früchte und deutete sie als
intrauterine Atembewegungen. Beobachtet man längere Zeit den Leib
einer Schwangeren unter guter Beleuchtung, so sind diese Bewegungen
oft mühelos zu erkennen. Sie hängen — daran ist nicht zu zweifeln —
von der Tätigkeit des Atemzentrums ab; im übrigen ist ihre Bedeutung
unsicher. Nach WALZ sollen sie den Blutkreislauf befördern, indem sie
O_2-haltiges Blut von der Placenta in den Brustkorb saugen. Gelegentlich
lassen sich schon im Mutterleib niedrige Atemformen (periodische
Atmung, Singultus) nachweisen.

Verhalten während der Geburt. Da die Geburt bei toten Kindern durchschnittlich schwerer verläuft als bei lebenden, scheint das Kind durch sein Verhalten den Geburtsverlauf zu unterstützen. Hierfür sprechen einige Beobachtungen SELLHEIMs. Dieser stellte nämlich bei Neugeborenen das Bestreben fest, sich kopfwärts zu bewegen. Wenn sie wenig bekleidet die Nacht über auf dem Rücken lagen, so hatten sie sich morgens deutlich zum Kopfende und niemals zum Fußende des Bettes fortbewegt. Weiter reagieren nach SELLHEIM Neugeborene auf Kopfbeugen nach vorne mit einer Streckbewegung des Nackens.

Während der normalen Geburt dürfte der Halsstellreflex auf den Körper und bei Beckenendlage der Körperstellreflex auf den Kopf die Drehungen des kindlichen Körpers begünstigen.

2. Neugeborene.

Physiologie. Auf der Stufe des Neugeborenen ist das Großhirn noch nicht arbeitsfähig. Die Bewegungen hängen noch nicht von der Hirnrinde und den Pyramidenbahnen ab und sind daher weniger abgestuft und zielvoll; die Massenbewegungen der ersten Säuglingszeit entsprechen vielmehr einem Pallidumwesen (S. 137).

In den ersten Lebenstagen sind die Muskeln oft ganz atonisch. Bald aber stellt sich eine physiologische Muskelhypertonie ein, die wahrscheinlich mit der mangelnden Arbeitsfähigkeit der Großhirnrinde zusammenhängt (S. 138).

Voll ausgebildet sind beim Neugeborenen die lebenswichtigen Zentren des verlängerten Markes, besonders das Atemzentrum (S. 114) und das verwickelte Zusammenspiel der Zentren, von denen die Nahrungsaufnahme abhängt (S. 116).

Einzelne Reflexe des Lage- und Bewegungssinnes, z. B. Bogengangsreaktion auf Progressivbewegung, Stützreaktionen der Beine, Schreitbewegungen und Kriechphänomen, sind schon mit großer Deutlichkeit vorhanden. Bei den Spontanbewegungen und besonders bei der Bogengangsreaktion zeigt sich ein grobschlägiger Tremor in den Armen.

Alle Sinne des Neugeborenen sind reizbar, alle Sinnesnerven vermögen die Erregung hirnwärts zu leiten. Der Reflexbogen verläuft über den Thalamus opticus und das Pallidum ohne Beteiligung des Großhirns. Das nervöse Verhalten des Neugeborenen gegenüber der Außenwelt wird hauptsächlich vom Tastsinn, teilweise auch vom Geschmackssinn sowie vom Lage- und Bewegungssinn aus geregelt. Dagegen treten anfangs die höheren Sinne, Auge und Ohr, weniger hervor, wenn sie auch schon von Geburt an erregbar sind. Die stammesgeschichtliche Entwicklung dürfte ebenso verlaufen sein.

Der Neugeborene kann die Außenwelt noch nicht zu seinen Gunsten verändern, ist aber bereits imstande, auf äußere Reize zweckmäßig zu reagieren und sich so in gewissen Grenzen vor Schaden zu schützen.

Bei ihm sind Analysatoren (S. 147) einfacher Art im Hirnstamm anzunehmen, während die feineren Analysatoren der Hirnrinde erst im Laufe des 1. Lebensjahres arbeitsfähig werden. Die Analysatoren des jungen Säuglings sind nur in ziemlich engen Grenzen für die Beschaffenheit und die Stärke der Außenreize empfindlich; die Reaktionen bestehen in angeborenen Reflexen. An das Großhirn ist dagegen beim Erwachsenen die Fähigkeit gebunden, *neue* zeitliche Verbindungen (bedingte Reflexe) herzustellen und sich damit den Reizen der Außenwelt auf das Feinste anzupassen. Diese Fähigkeit kommt dem Zentralnervensystem des Neugeborenen, wenn überhaupt, nur in geringstem Maße zu.

Pathologie. Bei einer großen Zahl von Neugeborenen findet sich pathologisch-anatomisch die VIRCHOW*sche Encephalitis interstitialis*, die in der Anhäufung von Fettkörnchenzellen in der Glia der weißen Hirnsubstanz und der Rückenmarksstränge besteht. Viele wollen diese „Encephalitis" als einen physiologischen Vorgang auffassen, der mit der Markscheidenbildung zusammenhängt, doch konnte man sich bisher nicht einigen (SCHWARTZ, GOHRBANDT, RYDBERG u. a.). Nach GUILLERY, auf dessen Zusammenfassung wir hier verweisen, lassen sich im Gehirn des Fetus und des Säuglings gleichzeitig histogenetische und myelogenetische Vorgänge, krankhafte Abweichungen vom Durchschnitt und verschiedene Abbauvorgänge nachweisen. Die ursprünglichen Befunde VIRCHOWs sowie andere später bekannt gewordene und ebenfalls so gedeutete Bilder gehören größtenteils zu den regelrechten, einige auch zu regelwidrigen Entwicklungsvorgängen und ein kleiner Rest schließlich zu Entartungsvorgängen. GUILLERY schlägt deshalb vor, den Begriff der VIRCHOWschen Encephalitis überhaupt fallen zu lassen. SCHWARTZ dagegen, der die Verfettungen des Neugeborenenhirns für krankhaft ansieht, führt sie auf Geburtsverletzungen zurück.

Seit den Arbeiten von YLPPÖ und SCHWARTZ haben *die Blutungen innerhalb der Schädelhöhle*, besonders häufig bei Frühgeburten, viel Aufmerksamkeit erregt. Sie finden sich — von den kleinsten, nur mikroskopisch nachweisbaren Blutaustritten bis zu großen Ergüssen — in oder unter den Hirnhäuten, in den Ventrikeln oder im Gehirn selbst, oft im Zusammenhang mit Tentoriumrissen, sowie im Wirbelkanal. Nach SCHWARTZ kommen sie durch Blutkreislaufstörungen zustande, die im Gebiet des Sinus longitudinalis oder der Vena magna Galeni nach dem Blasensprung durch Druckunterschiede zwischen Uterusinhalt und äußerem Luftdruck entstehen. Für die kleinsten Blutaustritte kommt eine andere Ursache, die Erstickung, in Frage (CREUTZFELDT und PEIPER, RYDBERG). Bildet sich doch die gleiche Form frischer Blutaustritte bei erstickten Erwachsenen. Bei sterbenden Frühgeburten bringt der Zerfall des Atemzentrums gleichfalls eine Erstickung mit sich.

Man hat sich oft bemüht, die Blutungen schon am lebenden Neugeborenen nachzuweisen und wollte sogar möglichst aus bestimmten nervösen Erscheinungen auf den Sitz der Blutung schließen. Die Versuche, den klinischen neurologischen Befund mit den Sektionsergebnissen in Einklang zu bringen, wurden ohne ausreichende Kenntnisse über das physiologische Verhalten der Neugeborenen ausgeführt; sie sind stets gescheitert (YLPPÖ, BERBERICH und WIECHERS, SCHWARTZ, LANDÉ, RYDBERG u. a.). Gleichen Sektionsbefunden können die verschiedensten klinischen Bilder und gleichen klinischen Bildern die verschiedensten Sektionsergebnisse entsprechen.

So wird z. B. der negative Ausfall der Vestibularisprüfung (S. 121) für den Ausdruck eines Geburtsschadens gehalten (VOSS, BERBERICH, und WIECHERS). Ja, es soll nach DOLLINGER die Vestibularisprüfung mit schwachen Reizen ein einwandfreies klinisches Verfahren sein, um selbst leichtere intrakranielle Störungen festzustellen. CATEL lehnt dagegen auf Grund seiner Nachprüfungen derartige Schlüsse völlig ab. Kann doch der Vestibularis frühgeborener Kinder unter den gleichen Bedingungen an verschiedenen Tagen verschieden reagieren. Ebensowenig hängt nach CATEL der Spontannystagmus mit einem Geburtsschaden zusammen. Daß die Atemstörungen der Frühgeburten (S. 115) nicht auf Blutungen in das Atemzentrum oder seine Umgebung beruhen, haben CREUTZFELDT und PEIPER gezeigt, indem sie die klinischen und histologischen Befunde miteinander verglichen.

Mehrfach wurde eingehend das klinische Bild beschrieben, das beim Neugeborenen durch eine Hirnblutung zustande kommen soll (YLPPÖ, BERBERICH und WIECHERS, FISCHER-WASELS, DOLLINGER). Wenn man aber Schielen, verfallenes Aussehen, Atrophie, Aufschreien, Benommenheit, Krämpfe und Neigung zu Untertemperaturen hierher stellt, so ist dagegen einzuwenden, daß sich genau die gleichen Erscheinungen auch jenseits der Neugeborenenzeit häufig in der Agone des Säuglings finden. So spricht man schon lange von „terminalen“ Krämpfen, die gerade beim sterbenden Säugling so häufig sind, daß man einen besonderen Ausdruck dafür geprägt hat. Warum sollen sie beim sterbenden Neugeborenen eine andere Ursache haben? Ebensowenig ist das Sinken der reflektorischen Erregbarkeit, das sich in jeder länger dauernden Agone durch den Zerfall der Hirnzentren einstellt, beweisend für Hirnblutungen.

Zu einem anderen Teile entspricht das aufgestellte klinische Bild der geburtstraumatischen Hirnblutung den physiologischen Eigentümlichkeiten des Neugeborenenhirns. Auf die Unreife des Zentralnervensystems gehen beim Neugeborenen und ganz besonders bei der Frühgeburt die Eigenschaften zurück, die seine Bewegungs- und Atemformen sowie seine reflektorische Erregbarkeit kennzeichnen. Dagegen hält DOLLINGER in der ersten Lebenszeit z. B. die choreatisch-athetotischen Bewegungen, die tonischen Halsreflexe und selbst so physiologische Vorgänge wie den Singultus und das Gähnen für den Ausdruck von Hirnblutungen. Beweise hat er dafür nicht zu erbringen versucht.

Zur Zeit ist es nicht möglich, beim lebenden Neugeborenen rein neurologisch eine Geburtsverletzung innerhalb der Schädelhöhle zu erkennen. Blutiger Liquor ist noch kein Beweis für deren Vorhandensein, da die Blutung durch die Lumbalpunktion entstanden sein kann. Nach SCHLACK liefert aber der Ausfall der Benzidinprobe im zentrifugierten Liquor einen Anhalt: Bei negativem Ausfall kann eine Blutung innerhalb der Schädelhöhle ausgeschlossen werden. CATEL (1932) hat zu demselben Zwecke quantitative Bilirubinbestimmungen gleichzeitig in Blut und Liquor vorgenommen. Er fand, daß nur 6,6% der verstorbenen Neugeborenen ihren Geburtsverletzungen erliegen; nach SCHWARTZ könnte man dagegen, ohne große Fehler zu begehen, die Frage der Frühsterblichkeit mit der Frage des Geburtsschadens gleichsetzen. Diese gewaltige Übertreibung ist sofort auf Widerspruch gestoßen (V. JASCHKE, WOHLWILL, PEIPER, LANDÉ, CATEL, SELLHEIM). Unmöglich ist mit dem Nachweis einer vielleicht geringfügigen Hirnblutung an irgendeiner Stelle schon die Todesursache gefunden. Außerdem fehlt in den Arbeiten derer, die die Frühsterblichkeit auf Hirnblutungen beziehen, meistens jedes Eingehen auf den Befund in den anderen Organen. Bei den Sektionen der Frühgeburten werden meistens Lungenentzündungen gefunden, wenn nur darauf untersucht wird.

Es gibt aber doch einen Zusammenhang zwischen der Frühsterblichkeit, bei der es sich meistens um Frühgeburten handelt, und der Beschaffenheit des Zentralnervensystems. Je weiter nämlich die Kinder in ihrer Entwicklung zurück sind, desto unreifer ist ihr lebenswichtigstes Zentrum, das Atemzentrum. Alle ernsteren Schäden, von denen die Kinder betroffen werden, wie Auskühlungen, stärkere Gewichtsverluste, Ernährungsstörungen und Infekte, setzen die Erregbarkeit des Zentralnervensystems herab. Am empfindlichsten erweist sich dabei das Atemzentrum, dessen Zerfall (S. 115) das Leben ernstlich gefährdet.

Häufig ist noch ein anderes lebenswichtiges Zentrum, das Saugzentrum, bei schwachen Frühgeburten gar nicht oder nur beschränkt arbeitsfähig. Eine Gefahr wie bei dem Zerfall des Atemzentrums besteht aber nicht, da sich die notwendige Nahrung leicht mit der Sonde zuführen läßt.

Wenig Sicheres ist darüber bekannt, welche Dauerschäden des Gehirns auf geburtstraumatischen Hirnblutungen beruhen. SCHWARTZ erblickt in pathologisch-anatomischen Krankheitsbildern wie der Porencephalie, der diffusen lobären Hirnsklerose, der Kleinhirnatrophie, dem Status marmoratus und dem angeborenen Kernmangel im verlängerten Mark die Restzustände von Geburtsverletzungen. Auf dieser Grundlage beruht vielleicht ein Teil der verschiedenen Formen von cerebraler Kinderlähmung, Schwachsinn und Epilepsie. Voss vermutet, daß die angeborene Taubstummheit zum Teil hierher gehört.

3. Säuglinge.

Die neurologischen Eigentümlichkeiten der Säuglingszeit sind in der Tabelle 39 zusammengefaßt. Diese kann natürlich nur einen Anhalt bieten, da die Zeiten für das Auftauchen und Verschwinden bestimmter Fähigkeiten von Kind zu Kind schwanken.

Mit etwa 3 Monaten macht sich allmählich der Einfluß des Streifenhügels und der Rindenzentren mit den zugehörigen Pyramidenbahnen geltend: die Bewegungen werden gehemmt, abgestuft und zweckmäßig: ganz allmählich treten die Massenbewegungen in den Hintergrund.

Das erste Lernen geht mit Hilfe der bedingten Reflexe vor sich, die sich, im 1. Vierteljahr beginnend, in der Folgezeit immer mehr einstellen. Auge und Ohr ermöglichen in zunehmendem Maße den Erwerb neuer Fähigkeiten. Gleichzeitig macht die Reifung des Lage- und Bewegungssinnes das Kind immer unabhängiger von seiner Umgebung. Mit der Fähigkeit zum aufrechten Gange ist am Ende des 1. Lebensjahres die Gebundenheit an den Raum überwunden. Die höchste menschliche Fähigkeit, das einsichtige Handeln, zeigt sich in den Anfängen im letzten Vierteljahr. Es ist die gleiche Zeit, in der sich mit Hilfe der bedingten Reflexe die ersten sinnvollen Worte einstellen.

Die Grundgesetze für das Erwachen der Hirntätigkeit im Säuglingsalter, wie sie sich aus den vorliegenden Tatsachen ergeben, sollen hier noch einmal kurz zusammengefaßt werden.

Die physiologische Inbetriebnahme der verschiedenen Hirnzentren geht in der gleichen Reihenfolge vor sich, in der sie sich entwicklungs- und stammesgeschichtlich gebildet haben. Beim Neugeborenen sind erst die ältesten Hirnteile arbeitsfähig, die sich im verlängerten Mark befinden. Hieraus erklären sich die neurologischen Eigentümlichkeiten dieser Entwicklungsstufe. Im Laufe des 1. Lebensjahres wächst gewissermaßen die Arbeitsfähigkeit in die jüngeren Hirnteile hinauf, durch deren Tätigkeit die älteren Zentren vielfach gehemmt werden. So verändert sich die Hirntätigkeit während des 1. Lebensjahres allmählich, aber ununterbrochen, bis mit einem Jahre die neurologische Stufe des Erwachsenen, wenn auch nur in groben Umrissen, erreicht ist.

Neurologische Eigentümlichkeiten der Säuglingszeit, die auf die Stammesgeschichte zurückgehen, sind die Ruhehaltung, der Hand- und Fußgreifreflex, die Aufziehreaktion der Arme, der Gang mit leicht gebeugten Hüft- und Kniegelenken und vorher das Laufen auf allen Vieren, das Kriechphänomen, die periodische Atmung und die Schnappatmung, die Reflexe der Nahrungsaufnahme, die Reihenfolge in der Entwicklung der bedingten Reflexe und des Verstandes.

Die Natur bringt damit beim Menschen als Entwicklungsstufen Zustände hervor, wie sie vom Tierversuch her bekannt sind. Durch Abtragung oder Vergiftung höherer Hirnteile lassen sich nämlich beim

Tabelle 39. Neurologische Eigentümlichkeiten der Säuglingszeit.

	Frühgeburten (etwa 1500 g)	Reife Neugeborene	Alter von			
			3 Monaten	6 Monaten	9 Monaten	12 Monaten
Atmung	stets Atemstörungen	meist regelmäßig	regelmäßig	regelmäßig	regelmäßig	regelmäßig
Bewegungsform:						
Athetotische Bewegungen	+	(+)	—	—	—	—
Reflexartige Spontanbewegungen	(+)	+	+	+	(+)	(+)
Willkürliche Bewegungen	—	—	(+)	+	+	+
Augen:						
Bewegungen	unkoordiniert	unkoordiniert	(koordiniert)	koordiniert	koordiniert	koordiniert
Fixieren, Verfolgen	—	—	(+)	+	+	+
Pupillenunruhe	—	—	—	+	+	+
Augenreflex auf den Hals	+	(+)	(+)	—	—	—
Lage- und Bewegungssinn						
Bogengangsreaktion auf die Glieder durch Progressivbewegung (Umklammerungsreflex)	+	+	+	(+)	—	—
Tonische Halsreflexe auf die Glieder nach Kopfdrehen	+	(+)	(+)	—	—	—
Tonischer Hand- und Fußgreifreflex	(+)	+	+			
Rückgratsreflex	+	+	+	+	+	+
Labyrinthstellreflex auf den Kopf	—	—	+	+	+	+
Halsstellreflex auf den Körper	+	+	+	+	+	+
Körperstellreflex auf den Kopf	+	+	+	+	+	+
Schwebereflex in schräger Seitenlage, Kopf oben	—	—	—	(+)	+	+
Stehbereitschaft der Beine	—	—	(+)	+	+	+
Stehbereitschaft der Arme	—	—	+	+	+	+
Optische Stehbereitschaft der Beine	—	—	—	—	—	+
Optische Stehbereitschaft der Arme	—	—	+	+	+	+
Stützreaktionen der Beine	(+)	(+)	+	+	+	+
Stützreaktionen der Arme	—	—	(+)	+	+	+
Hinkereaktionen der Beine	+	+	+	+	+	+
Hinkereaktionen der Arme	—	—	(+)	(+)		
Reflektorische Schreitbewegung	(+)	+	+			
Kriechphänomen	—	+	(+)	—	—	—
Aufziehreaktion der Arme	—	(+)	+	+	+	+
Freier Gang	—	—	—	—	—	+
Bedingte Reflexe	—	?	(+)	(+)	+	+
Einsichtiges Handeln	—	—	—	—	(+)	(+)

Tiere die tieferen Zentren wieder enthemmen, so daß sie mit allen ihren Eigentümlichkeiten hervortreten. Jenseits der Säuglingszeit können beim Menschen gleichfalls die tieferen Zentren durch die verschiedensten Hirnkrankheiten wieder enthemmt werden. So erklärt sich das Auftreten der gleichen tiefen Hirnleistungen unter den verschiedensten Bedingungen, z. B. die periodische Atmung bei Eidechsen und Amphibien, wo sie physiologisch ist, bei Frühgeburten und bei der Hirnhautentzündung des älteren Kindes. Ein anderes Beispiel: der Saugreflex des Säuglings tritt bei älteren Kindern noch im Halbschlafe auf und erscheint beim hirnkranken Erwachsenen als OPPENHEIMscher Freßreflex aufs Neue.

Die physiologische Unreife des Säuglingshirns zeigt sich auch in der Neigung zum Zerfall seiner Tätigkeit. Die jüngsten, gerade erst in Betrieb genommenen Zentren sind nämlich nicht immer imstande, ihre Tätigkeit ununterbrochen auszuüben. Wenn sie stark in Anspruch genommen werden, ermüden sie leicht und setzen dann vorübergehend aus, wodurch die unteren Zentren zeitweise enthemmt werden. Durch ein derartiges Aussetzen höherer Zentren erklären sich die apnoischen Anfälle der Frühgeburten (S. 115), ihre Bewegungsunruhe (S. 135), die Reaktionsbewegungen der großen Zehe. Der verhältnismäßig geringe Vorrat an nervöser Energie führt leichter zu einer Erschöpfung der empfindlichen höheren Zentren. Das Fehlen einer Reaktion braucht nicht wie beim Erwachsenen eine organische Schädigung zu bedeuten, sondern kann auf Erschöpfung der nervösen Energie beruhen.

In geeigneten Fällen läßt sich deutlich verfolgen, wie sich im Hirnstamm eine Erregungswelle ausbreitet. Innerhalb der vom Atemzentrum gesteuerten Muskeln geraten während der periodischen Atmung Zwerchfell und Unterkiefer oft nacheinander in rhythmische Tätigkeit [PEIPER (11)]. Vom Atemzentrum her strahlt die Erregung rhythmisch auf die anderen Bewegungszentren und das Vaguszentrum aus (GOOD und PEIPER), die daher erst etwas später erregt werden.

Im großen und ganzen verändern sich die Reaktionen während des 1. Lebensjahres derart, daß sie in ihrer Ausdehnung über den Körper allmählich eingeschränkt und schließlich durch Einzelreaktionen ersetzt werden (BERSOT, MINKOWSKI, PRATT). Während beim Erwachsenen nur stärkste Reize zu allgemeinen ausgedehnten Reaktionen führen, erscheinen sie beim jungen Säugling schon auf schwache Reize hin. Hemmungserscheinungen, die vielleicht überhaupt jede zentrale nervöse Erregung begleiten, sind schon bei Frühgeburten zu finden [PEIPER (12)].

4. Kinder jenseits des Säuglingsalters.

Am Ende des 1. Lebensjahres unterscheiden sich die Kinder neurologisch nur noch wenig vom Erwachsenen. Die Bewegungen werden allmählich ausgeglichener und in ihrem Kräfteaufwand sparsamer, bis in der Pubertät eine neue Störung einsetzt (S. 139). Einzelne Reflexe erreichen erst mit einigen Jahren ihre bleibende Beschaffenheit, so die Reaktionsbewegungen der großen Zehe, das LÉRISche Vorderarmzeichen und der Fingergrundgelenkreflex von C. MAYER.

Die bedingten Reflexe, die Sprache und der Verstand reichen zwar in ihren Anfängen noch in das 1. Lebensjahr hinein, erfahren aber ihre eigentliche Ausbildung erst später. Ein bestimmtes Alter, an dem das Zentralnervensystem seine volle Reife erreicht hat, ist nicht anzugeben.

Literatur.

I. Zusammenfassende Abhandlungen.

1. Über das Gesamtgebiet.

PEIPER, A.: Die Hirntätigkeit des Säuglings. Berlin 1928.

2. Über Teil- und Grenzgebiete.

AMENT, W.: Die Entwicklung von Sprache und Denken beim Kinde. Leipzig 1899.
BALDWIN, I. M.: Die Entwicklung des Geistes. Übersetzung. Berlin 1898.
BÜHLER, K.: Die geistige Entwicklung des Kindes, 5. Aufl. Jena 1929.
GESELL, A.: Infancy and human Growth. New York 1928. (Auch in deutscher Übersetzung.)
GUNDOBIN, A. B.: Die Besonderheiten des Kindesalters. Berlin 1912.
ISCHLONDSKY, N. E.: Neuropsyche und Hirnrinde. Berlin und Wien 1930.
KOFFKA, K.: Die Grundlagen der psychischen Entwicklung, 2. Aufl. Osterwieck 1925.
KRASNOGORSKI, N.: Erg. inn. Med. 39, 613 (1931).
MAGNUS, R.: Körperstellung. Berlin 1924.
PAWLOW, I. P.: Die höchste Nerventätigkeit von Tieren. München 1926.
PEIPER, A.: Erg. inn. Med. 40, 1 (1931).
PETER, K., G. WETZEL u. FR. HEIDERICH: Handbuch der Anatomie des Kindes. München seit 1927.
PREYER, W.: Die Seele des Kindes, 5. Aufl. Leipzig 1900.
RADEMAKER, G. G. I.: Das Stehen. Berlin 1931.
SCUPIN, E. u. G.: Bubis erste Kindheit. Leipzig 1907.
SOLTMANN, O.: Die funktionellen Nervenkrankheiten. GERHARDTs Handbuch der Kinderheilkunde, Bd. 5, S. 1. Tübingen 1880.
STERN, CL. u. W.: Die Kindersprache, 4. Aufl. Leipzig 1928.
STERN, W.: Die Intelligenz der Kinder und Jugendlichen, 4. Aufl. Leipzig 1928.
STERN, W. u. O. WIEGMANN: Z. angew. Psychol. Beih. 20. Leipzig 1926.
VIERORDT, H.: Anatomische Physiologie und physikalische Daten und Tabellen, 2. Aufl. Jena 1893.
WATSON, I. B.: Psychology from the standpoint of a behaviorist, 2. Aufl. Philadelphia und London 1924.

II. Einzeldarstellungen.

AHLFELD, F.: Verh. dtsch. Ges. Gynäk. 2, 203 (1888).
AMBRON, H. u. H. HELD: Arch. f. Anat. 1896, 202.
BALDUZZI, O.: Z. Neur. 141, 1 (1932).
BALIASSINOWA, N.: Z. Kinderforsch. 39, 1 (1931).
BÁRÁNY, R.: Acta oto-laryng (Stock.) 1, 97 (1918)
— Arch. Augenheilk. 88, 139 (1921).
BARTELS, M.: Arch. Ophthalm. 76, 1 (1910).

BASCH, K.: Jb. Kinderheilk. **38**, 68 (1894).

BAUER, J.: Klin. Wschr. **1926**, 1468.

— Kinderärztl. Praxis **2**, 256 (1931).

BAYER, W.: Jb. Kinderheilk. **117**, 125 (1927).

BERBERICH, I. u. A. WIECHERS: Z. Kinderheilk. **38**, 59 (1924).

BERGER, H.: Münch. med. Wschr. **1932**, 1636.

— Arch. f. Psychiatr. **98**, 231 (1932).

BERGER, TH.: Z. angew. Psychol. **32**, 343 (1929).

BERSOT, H.: Schweiz. Arch. Neur. **7**, 212 (1920); **8**, 47 (1921).

BERTOLOTTI, M.: Revue neur. **12**, 1160 (1904); **20**, 242 (1912).

BESSAU, G.: W. STÖCKELs Lehrbuch der Geburtshilfe, 3. Aufl., S. 287. Jena 1930.

BOBERTAG, O.: Kurze Anleitung zur Ausführung der Intelligenzprüfungen, herausgeg. vom Institut für angewandte Psychologie. Berlin ohne Jahrzahl.

BOGEN, H.: Jb. Kinderheilk. **65**, 733 (1907).

BOLAFFIO, M. u. G. ARTOM: Ref. Zbl. Neur. **38**, 418 (1924).

— Z. Neur. **103**, 320 (1926).

BRONDGEEST, P. I.: Arch. Anat. **1860**, 703.

BRUDZINSKI, I.: Wien. klin. Wschr. **1908**, 205.

— Arch. Méd. Enf. **12**, 745 (1909).

BRUIN, M. DE: Acta paediatr. (Stockh.) **8**, 277 (1928).

BÜHLER, CH. u. H. HETZER: Inventar der Verhaltungsweise des 1. Lebensjahres. Jena 1927.

— Kleinkindertests. Entwicklungstests vom 1.—6. Lebensjahr. Leipzig 1932.

CANESTRINI, S.: Über das Seelenleben des Neugeborenen. Berlin 1913.

CATEL, W.: Mschr. Kinderheilk. **38**, 303 (1928); **52**, 1 (1932); **58**, 89 (1933).

CATEL, W. u. C. A. KRAUSPE: Jb. Kinderheilk. **129**, 1 (1930).

CZERNY, A.: (1) Jb. Kinderheilk. **33**, 1 (1892).

— — (2) Jb. Kinderheilk. **41**, 337 (1896).

— (3) Straßburg. med. Z. **7**, 230 (1910).

DARWIN, CH.: Kleinere Schriften, herausgeg. von E. KRAUSE, Bd. 2, S. 134. Leipzig 1886.

DOLLINGER, A.: Erg. inn. Med. **31**, 373 (1927).

DOXIADES, L.: Z. Kinderheilk. **40**, 244 (1926); **52**, 85 (1931).

ECKSTEIN, A.: Z. Kinderheilk. **45**, 1 (1927).

ECKSTEIN, A. u. H. PAFFRATH: Z. Kinderheilk. **46**, 595 (1928).

EDINGER, L. u. B. FISCHER: Neur. Zbl. **1913**, 876.

EPSTEIN: Verh. 13. Verslg. Ges. Kinderheilk. Wiesbaden **1897**, 38.

FISCHER-WASELS, B.: Schweiz. med. Wschr. **1924**, 905.

FLECHSIG, P.: Anatomie des menschlichen Gehirns und Rückenmarks. Leipzig 1920.

FÖRSTER, O.: Berl. klin. Wschr. **1913**, 1217, 1255.

— Z. Neur. **73**, 1 (1921).

FREUDENBERG, E.: Münch. med. Wschr. **1921**, 1646.

FROMME, H.: Virchows Arch. **221**, 117 (1916).

GALANT, S.: Diss. Basel 1917.

GAMPER, E.: Z. Neur. **102**, 154; **104**, 49 (1926).

GAMPER, E. u. E. UNTERSTEINER: Arch. f. Psychiatr. **71**, 282 (1924).

GOLDSTEIN, M.: Z. Neur. **61**, 1 (1920).

GUILLERY, H. jun.: Z. Neur. **84**, 205 (1923).

HANDMANN, E.: Arch. f. Anat. **1906**, 1.

HASSE, C.: Arch. f. Anat. **1905**, 321.

HEPTNER, W.: Arch. f. Anat. **1915**, 277.

HERMANN, E.: Mschr. Kinderheilk. **15**, 533 (1919).

HERRMANN, M.: Mschr. Kinderheilk. **51**, 49 (1932).

HETZER, H. u. L. KOLLER: Z. Psychol. **117**, 257 (1930).

HETZER, H., K. WOLF u. CH. BÜHLER: Z. Psychol. **107**, 62 (1928).
HEUBNER, O.: Erg. inn. Med. **16**, 1 (1919).
HOMBURGER, A.: Z. Neur. **85**, 274 (1923).
IBRAHIM, J.: Neur. Zbl. **30**, 710 (1911).
KAILO, E.: Z. Psychol. **132**, 1 (1934).
KARGER, P.: Abh. Kinderheilk., H. 5. Berlin 1925.
KEHRER, E.: Z. Geburtsh. **101**, 497 (1932).
KEHRER, F. A.: Z. Biol. **28**, 450 (1891).
KLOSE, H.: Jb. Kinderheilk. **82**, 347 (1915).
KÖHLER, W.: Aus der Anthropoidenstation von Teneriffa. II.—IV. Abh. preuß.
    Akad. Wiss., Physik.-math. Kl. **1915—18**.
— A. KELLERs Kind und Umwelt, S. 132. Leipzig und Wien 1930.
KRASNOGORSKI, N.: Jb. Kinderheilk. **78**, 373 (1913).
LANDAU, A.: Klin. Wschr. **1923**, 1253.
— Mschr. Kinderheilk. **29**, 555 (1925).
LANDÉ, E.: Z. Biol. **81**, 224 (1924).
LANDÉ, L.: Z. Kinderheilk. **44**, 535 (1927).
MARQUIS, D. P.: Genet. Psychol. Monogr. **8**, 321 (1930), angeführt nach PRATT.
MAYER, C.: Neur. Zbl. **1916**, 11.
MEUMANN, E.: WUNDTs philos. Stud. **20**, 152 (1902).
MINKOWSKI, M.: ABDERHALDENs Handbuch der biologischen Arbeitsmethoden,
    253. Lief., Abt. V, Teil 5 B. Berlin 1928.
MONAKOW, v.: Gehirnpathologie. Wien 1897. NOTHNAGELs spezielle Pathologie
    und Therapie IX, 1.
MORO, E.: Wien. klin. Wschr. **1906**, 377.
— Münch. med. Wschr. **1918**, 1147; **1920**, 360.
NOICA: Revue neur. **20** I, 134 (1912).
NORDEN, I.: Binetarium. Berlin: Albrecht-Dürerhaus 1931.
NOTHMANN, H.: Arch. Kinderheilk. **51**, 123 (1909).
OPITZ, H. u. H. ISBERT: Jb. Kinderheilk. **108**, 1 (1925); **111**, 164 (1926).
PEIPER, A.: (1) Jb. Kinderheilk. **104**, 195 (1924).
— (2) Jb. Kinderheilk. **107**, 139 (1924).
— (3) Jb. Kinderheilk. **107**, 191 (1924).
— (4) Dtsch. med. Wschr. **1927**, Nr 11; **1929**, Nr 17; Arch. Gynäk. **142**, 329 (1930).
— (5) Jb. Kinderheilk. **125**, 194 (1929).
— (6) Mschr. Kinderheilk. **45**, 444 (1929).
— (7) Mschr. Kinderheilk. **49**, 265 (1931).
— (8) Mschr. Kinderheilk. **50**, 20 (1931).
— (9) Jb. Kinderheilk. **134**, 149 (1932).
— (10) erscheint in der Med. Welt.
— (11) Jb. Kinderheilk. **139**, 117 (1933).
— (12) Jb. Kinderheilk. **143**, 143 (1934).
PEIPER, A. u. O. CAMMANN: Jb. Kinderheilk. **136**, 149 (1932).
PEIPER, A. u. H. G. CREUTZFELD: Mschr. Kinderheilk. **52**, 24 (1932).
PEIPER, A. u. CH. F. GOOD: Jb. Kinderheilk. **143**, 1 (1934).
PEIPER, A. u. H. ISBERT: Jb. Kinderheilk. **115**, 142 (1927).
PEISER, J.: Jb. Kinderheilk. **91**, 182 (1920).
PETZOLDT, G.: Mschr. Kinderheilk. **45**, 193 (1930).
PFAUNDLER, M.: PFAUNDLER-SCHLOSSMANNs Handbuch der Kinderheilkunde, I, 1.
    Leipzig 1906.
— Physiologie, Pflege und Ernährung des Neugeborenen, 2. Aufl. München 1924.
PRATT, K. C.: Psychologic. Review. **41**, 265 (1934).
RIPIN, R. u. H. HETZER: Z. Psychol. **118**, 82 (1930).
ROBINSON, R.: The nineteenth century **30**, 831 (1891).

Rössle, R. u. Fr. Roulet: Maß und Zahl in der Pathologie. Berlin und Wien 1932.
Rudolph, O.: Beitr. path. Anat. **58**, 48 (1914).
Rüdiger, J.: Z. Psychol. **131**, 145 (1934).
Rydberg, E.: Acta path. scand. (Københ.) **10**, Suppl. (1932).
Salmi, T.: Duodecim (Helsingfors) B **18**, H. 1 (1932).
Schaltenbrand, G.: Dtsch. Z. Nervenheilk. **87**, 23; **89**, 82 (1925).
Schlack, H.: Münch. med. Wschr. **1928**, 1502.
Schoo, A. G.: Acta paediatr. (Stockh.) **15**, 181 (1934).
Schur, E.: Z. Kinderheilk. **32**, 227 (1922).
Schwartz, Ph.: Erg. inn. Med. **31**, 165 (1927).
Seckel, H.: Jb. Kinderheilk. **134**, 339 (1932).
Sellheim, H.: Arch. Gynäk. **106**, 1 (1917).
— Z. Geburtsh. **88**, 96 (1925).
— Zbl. Gynäk. **1932**, 12.
Siwe, St. A.: Peter-Wetzel-Heiderichs Handbuch der Anatomie des Kindes, Bd. 2, 3. Lief. München 1931.
Strümpell, A.: Dtsch. Z. Nervenheilk. **20**, 436 (1901).
Szymansky, I. S.: Z. allg. Physiol. **18**, 105 (1920).
Taylor, R.: Amer. J. Dis. Childr. **42**, 260 (1917).
Thiemich, M.: Z. klin. Med. **45**, 226 (1902).
— Pfaundler-Schlossmanns Handbuch der Kinderheilkunde, II, 2. Leipzig 1906.
Tiefensee, K.: Arch. f. Psychiatr. **74**, 52 (1925).
Veraguth: Neur. Zbl. **1918**, Nr 7.
Virchow, R.: Virchows Arch. **38**, 129 (1867); **44**, 476 (1868).
— Berl. klin. Wschr. **1883**, Nr 46.
Vogt, C. u. O.: J. Psychol. u. Neur. **24**, 1 (1919) u. Erg.-Bd. **25** (1920).
Voss, O.: Mschr. Kinderheilk. **34**, 568 (1926).
— Acta oto-laryng. (Stockh.) **11**, 73 (1927).
Walz, W.: Mschr. Geburtsh. **60**, 331 (1922).
Westphal, A.: Arch. f. Psychiatr. **26**, 1 (1894); **29**, 474 (1897).
Westphal, C.: Neur. Zbl. **1886**, 361.
Woerkom, W. van: Revue neur. **20** II, 285 (1912).
Wolowik, A.: Jb. Kinderheilk. **115**, 185 (1927).
Wundt, W.: Grundriß der Psychologie. 12. Aufl., S. 364, Leipzig 1914.
Ylppö, A.: Z. Kinderheilk. **20**, 212 (1919.)
— Mschr. Kinderheilk. **34**, 502 (1926).
— Pfaundler-Schlossmanns Handbuch der Kinderheilkunde, 4. Aufl. Berlin 1931.
Zipperling: Z. Kinderheilk. **5**, 31 (1913).
Zöpffel, H.: Z. Psychol. **111**, 273 (1929).

C. Muskeln und periphere Nerven.

Gewicht. Wie aus der Tab. 33, S. 108 hervorgeht, nimmt im Laufe der Entwicklung vom Neugeborenen bis zum Erwachsenen das Gewicht am stärksten von allen Organen bei der Muskulatur zu. Theile hat in sorgfältigen Einzelbestimmungen das Gewichtswachstum der verschiedenen Muskeln verfolgt. Im Vergleich zum Erwachsenen findet er beim Neugeborenen die Muskeln am Stamm weiter entwickelt als an den Gliedern. Daneben ändert sich im Laufe der Entwicklung das gegenseitige Verhältnis der Muskeln an der oberen und unteren Körperhälfte: beim Neugeborenen enthält die untere Körperhälfte nicht viel mehr als ein Drittel seiner Gesamtmuskulatur, beim Erwachsenen mehr als die Hälfte. THEILE fand schon beim Neugeborenen (allerdings nur in einem Falle) die Muskeln des rechten Armes schwerer als die des linken, während bei den Untersuchungen HEPTNERs bald der rechte und bald der linke Arm schwerer war. Weitere Angaben über das Muskelgewicht finden sich bei RÖSSLE und ROULET.

Neuerdings hat RITTER die Frage geprüft, ob die Beugehaltung des Neugeborenen (S. 140) auf ein Überwiegen seiner Beugemuskeln zurückzuführen sei. Es erwiesen sich aber genau so wie beim Erwachsenen die Strecker schwerer als die Beuger, ein Verhältnis, das übrigens schon aus den Bestimmungen THEILEs hervorgeht.

Anatomie. Wie die mikroskopische Untersuchung zeigt, wächst der Muskel nicht durch eine Zunahme der Faserzahl, vielmehr vergrößert sich der Umfang der einzelnen Muskelfasern. So schätzt McCOLLUM, daß sich beim M. sartorius zwischen Geburt und Reife die Muskelfasern an Zahl um 10% und an Querschnittsumfang um 800% vergrößern.

Die Anatomie der peripheren Nerven wurde auf S. 111 besprochen.

Muskelzuckung. Die Muskelzuckung ist gekennzeichnet durch die Form der Muskelzuckung, das Myogramm, und durch die Ansprechbarkeit des Muskels gegenüber den verschiedenen Reizen, die vom Nerven aus angreifen oder unmittelbar auf ihn einwirken. In beiden Richtungen ergeben sich in den ersten Lebensmonaten Unterschiede gegenüber dem Erwachsenen.

Muskelkurve. Die ersten Untersuchungen über die Muskelkurve neugeborener Tiere stammen von SOLTMANN. Im Vergleich zu der Muskelkurve des erwachsenen Tieres war die des Neugeborenen durch geringe Erhebung, abgeflachten Gipfel und langgestreckten Schenkel, also lange Kontraktionsdauer, ausgezeichnet. Der Muskel des neugeborenen Tieres verhielt sich wie der des ermüdeten Erwachsenen. 16 Stromunterbrechungen in der Sekunde genügten beim neugeborenen Kaninchen, um völligen Tetanus hervorzurufen, während beim erwachsenen Kaninchen dazu mehr als 70 Unterbrechungen gehören. Unmittelbare Reizung des Muskels und Reizung vom Nerven aus führten zu den gleichen Ergebnissen.

Bei seinen Forschungen über die Muskelkurve des rachitischen Kindes hat KRASNOGORSKI auch einige gesunde Neugeborene und Frühgeburten untersucht. Die Latenzzeit dauerte bei einer Frühgeburt 31,6 σ gegen 17,2—18,3 σ beim Neugeborenen. Die Zuckungsdauer betrug bei der Frühgeburt 688,9 σ gegen 272,3 σ beim Neugeborenen. Die Muskeln der Frühgeburt zogen sich also langsamer zusammen und blieben fast die doppelte Zeit zusammengezogen. Dagegen unterscheidet sich die Muskelkurve des reifen Neugeborenen sehr wenig von der des älteren

Kindes. Auch BANU fand beim Neugeborenen eine länger dauernde, weniger lebhafte Zuckung als beim Erwachsenen. Die Unterschiede glichen sich schon in den ersten 6—8 Lebenswochen aus.

Galvanische und faradische Erregbarkeit. Über die neuromuskuläre Erregbarkeit der menschlichen unreifen Frucht sind wir durch die Untersuchungen M. MINKOWSKIS unterrichtet. Dieser fand die fetalen Muskeln für den galvanischen und faradischen Strom vom 3. Monat an erregbar. Während aber der faradische Reiz zu einer ähnlichen tetanischen Zuckung führt wie beim Erwachsenen, zeigt der fetale Muskel auf galvanischen Strom ein wechselndes Verhalten; er antwortet nämlich manchmal mit einer blitzartigen, manchmal mit einer trägen und manchmal mit einer tetanischen Zuckung. Bei Reizung vom Nerven aus ist der fetale Muskel galvanisch und faradisch schwerer zu reizen als bei unmittelbarer Reizung. Feten von 7 Monaten und ausgetragene Neugeborene zeigen nach BOLAFFIO und ARTOM auf galvanische Reizung vom Nerven aus eine raschere Zuckung mit Überwiegen der KSZ, während die Zuckung bei faradischer Reizung träge verläuft.

C. SOLTMANN und A. WESTPHAL haben gefunden, daß zur mittelbaren und unmittelbaren Muskelreizung beim Neugeborenen wesentlich stärkere galvanische und faradische Ströme gehören als beim Erwachsenen.

Die Erkenntnis, daß sich die elektrische Erregbarkeit während der Säuglingstetanie erhöht, war nur zu gewinnen, nachdem die Normalwerte festgelegt waren. Da es aber ziemlich schwierig ist, in *einer* Sitzung mehrere Nervenstämme zu prüfen, hat man sich gewöhnt, schon von einer Übererregbarkeit zu sprechen, wenn dieser Nachweis nur an einem Nervenstamm, meistens Medianus oder Peroneus, geführt wurde. Ganz einwandfrei ist dies allerdings nicht. Nach v. PIRQUET liegen die Werte des Peroneus etwas höher als die des Medianus.

Die von MANN und THIEMICH am Medianus gesunder und tetanischer Säuglinge gefundenen Werte sind in Tabelle 40 zusammengefaßt, wobei aber hervorzuheben ist, daß es sich nur um Durchschnittswerte handelt. Die recht beträchtliche Schwankungsbreite, wie sie sich z. B. aus den Einzelangaben von A. WESTPHAL, THIEMICH, MANN und SALGE ergibt, kommt in der Tabelle nicht zum Ausdruck.

Tabelle 40. **Mittelwerte gesunder und tetanischer Säuglinge bei Reizung vom Medianus aus (nach MANN und THIEMICH).**

Kinder	Farad. mm R.A.	KSZ	ASZ	AÖZ	KÖZ
Unter 8 Wochen	83,1	2,61	2,92	5,12	9,28
Über 8 Wochen	110,4	1,41	2,24	3,63	8,22
Bei manifester Tetanie . . .		0,63	1,11	0,55	1,94
Bei latenter Tetanie		0,7	1,15	0,95	2,23

Nach Thiemich sind bei der Tetanie die Werte für die KSZ größtenteils niedriger als bei gesunden Kindern; sie können aber noch weit in die Breite der Normalwerte hineinreichen. Bei der Tetanie erscheint die AÖZ fast regelmäßig vor der ASZ, was sich beim gesunden Kinde kaum findet. Bestimmend für die Diagnose ist das Verhalten der KÖZ: Werte unter 5 mA sind als krankhaft, höhere als normal anzusehen (Prüfung am Medianus).

In einem gewissen Gegensatz zu den Angaben Thiemichs stehen die Befunde v. Pirquets, der am Peroneus prüfte. Die elektrischen Schwellenwerte wiesen nämlich in den ersten Lebenswochen keine deutlichen Unterschiede gegenüber dem späteren Säuglingsalter auf. Die von Mann und Thiemich angegebenen Normalwerte liegen unterhalb von denen, die v. Pirquet bei gesunden Säuglingen fand. Nach dem

Tabelle 41. Verschiedene Stufen galvanischer Erregbarkeit im Säuglingsalter bei Strömen unter 5 mA (nach Pirquet).

Die normale Erregbarkeit	Die anodische Übererregbarkeit (mittlerer Grad)	Die kathodische Übererregbarkeit (höherer Grad)
Nur Schließungszuckung unter 5 mA. In der Regel nur KSZ bei Kindern der ersten Lebenswochen. KSZ und ASZ bei etwas älteren Kindern	AÖZ > 5 mA. Dabei kann die ASZ ganz fehlen oder (häufiger) vorhanden sein. Bei höheren Graden sinkt die AÖZ unter den Wert für die ASZ	KÖZ > 5 mA. Dabei ist stets auch KSZ, ASZ und AÖZ bei geringerer Stromstärke und vor der KÖZ nachweisbar. An Stelle der KÖZ kann mit gleicher Bedeutung der KS-Tetanus treten

Tabelle 42. Mittlere elektrische Peroneuswerte bei gesunden Kindern verschiedenen Alters in Milliampère (nach Holmes).

Alter der Kinder in Monaten und Jahren	Zahl der untersuchten Kinder	Durchschnitte der bei gesunden Kindern erhaltenen Werte				AÖZ<ASZ %	Fac. Phän. %
		KSZ	ASZ	AÖZ	KÖZ		
unter 1 Monat	29	> 5	> 5	> 5	> 5	0	—
1— 6 Monate	56	3,9	4,9	> 5	> 5	8	0
½— 1 Jahr	38	3,3	4,7	4,6	> 5	20	0
1— 2 Jahre	41	2,9	4,6	4,6	> 5	36	0
2— 3 „	20	2,5	4,2	4,3	> 5	30	5
3— 4 „	24	2,3	4,2	4,2	> 5	40	0
4— 5 „	20	2,1	3,8	4,1	> 5	40	0
5— 6 „	22	1,9	4,1	3,7	> 5	67	14
6— 7 „	20	1,8	3,9	3,0	4,9	75	5
7— 8 „	20	1,9	3,7	3,2	4,9	65	5
8— 9 „	30	1,7	3,9	3,5	> 5	60	16
9—10 „	20	1,8	3,8	3,2	4,9	55	25
10—11 „	20	1,8	3,6	3,5	4,9	50	20
11—12 „	20	1,5	3,5	3,1	5,0	40	25
12—13 „	20	1,7	3,6	2,3	5,0	55	20

gleichen Forscher liegt die AÖZ des gesunden Säuglings über 5 mA;
ihr Herabsinken unter diese Grenze ist der Ausdruck leichter Übererregbarkeit. v. Pirquet unterscheidet deshalb verschiedene Stufen
galvanischer Übererregbarkeit (Tabelle 41).

Nur selten wurde die elektrische Erregbarkeit jenseits des Säuglingsalters ermittelt. In Tabelle 42 gibt Holmes die Peroneuswerte
wieder. Auch dieses Mal handelt es sich nur um Durchschnittswerte,
die sich aus einer größeren Streuung ergeben.

Einwände gegen das gebräuchliche Untersuchungsverfahren. Die
mitgeteilten Werte für die neuromuskuläre Erregbarkeit wurden mit
einem Verfahren ermittelt, das sich heute in den meisten Anstalten
eingebürgert hat. Man stellt bei Reizung vom Nerven aus die geringste
Stromstärke fest, die gerade noch eine Zuckung hervorruft. Die gefundenen Schwellenwerte gelten als Ausdruck der elektrischen Erregbarkeit. Obwohl es gelungen ist auf diesem Wege Gesetzmäßigkeiten zu
finden, sind gegen das Verfahren doch schwer wiegende Einwände
physikalischer Art erhoben worden:

Reizend wirkt nämlich gar nicht die ganze Stromstärke, die in den
Körper eintritt, sondern nur der Stromteil, der auf den Nerven trifft.
Diese Stromschleife ist vom Gewebswiderstand abhängig, der schon
beim gleichen Kinde zu verschiedenen Zeiten verschieden groß ist. Noch
größere Unterschiede müssen sich ergeben, wenn verschiedene Lebensalter, z. B. Frühgeburten und Erwachsene, miteinander verglichen
werden. Derartige Vergleiche, wie man sie gelegentlich in der Literatur
antrifft, sind daher unzulässig. Weiter besitzt der Strom unmittelbar
nach der Schließung für kurze Zeit eine hohe Anfangszacke, die rasch
auf eine geringere beständige Größe hinabsinkt. Nur dieser niedrigere
Wert kann an dem Meßgerät abgelesen werden, da es infolge seiner
Trägheit dem ersten kurzen Stromstoß nicht folgen kann. Die Reizung
kommt aber gerade während der Anfangszacke, in den ersten tausendstel
Sekunden, zustande.

Diese Einwände wurden schon lange als stichhaltig anerkannt. Um
ihnen zu begegnen, benutzten Mann und Salge Kondensatorentladungen.
Freise und Schimmelpfeng schalteten nach dem Vorbilde Gilde-
meisters in den Stromkreis einen besonders hohen Widerstand ein,
um dadurch die Anfangszacke zu vernichten.

Chronaxie. Durch die Arbeiten deutscher und französischer Forscher
beginnt sich ein Verfahren einzubürgern, das gleichfalls die genannten
Fehler vermeidet, nämlich die Bestimmung der Chronaxie. Als Rheobase
wird der Schwellenwert der Stromstärke bezeichnet, der gerade noch
eine Muskelzuckung ermöglicht. Die Chronaxie ist dann die Zeitdauer
des Stromes, die noch für eine Schwellenzuckung ausreicht, wenn die
Stromstärke doppelt so groß gewählt ist als die Rheobase. Die Chronaxie
ist nur von der neuromuskulären Erregbarkeit abhängig und schwankt

daher nur mit ihr, während die Rheobase von dem Körperwiderstand mitbeeinflußt wird.

Die Chronaxiebestimmung dient vorläufig noch mehr wissenschaftlichen als praktischen Zwecken, wird aber vielleicht die gebräuchliche fehlerhafte Versuchsanordnung verdrängen. Chronaxiegeräte sind bereits im Handel erhältlich. Über ihren Gebrauch unterrichtet LAUGIER, eine zusammenfassende Darstellung hat BOURGIGNON geliefert.

Beim Erwachsenen ist die Chronaxie eines Muskels, bestimmt an seinem motorischen Punkte, ebenso groß wie die des zugehörigen Nerven. Nur bei Krankheiten, z. B. Lähmungen, besitzen Muskel und Nerv verschiedene Chronaxien. Alle synergischen, d. h. der gleichen Bewegung dienenden Muskeln haben gleiche Chronaxien; bei Krankheiten wird das Verschwinden der normalen Chronaxie von dem Auftreten verschiedener statt gleicher Chronaxien begleitet.

Die Chronaxie des Säuglings wurde bereits mehrfach untersucht. BANU fand bei vier Neugeborenen die Muskelchronaxie um das $1^{1}/_{2}$ bis 10fache größer als beim Erwachsenen; sie fällt im Laufe der ersten 20 Lebensmonate allmählich auf diese Werte hinab. Die Nervenchronaxie des Neugeborenen liegt tiefer als dessen Muskelchronaxie und erreicht bereits nach 3 Monaten die Werte des Erwachsenen (Tabelle 43). Ein Unterschied zwischen den Chronaxien verschiedener Muskeln ist beim Neugeborenen nicht so sicher festzustellen wie später.

Tabelle 43. Größe der Nervenchronaxie in σ in der ersten Lebenszeit (nach BANU).

Nerv	1 Monat	2—4 Monate	4—6 Monate	6—12 Monate	12—16 Monate	Erwachsener
Medianus	0,44	0,36	0,32	0,28	0,24	0,25
Radialis	0,57	0,68	0,64	0,41	0,24	0,50

Es wäre jedoch ein Irrtum, wollte man aus diesen Angaben auf ein regelmäßiges Absinken der Chronaxiewerte im frühen Säuglingsalter schließen. Die Schwankungsbreite, wie sie sich aus den Einzelwerten BANUs, ROTHEs und PEIPERs ergibt, ist vielmehr recht beträchtlich. PEIPER fand beim reifen Neugeborenen Werte der Nervenchronaxie zwischen 0,13—5,2 σ. Bei wiederholten Untersuchungen in der gleichen Sitzung schien die Chronaxie veränderlich zu sein. Vom 3. Lebensmonat an schwankten die Werte zwischen 0,1—0,40 σ, jenseits der Säuglingszeit wurden Werte zwischen 0,07—0,22 σ gefunden. Die Schwankungsbreite schränkte sich mit zunehmendem Lebensalter allmählich ein.

Bei Frühgeburten hat ROTHE die Chronaxie am M. flexor carpi ulnaris bestimmt. Es ergaben sich höhere Werte als bei reifen Neugeborenen. Dagegen ermittelte PEIPER für die Nervenchronaxie (N. medianus) unreifer Kinder ungefähr die gleiche Schwankungsbreite.

Mechanisch übererregbare Frühgeburten der ersten Lebenstage zeichneten sich durch verhältnismäßig niedrige Werte und niedrige Schwankungsbreite aus.

Bei der latenten Säuglingstetanie fand BOURGIGNON die Muskelchronaxie so schwankend, daß er diese Unbeständigkeit geradezu als kennzeichnend ansieht. Die Rheobase schwankte gleichfalls ganz unregelmäßig und unabhängig von der Chronaxie. Bei der manifesten Tetanie fanden sich niedrige Rheobasen und hohe Chronaxien. Den gleichen Befund, wenn auch nicht ausnahmslos, erhoben GYÖRGY und STEIN, ROTHE und PEIPER.

Die **mechanische Überregbarkeit** besteht in dem Auftreten von Muskelzuckungen auf Beklopfen der Muskeln selbst oder der zugehörigen Nerven. Am längsten bekannt ist das Facialisphänomen, das CHVOSTEK bei der Tetanie des Erwachsenen beschrieb. Überhaupt kann man durch Beklopfen der Nervenstämme an Stellen, wo sie oberflächlich verlaufen, Zuckungen der zugehörigen Muskeln hervorrufen. Man spricht deshalb von einem Peroneus-, Radialis-, Medianus-, Plexus brachialis-Phänomen usw. Nicht selten beschränkt sich die Übererregbarkeit auf einzelne Gebiete. So kann sich die rechte und linke Körperhälfte verschieden verhalten oder es kann ein Facialisphänomen ohne Peroneusphänomen nachzuweisen sein und umgekehrt.

Lange war es zweifelhaft, ob es sich, wenn eine Muskelzuckung auf Beklopfen des Nerven entsteht, um einen Reflex handelt, oder ob nur die periphere Erregbarkeit gesteigert ist. Entscheidende Untersuchungen haben BEHRENDT und FREUDENBERG bei der Atmungstetanie des Erwachsenen angestellt. Sie spritzten nämlich an einer höher gelegenen Stelle des Nervenstammes örtlich betäubende Mittel ein. War dann der betroffene Abschnitt unempfindlich und gelähmt, also die Verbindung der Peripherie mit dem Zentrum unterbrochen, so ließ sich trotzdem durch Überventilation die periphere Erregbarkeit so weit steigern, daß Beklopfen des Nervenstammes unterhalb der Blockstelle zur Muskelzuckung führte.

Nicht widerlegt wird jedoch durch diese Untersuchungen die Möglichkeit, daß das Beklopfen des Nervenstammes außerdem noch einen Reflex über das Rückenmark auslöst, der das gleiche Endergebnis hat. Einzelne Beobachtungen sprechen dafür. So tritt nach MORO bei Neugeborenen das Facialisphänomen manchmal doppelseitig auf, wenn nur auf der einen Seite gereizt wird, ein Vorgang, den nur das Rückenmark vermitteln kann. Ein doppelseitiges Plexusphänomen nach einseitiger Reizung, wie man es oft bei jungen Frühgeburten beobachten kann, ist gleichfalls nur mit Hilfe des Rückenmarkes möglich.

Weniger beachtet wurden bisher die Erscheinungen, die man auf unmittelbares Beklopfen der einzelnen Muskeln erhält. Bei starker Übererregbarkeit kann man durch Beklopfen der Muskelbäuche rasche

Kontraktionen hervorrufen, z. B. am Unterarm ein förmliches Spiel der Finger. Bei mageren Kindern trifft man nicht selten eine idiomuskuläre Wulstbildung, d. h. eine Kontraktion, an der nur der beklopfte Muskelteil, nicht der ganze Muskel teilnimmt. Klinische Bedeutung kommt diesen Vorgängen bisher nicht zu.

Periphere mechanische und elektrische Übererregbarkeit treffen wohl oft zusammen, sind aber doch nicht untrennbar miteinander verbunden. Diese Tatsache ist durch die Chronaxieuntersuchungen aufs Neue bestätigt worden. So untersuchten CHOUCHARD und COURMEND bei Erwachsenen mit Facialisphänomen die Chronaxie dieses Nerven am Nerven- und Muskelpunkt und fanden sie normal.

Die Frage, wie weit die mechanische Übererregbarkeit für das Kindesalter physiologisch oder krankhaft ist, wird verschieden beantwortet. Nach dem Alter lassen sich drei verschiedene Entwicklungsstufen unterscheiden, bei denen die mechanische Übererregbarkeit häufig anzutreffen ist, nämlich die Neugeborenen, darunter besonders die Frühgeburten, dann die Zeit der Säuglingstetanie nach dem 1. Lebenshalbjahr und schließlich die älteren Kinder hauptsächlich zwischen dem 8.—14. Jahre.

1. Seit MOROs Mitteilung hat man bei Neugeborenen, besonders Frühgeburten, oft eine starke mechanische Übererregbarkeit gefunden. Carpopedalspasmen, TROUSSEAUsches Phänomen und Krämpfe werden aber dabei nicht angetroffen. Bei Beklopfen der Wangen, besonders in der Nähe des Mundwinkels wird der Mund rüsselförmig vorgestülpt (Schnutenphänomen nach BESSAU). In das gleiche Gebiet der Übererregbarkeit gehören vielleicht die grobschlägigen klonischen Zuckungen in Armen und Beinen, die bei den Spontanbewegungen oder reflektorisch bei der Auslösung des Umklammerungsreflexes auftreten. Sie finden sich, mehr oder weniger ausgesprochen, bei jedem Neugeborenen.

Es ist bisher unbekannt, ob die mechanische Übererregbarkeit für die Neugeborenen eine Bedeutung hat. Sie besteht nur während der ersten Lebenstagen und verliert sich dann auf die Dauer.

2. Beim älteren Säugling sind die beschriebenen Muskel- und Nervenerscheinungen stets als Zeichen einer Tetanie anzusehen und einer Behandlung zugängig.

3. Unentschieden dagegen ist die Frage, welche Bedeutung der Übererregbarkeit im späteren Kindesalter zukommt. Die vorliegenden Untersuchungen gehen hauptsächlich vom Facialisphänomen aus, das am längsten bekannt ist. Angaben über dessen durchschnittliche Häufigkeit lassen sich nicht machen, da die vorliegenden Befunde stark schwanken. Unter unseren Augen kann das Phänomen bei einem Kinde auftreten oder verschwinden, ohne daß wir mit unseren Maßnahmen einen sicheren Einfluß darauf hätten. Die meisten Untersucher leugnen einen Zusammenhang des Phänomens mit der Jahreszeit, während es z. B. DE MICHELI im Herbst und in den Wintermonaten vermehrt antraf.

Vielen z. B. Thiemich, gilt das Facialisphänomen des älteren Kindes als Zeichen latenter Tetanie; andere, z. B. Kleinschmidt, fassen es als Teilerscheinung einer Neuropathie auf und wieder andere, z. B. Raudnitz, sehen darin überhaupt nichts Krankhaftes.

Nach Goett entsteht eine periphere mechanische Übererregbarkeit nicht selten als Frühzeichen einer postdiphtherischen Lähmung.

Gerade bei älteren Kindern beschränkt sich oft die mechanische Übererregbarkeit auf ein einzelnes Nervengebiet.

Muskelkraft. Schon der Neugeborene besitzt eine erhebliche Muskelkraft; ist er doch imstande, minutenlang frei zu schweben, wenn er sich nur mit den Händen festklammert (Handgreifreflex S. 125).

Für die späteren Altersstufen des Kindes wurde wiederholt die durchschnittliche Kraft bestimmter Muskelgruppen ermittelt, wie sie sich in den Dynamometerwerten, in der Lendenstärke, in Sportleistungen, z. B. im Hochsprung, Schlagballweitwurf, 60-m-Lauf usw. ausdrückt

Tabelle 44. Durchschnittliche Lendenstärke nach Quetelet. (Das größte mit beiden Händen vom Boden aufzuhebende Gewicht in Kilogramm.)

Alter	♂	♀	Unterschied
5 Jahre	21		
6 „	24		
7 „	29		
8 „	35	25	10
9 „	41	28	13
10 „	45	31	14
11 „	48	35	13
12 „	52	39	13
13 „	63	43	20
14 „	71	47	24
15 „	80	51	29
16 „	95	57	38
25 Jahre	153	82	71

Tabelle 45. Durchschnittliche Dynamometerdrucke (nach Smedley).

Alter	Knaben		Mädchen	
	rechte Hand	linke Hand	rechte Hand	linke Hand
6 Jahre	9,21	8,48	8,36	7,74
7 „	10,74	10,11	9,88	9,24
8 „	12,41	11,67	11,16	10,48
9 „	14,34	13,47	12,77	11,97
10 „	16,52	15,59	14,65	13,72
11 „	18,85	17,72	16,54	15,52
12 „	21,24	19,71	18,92	17,78
13 „	24,44	22,51	21,84	20,39
14 „	28,42	26,22	24,79	22,92
15 „	33,39	30,88	27,00	24,92
16 „	39,37	36,39	28,70	26,56
17 „	44,74	40,96	29,56	27,43
18 „	49,28	45,01	29,75	27,66

(Tabelle 44—48). Die Streuung wird in Tabelle 48 ausreichend berücksichtigt. Im Einzelfall hängt das Ergebnis in hohem Maße von der Aufmerksamkeit, der Übung usw. ab.

Nach Feldman bleibt die absolute Muskelkraft, d. h. die Kraft des Muskels bezogen auf eine Querschnittseinheit, in den verschiedenen Jahren ziemlich unverändert (Tabelle 46).

Aus der Tabelle 45 von Smedley geht der Unterschied zwischen der groben Kraft der linken und rechten Hand, aus der Tabelle 47 der Unterschied zwischen den Leistungen der Geschlechter hervor. E. Schlesinger untersuchte die Dynamometerwerte bei den verschiedenen

Konstitutionsformen. Er fand die niedrigsten Durchschnittswerte bei der leptosomen (respiratorischen) und die höchsten bei der eurysymen (pyknischen) Form, während die muskuläre Mittelform auch in ihren Durchschnittswerten in der Mitte stand. Diese Unterschiede ergaben sich aber erst vom 13. Lebensjahre ab, also im Zusammenhang mit der Pubertät. Vorher, im 9.—12. Lebensjahre, ließ sich keine Gesetzmäßigkeit erkennen.

E. SCHLESINGER sieht in der Vitalkapazität und der Druckkraft geeignete Maßstäbe der Körperkraft. Nach seinen Untersuchungen verläuft die Kurve des Wachstums weitgehend unabhängig von den Kurven der Vitalkapazität und der Druckkraft. Während der eigentlichen Kindheit nimmt nämlich die Körperkraft nur langsam zu. In der Pubertät wird die Zunahme sehr lebhaft; bei den Mädchen folgt dann aber bald ein Stillstand, während die männlichen Jugendlichen auch noch weiterhin erheblich an Kraft zunehmen. Die Zunahme der Körperkraft ist eine der bemerkenswertesten Folgeerscheinungen der geschlechtlichen Reifung. Die Kinder und noch mehr die Jugendlichen aus den höheren Schulen sind körperlich ihren Altersgenossen von gleichem Entwicklungs-

Tabelle 46. Muskelkraft im Kindesalter, berechnet von W. M. FELDMAN nach den Untersuchungsergebnissen von KOTELMANN.

Alter	a Umfang des Unterarms in cm $2\,r\,\pi$	b Querschnitt in cm² $\pi\,r^2$	c Kraft in Kilogramm, gemessen durch Dynamometer	Verhältnis $\dfrac{b}{c}$ Kraft, bezogen auf die Querschnittseinheit
9 Jahre	18,43	26,94	20,88	1,290
10 „	18,87	28,26	21,39	1,321
11 „	19,61	30,55	23,33	1,309
12 „	20,34	32,97	25,51	1,292
13 „	20,82	34,23	26,74	1,280
14 „	22,24	39,34	31,10	1,265
21 Jahre	29,08	67,20	52,80	1,273

Tabelle 47. Sportleistungen der Knaben und Mädchen in verschiedenen Lebensaltern (nach SCHIÖTZ).

Alter	Durchschnittsleistungen für Knaben			Durchschnittsleistungen für Mädchen		
	Hochsprung cm	Schlagballweitwurf m	60-m-Lauf Sekunden	Hochsprung cm	Schlagballweitwurf m	60-m-Lauf Sekunden
10 Jahre	80,24	—	11,42	68,18	—	11,75
11 „	84,61	23,55	10,97	77,36	15,04	11,47
12 „	89,43	26,14	10,86	81,42	15,74	10,98
13 „	94,40	28,10	10,37	85,57	17,93	10,44
14 „	101,08	30,80	10,11	87,30	17,23	10,30
15 „	106,01	32,13	9,67	89,99	19,62	10,37
16 „	114,28	35,05	9,38	90,47	19,90	10,45
17 „	118,69	36,53	9,08	90,26	19,55	10,43
18 „	123,69	38,24	8,83	90,00	19,97	10,28

Tabelle 48. Hochsprung von Knaben (nach SCHIÖTZ).

Alter Jahre	Durchschnitts-leistung cm	Mittlere Abweichung cm	C	Verbesserte Werte			
				Durch-schnitts-leistung cm	Zunahme cm	%	Mittlere Abwei-chung cm	C
10	80,24 ± 1,80	12,20 ± 1,27	15,20 ± 1,62	79,3				
11	84,61 ± 0,68	10,24 ± 0,48	12,10 ± 0,58	84,0	4,7	5,9	10,59	12,58
12	89,43 ± 0,41	9,33 ± 0,29	10,43 ± 0,35	89,3	5,3	6,3	9,87	11,06
13	94,40 ± 0,33	10,04 ± 0,23	10,64 ± 0,25	94,7	5,4	6,0	9,90	10,43
14	101,08 ± 0,32	10,32 ± 0,23	10,21 ± 0,23	100,8	6,1	6,4	10,69	10,63
15	106,01 ± 0,35	11,72 ± 0,25	11,05 ± 0,24	106,3	5,5	5,5	11,48	10,70
16	114,28 ± 0,43	12,33 ± 0,30	10,84 ± 0,27	113,9	7,6	7,1	11,72	10,40
17	118,69 ± 0,46	11,06 ± 0,33	9,32 ± 0,28	119,1	5,2	4,6	11,54	9,73
18	123,69 ± 0,57	11,18 ± 0,41	9,03 ± 0,33	123,2	4,1	3,3	11,44	9,32

zustand aus den Volks- und Berufsschulen überlegen, trotzdem die Kinder aus den Arbeiterkreisen einen gedrungeneren und darum günstigeren Körperbau besitzen. Die durchweg geringere Kraftentfaltung der Mädchen erklärt sich nur zum geringeren Teil aus ihrem kleineren Wuchs, sie ist vielmehr eine in der Anlage bedingte Eigentümlichkeit. Gesetzmäßige Beziehungen zwischen der Körperkraft und dem Schulwissen sind nur angedeutet.

Literatur.

Physiologie der Muskeln und peripheren Nerven.

1. Zusammenfassende Abhandlung.

BANU, G.: Recherches physiolog. sur le développement neuromusculaire chez l'homme. Thèse de Paris 1922.

2. Einzeldarstellungen.

BEHRENDT, H. u. E. FREUDENBERG: Klin. Wschr. 1923, 866.
BESSAU, G.: W. STÖCKELs Lehrbuch der Geburtshilfe, 3. Aufl., S. 312. Jena 1930.
BOLAFFIO, M. u. G. ARTOM: Ref. Zbl. Neur. 38, 418 (1924).
— Z. Neur. 103, 320 (1926).
BOURGIGNON, G.: La chronaxie chez l'homme. Paris 1923.
— J. Méd. franç. 14, 388 (1925).
CHOUCHARD et COURMEND: C. r. Soc. Biol. Paris 99, 491 (1928).
FELDMAN, W. M.: The principles of antenatal and postnatal child physiology. London 1920.
FREISE, R. u. P. SCHIMMELPFENG: Mschr. Kinderheilk. 30, 450 (1925).
GOETT, TH.: Münch. med. Wschr. 1918, 669.
GYÖRGY, P. u. H. STEIN: Klin. Wschr. 1928, 2424.
HOLMES, H. B.: Amer. J. Dis. Childr. 12, 1 (1916).
KLEINSCHMIDT, H.: Berl. klin. Wschr. 1918, 1017.
KRASNOGORSKI, N.: Jb. Kinderheilk. 79, 261 (1914).
LAUGIER, H.: ABDERHALDENs Handbuch der biologischen Arbeitsmethoden. Abt. V., Lief. 285, Teil 5 A, H. 5. Berlin 1929.
MANN, L.: Mschr. Psychiatr. 7, 14 (1900).
— Berl. klin. Wschr. 1904, 872.
McCOLLUM: Zitiert nach SCAMMON.

DE MICHELI: Riv. Clin. pediatr. **25**, 97 (1927).

MINKOWSKI, M.: ABDERHALDENS Handbuch der biologischen Arbeitsmethoden, 253. Lief., Abt. V, Teil 5 B. Berlin 1928.

MORO, E.: Wien. klin. Wschr. **1906**, 377.

PEIPER, A.: Mschr. Kinderheilk. **42**, 415 (1929); **46**, 237 (1930).

PIRQUET, CL.: Verh. Ges. Kinderheilk. **13**, 229 (1906).

— Wien. med. Wschr. **1907**, 1.

QUETELET: Anthropométrie. Bruxelles 1870.

RAUDNITZ, W.: 30. Verh. Ges. Kinderheilk., S. 62. Wiesbaden 1914.

RITTER, C.: Jb. Kinderheilk. **104**, 293 (1925).

ROTHE, H.: Jb. Kinderheilk. **125**, 285 (1929).

SALGE, B.: Z. Kinderheilk. **19**, 74 (1919).

SCAMMON, E. A.: Abts Pédiatrics, Bd. 1, S. 257. Philadelphia und London 1923.

SCHIÖTZ, C.: Beiträge zur Turn- und Sportwissenschaft, H. 19. Berlin 1929.

SCHLESINGER, E.: Z. Kinderheilk. **43**, 232 (1927); **49**, 159 (1930); **56**, H. 5 (1934).

SOLTMANN, O.: Jb. Kinderheilk. **9**, 106 (1876); **11**, 101 (1877); **12**, 1 (1878); **14**, 308 (1879).

THEILE, F. W.: Nova acta Kaiserl. Leop.-Carol. — Dtsch. Akad. Naturforsch. **46**, Nr 3, 133 (1884).

THIEMICH, M.: PFAUNDLER-SCHLOSSMANNS Handbuch der Kinderheilkunde, II, 2. Leipzig 1906.

WESTPHAL, A.: Arch. f. Psychiatr. **26**, 1 (1894); **29**, 474 (1897).

WESTPHAL, C.: Neur. Zbl. **1886**, 361.

Zehntes Kapitel.

Stoffwechsel (physikalisch betrachtet).

Von JOACHIM BROCK-Marburg.

A. Kraftwechsel.

I. Methodik der Kraftwechseluntersuchung.
Direkte Calorimetrie.

Bei dieser wird die Wärmeabgabe eines Individuums in einer Calorimeterkammer unmittelbar physikalisch gemessen. Diese direkte Calorimetrie wird jetzt nur noch selten angewandt. Nach den Untersuchungen von RUBNER, ATWATER und BENEDICT u. a. steht fest, daß sie die gleichen Werte ergibt, wie die indirekte. Für das Säuglingsalter liegen diesbezügliche Untersuchungen vor von RICHET, LANGLOIS, VARIOT sowie HOWLAND[1]. Ein Literaturverzeichnis über Calorimeter bringt KRAUSS S. 303/304. Besonders aufschlußreich sind natürlich Apparate, welche erlauben, die Wärmeproduktion gleichzeitig direkt und indirekt (aus CO_2-Produktion und O_2-Verbrauch) zu messen, sog. Respirationscalorimeter (ATWATER). Über einen solchen für Säuglinge sowie Erwachsene brauchbaren Apparat berichtete jüngst BENEDICT (9).

---

[1] Vgl. CZERNY-KELLER, Bd. 1, 2. Aufl., S. 719—721. 1923.

Indirekte Calorimetrie.

1. Gesamtstoffwechseluntersuchung.

Die indirekte Calorimetrie stützt sich entweder auf Gesamtstoffwechselversuche oder meistens auf bloße Gaswechseluntersuchungen. Bei ersteren, wie sie VOIT, RUBNER, TIGERSTEDT u. a. durchgeführt haben, wird angenommen, daß das Nahrungseiweiß nach Maßgabe des Harn- und Kot-N verbrannt wird. C-Zufuhr und -Abgabe werden durch Elementaranalysen von Nahrung und Ausscheidungen (soweit es sich um die Atemluft handelt, durch CO_2-Bestimmung) ermittelt. Von der C-Ausfuhr wird dann zuerst der auf Eiweißzersetzung entfallende Teil abgezogen, sodann der auf die Kohlehydrate der Nahrung entfallende, von denen angenommen wird, daß sie vollständig verbrennen. Der Rest ergibt den Umfang der Fettzersetzung. Danach kann die Wärmebildung dann leicht ausgerechnet werden. Außerdem läßt sich die Art eines eventuell erzielten Ansatzes berechnen: Retiniertes C wird nach Maßgabe etwa retinierten Stickstoffs auf Eiweißansatz bezogen, im übrigen auf Fettansatz.

2. Gaswechseluntersuchung.

a) Theoretische Vorbemerkungen.

Heutzutage wird der Kraftwechsel fast nur noch indirekt, durch Bestimmung des Gaswechsels, gemessen, was insbesondere auch kurzfristige Untersuchungen erlaubt. Führt man Gaswechseluntersuchungen längere Zeit, z. B. in Respirationskammern durch, so kann man sie durch Bestimmung des Harn-N ergänzen, um die Größe der Eiweißzersetzung zu erfahren.

Respiratorischer Quotient. Für die Berechnung der Wärmeproduktion aus dem respiratorischen Stoffwechsel spielt eine große Rolle der respiratorische Quotient, welcher das Verhältnis von Kohlensäurebildung zu Sauerstoffverbrauch ausdrückt: Vol. $\frac{CO_2}{O_2}$. Dieser beträgt bekanntlich bei reiner Kohlehydratverbrennung 1,0, bei reiner Eiweißverbrennung 0,80, bei reiner Fettverbrennung 0,70. Nun hat das Fett mit 9,3 Calorien pro Gramm einen sehr viel höheren Brennwert als Eiweiß und Kohlehydrat (4,1 Calorien pro Gramm) und deshalb ist auch je nach dem respiratorischen Quotienten das calorische Äquivalent der gebildeten CO_2 bzw. des verbrauchten O_2 recht verschieden. Am größten ist der Unterschied für die CO_2, deren Wärmewert bei einem Spielraum des respiratorischen Quotienten zwischen 1,0 und 0,70 um 30% schwankt, während der Wärmewert des Sauerstoffs unter den gleichen Umständen nur um 8% differiert. Diesem Umstande verdankt die immer mehr aufkommende Praxis, allein den Sauerstoff zu bestimmen, ihre Berechtigung. Allerdings sucht man dann, durch eine bestimmte Kost während

einer kurzen Vorperiode den Spielraum des respiratorischen Quotienten
etwas einzuengen. Es wird nicht mehr als 50 g Eiweiß gereicht (schon
um den Grundumsatz als solchen nicht zu erhöhen), außerdem hauptsächlich Kohlehydrate und weniger Fett. Eiweiß wird ja immer zer-
setzt, ob es nun in der Nahrung vorhanden ist oder nicht. Wenn
bei dem geschilderten eiweißknappen Regime 12—14 Stunden nach
der letzten Mahlzeit untersucht wird, so nimmt man an, daß Eiweiß
(wie im Hunger) mit 12—15% an der Wärmeproduktion beteiligt ist.
Der respiratorische Quotient schwankt dann zwischen 0,80—0,90. Und
bei Annahme eines mittleren respiratorischen Quotienten von 0,85 ist
die Schätzung der Wärmebildung aus dem ermittelten O_2-Verbrauch
dann nur mit einem möglichen Fehler von $\pm 1{,}25\%$ behaftet. Der
Calorienberechnung wird man übrigens auf alle Fälle (auch wenn man
zur genauen Festlegung des respiratorischen Quotienten, was unter
anderem eine Kontrolle der Apparatur darstellt, O_2 und CO_2 bestimmt)
den Sauerstoffverbrauch zugrunde legen. Denn der O_2-Verbrauch ist
im Gegensatz zur CO_2-Abgabe von der Ventilationsgröße weitgehend
unabhängig, was besonders für kurzfristige Versuche wichtig ist (vgl.
A. Loewy S. 149f.).

Im Hunger sinkt der respiratorische Quotient rasch ab. Bei annähernd
gleichbleibendem Eiweißumsatz beträgt der Anteil von Kohlehydrat
und Fett an der Wärmebildung am 1. Hunger-
tage etwa 23 und 65% (respiratorischer Quotient
etwa 0,79), am 2. Hungertage etwa 7 und 78%
(respiratorischer Quotient etwa 0,75) und am
5.—7. Hungertage etwa 4 und 83% (respiratorischer Quotient etwa 0,72). In einem relativen
Hungerzustande befindet sich ja auch der Neugeborene. Benedict und Talbot geben für ge-
stillte Neugeborene nebenstehende durchschnittliche respiratorische Quotienten an.

Tabelle 49.

Lebenstag	Respiratorischer Quotient
1	0,80
2	0,74
3	0,73
4	0,75
5	0,79
6	0,82

0,82 ist auch der respiratorische Quotient, den man bei (ausreichender)
Brusternährung erwarten muß (Brennwertanteil der Nährstoffe in
der Frauenmilch: Eiweiß 7%, Fett 53%, Kohlehydrat 40%). Bei Halbmilch mit 5% Zucker (Anteil der Nährstoffe am Brennwert: Eiweiß 13%,
Fett 30%, Kohlehydrat 57%) wird der respiratorische Quotient zwischen
0,85—0,90 schwanken, bei der üblichen gemischten Kost des Erwachsenen
(Anteil der Nährstoffe am Brennwert etwa: Eiweiß 15%, Fett 20%,
Kohlehydrat 65%) wird er noch etwas höher liegen (0,90—0,95). Dies
sind natürlich nur annähernde Schätzungen, da Angebot ja nicht ohne
weiteres Umsatz ist. Umgekehrt ist die Berechnung, welchen Anteil die
verschiedenen Nährstoffe am Umsatz haben, aus dem tatsächlich fest-
gestellten respiratorischen Quotienten recht genau. Sie kann noch erhöht
werden (was natürlich nur für längerfristige Versuche in Frage kommt),

wenn man durch gleichzeitige Bestimmung des Harn-N die tatsächliche Höhe des Eiweißumsatzes ermittelt: Die gesamte Wärmebildung geht aus der O_2-Produktion hervor, der Anteil des Eiweiß läßt sich dann prozentual berechnen, und der Anteil von Fett und Kohlehydrat am Umsatz geht bei Kenntnis der respiratorischen Quotienten aus folgendem Diagramm von DUBOIS genau hervor.

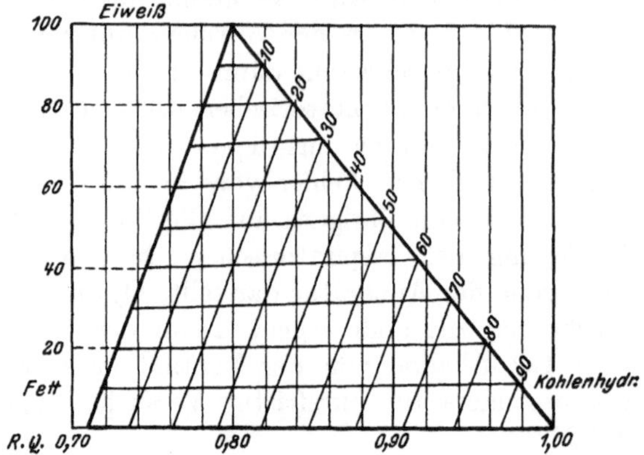

Abb. 14. Das Diagramm zeigt die Prozentsätze der Calorien, die von Eiweiß, Fett und Kohlehydraten herkommen, je nach dem respiratorischen Quotienten. Die Abszisse gibt den Respirationsquotienten an, die Ordinate zur Linken den Prozentsatz der Calorien aus Eiweiß, die Diagonalen auf der rechten Seite des Dreiecks geben den Prozentsatz der Calorien aus Kohlehydraten an. Wenn man die Prozente aus Eiweiß und Kohlehydraten addiert und diese Summe von 100 subtrahiert, erhält man den Prozentsatz an Calorien aus Fett. Wenn z. B. der Respirationsquotient 0,90 beträgt und Eiweiß 20 % der Calorien liefert, so beträgt der Anteil der Kohlehydrate an den Verbrennungsprozessen 61 %, der der Fette 19 %. [Nach DUBOIS: J. of biol. Chem. 59, 45 (1924).]

Zum Schluß geben wir noch einige Zahlenangaben, auf die im vorausgehenden Text zum Teil schon Bezug genommen wurde:

$$1\,g\ \ O_2 = 0,6997\,l\ O_2, \quad 1\,l\ \ O_2 = 1,429\,g\ \ O_2.$$
$$1\,g\ CO_2 = 0,5086\,l\ CO_2, \quad 1\,l\,CO_2 = 1,966\,g\ CO_2.$$

Wärmewerte für CO_2 und O_2 bei Verbrennung nur eines Nahrungsstoffes (Berechnungen von LOEWY, BENEDICT u. a.):

Tabelle 50.

	1 g CO_2 = Calorien	1 g O_2 = Calorien
Kohlehydrate . . .	2,58	3,54
Eiweiß	2,89	3,22
Fett	3,38	3,30

Wärmewerte für O_2 und CO_2 und %-Anteil von Eiweiß, Kohlehydraten und Fett an der Wärmebildung bei verschiedenen respiratorischen Quotienten (zusammengestellt nach MAGNUS-LEVY und BENEDICT):

Tabelle 51.

Die Wärmebildung verteilt sich auf			Respiratorischer Quotient	1 l O_2 = Calorien	1 l CO_2 = Calorien
Eiweiß zu %	Kohlehydrate zu %	Fett zu %			
15	85	0	0,97	4,980	5,168
15	78	7	0,95	4,954	5,251
15	61	24	0,90	4,892	5,475
15	41	41	0,85	4,831	5,804
15	26	59	0,80	4,770	6,004 ·
15	9	76	0,75	4,708	6,324
15	0	85	0,72	4,673	6,537

b) Technik der Gaswechseluntersuchung
(mit besonderer Berücksichtigung des Kindesalters).

Dem Grundprinzip nach kann man unterscheiden offene Respirationssysteme (nach dem Prinzip von PETTENKOFER) und geschlossene nach dem Prinzip von REGNAULT-REISET. Für beide Systeme gibt es einerseits Kammerapparate, wobei sich die Versuchsperson in einer geschlossenen Respirationskammer befindet, und solche, wo die Versuchsperson mittels eines Mundstückes mit Ventilen an das Respirationssystem angeschaltet ist. Letztere Apparate können nur zu kurzfristigen Versuchen benutzt werden und erfordern hierbei eine gewisse Disziplin der Atmung, so daß sie also für Säuglinge und kleinere Kinder gar nicht und sogar nicht einmal für alle Erwachsenen in Frage kommen.

Offene Respirationssysteme (Prinzip PETTENKOFER).

Kammerapparate. Durch die Respirationskammer nach PETTENKOFER-VOIT wird ein mittels Gasuhr gemessener Luftstrom gesaugt. Ein kleiner Teilstrom der ausströmenden Luft wird durch Vorlagen gesaugt, welche H_2O und CO_2 absorbieren. Dieser Apparat wurde mit kleineren Modifikationen benutzt zu den grundlegenden Arbeiten von RUBNER und HEUBNER, NIEMANN, BAHRDT und EDELSTEIN. Sein Nachteil ist, daß er nur die Bestimmung der CO_2 gestattet. Dagegen ist die Versuchsdauer nach oben unbeschränkt (s. die zitierten Arbeiten). Das PETTENKOFER-VOITsche Prinzip liegt auch dem *Universalrespirationsapparat* von GRAFE[1] zugrunde. Die Respirationskammer faßt für Versuche an kleinen Kindern (und Tieren) 250 l. Die Ventilationsgröße der durchströmenden Luft kann je nach Bedarf genau eingestellt werden. Von der ausströmenden Luft Abzweigung eines Teilstromes nach dem Prinzip von JAQUET. In diesem aliquoten Teil Bestimmung von CO_2 und O_2 nach den Methoden der *Gasanalyse* (in diesem Falle nach CARPENTER[2]). Diese müssen allerdings beherrscht werden, im übrigen ist die Handhabung des Apparates einfach und sehr genau. Versuchsdauer nach oben unbegrenzt, nach unten liegt die

---

[1] Hergestellt von Universitätsfeinmechaniker G. Fischer, Physiologisches Institut Rostock.

[2] Die Apparatur hierzu wird in Deutschland hergestellt von Firma Bleckmann und Burger, Berlin N 24, Auguststr. 3a. Über eine Fortentwicklung seiner Apparatur und die beste Arbeitsweise berichtet neuerlich CARPENTER selber im Handbuch Biologischer Arbeitsmethoden, Abt. IV, Teil 13, Heft 5, S. 593—618. 1933.

Grenze etwa bei 1 Stunde. *Zu Untersuchungen an Säuglingen verwendete diesen Apparat* BAER. Die maximale Fehlerbreite betrug in Alkoholverbrennungsversuchen von GRAFE und Mitarbeitern durchschnittlich rund $\pm\,0{,}85\%$.

Mundanschlußapparate. *Apparate nach* ZUNTZ-GEPPERT[1]: Sie dienen für kurzfristige Versuche, insbesondere auch Arbeitsversuche. Die durch Ventile im Mundstück von der Einatmungsluft getrennte Exspirationsluft wird durch eine Gasuhr angesaugt, nachdem vorher eine Teilprobe in einer Gasbürette gesammelt wird. In dieser Gasanalyse auf CO_2 und O_2 nach ZUNTZ[2]. Die Apparatur und ihre Handhabung ist genauer beschrieben durch FRANZ MÜLLER.

Apparat nach DOUGLAS-HALDANE[3]. Die durch Ventile im Mundstück von der Inspirationsluft getrennte Exspirationsluft wird in einem Sack gesammelt (der für Arbeitsversuche über dem Rücken getragen werden kann). Messung durch Gasuhr. Gasanalyse einer Teilprobe nach HALDANE[4].

Apparat nach SIMONSON. Dieser Apparat stellt eine Fortentwicklung und Kombination der Prinzipien von ZUNTZ-GEPPERT sowie DOUGLAS-HALDANE dar und soll besonders für Arbeitsversuche sehr brauchbar sein. Vgl. Literaturverzeichnis.

Gaswechselapparatur nach H. REIN[5]. Diese stellt durch Verwendung neuer Prinzipien eine Umwälzung auf dem Gebiete der Gaswechseluntersuchung dar. Eine genaue Beschreibung gibt der Verfasser 1933 (vgl. Literaturverzeichnis).

Durch ein Mundstück, das Ein- und Ausatmungsluft trennt, atmet die Versuchsperson Frischluft aus einem Atemvolumschreiber in den Gaswechselschreiber hinein. Das Neue ist, daß mittleres Atemvolumen (Frischluftverbrauch), Atemfrequenz sowie prozentuale O_2-Verarmung und CO_2-Gehalt der Ausatmungsluft elektrophysikalisch ermittelt, mittels Spiegelgalvanometer registriert und auf photographischem Wege auf einem Kurvenbande übereinander direkt aufgezeichnet werden. Abgesehen von der hierin begründeten technischen Erleichterung der Untersuchung vermittelt diese Apparatur eine ständige Kenntnis des „respiratorischen Momentanquotienten" sowie der Beziehungen zwischen Ventilationsgröße einerseits, CO_2-Bildung und O_2-Verbrauch andererseits und verspricht dadurch wertvolle neue physiologische Erkenntnisse (z. B. bei Arbeitsversuchen). Für klinische Grundumsatzbestimmungen kann das Verfahren noch bequemer gestaltet werden, indem man die im Bett liegenden Patienten in DOUGLAS-Säcke hineinatmen läßt und diese dann nacheinander an den Gaswechselschreiber anschließt.

Geschlossene Respirationssysteme (Prinzip REGNAULT-REISET).

Apparate mit Ventilation durch Pumpe. Erlauben die Bestimmung von CO_2 und O_2. Können sämtlich auch in Verbindung mit Respirationskammern benutzt werden.

Das Prinzip von REGNAULT und REISET ist ein luftdicht geschlossener Kasten, der mit einer Vorrichtung zur Absorption von CO_2 und Wasserdampf versehen ist. Die Verringerung des Luftdruckes in der Kammer, welche durch den O_2-Verbrauch hervorgerufen wird, wird durch Nachströmen von O_2 aus einem Gasometer ausgeglichen. Für eine gleichmäßige Verteilung der Luft sorgt ein Ventilator. Für

---

[1] Für Liegeversuche von Vereinigten Fabriken für Laboratoriumsbedarf, Berlin N 39, Scharnhorststr. 22. Transportables Modell für Arbeitsversuche von S. Elster, Berlin NO 34.

[2] Gasanalyseapparat nach ZUNTZ, auch von V.F.L.B., sowie durch Bleckmann und Burger, Berlin N 24, Auguststr. 3a.

[3] Zu beziehen durch Goldberg u. Söhne, Berlin W 9, Potsdamerstr. 7.

[4] Apparatur zu beziehen durch Bleckmann und Burger, Berlin N 24, Auguststr. 3a.

[5] Die Apparatur wird hergestellt durch F. Hellige, Freiburg i. Br.

Versuche an Tieren und Säuglingen wurde der Apparat von Zuntz und Oppenheimer vervollkommnet und von Schlossmann und Murschhauser zu ihren Untersuchungen verwandt. Er erlaubt die Bestimmung von CO_2 und O_2.

Universalrespirationsapparat[1] *nach* Benedict mit und ohne Verbindung mit einer Respirationskammer [vgl. Benedict (6), S. 440f.]. Atmung aus einem geschlossenen System, das durch eine Pumpe ventiliert wird. Die angesaugte Ausatmungsluft gelangt zuerst in ein Spirometer, welches (mit Kymographion verbunden) die Atembewegungen aufschreibt. Dann wird sie durch H_2SO_4 von Wasserdampf, sodann durch Natronkalk von CO_2 befreit und gelangt dann wieder zur Einatmung. Mittels Gasuhr wird entsprechend dem durch O_2-Verbrauch sinkenden Druck im System O_2 nachgefüllt. Messung des O_2-Verbrauches durch Ablesung der Gasuhr. Bestimmung des CO_2-Verbrauches durch Wägung des Natronkalkes. Es ist also *keine zeitraubende Gasanalyse* notwendig! Dies ändert sich, wenn statt Verwendung eines Mundstückes das System an eine Respirationskammer angeschlossen wird. Denn es muß nun auch CO_2 und O_2-Gehalt der Kammer selber bestimmt werden. Ersteres geschieht gasanalytisch, der O_2-Gehalt kann danach indirekt ausgerechnet werden, wenn außerdem Temperatur, Druck und Feuchtigkeit der Kammerluft bekannt sind (wozu entsprechende Vorrichtungen eingebaut sein müssen). [Vgl. Benedict (6), S. 500—524.] Eine *Respirationskammer für Kinder* konstruierten Benedict und Talbot (1 und 5). Die Dimensionen sind folgende:

Eine sehr gute dritte Lösung des Anschlusses der Versuchsperson an das ventilierte System scheint die *Helmmethode* darzustellen. Sie vermeidet den Nachteil der Kammer, Gasanalysen notwendig zu machen, vermeidet andererseits den Nachteil, die

Tabelle 52.

Alter	Länge cm	Breite cm	Tiefe cm
Neugeborene	77	37	25
Bis zum 2. Jahre .	96	47	35
Bis zum 12. Jahre .	150	56	52

Atmungsweise zu verändern, den der Mundstückanschluß häufig bewirkt. Ein solcher Helm kann an jedes System angeschlossen werden. Außerdem kann er in Verbindung mit dem Rotamesser zu einer in 15 Minuten mit einer Genauigkeit von $\pm$ 7% ausführbaren Bestimmung des O_2-Verbrauches allein benutzt werden. Vgl. Benedict (8).

Respirationsapparat nach Knipping[2] mit und ohne Verbindung mit Respirationskammer.

Er stellt eine Vereinfachung des Benedictschen Modells dar. Die Atmung erfolgt aus einem mit Sauerstoff gefüllten Spirometer. Dieser Sauerstoff wird durch eine elektrisch betriebene Pumpe umgetrieben. Die Ausatmungsluft sprudelt durch Flaschen mit 50% KOH und gelangt von CO_2 befreit wieder in den Spirometer. Die Niveaudifferenz desselben zwischen Beginn und Ende der (kurzfristigen) Versuche ergibt den O_2-Verbrauch. Dann wird durch Schwefelsäure die CO_2 aus der Kalilauge ausgetrieben und deren Menge wieder am Spirometer abgelesen. Dieses ist mit einem Kymographion verbunden, so daß die Atmung genau kontrolliert werden kann. In Deutschland ist dieser Apparat fast überall an Stelle des Universalapparates von Benedict in Gebrauch. Kritik bei Krauss. Der Knippingsche Apparat ist auch in Verbindung mit einer Respirationskammer zu benutzen. Genauere Beschreibung durch Schadow. Die an das System angeschlossene Kammer ist 80 cm lang, 40 cm breit, 35 cm tief. Auf Vorrichtungen zur Kontrolle von Puls und Motorik wurde verzichtet, nur ein mit Mareyscher Trommel

---

[1] In Deutschland hergestellt durch Goldberg u. Söhne, Berlin W 9, Potsdamerstraße 7.

[2] Hersteller Albert Dargartz, Hamburg, Pferdemarkt.

versehener Pneumograph registriert die Atembewegungen. Dadurch, daß die K(OH)-Flaschen einzeln aus dem Kreislauf ausgeschaltet und durch neue ersetzt werden können, ist der Apparat auch für langfristige Untersuchungen brauchbar. (Dann muß gegebenenfalls auch der Spirometer mit Sauerstoff nachgefüllt werden.) Auf eine Analyse der Kammerluft wird verzichtet! „Die Fehlergrenze schwankt zwischen 3—5%." SCHADOW benutzte diese Apparatur für seine Untersuchungen an Säuglingen.

Apparate ohne Pumpe. Dienen nur der Bestimmung des verbrauchten O_2 in kurzfristigen Versuchen. *Auch keinerlei Gasanalyse notwendig!*

Apparate mit Registrierung der Atmung:

Apparat von BENEDICT *und* ROTH[1] *sowie Apparat nach* KROGH[2]. Beide beruhen auf demselben Prinzip. Die Versuchsperson ist an ein Spirometer angeschlossen, das mit O_2 gefüllt ist. Im Inneren desselben Büchse mit Natronkalk, welche die gebildete CO_2 restlos aus der Exspirationsluft entfernt, so daß die Versuchsperson stets das CO_2-freie, O_2-reiche Gasgemisch der Spirometerglocke einatmet. Die Abnahme des Spirometerinhalts ($= O_2$-Verbrauch) wird graphisch registriert durch Aufzeichnung der Atemzüge auf einem Kymographion, das gleichzeitig die Zeit registriert. Dadurch ist es möglich, Zeitabschnitte mit normaler Atmung der Berechnung zugrunde zu legen.

Apparate ohne Registrierung der Atmung:

Hier ist besonders der deutsche *Apparat von* SCHADOW[3] zu nennen. Das Prinzip ist ähnlich wie das eben beschriebene. Nur fehlt Registrierung von Zeit und Atmung. Erstere wird mit Stoppuhr bestimmt, letztere kann am Spirometer nur beobachtet werden. Berechnung des O_2-Verbrauches aus der Differenz des Spirometerstandes.

Schließlich hat BENEDICT noch ganz einfache (transportable) Apparaturen angegeben, die im übrigen auf demselben Prinzip beruhen, wie die zuletzt erwähnten. Der O_2-Verbrauch aus dem Spirometer wird durch die O_2 (bzw. Luft-) Menge bestimmt, welche aus einer Pumpe hineingegeben werden muß, um die Ausgangsstellung wieder zu erreichen. Vgl. BENEDICT (6), S. 608—618, ferner denselben (7) S. 1—32.

3. Bestimmung des Kraftwechsels durch Messung der Perspiratio insensibilis bzw. des „unmerklichen Gewichtsverlustes"[4].

Die extrarenale Wasserausscheidung wird inklusive der methodischen Fragen im Abschnitt „Wasserwechsel" genauer besprochen (vgl. S. 265 f.). Hier wird auf dieselbe nur insoweit eingegangen, als daraus Schlüsse auf die Kraftwechselhöhe gezogen werden können. Dazu muß man einmal wissen, wieviel Wärme zur Verdampfung einer bestimmten Wassermenge notwendig ist. Dies ist bekannt. Und zwar entspricht die Verdampfung von *1 g H_2O* einer Wärmeabgabe von *0,584 Calorien*. Andererseits müßte die Wärmeabgabe durch Wasserdampfausscheidung einen konstanten Bruchteil der Gesamtwärmeabgabe ausmachen, um

---

[1] Hergestellt von Warren E. Collins, Boston, Massachus. USA.

[2] Hergestellt in Deutschland durch Bleckmann und Burger.

[3] Hersteller Albert Dargartz, Hamburg, Pferdemarkt.

[4] Da an dem unmerklichen Gewichtsverlust auch das über die O_2-Aufnahme ausgeschiedene Plus von CO_2 (also Gramm CO_2 — Gramm O_2) beteiligt ist, muß man bei einem respiratorischen Quotienten von 0,85 $10—12\frac{1}{2}\%$ vom Wert des unmerklichen Gewichtsverlustes abziehen, um die eigentliche Perspiratio insensibilis zu erhalten.

aus der Respiratio insensibilis auf die Gesamtwärmeabgabe schließen zu können. Interessanterweise ist nun tatsächlich *der prozentuale Anteil der Perspiratio insensibilis an der Gesamtwärmeabgabe in allen Lebensaltern etwa gleich und beträgt unter basalen Bedingungen durchschnittlich 27—29%*. Dies ist aber nur ein Durchschnittswert, dem tatsächlich eine solche Streuungsbreite entspricht, daß für praktische Zwecke die Bestimmung der Perspiratio insensibilis bzw. des unmerklichen Gewichtsverlustes die Bestimmung des Gesamtumsatzes nicht ersetzen kann.

Was die Verhältnisse beim Erwachsenen betrifft, so hatten BENEDICT und ROOT ein Diagramm aufgestellt, nach dem sich durchschnittlich für stündliche unmerkliche Gewichtsverluste von 10—55 g 24stündige Grundumsatzwerte von 800—2200 Calorien ergeben. Etwa gleichzeitig mit den amerikanischen Autoren durchgeführte Untersuchungen SCHWEN-KENBECHERs sowie die Nachprüfungen durch LASLO und SCHÜRMEYER, MAGENDANTZ, HELLER u. a. ergaben aber eine solche Streuungsbreite für die tatsächlichen Beziehungen zwischen unmerklichem Gewichtsverlust und Grundumsatz, daß danach die Bestimmung der Perspiratio insensibilis die Grundumsatzbestimmung nicht ersetzen kann. Dem entspricht es, wenn HELLER berechnete, daß für die Korrelation zwischen unmerklichem Gewichtsverlust und Grundumsatz der Korrektionskoeffizient etwa 0,700 beträgt, was für nur korrelative, aber nicht funktionale Beziehungen zwischen beiden Größen spricht.

Die Verhältnisse im Kindesalter. In neuester Zeit haben nun LEVINE, WILSON und Mitarbeiter umfangreiche Untersuchungen über die Perspiratio insensibilis bzw. den unmerklichen Gewichtsverlust und deren Beziehungen zum Kraftwechsel auch bei Kindern angestellt. LEVINE, KELLY und WILSON untersuchten (1930) den unmerklichen Gewichtsverlust mittels Wägung (alle 30 Minuten, 1—2 Stunden lang, Genauigkeit der Waage 0,020 g) bei kleinen Kindern von der Geburt bis zum Ende des 2. Lebensjahres. Bei einem und demselben Kinde differierten unter „basalen Bedingungen" bei 23—26% Celsius, relativer Luftfeuchtigkeit von 25—54% und leichter Bekleidung die Werte für den unmerklichen Gewichtsverlust selten um mehr als 10%. Die Abweichungen zwischen den einzelnen Kindern waren aber auch bei Beziehung auf gleiche Körpermaßeinheiten recht große und übertrafen teilweise ± 15%. Immerhin ergaben sich hohe Korrelationskoeffizienten zwischen unmerklichem Gewichtsverlust einerseits, Gewicht, Länge und Oberfläche andererseits. Näheres siehe im Abschnitt Wasserwechsel. Hier kommt es darauf an, ob die Schwankungen zwischen unmerklichem Gewichtsverlust und Grundumsatz gleichsinnig erfolgten, ob also das Verhältnis zwischen unmerklichem Gewichtsverlust und Grundumsatz ein einigermaßen konstantes war. Zur Beantwortung dieser Frage haben LEVINE und WILSON (1927 und 1928) 2—4stündige Respirationsversuche angestellt (wobei also nur die wirkliche Wasserverdunstung bestimmt wurde).

Der prozentuale Anteil der Perspiratio an der Gesamtwärmeabgabe erwies sich als sehr inkonstant. Die Einzelwerte schwankten bei Säuglingen zwischen 20,5—32,2, bei Kindern von 6—10 Jahren zwischen 17—29%! Bei Zugrundelegung der Durchschnittswerte (durchschnittlich 7 Bestimmungen für jedes Kind) betrug die Schwankungsbreite bei den Säuglingen 25,1—28,9%, bei den älteren Kindern 21—29%. Am günstigsten schneidet also das Säuglingsalter ab, mit einer Streuung der Durchschnittswerte vom Altersmittel von $\pm 7,5\%$. Allerdings bezieht sich dieses Resultat nur auf eine kleine Anzahl untersuchter Kinder. *Jedenfalls ist also auch für das Säuglings- und Kindesalter die Frage, ob die Bestimmung des unmerklichen Gewichtsverlustes die Bestimmung des Grundumsatzes ersetzen kann, im negativen Sinne zu beantworten.* Und dieses Resultat können auch variationsstatistische Untersuchungen von LEVINE und MARPLES nicht ändern, welche durch Benutzung schon ausgeglichener Zahlen und Verwendung hoher Klassengrößen sehr hohe Korrelationskoeffizienten zwischen Perspiratio insensibilis und Grundumsatz errechneten.

4. Berechnung des Kraftwechsels nach der READschen Formel.

Die READsche Formel lautet: Grundumsatz (Abweichung von der Norm in Prozent) = 0,75 (Pulszahl + [Blutdruckamplitude $\times$ 0,74]) —72. Nach der vorliegenden Literatur (UMBER, BERTHEAU, HABS u. a.) scheint sie für den Erwachsenen immerhin einen brauchbaren Anhalt für die Höhe des Grundumsatzes zu liefern. Da die meisten Fehlerquellen, vor allem psychische Aufregung, im Sinne einer Erhöhung des erhaltenen Wertes wirken, soll besonders ein normaler oder gar erniedrigter Wert diagnostische Bedeutung haben. In der Wachstumsperiode werden für jeweils kurze Altersperioden natürlich verschiedene Konstanten gelten. Ob sich die riesige Arbeit lohnen würde, diese zu bestimmen, erscheint sehr zweifelhaft. Hierzu kommt noch, daß eine psychogene Erhöhung von Pulszahl und Blutdruck im Kindesalter besonders schwer auszuschalten ist, außerdem die Bestimmung des diastolischen Minimaldruckes nicht immer mit Sicherheit möglich ist.

II. Der Grundumsatz.

1. Bedingungen für die Untersuchung des Grundumsatzes (Basalstoffwechsels).

Grundumsatz bedeutet den Energieverbrauch im nüchternen Zustande sowie bei vorsätzlicher Muskelruhe bzw. im Schlafe. Beim Erwachsenen werden diesbezügliche Versuche meist etwa 12 Stunden nach der letzten Nahrungsaufnahme (morgens) durchgeführt. Dieser („postabsorptive") Zustand, in dem der Körper noch von seinen Vorräten, insbesondere an Glykogen, zehrt, muß streng vom Hungerstoffwechsel unterschieden werden, bei welchem sich der Organismus im Zustande der Ketosis befindet. Trotzdem bedeutet diese Nüchternheit für den Säugling mit seinem hohen Nahrungsbedarf schon einen Zustand, welcher Muskelruhe im allgemeinen ausschließt. Man muß die Grundumsatzuntersuchungen bei diesem also anders durchführen. SCHADOW gibt statt der letzten Mahlzeit Tee, wenn nötig, außerdem noch 0,03—0,05 Luminalnatrium bzw. 5—10 Tropfen Somnifen (welche als solche den Energiewechsel nicht zu erniedrigen pflegen) und untersucht dann den Energiewechsel, also in der 4.—5. Stunde nach der letzten regulären Mahlzeit. ULLRICH machte seine Untersuchungen nachts, mindestens 4 Stunden nach der letzten, tunlichst calorienarmen Mahlzeit, während die Säuglinge schliefen. LEVINE gibt als letzte Mahlzeit ein knapp bemessenes „basal meal" von 30—50 Calorien (1,5—2,5 g Eiweiß), welches nach seinen Angaben, und wie ein Vergleich mit den Ergebnissen der vorgenannten Autoren ergibt, den Stoffwechsel nicht nennenswert beeinflußt. Ähnlich scheinen BENEDICT und TALBOT vorzugehen, die außerdem auch möglichst während des Schlafes untersuchten.

2. Wovon hängt der Grundumsatz ab, bzw. worauf ist er praktisch zu beziehen?

Es handelt sich hierbei um zwei ganz verschiedene Fragen, welche aber insofern innerlich zusammenhängen, als es unter biologischen Gesichtspunkten zweckmäßig erscheint, den Grundumsatz praktisch auf die Größe zu beziehen, von der er tatsächlich abhängt.

Gewicht. An und für sich liegt die Vorstellung am nächsten, daß die Wärmebildung der Wärme erzeugenden Masse, also dem Körpergewicht, proportional wäre. Das ist aber, wie sich z. B. innerhalb der Säugetierreihe gezeigt hat, keineswegs der Fall. Vielmehr ist der Grundumsatz pro Kilogramm Körpergewicht um so höher, je weniger dieses absolut beträgt. Aber auch diese Regel trifft für die Wachstumsperiode des Menschen nicht zu, denn nach ihr müßte der Grundumsatz/Kilogramm nach der Geburt am höchsten sein (und zwar am höchsten bei untermaßigen Kindern) und von da ab ständig abfallen. Tatsächlich beträgt jedoch der Grundumsatz/Kilogramm bei unreifen Neugeborenen 30—35 (TALBOT und SISSON, SCHADOW), bei reifen nach den umfangreichen Untersuchungen von BENEDICT und TALBOT (1915) durchschnittlich 42, steigt im Laufe der ersten 1—$1^1/_2$ Jahre auf etwa 57 an, um erst dann abzufallen und ganz allmählich den Erwachsenenwert von etwa 24 zu erreichen. Vgl. die beiden Diagramme auf der folgenden Seite.

Oberfläche. *Von der Abkühlungstheorie zur Flächenregel.* Historisch betrachtet hat als erster CARL BERGMANN (1847) ausgesprochen, RUBNER auf Grund eines umfangreichen vergleichenden Materials später den Beweis dafür versucht, daß die Stoffwechselintensität der Körperoberfläche parallel ging. Man dachte sich, daß die Wärmeabgabe (von der

Oberfläche aus) die Wärmebildung bestimme. Und es schien ein tief-
greifendes Organisationsprinzip gefunden, als RUBNER zeigte, daß bei
Tieren so verschiedenen Gewichts, wie Maus, Meerschweinchen, Kaninchen,
Katze, Hund, Schwein, Pferd, Rind und beim Mensch der Stoffwechsel

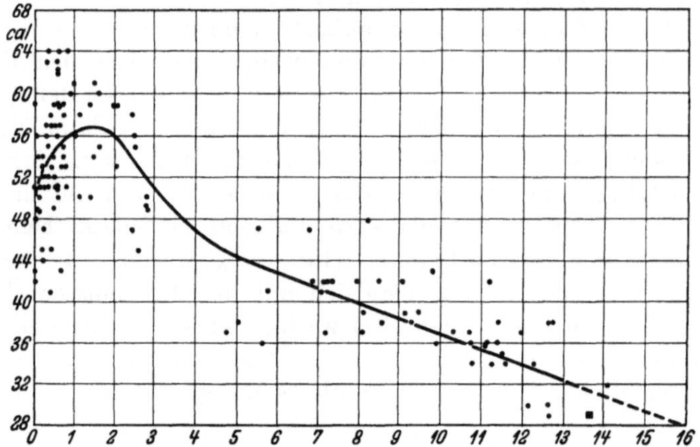

Abb. 15. Grumdumsatz pro Körperkilogramm im Verhältnis zum Alter bei Knaben
[nach BENEDICT und TALBOT (1915)].

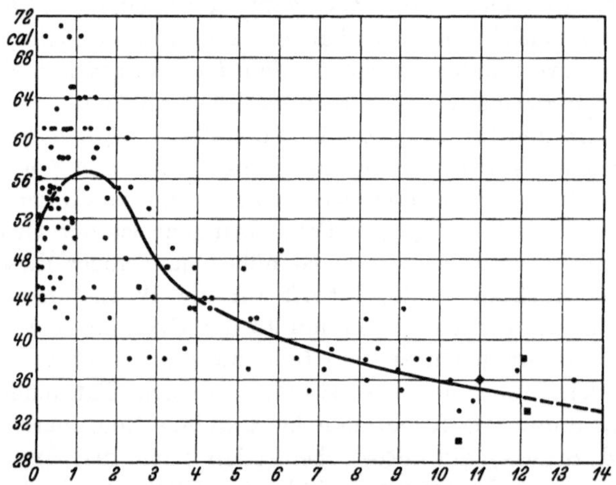

Abb. 16. Grundumsatz pro Körperkilogramm im Verhältnis zum Alter bei Mädchen
[nach BENEDICT und TALBOT (1915)].

— während er pro Kilogramm Körpergewicht in der aufgezählten Reihenfolge enorm absinkt — pro 1 qm Oberfläche annähernd gleich ist, nämlich in 24 Stunden rund 1000 Calorien beträgt. Nachdem das „Oberflächengesetz" insbesondere durch die Kritik von v. HOESSLIN (1888),
PFAUNDLER, BENEDICT u. a. mehr in den Hintergrund getreten war,
ist es in jüngster Zeit durch BOHNENCAMP wieder zur Diskussion gestellt

worden, welcher folgendes mathematisch-physikalisch fundierte „Grundgesetz des Energiehaushaltes" aufstellte. Dieses theoretisch natürlich unangreifbare Gesetz lautet:

$$E_{Gr} = W_{L\,u.\,C} + W_{H_2O} + W_{Str.}$$

Mit methodischen Einwänden gegenüber Bohnencamp (Pfleiderer, Büttner, Heller), welche sich einmal gegen die Annahme einer gesetzmäßigen (funktionalen) Beziehung zwischen Energieproduktion (E_{Gr}) und Perspiratio insensibilis (W_{H_2O}), sodann gegen die indirekte Ermittlung der anderen auf der rechten Seite der Gleichung stehenden Größen richten (wobei die Frage der mittleren Hauttemperatur und ihrer Abhängigkeit von der Dicke des Fettpolsters die Hauptrolle spielt), haben wir uns hier nicht zu beschäftigen, zumal diese Fragen noch in Fluß sind. Für uns ist wichtig die Tatsache, daß Bohnencamp sich dafür einsetzt, seine Gleichung *auch* von rechts nach links zu lesen, womit er also der Abkühlungstheorie, wonach die Wärmebildung durch die Wärmeabgabe von der Oberfläche aus bestimmt würde, wieder einen Geltungsbereich erschließen will.

Damit wird allerdings nicht ohne weiteres die *Gleichheit* der Wärmeproduktion und -abgabe pro Quadratmeter Oberfläche im Sinne des Oberflächengesetzes betont. Denn einmal verwirft Bohnencamp die Berechnung der Körperoberfläche nach den üblichen Formeln (wie sie bei Aufstellung des Oberflächengesetzes stattfand) und will sie durch Messung der elektrischen Kapazität der Körperoberfläche ersetzen, aus welcher dann auf die gültige (tatsächliche) Oberfläche geschlossen werden kann. Und zweitens stellt er ja die mittlere Hauttemperatur und damit die stark variierende physikalische Hautbeschaffenheit stark in den Vordergrund.

Daß, vom Oberflächengesetz im engeren Sinne einmal ganz abgesehen, Wärmebildung und -abgabe sich bei den verschiedenen Tierspezies die Waage halten müssen, ist ja klar. Dies als Organisationsprinzip genommen, wird bei finaler Betrachtungsweise die Frage, was das Primäre sei, meistens wohl kaum zu beantworten sein. Beobachtungen bei Verbringung eines Tieres unter veränderte Bedingungen sprechen dafür, daß sich die Wärmeabgabe, z. B. auf dem Wege einer Änderung des Haarkleides, nach der Wärmeproduktion richtet. Solche Hinweise finden sich auch bei Hoesslin. Doch ist zuzugeben, daß es sich hierbei um *kurzfristige* Beobachtungen handelt, aus welchen keine Schlußfolgerungen auf die phylogenetischen Zusammenhänge gezogen werden dürfen.

Dasselbe gilt für das Verhalten des frühgeborenen Säuglings während der ersten Lebenswochen bzw. -monate. Hier richtet sich die Energieproduktion *nicht* (ausreichend) nach der Wärmeabgabe, die infolge der relativ großen Oberfläche und des spärlichen Fettmantels sehr groß ist.

Demzufolge besteht, im Sinne der BOHNENCAMPschen Gleichung, ein *Un*gleichgewicht, es resultiert eine zunehmende Abkühlung des ganzen Körpers, wenn nicht durch besonderen Wärmeschutz für Verringerung der Wärmeabgabe gesorgt wird (vgl. S. 255 im Abschnitt „Wärmehaushalt"). Andererseits ist BOHNENCAMP wohl zuzugeben, daß z. B. experimentelle oder krankhafte Steigerung der Wärmeabgabe unter Umständen die Wärmeproduktion entsprechend steigern kann.

PFAUNDLER, welcher schon früher die Berechnung der Körperoberfläche nach den üblichen Methoden kritisiert und verworfen hat, interpretiert das Oberflächengesetz (also die *Gleichheit* der Wärmeproduktion pro Quadratmeter Oberfläche) daher als eine allgemeine „*Flächenregel*" in dem Sinne, daß die Energieproduktion dem Werte $G^{2/3}$ (G = Gewicht) und damit jeder *beliebigen* ideellen Körperfläche proportional erfolge (vgl. hierzu auch neuerdings STOELTZNER).

Natürlich bleibt es bei einer solchen Betrachtungsweise berechtigt, die Energieproduktion *auch* auf die Körper*ober*fläche zu beziehen, für deren Berechnung mehrere Methoden zur Verfügung stehen.

Berechnung der Körperoberfläche: Im allgemeinen wird die Körperoberfläche nach MEEH - LISSAUER berechnet nach der Formel $O = m G^{2/3}$. Während MEEH ursprünglich die Konstante m auf 12,3, LISSAUER später auf 10,3 berechnete, haben BENEDICT und TALBOT dann auf Grund sehr zahlreicher Untersuchungen gefunden, daß sich die Konstante m bei

Tabelle 53. Konstanten zur Berechnung der Körperoberfläche nach BENEDICT u. TALBOT (1921).

Körpergewicht kg	Konstanten	
	♂	♀
< 6	10,0	10,1
6—15	10,6	10,6
15—25	11,2	10,8
25—40	11,5	11,1

Tabelle 54. Körperoberflächen berechnet für Körpergewichte von 2—40 kg [nach BENEDICT und TALBOT (1915 und 1921)].

Körpergewicht kg	Oberfläche qm		Körpergewicht kg	Oberfläche qm	
				♂	♀
2	0,158		20	0,825	0,796
2,25	0,172		21	0,853	0,845
2,50	0,184		22	0,879	0,872
2,75	0,196		23	0,906	0,898
	♂	♀	24	0,932	0,924
3	0,208	0,210	25	0,958	0,949
4	0,252	0,255	26	1,009	0,974
5	0,292	0,295	27	1,035	0,999
6	0,330	0,333	28	1,060	1,024
7	0,388	0,388	29	1,068	1,048
8	0,424	0,424	30	1,110	1,072
9	0,459	0,459	31	1,134	1,095
10	0,492	0,492	32	1,159	1,119
11	0,524	0,534	33	1,183	1,142
12	0,556	0,566	34	1,207	1,164
13	0,586	0,597	35	1,230	1,188
14	0,616	0,627	36	1,254	1,210
15	0,645	0,657	37	1,277	1,233
16	0,711	0,686	38	1,300	1,255
17	0,740	0,714	39	1,323	1,277
18	0,769	0,742	40	1,345	1,298
19	0,797	0,769			

Knaben und Mädchen verschiedenen Gewichts auch verschieden verhält, entsprechend vorstehender Tabelle 53.

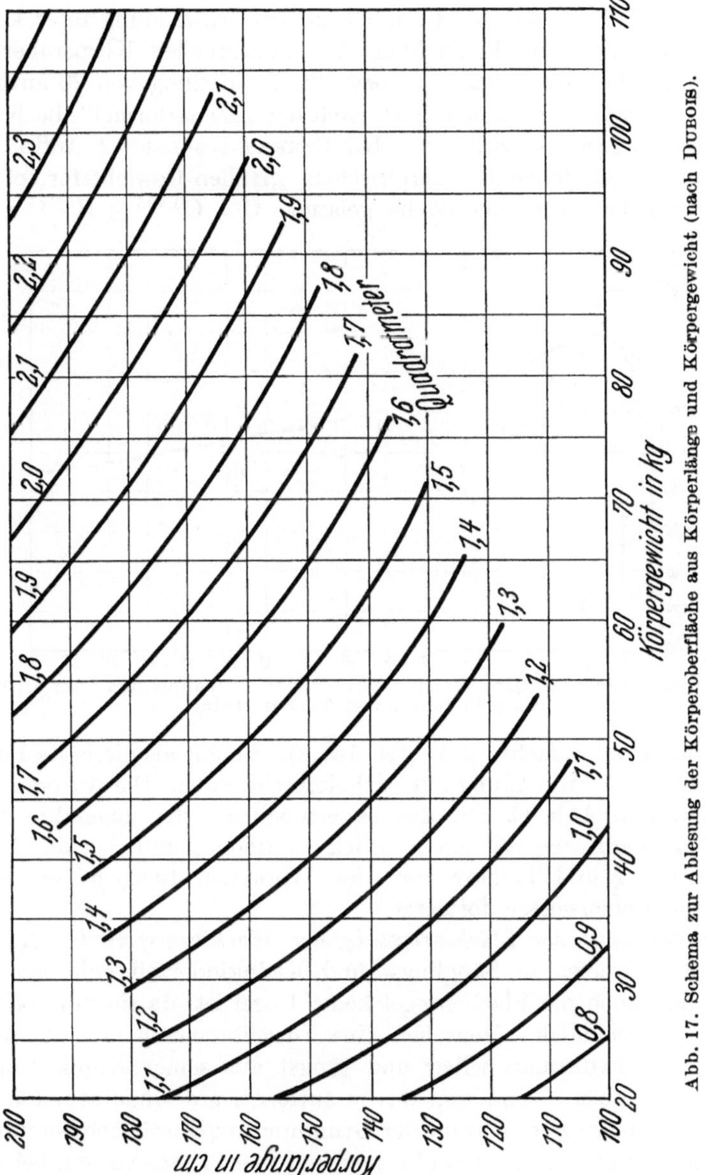

Abb. 17. Schema zur Ablesung der Körperoberfläche aus Körperlänge und Körpergewicht (nach Dubois).

Bei Anwendung dieser Konstanten ergeben sich dann folgende Oberflächenwerte für die verschiedenen Gewichtsstufen (s. Tabelle 54). [Die Oberflächenwerte für die Gewichte zwischen 2 und 3 kg, die Benedict und Talbot (1915) (S. 110) tabellarisch wiedergeben, sind hier umgerechnet entsprechend der Konstanten 10,0 (statt 10,3), welche die Autoren (1921) für diese Gewichtsstufe angeben.]

D. und E. F. DuBois sind auf Grund der Anwendung ihrer komplizierten Methoden zur Ermittlung der individuellen Körperoberfläche (gemeint ist die „Deckmethode" bzw. die Ermittlung von 20 anthropometrischen Daten, aus denen dann nach der „Linearformel" die Körperoberfläche berechnet wird, vgl. bei Czerny-Keller, 2. Aufl., Bd. 1, S. 871—873) zu folgender empirischen „Höhen-Gewichtsformel" zur Berechnung der Körperoberfläche gelangt: $O = G^{0,425} \times H^{0,725} \times 71,84$

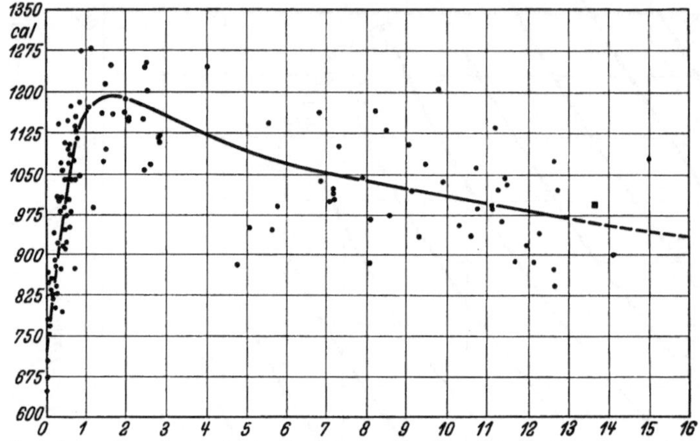

Abb. 18. Grundumsatz pro Quadratmeter Oberfläche im Verhältnis zum Alter bei Knaben [nach Benedict und Talbot (1915)].

(nach Grafe vereinfacht: $\sqrt{G} \cdot \sqrt{H} \cdot 167,2$). Sie gilt als die beste Formel, gerade auch bei Anwendung auf pathologische Fälle. Die Autoren fügen das Diagramm Abb. 17 bei, das es ermöglicht, die ungefähre Größe der Körperoberfläche mit einem Blick zu finden, und das die Tabelle von Benedict und Talbot über den Wert von 40 kg hinaus bis zu den Erwachsenenwerten fortsetzt.

Durchbrechung der Flächenregel in der Wachstumsperiode. Aus den Grundumsatzwerten in Säuglings- und Kleinkinderzeit geht aber nun hervor, daß auch die Flächenregel keine Regel ist, da sie innerhalb der Wachstumsperiode des Menschen eine Durchbrechung erfährt, worauf u. a. schon Pfaundler selber und jüngst aus seiner Klinik Ullrich hingewiesen haben. Denn weit davon entfernt, pro Quadratmeter Oberfläche konstant zu sein, beträgt der Grundumsatz/Oberfläche bei unreifen Neugeborenen etwa 350—400 (Talbot und Sisson, Schadow), bei reifen Neugeborenen durchschnittlich 612 [Benedict und Talbot (1915)], steigt dann bis zu Beginn des 2. Lebensjahres auf etwa 1200, also das Doppelte an, um dann bis etwa zum 10. Lebensjahre auf den Erwachsenenwert abzufallen. Vgl. die Diagramme Abb. 18 und 19.

Länge. v. Gruber hat gezeigt, daß der Energieverbrauch pro 1 cm Körperlänge etwa vom Beginn der Schulzeit bis zum reifen Mannesalter — obgleich diesem Zentimeter doch innerhalb dieser Altersspanne

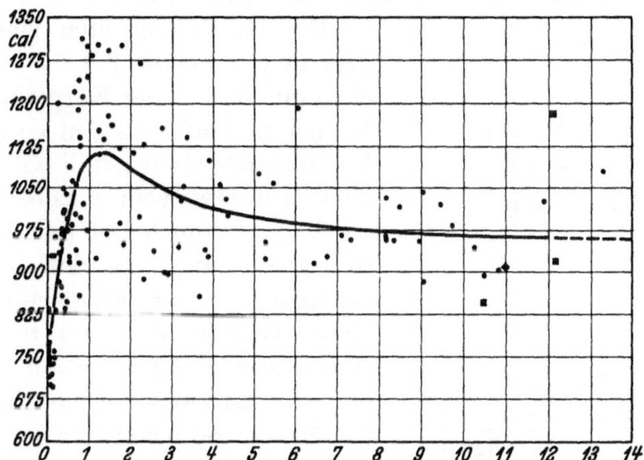

Abb. 19. Grundumsatz pro Quadratmeter Oberfläche im Verhältnis zum Alter bei Mädchen
[nach Benedict und Talbot (1915)].

mittlere Querscheiben von ganz verschiedener Größe entsprechen — trotzdem sehr konstant ist, wie folgende Tabelle 55 zeigt.

Ullrich hat bei seinen Kraftwechselstudien die Größe W/L nun auch für Säuglinge und Kleinkinder berechnet und gefunden, daß sie beim Neugeborenen sehr tief liegt, nämlich 3 Calorien kaum übersteigt und dann rasch ansteigt: mit 3 Monaten auf 5,5, mit 6 Monaten auf 7, um schon mit $1—1^1/_2$ Jahren die Höhe (z. B. 9 Calorien) zu erreichen, die dann für das ganze Leben als individuelle Konstante zu gelten pflegt.

Die Alterskurve der drei Stoffwechselquotienten ist also eine außerordentlich verschiedene. Gleich ist bei allen nur ein Anstieg während des 1. Lebensjahres.

Tabelle 55. 24stündiger Energieverbrauch pro 1 cm Körperlänge (W/L) bei männlichen Individuen (nach v. Gruber).

Alter Jahre	Grundumsatz Calorien pro cm	Anzahl der Beobachtungen
5— 8	9,4	7
9—12	9,3	10
13—16	9,45	18
17—20	9,80	23
21—23	9,4	60
24—40	9,4	125
41—70	9,3	24

Und aus diesen Kurven ein den Kraftwechsel bestimmendes Prinzip zu erschließen, erscheint nahezu aussichtslos. Es erscheint charakteristisch, daß v. Gruber selber für seinen Wert W/L auf eine Erklärung der Alterskurve ausdrücklich verzichtet.

Aktives und Para-Plasma. Trotzdem hat Ullrich in scharfsinniger Weise wenigstens den Versuch einer solchen Deutung unternommen. Er weist auf folgendes hin: Wenn der Energieumsatz eine Körper-

flächen- oder Körperlängenfunktion wäre, müßte die von der Masseneinheit erzeugte Calorienzahl W/G den Quotienten O/G bzw. L/G während
der Wachstumsperiode parallel gehen; dies ist jedoch ganz und gar
nicht der Fall, wie folgendes Diagramm (Abb. 20) zeigt:

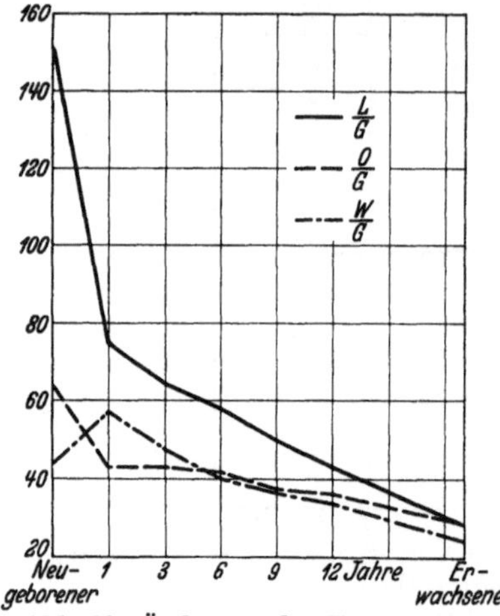

Abb. 20. Änderung des Verhältnisses
von Länge und Oberfläche zur Masse sowie Energieumsatz der Masseneinheit.

Die Unstimmigkeiten sind besonders in den ersten 2 Lebensjahren so
eklatant, daß weder Körperlänge noch
Körperoberfläche als den Kraftwechsel
bestimmende Größen in Frage kommen.
Und wenn etwa vom 4. Lebensjahre ab
die Kurven annähernd parallel laufen,
so liegt das nur daran, daß die Wärme-
erzeugung der Gewichtseinheit (von
dieser Periode ab etwa) in gleichem
Ausmaße zurückgeht, wie die Relation
der ein- und zweidimensionalen Größen
zur Masse. So bleibt nur die Aktivität
der Masse selber als den Kraftwechsel
bestimmende Größe übrig. Bei dieser
Annahme besteht völlige Übereinstimmung mit den empirisch gefundenen
Stoffwechselquotienten. Die Alters-
kurven der Größen W/L und W/O sind ja nach ULLRICH und v. GRUBER
bzw. BENEDICT und TALBOT bekannt. Wenn man nun gleichfalls die
Quotienten G_1/L bzw. G_1/O berechnet (wobei G_1 die Körpergewichte
darstellt, korrigiert nach deren Energie erzeugender Wertigkeit, wie sie
aus der 24stündigen Calorienproduktion pro Körperkilogramm in den
verschiedenen Altersstufen hervorgeht), so ergeben sich, wie aus Abb. 21
und 22 hervorgeht, fast identische Alterskurvenpaare. Die Alterskurve der
Energieproduktion auf Körperoberfläche oder Körperlänge bezogen, wird
danach durch das Verhältnis letzterer Größen zum Körpergewicht — in
dem Ausmaße, als dieses Energie erzeugt — bestimmt. Mit aktiver
Masse ist dabei das Protoplasma im Gegensatz zum Paraplasma gemeint
entsprechend der Paraplasmierungslehre von KASSOWITZ-FRIEDENTHAL,
welche schon PFAUNDLER (1921) zur Erklärung des Absinkens der
Energieproduktion/Kilogramm im Laufe des Wachstums heranzog, und
welche besagt, daß die Menge der am Stoffwechsel weniger beteiligten
Zellen (bzw. Zellbestandteile) im Laufe der Entwicklung zunimmt. Mit
dieser Theorie wäre allerdings der *Anstieg* des Grundumsatz/Kilogramm
im ersten Lebensjahre nicht ohne weiteres vereinbar. Nun, die niedrigen
Grundumsatzwerte in den ersten Lebenstagen schalten wohl für einen
Vergleich aus, weil sie ihre Ursache in einer noch ungenügenden Adaption
ans extrauterine Leben haben. Zur Erklärung des weiteren Anstiegs
des Grundumsatzes könnte die Annahme dienen, daß sich die Muskel-

masse im ersten Jahre nicht nur absolut, sondern auch relativ vermehrt (was nicht unwahrscheinlich ist), ferner die Tatsache, daß sicher die Geübtheit der Muskulatur in diesem Zeitabschnitt ständig zunimmt (womit nach sportphysiologischen Erfahrungen auch ein Grundumsatz steigernder Faktor gegeben ist).

Daß diesen Vorstellungen, welche den Versuch darstellen, das Verhältnis der Calorienproduktion zu den verschiedenen Bezugsgrößen innerhalb der Wachstumsperiode zu erklären, noch viel Hypothetisches anhaftet, und daß sie deshalb nicht restlos befriedigen können, sei zugegeben.

Weiter muß ausdrücklich betont werden, daß die Gesetzmäßigkeiten des Stoffwechsels bei ganz verschieden großen *ausgewachsenen* Tieren —

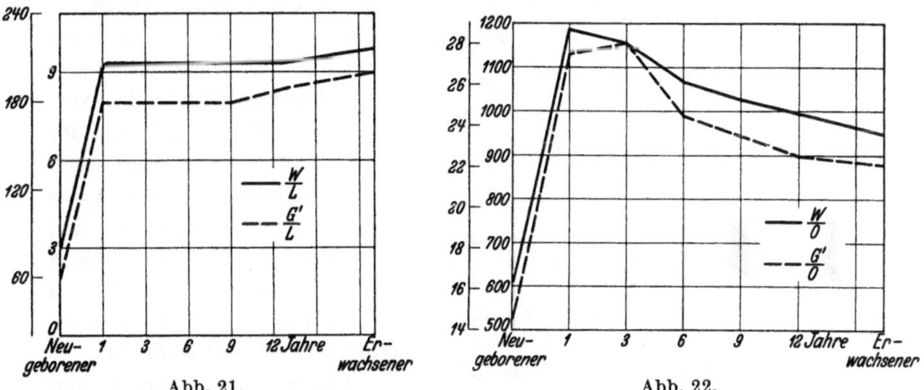

Abb. 21.   Abb. 22.

bei denen, wie wir sahen, der Wert W/Kilogramm mit ansteigender Körpergröße gleichmäßig absinkt, während der Wert W/O konstant bleibt (Oberflächengesetz) — wieder ein Problem für sich darstellen.

3. Die besonderen Verhältnisse der verschiedenen Altersstufen.

a) Der Grundumsatz in der Neugeborenenperiode.

Reife Neugeborene. *Absolute Calorienproduktion.* Nach BENEDICT und TALBOT (1915) beträgt der durchschnittliche 24stündige Grundumsatz beim reifen Neugeborenen (untersucht an 94 Kindern der ersten 8 Lebenstage, die durchschnittlich 3,40 kg schwer, 50,5 cm lang und 2 Tage alt waren) 143 Calorien. Für die verschiedenen Gewichte ergibt sich die Energieproduktion nach Diagramm Abb. 23.

Voraussagen läßt sich die Calorienproduktion in der ersten Lebenswoche nach BENEDICT und TALBOT (1915) aber auch nach folgender Formel: Totalcalorien = Körperlänge (cm) × 12,65 × Oberfläche (qm). Die tatsächlich ermittelten Calorienwerte weichen von den berechneten nur um ± 6% ab.

Die *Calorienproduktion pro Körperkilogramm* betrug bei obigen Neugeborenen durchschnittlich 42 Calorien in 24 Stunden.

Die *Calorienproduktion pro Quadratmeter Oberfläche* betrug bei denselben Neugeborenen *durchschnittlich* 612 Calorien in 24 Stunden. Im Einzelfalle läßt sich diese auch aus obiger Formel ableiten, wenn man für die Oberfläche statt des Individualwertes den Wert 1 (qm) einsetzt und folgendermaßen transformiert:

$$\frac{\text{Calorienproduktion}}{\text{qm Oberfläche}} = \text{Körperlänge (cm)} \times 12{,}65.$$

Wichtig ist, daß auch innerhalb der ersten 8 Tage schon ein ständiger Anstieg der Calorienproduktion, auf die Körpereinheit bezogen, stattfindet, wie aus untenstehender Tabelle nach BENEDICT und TALBOT (1915) hervorgeht.

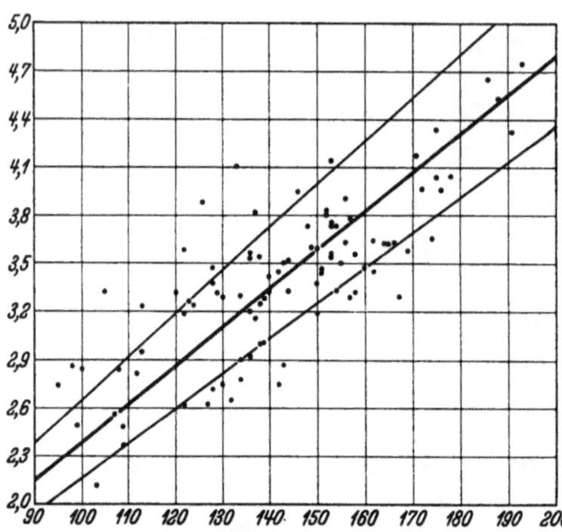

Abb. 23. Grundumsatz neugeborener Kinder in 24 Stunden im Verhältnis zum Körpergewicht [nach BENEDICT und TALBOT (1915)].

Sehr viel höhere Anstiege, allerdings auf Grund eines sehr viel kleineren Materials, verzeichnet CAREDDU während der Neugeborenenperiode: nämlich bei 8 Neugeborenen vom 1. bis 8. Lebenstage durchschnittlich von 550 auf 930, bei einem weiteren in den ersten 11 Tagen von 360 auf 648 Calorien pro Quadratmeter Oberfläche.

Frühgeburten (im ersten Trimenon). Der Grundumsatz von Frühgeburten der ersten 10 Lebenstage wurde untersucht von TALBOT und SISSON sowie SCHADOW (1932). Die amerikanischen Autoren untersuchten in einem Raum von 24—26°, bei SCHADOWs Untersuchungen betrug die Umgebungstemperatur 26—28°. Bei diesen Kindern von 1500—1800 g betrug der Grundumsatz/Kilogramm 30, 30, 31, 32, 35, 34, 40 und 45 Calorien, durchschnittlich also 34,5 Calorien, das ist ein Minus von 25% gegenüber den ausgetragenen Neugeborenen. Noch niedriger erwies sich die Calorienproduktion auf die Oberfläche berechnet. Der Grundumsatz/Oberfläche betrug bei SCHADOWs Kindern im Durchschnitt nur 380 Calorien, was ein Minus von 60% gegenüber den ausgetragenen Neugeborenen ausmacht! Eine stärkere Durchbrechung der Flächenregel erscheint kaum denkbar. Es

Tabelle 56.

Alter Tage	24 stündiger Grundumsatz pro qm Oberfläche
1	512
2	661
3	676
4	677
5	659
6	689
7	652
8	702

entspricht dies aber der geläufigen klinischen Erfahrung, daß solch junge Frühgeburten gegenüber der Wärmeabgabe von ihrer großen Körperfläche aus ohne Wärmeschutzmaßregeln ihre Körpertemperatur nicht halten können. Daß auch der Grundumsatz/Kilogramm beträchtlich erniedrigt ist, erscheint um so bemerkenswerter, als Dys- und Atrophiker (welche doch auch einen zu geringen Fettmantel haben, wie die Frühgeburten) nach TALBOT (1924) auf das Körpergewicht bezogen gerade einen höheren Umsatz haben als eutrophische Säuglinge! Wahrscheinlich hängt dieses abweichende Verhalten der Frühgeburten mit ihrer (fetalen) Unreife zusammen. (Man denke an den niedrigen O_2-Bedarf des Fetus, vgl. Bd. 1, S. 87.) Sehr interessant ist, daß nach SCHADOW ein nur wenig verringerter Wärmeschutz unter Umständen auf dem Wege der chemischen Wärmeregulation (ohne Muskelbetätigung?!) Steigerungen des *Grund*umsatzes um 30—50% hervorrufen kann. Des Zusammenhanges wegen gehen wir hier im Anschluß an SCHADOW gleich auf das Verhalten der Frühgeburten in den ersten 10 Wochen nach Ablauf der Neugeborenenperiode ein. Es geht aus folgender Tabelle hervor:

Tabelle 57.

Alter	Gewicht	Grundumsatz (Calorien)	
		pro Körperkilogramm	pro qm Oberfläche
2.— 4. Woche {	1600—1800 g 1800—2500 g	44 } 46 } (minus 9%)	528 } 586 } (minus 26,5%)
4.— 8. „	1700—2900 g	49 (minus 4%)	630 (minus 23,8%)
8.—12. „	2100—3000 g	54 (normal)	743 (minus 15%)

Man sieht, wie am Ende des ersten Trimenons die Adaption ans extrauterine Leben schon soweit erfolgt ist, daß der Grundumsatz/Kilogramm dem von Säuglingen des gleichen Kalenderalters entspricht, während auf die (große) Körperoberfläche bezogen, immer noch ein Minus von 15% besteht.

b) **Grundumsatz nach Abschluß der Neugeborenenperiode.**

Starke Streuung der Werte im Säuglingsalter. Daß während der ersten 15 Monate Höhe und Verlauf der Alterskurve vom Durchschnitt erheblich abweichen können, geht aus den zahlreichen fortlaufenden Einzelbeobachtungen wachsender Säuglinge von BENEDICT und TALBOT hervor [1]. Ferner ist man noch wenig unterrichtet über den Verlauf der Grundumsatzkurve zwischen Neugeborenenperiode und 3. (bis 6.) Lebensmonat, da die erwähnten Individualuntersuchungen meist erst zu letzterem Zeitpunkte einsetzen. Man weiß daher auch gar nicht genau, ob die Energieproduktion (auf Gewichts- oder Oberflächeneinheit bezogen) schon gegen Ende der Neugeborenenperiode oder erst allmählich die am Ende des 1. Vierteljahres angetroffenen Werte erreicht.

---

[1] Vergl. Publikation Nr. 302, 1921, S. 115—130.

Unterschiede im Verlauf der Alterskurve des Kraftwechsels bei Knaben und Mädchen. Pubertätseinfluß. Wir knüpfen an an Abb. 24 nach BENEDICT (1919). Wie man sieht, liegen vom 3. Vierteljahre ab die Werte für die Mädchen, immer auf gleiches Gewicht bezogen, ständig ein wenig niedriger als bei den Knaben, wahrscheinlich, weil ihr Körper durchschnittlich mehr Fett, also weniger aktives Protoplasma einschließt. Interessant ist, daß bei einem Gewicht von 35 kg die Kurven beider Geschlechter jedoch wieder zusammenkommen und sich sogar kreuzen. Dieses Gewicht entspricht beim Knaben einem Alter von $12^1/_2$, beim Mädchen einem Alter von 13 Jahren. Von da ab liegen eine Zeit lang sogar die Mädchenwerte bei gleichem Gewicht höher als die der Knaben, und es liegt nahe, hierin einen Einfluß der (bei den Mädchen früher einsetzenden) Pubertät mit ihrer inkretorischen Umstellung zu sehen, welche sich in Stoffwechsel erhöhenden Sinne geltend macht, obgleich augenscheinlich das Fettpolster bei den Mädchen in dieser Zeit relativ noch mehr zunimmt. Nach erfolgter Reifung der Knaben überhöhen dann augenscheinlich die männlichen Werte die weiblichen wieder, jedenfalls geht aus dem großen

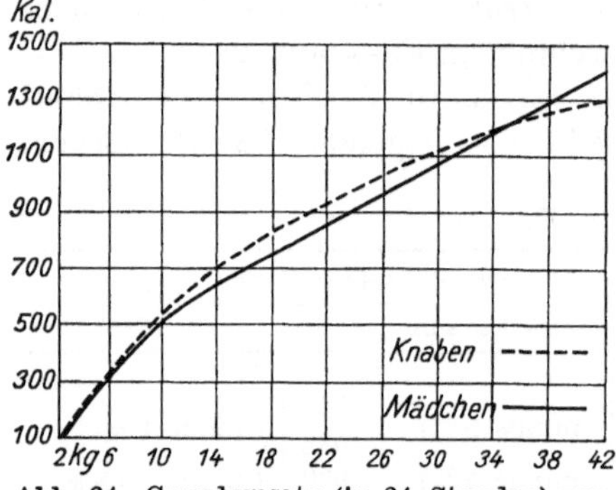

Abb. 24. Grundumsatz (in 24 Stunden) von Knaben und Mädchen, bezogen auf das Körpergewicht (nach BENEDICT).

amerikanischen Zahlenmaterial von BENEDICT, DUBOIS u. a. hervor, daß durchschnittlich der Grundumsatz beim Manne auf die Gewichtseinheit bezogen wieder etwas (5—4%) höher liegt als beim Weibe.

Normalwerte für den Kraftwechsel vom Säuglingsalter bis zur Reife (absolute Werte). In diesem Abschnitt werden die *absoluten Grundumsatzwerte* mitgeteilt, die im Einzelfalle — mögen von diesem nun ein oder mehrere Individualwerte: Gewicht, Oberfläche, Körperlänge, Alter bekannt sein — als Norm gelten. Die normalen Alterskurven der *Relativwerte* — des Grundumsatzes pro *1* kg Körpergewicht bzw. pro *1* qm Oberfläche — sind in den Abb. 15, 16, 18, 19 auf S. 200—205 wiedergegeben.

Die Normalwerte können auf dreierlei verschiedene Weise gewonnen bzw. zur Darstellung gebracht werden: 1. durch Diagramme, 2. durch Formeln und 3. durch Tabellen.

Normalwerte für Knaben. 1. Bei Kenntnis von Gewicht bzw. Oberfläche gestatten eine gute Voraussage der Energieproduktion die folgenden Diagramme (Abb. 25 und 26) nach BENEDICT und TALBOT.

Bei Beziehung auf das Gewicht beträgt die durchschnittliche Abweichung von der Voraussage bei normalen Knaben unter 10 kg

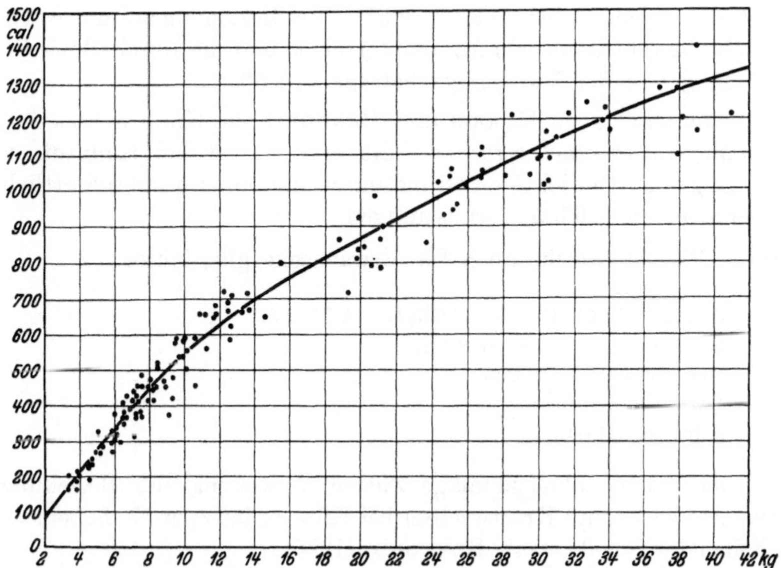

Abb. 25. Grundumsatz von Knaben in 24 Stunden im Verhältnis zum Körpergewicht
[nach BENEDICT und TALBOT (1921)].

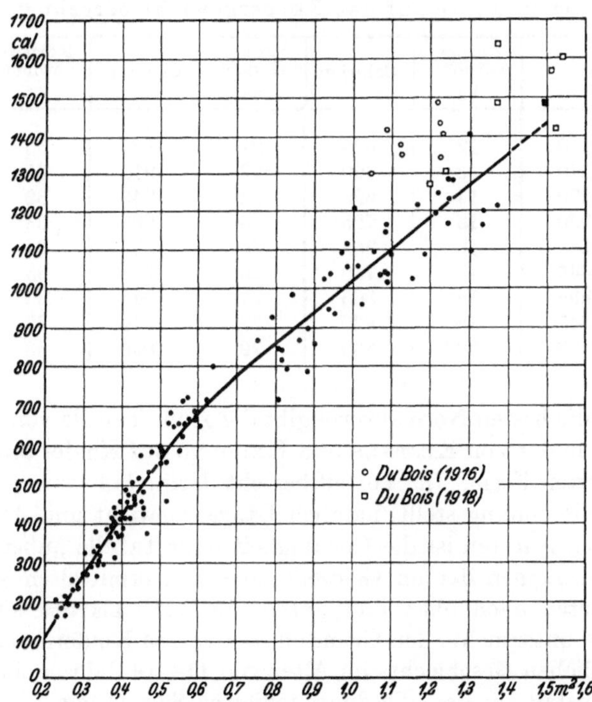

Abb. 26. Grundumsatz von Knaben in 24 Stunden im Verhältnis zur Körperoberfläche
[nach BENEDICT und TALBOT (1921)].

14*

$\pm$ 8,7%, bei solchen über 10 kg $\pm$ 6,3%. Bei Beziehung auf die Körperoberfläche besteht kaum ein Altersunterschied und die durchschnittliche Abweichung von der Voraussage beträgt $\pm$ 7,5%.

2. Außerdem haben HARRIS und BENEDICT für Knaben über 10 kg eine empirische Formel errechnet, die es gestattet bei Kenntnis von Alter, Länge und Gewicht den Grundumsatz mit einer durchschnittlichen Abweichung von $\pm$ 6,3% vorauszusagen.

Diese Formel, welche auch für Erwachsene gilt, lautet:

W = 66,4730 + 13,7516 G + 5,0033 L — 6,7550 A.
W = 24stündige Energieproduktion.
G = Gewicht in Kilogramm.
L = Länge in Zentimeter.
A = Alter in Jahren.

3. Eine kurze tabellenmäßige Zusammenstellung der Beziehungen zwischen Gewicht und Kraftwechsel bei Knaben bis zum 12. Lebensjahre gibt folgende Tabelle nach BENEDICT (1925):

Tabelle 58. **Gesamtcalorienverbrauch für 24 Stunden von Knaben bis zum 12. Jahre auf das Körpergewicht berechnet.**

Körpergewicht kg	Calorien	Körpergewicht kg	Calorien	Körpergewicht kg	Calorien	Körpergewicht kg	Calorien
3	150	12	625	21	885	30	1115
4	210	13	660	22	910	31	1140
5	270	14	695	23	940	32	1160
6	330	15	725	24	965	33	1180
7	390	16	755	25	990	34	1200
8	445	17	780	26	1020	35	1220
9	495	18	805	27	1045	36	1240
10	545	19	830	28	1070	37	1255
11	590	20	860	29	1090	38	1275

Weitaus die besten Normalwerte gibt die große Tabelle von BENEDICT und HARRIS in der von KESTNER und KNIPPING auf Kinder und Jugendliche erweiterten Form. Ihr Vorteil besteht darin, daß sie in jedem Falle 3 Größen in Rechnung stellt, nämlich Länge, Gewicht und Alter. Nach den deutschen Autoren ist die Genauigkeit ihrer Tabelle „überraschend" groß. Abweichungen der im Gaswechselversuch ermittelten Werte von den errechneten nach oben und unten um mehr als 5% sind selten. ROSENBLÜTH untersuchte den Grundumsatz von 84 Kindern und Jugendlichen männlichen Geschlechts im Alter von 11—19 Jahren einer Wiener Erziehungsanstalt, in der allerdings jodiertes Salz (1 mg Jod auf 1 kg) verwandt wird. Im Vergleich zu den Sollwerten nach KESTNER-KNIPPING lagen die meisten Abweichungen „zwischen minus 5 und plus 15%, also durchweg in jener Grenze, die noch als physiologische Breite zu betrachten ist.

Tabelle 59. Voraussagewerte für den Grundumsatz von Männern und Knaben auf Grund von Alter, Gewicht und Länge (nach BENEDICT und HARRIS, erweitert von KESTNER und KNIPPING).

Anwendungsbeispiel.

Männliche Person von 60 kg, 163 cm und 25 Jahren.

Grundzahl für Gewicht . . . . 892 Calorien

Zweite Zahl für Alter und Größe . . . . . . 647 „

also Grundumsatz 1530 Calorien

(Zwischenliegende, nicht angegebene Werte lassen sich leicht errechnen.)

Grundzahl für Gewicht.

Männliche Personen.

kg	Ca-lorien	kg	Ca-lorien	kg	Ca-lorien	kg	Ca-lorien	kg	Ca-lorien	kg	Ca-lorien
3	107	24	396	45	685	65	960	85	1235	105	1510
4	121	25	410	46	699	66	974	86	1249	106	1524
5	135	26	424	47	713	67	988	87	1263	107	1538
6	148	27	438	48	727	68	1002	88	1277	108	1552
7	162	28	452	49	740	69	1015	89	1290	109	1565
8	176	29	465	50	754	70	1029	90	1304	110	1579
9	190	30	479	51	768	71	1043	91	1318	111	1593
10	203	31	493	52	782	72	1057	92	1332	112	1607
11	217	32	507	53	795	73	1070	93	1345	113	1620
12	231	33	520	54	809	74	1084	94	1359	114	1634
13	245	34	534	55	823	75	1098	95	1373	115	1648
14	258	35	548	56	837	76	1112	96	1387	116	1662
15	272	36	562	57	850	77	1125	97	1400	117	1675
16	286	37	575	58	864	78	1139	98	1414	118	1688
17	300	38	589	59	878	79	1153	99	1428	119	1703
18	313	39	603	60	892	80	1167	100	1442	120	1717
19	327	40	617	61	905	81	1180	101	1455	121	1730
20	341	41	630	62	918	82	1194	102	1469	122	1744
21	355	42	644	63	933	83	1208	103	1483	123	1758
22	368	43	658	64	947	84	1222	104	1497	124	1772
23	382	44	672								

Zweite Zahl für das Alter der Kinder zwischen 0 und 12 Monaten.
Knaben.

Monate	0	2	4	6	8	10	12
Calorien	45	105	160	210	245	270	290

Tabelle 59 (Fortsetzung). *Zweite Zahl für Alter und Größe.*

Männliche Personen.

Größe cm	Jahre																			
	1	2	3	4	5	6	7	8	9	10	11	12	13	14	15	16	17	18	19	20
40	−40	—	—	—	—	—	—	—	—	—	—	—	—	—	—	—	—	—	—	—
44	± 0	—	—	—	—	—	—	—	—	—	—	—	—	—	—	—	—	—	—	—
48	+40	10	—	—	—	—	—	—	—	—	—	—	—	—	—	—	—	—	—	—
52	80	50	15	—	—	—	—	—	—	—	—	—	—	—	—	—	—	—	—	—
56	120	90	55	25	0	—	—	—	—	—	—	—	—	—	—	—	—	—	—	—
60	160	130	95	65	40	15	—	—	—	—	—	—	—	—	—	—	—	—	—	—
64	200	170	135	100	70	40	10	—	—	—	—	—	—	—	—	—	—	—	—	—
68	240	210	175	145	110	80	50	20	—	—	—	—	—	—	—	—	—	—	—	—
72	280	250	215	180	150	120	90	65	40	—	—	—	—	—	—	—	—	—	—	—
76	320	290	255	225	190	160	130	105	80	55	30	—	—	—	—	—	—	—	—	—
80	360	330	295	265	230	200	170	145	120	95	70	50	—	—	—	—	—	—	—	—
84	460	370	335	300	270	240	210	185	160	135	110	85	60	—	—	—	—	—	—	—
88	440	410	375	345	310	280	250	225	200	180	160	130	100	—	—	—	—	—	—	—
92	480	450	415	385	350	320	290	270	250	235	220	180	140	120	100	—	—	—	—	—
96	520	485	455	425	390	360	330	315	300	290	280	230	180	160	140	126	113	—	—	—
100	560	530	495	460	430	400	370	360	350	340	330	280	230	205	180	166	153	140	128	—
104	—	570	535	500	470	440	410	405	400	395	390	330	280	250	220	210	193	180	168	15
108	—	610	575	540	510	480	450	450	450	450	450	390	330	300	260	245	233	221	208	196
112	—	—	615	580	550	520	490	495	500	500	500	440	380	340	300	287	273	261	248	235
116	—	—	655	620	590	560	530	540	550	550	550	490	430	385	340	327	313	300	288	276
120	—	—	695	660	630	605	580	590	600	600	600	540	480	430	380	368	353	341	328	316
124	—	—	—	690	670	650	630	635	640	645	650	590	530	470	420	417	393	381	368	356
128	—	—	—	725	710	695	680	685	690	695	700	640	580	520	460	448	433	421	408	395
132	—	—	—	—	750	735	720	730	740	745	750	690	630	570	500	486	473	460	448	436
136	—	—	—	—	790	780	770	775	780	790	800	740	680	620	540	526	513	500	488	476
140	—	—	—	—	830	820	810	820	830	835	840	780	720	650	580	565	553	540	528	516
144	—	—	—	—	—	850	860	870	880	885	890	825	760	690	620	607	593	580	568	555
148	—	—	—	—	—	890	900	910	920	935	950	885	820	740	660	647	633	621	608	595
152	—	—	—	—	—	—	940	950	960	975	990	925	860	780	700	685	673	660	648	635
156	—	—	—	—	—	—	970	980	990	1020	1030	960	890	815	740	725	713	698	678	661
160	—	—	—	—	—	—	1030	1025	1020	1040	1060	990	920	850	780	761	743	726	708	690
164	—	—	—	—	—	—	—	1050	1060	1080	1100	1040	960	885	810	794	775	755	738	721
168	—	—	—	—	—	—	—	—	1100	1120	1140	1070	1000	920	840	820	803	785	768	745
172	—	—	—	—	—	—	—	—	—	1180	1190	1110	1020	940	860	840	823	806	788	760
176	—	—	—	—	—	—	—	—	—	—	1230	1140	1040	960	880	860	843	825	808	780
180	—	—	—	—	—	—	—	—	—	—	—	1170	1060	980	900	880	863	845	828	800
184	—	—	—	—	—	—	—	—	—	—	—	—	1000	920	903	883	865	848	815	
188	—	—	—	—	—	—	—	—	—	—	—	—	—	940	920	903	885	868	840	
192	—	—	—	—	—	—	—	—	—	—	—	—	—	—	—	923	906	888	850	
196	—	—	—	—	—	—	—	—	—	—	—	—	—	—	—	—	—	908	860	
200	—	—	—	—	—	—	—	—	—	—	—	—	—	—	—	—	—	—	870	

Normalwerte für Mädchen. 1. Entsprechend den Diagrammen für Knaben (Abb. 25 und 26, S. 211) geben die folgenden Diagramme (Abb. 27 und 28) von BENEDICT und TALBOT die entsprechenden Verhältnisse für Mädchen von bekanntem Gewicht bzw. bekannter Oberfläche wieder.

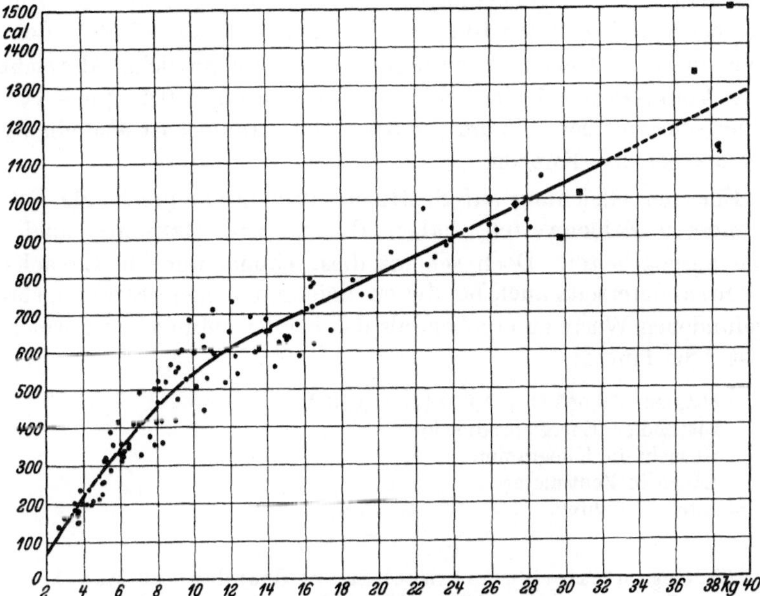

Abb. 27. Grundumsatz von Mädchen in 24 Stunden im Verhältnis zum Körpergewicht
[nach BENEDICT und TALBOT (1921)].

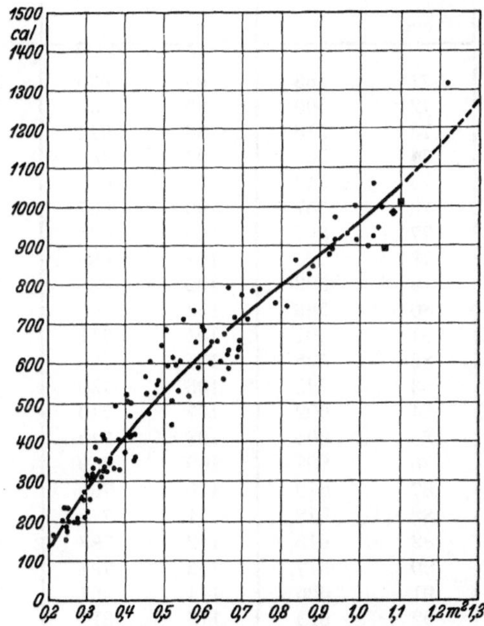

Abb. 28. Grundumsatz von Mädchen in 24 Stunden im Verhältnis zur Körperoberfläche
[nach BENEDICT und TALBOT (1921)].

Die gefundenen Abweichungen vom Soll betragen hier im Durchschnitt bei Mädchen unter 10 kg $\pm 11,8\%$, über 10 kg $\pm 7,5\%$. Bei Beziehung auf die Oberfläche beträgt die durchschnittliche Abweichung von der Voraussage bei einer Körperoberfläche unter 0,45 qm $\pm 11,6\%$, bei einer solchen über 0,45 qm $\pm 8,5\%$. Die Streuung ist also ein wenig größer als bei den Knaben.

2. Eine der Gleichung auf S. 212 im Prinzip entsprechende Formel (mit anderen Zahlenwerten) haben HARRIS und BENEDICT auch für Frauen ausgearbeitet. Doch scheint diese einmal nur für Erwachsene zu gelten, andererseits auch bei diesen eine ungünstigere Streuungsbreite der gefundenen Werte zu ergeben, als das bei der männlichen Formel der Fall ist. Sie lautet:

W = 655,096 + 9,563 G + 1,850 L — 4,676 A.
W = 24stündige Energieproduktion.
G = Gewicht in Kilogramm.
L = Länge in Zentimeter.
A = Alter in Jahren.

Tabelle 60. Gesamtcalorienverbrauch für 24 Stunden von Mädchen (bis zum 12. Jahre) auf die Körperlänge berechnet (nach BENEDICT).

Körperlänge cm	Calorien	Körperlänge cm	Calorien	Körperlänge cm	Calorien	Körperlänge cm	Calorien
48	122	71	483	94	630	117	837
49	136	72	500	95	637	118	847
50	150	73	516	96	644	119	857
51	165	74	530	97	651	120	866
52	178	75	543	98	659	121	875
53	194	76	557	99	667	122	885
54	208	77	567	100	675	123	894
55	222	78	575	101	685	124	904
56	236	79	583	102	695	125	915
57	250	80	586	103	700	126	925
58	268	81	591	104	711	127	935
59	283	82	595	105	720	128	945
60	300	83	598	106	730	129	956
61	318	84	602	107	740	130	965
62	332	85	605	108	749	131	975
63	350	86	607	109	759	132	985
64	367	87	610	110	769	133	995
65	384	88	612	111	778	134	1005
66	401	89	615	112	788	135	1016
67	418	90	617	113	797	136	1026
68	435	91	620	114	807	137	1037
69	452	92	623	115	817	138	1147
70	468	93	626	116	828		

3. Bei Mädchen bis zu 12 Jahren bezieht man die Kraftwechselwerte nach BENEDICT besser auf die Körperlänge als auf das Gewicht. Nach diesem Autor gilt vorstehende Tabelle 60.

Zur genauen Ermittelung der Grundumsatzwerte für Mädchen ist wieder am besten die von KESTNER und KNIPPING erweiterte Tabelle von HARRIS und BENEDICT, bezüglich derer auf das S. 213 Gesagte verwiesen sei.

Tabelle 61. Voraussagewerte für den Grundumsatz von Frauen und Mädchen auf Grund von Alter, Gewicht und Länge (nach BENEDICT und HARRIS, erweitert von KESTNER und KNIPPING).

Grundzahl für Gewicht.

Weibliche Personen.

kg	Ca-lorien	kg	Ca-lorien	kg	Ca-lorien	kg	Ca-lorien	kg	Ca-lorien	kg	Ca-lorien
3	683	24	885	45	1085	65	1277	85	1468	105	1659
4	693	25	894	46	1095	66	1286	86	1478	106	1669
5	702	26	904	47	1105	67	1296	87	1487	107	1678
6	712	27	913	48	1114	68	1305	88	1497	108	1688
7	721	28	923	49	1124	69	1315	89	1506	109	1698
8	731	29	932	50	1133	70	1325	90	1516	110	1707
9	741	30	942	51	1143	71	1334	91	1525	111	1717
10	751	31	952	52	1152	72	1344	92	1535	112	1726
11	760	32	961	53	1162	73	1353	93	1544	113	1736
12	770	33	971	54	1172	74	1363	94	1554	114	1745
13	779	34	980	55	1181	75	1372	95	1564	115	1755
14	789	35	990	56	1191	76	1382	96	1573	116	1764
15	798	36	999	57	1200	77	1391	97	1583	117	1774
16	808	37	1009	58	1210	78	1401	98	1592	118	1784
17	818	38	1019	59	1219	79	1411	99	1602	119	1793
18	827	39	1028	60	1229	80	1420	100	1611	120	1803
19	837	40	1038	61	1238	81	1430	101	1621	121	1812
20	846	41	1047	62	1248	82	1439	102	1631	122	1822
21	856	42	1057	63	1258	83	1449	103	1640	123	1831
22	865	43	1066	64	1267	84	1458	104	1650	124	1841
23	875	44	1076								

Zweite Zahl für das Alter der Kinder zwischen 0 und 12 Monaten.

Mädchen.

Monate	0	2	4	6	8	10	12
Calorien	— 535	— 475	— 420	— 370	— 325	— 265	— 225

Der Grundumsatz.

Tabelle 61 (Fortsetzung).

Weibliche

Größe	Jahre								
cm	1	2	3	4	5	6	7	8	9
40	— 344	— 290	— 234	— 214	— 194	—	—	—	—
44	— 328	— 283	— 218	— 198	— 178	—	—	—	—
48	— 312	— 257	— 202	— 182	— 162	— 142	—	—	—
52	— 296	— 241	— 186	— 166	— 146	— 126	—	—	—
56	— 280	— 225	— 170	— 150	— 130	— 130	— 134	—	—
60	— 264	— 209	— 154	— 134	— 114	— 116	— 118	— 118	—
64	— 248	— 197	— 138	— 118	— 98	— 99	— 102	— 105	— 111
68	— 232	— 177	— 122	— 102	— 82	— 84	— 86	— 90	— 95
72	— 216	— 161	— 106	— 86	— 66	— 68	— 70	— 75	— 79
76	— 200	— 145	— 90	— 70	— 50	— 52	— 54	— 58	— 63
80	— 184	— 129	— 74	— 54	— 34	— 36	— 38	— 43	— 47
84	— 168	— 113	— 58	— 38	— 18	— 20	— 22	— 27	— 31
88	— 152	— 97	— 42	— 22	— 2	— 5	— 6	— 12	— 15
92	— 136	— 81	— 26	— 7	12	11	10	5	1
96	— 120	— 65	— 10	7	25	25	26	22	17
100	— 104	— 49	6	28	40	41	42	37	33
104	—	5	22	39	56	57	58	56	54
108	—	21	38	55	72	73	74	75	75
112	—	—	54	71	88	89	90	90	91
116	—	—	70	87	105	105	106	106	107
120	—	—	86	106	126	129	132	128	123
124	—	—	—	136	142	146	148	143	138
128	—	—	—	155	158	161	164	162	161
132	—	—	—	—	174	177	180	180	181
136	—	—	—	—	190	193	196	196	197
140	—	—	—	—	206	209	212	212	213
144	—	—	—	—	—	222	228	233	239
148	—	—	—	—	—	240	244	248	255
152	—	—	—	—	—	—	260	265	271
156	—	—	—	—	—	—	276	282	287
160	—	—	—	—	—	—	282	288	293
164	—	—	—	—	—	—	—	—	309
168	—	—	—	—	—	—	—	—	—
172	—	—	—	—	—	—	—	—	—
176	—	—	—	—	—	—	—	—	—
180	—	—	—	—	—	—	—	—	—
184	—	—	—	—	—	—	—	—	—
188	—	—	—	—	—	—	—	—	—
192	—	—	—	—	—	—	—	—	—
196	—	—	—	—	—	—	—	—	—
200	—	—	—	—	—	—	—	—	—

Zweite Zahl für Alter und Größe.

Personen.

				Jahre					
10	11	12	13	14	15	16	17	18	19
—	—	—	—	—	—	—	—	—	—
—	—	—	—	—	—	—	—	—	—
—	—	—	—	—	—	—	—	—	—
—	—	—	—	—	—	—	—	—	—
—	—	—	—	—	—	—	—	—	—
—	—	—	—	—	—	—	—	—	—
—	—	—	—	—	—	—	—	—	—
— 95	—	—	—	—	—	—	—	—	—
— 84	— 80	—	—	—	—	—	—	—	—
— 68	— 73	— 75	—	—	—	—	—	—	—
— 52	— 57	— 60	— 66	—	—	—	—	—	—
— 31	— 31	— 41	— 50	— 55	—	—	—	—	—
— 9	— 5	— 17	— 34	— 39	— 43	—	—	—	—
9	19	$\pm$ 0	— 18	— 22	— 27	— 32	—	—	—
22	27	13	— 2	— 5	— 11	— 17	— 21	—	—
38	43	31	14	10	5	$\pm$ 0	— 5	— 10	— 14
58	62	45	30	25	21	16	11	6	2
80	85	65	56	47	37	32	27	23	18
96	101	87	72	62	53	48	43	38	34
112	117	107	98	84	69	64	59	54	50
133	143	129	114	97	80	77	75	71	66
148	159	145	130	115	101	101	101	91	82
167	175	161	146	132	117	112	107	103	98
186	191	177	162	148	133	128	123	119	114
202	207	192	178	159	140	140	139	134	130
219	228	211	194	180	165	160	155	150	146
244	241	230	210	195	181	176	171	167	162
260	265	250	236	220	197	192	187	182	178
277	281	267	252	232	212	206	201	197	192
292	297	279	260	243	227	221	215	210	206
298	303	289	274	258	242	235	229	224	220
311	313	301	290	274	257	250	243	239	234
335	325	315	306	288	271	263	255	250	246
—	331	324	318	301	285	276	267	263	258
—	—	—	328	314	299	289	279	274	270
—	—	—	—	323	313	302	291	287	282
—	—	—	—	—	327	315	303	298	294
—	—	—	—	—	—	318	313	309	304
—	—	—	—	—	—	—	323	319	314
—	—	—	—	—	—	—	333	329	324
—	—	—	—	—	—	—	—	339	334
—	—	—	—	—	—	—	—	—	—

III. Energiewechsel bei Nahrungszufuhr
(spezifisch-dynamische Wirkung).

1. Vorbemerkungen.

Bekanntlich pflegt nach Nahrungszufuhr der Grundumsatz mehr oder weniger anzusteigen. Man kann nun 1. das Maximum dieser Steigerung ermitteln durch (unter Umständen mehrfache) Untersuchungen in der Zeit, wo es erfahrungsgemäß zu erwarten ist, und dieses Maximum in Prozenten des Grundumsatzes (beide natürlich auf gleiche Zeitspannen umgerechnet) ausdrücken. 2. Man kann bald nach der Nahrungsaufnahme zu untersuchen anfangen und mit kurzen Pausen solange damit fortfahren, bis nach dem Beginn auch das Wiederabklingen der Stoffwechselsteigerung festgestellt ist. Für die Zeit, während derer die Steigerung feststellbar war, wird deren totaler Wert berechnet bzw. noch besser graphisch ermittelt. a) Dieser kann nun einmal in Prozenten des in derselben Zeitspanne zu erwartenden Grundumsatzes ausgedrückt werden („average heat increase" nach BENEDICT und CARPENTER). Ein solcher Prozentwert bedeutet natürlich je nach der Zeitdauer der beobachteten Stoffwechselsteigerung — und diese pflegt bei den einzelnen Nahrungsstoffen recht verschieden zu sein — etwas Verschiedenes. Untereinander vergleichbare Werte würde man daher nur erhalten, wenn man in jedem Falle die absolute Stoffwechselsteigerung in Prozenten der 24stündigen Wärmeproduktion ausdrückte, was aber nur selten geschieht. b) Man kann die ermittelte totale Umsatzsteigerung aber auch in Prozenten der zugeführten Nahrungscalorien ausdrücken. Mit spezifisch-dynamischer Wirkung wurde ursprünglich und wird auch jetzt noch oft dieser Wert (den BENEDICT und CARPENTER nicht ganz zutreffend als „cost of digestion" bezeichnen) gemeint. Aber bei letzterer Betrachtungsweise ergeben sich noch weniger konstante Beziehungen als bei Vergleich mit dem Grundumsatz. Auch hierbei sind die individuellen Schwankungen ja schon recht groß. Ein Vergleich zwischen der Reaktion des Kraftwechsels auf Nahrung beim Kinde und beim Erwachsenen auf Grund der Daten der Literatur wird weiterhin noch dadurch erschwert, daß besonders über das frühe Kindesalter lange nicht so zahlreiche und umfassende Beobachtungen vorliegen, wie über die Verhältnisse beim Erwachsenen.

Die umfangreiche Literatur über einschlägige Tierversuche (besonders am Hunde) wird hier nicht berücksichtigt. Denn RUBNER konnte nachweisen, daß bei der üblichen Temperatur, bei welcher solche Untersuchungen meist durchgeführt werden (15—16° Celsius), je nach dem Ausmaß der nach Nahrungsaufnahme gebildeten Extrawärme ein kleinerer oder größerer Teil derselben latent bleibt, weil er zur Entlastung der chemischen Wärmeregulation dient, welche bei Hunden erst bei 23° ganz ausgeschaltet zu sein pflegt (Kompensationstheorie RUBNERs).

2. Wirkungen einmaliger Nahrungszufuhr.

Fettwirkung. Auch beim Erwachsenen kann nach Fettzufuhr (in Höhe von 25—80% des Grundumsatzes) auch bei vielstündiger Beobachtung ein Anstieg des Nüchternstoffwechsels vollständig vermißt werden (GIGON). Die durchschnittlichen Steigerungen während 6—8 (—12) Stunden p. c. sind meist gering: 2,5—3% (MAGNUS-LEVY, BENEDICT und CARPENTER) und erreichen nur selten und unabhängig von der Höhe der Fettzufuhr (45—90% des Grundumsatzes) 10% (BENEDICT und CARPENTER). Die Maximalwerte liegen natürlich höher: In 9 genügend lange beobachteten Fällen der obigen Autoren lagen sie 5 mal zwischen 6 und $9^1/_2$%, 3 mal zwischen $12^1/_2$ und 17% und nur 1 mal 20% über dem Grundumsatz. Im Vergleich zum Brennwerte der Zufuhr war die Stoffwechselsteigerung nur sehr gering, betrug meist zwischen 0—$2^1/_2$% desselben und nur 2 mal etwa 7%. Da in der Mehrzahl dieser Versuche die Fettzufuhr 50—90% des Grundumsatzes ausmachte, liegt das Fütterungsminimum (RUBNER) — bei dem also calorisches Gleichgewicht zwischen Energiezufuhr und -abgabe besteht — bei Ernährung des Menschen mit Fett nur wenig über dem Grundumsatz.

Für das *Säuglingsalter* liegen, soviel ich übersehe, nur die Versuche von LEVINE und Mitarbeitern vor. In den hier nur berücksichtigten Fällen, wo die gleichzeitige Eiweißzufuhr ganz gering war, blieb bei einer vorübergehenden Stoffwechselsteigerung von 5,2% über den Basalwert, über 4 Stunden beobachtet, eine Steigerung des Kraftwechsels nach Zufuhr von 10—15 g Fett praktisch aus! Auf längere Zeit wurde die Beobachtung nicht ausgedehnt.

Kohlehydratwirkung. Die Stoffwechselsteigerung nach Kohlehydratzufuhr ist beim Menschen sicher größer als nach Fettzufuhr: Nach GIGON, MAGNUS-LEVY, BENEDICT und CARPENTER nach Zuckerzufuhr in Höhe von 25—45% des Grundumsatzes maximale Stoffwechselsteigerung von 12—16%, durchschnittliche während 4—6 (—8) Stunden post coenam etwa 5—9%, Wärmemehrbildung in Prozenten des Brennwertes der Zufuhr 4—6%. Dies bezieht sich auf Dextrose, Saccharose (und Lactose), Lävulose und Dextrin-Maltose ergeben etwas höhere Werte. Bei Zufuhr von Stärke in Form von Weißbrot oder Banane ist die Stoffwechselsteigerung deutlich größer als bei Zuckerzufuhr. *Maximale* Steigerung nach etwa 300 g Weißbrot (mit wenig Butter) 16—33% (MAGNUS-LEVY), nach Banane in Mengen von 25% des Tagesgrundumsatzes 16 (11—21)%, nach Banane (+ Zucker) in Höhe von 75—100% des Tagesgrundumsatzes 30 (26—34)% des Grundumsatzes. Postdigestive *Durchschnitts*steigerung nach Bananen während 8 Stunden post coenam 7—18% des Grundumsatzes. Wärmemehrbildung in Prozenten des Brennwertes der Zufuhr nach Bananen etwa $5^1/_2$—9% (BENEDICT und CARPENTER).

Dem umfangreichen Zahlenmaterial beim Erwachsenen stehen nur wieder wenige *Versuche* von LEVINE und Mitarbeiter *bei Säuglingen* gegenüber, welche 22—45 g Dextrose (entsprechend etwa 25—50% des Tages-Grundumsatzes) erhielten. Die maximale Stoffwechselssteigerung betrug 10 (7,2—11,5)%, die durchschnittliche bei einer allerdings nur dreistündigen Beobachtung 7,5—8,9% des Grundumsatzes.

Eiweißwirkung. Weitaus am meisten untersucht ist die Wirkung von Eiweißzufuhr auf den Stoffwechsel, weil diese am konstantesten und ausgesprochensten ist. Während die meisten Untersuchungen am Tier und Menschen mit Fleisch gemacht sind, liegen von GIGON sowie BENEDICT und CARPENTER auch Untersuchungen mit Milcheiweiß (Casein, Plasmon) vor. Sie ergeben keineswegs geringere Anstiege als Fleischversuche — RUBNER hatte ja schon nachgewiesen, daß den Extraktivstoffen des Fleisches keine besondere stoffwechselsteigernde Rolle zukommt —, so daß alle Versuche gemeinsam besprochen werden können. Sie zeigen sehr große individuelle Verschiedenheiten, denen gegenüber die Wirkung der Höhe der Dosis (N/kg) weitgehend zurücktritt, wie überhaupt von einer gewissen Höhe der N-Zufuhr ab eine weitere Steigerung derselben den Energiewechsel nicht weiter in die Höhe treibt, allerdings ihn wohl langsamer zum Ausgangspunkt absinken läßt, so daß die 24stündige Wärmeproduktion doch entsprechend höher liegt. Nach Gaben von 0,12—0,25 N/kg beträgt das Maximum der Stoffwechselsteigerung beim normalen Erwachsenen 7—31% (GIGON, MAGNUS-LEVY, BENEDICT und CARPENTER, KESTNER und Mitarbeiter, NOOTHAAS und MULZER), als Durchschnitts*maximum* aus 24 Versuchen berechne ich 22%. Die Steigerung ist nach 5—8 Stunden abgeklungen. Die durchschnittliche Steigerung während dieser Zeit pflegt $^1/_2$—$^2/_3$ der Maximalsteigerung, also durchschnittlich etwa 13% zu betragen. Im Vergleich zu den Einfuhrcalorien berechnet, beträgt die gesamte Stoffwechselsteigerung etwa 12% derselben. Diese Zahlen gelten auch, wenn die Probemahlzeit gleichzeitig etwas Brot oder Kartoffeln oder Brot und Butter enthält (Probemahlzeit nach KESTNER: 200 g Hackfleisch, 50 g Weißbrot, 50 g Butter). Bei noch höheren Eiweißgaben — 0,35 bis 0,50 N/kg (GIGON, BENEDICT und CARPENTER) — braucht das Maximum der Stoffwechselsteigerung nicht höher zu liegen, das Ende derselben entzieht sich aus äußeren Gründen dann aber oft der Bestimmung. Läßt sich ausnahmsweise die Untersuchung bis zum Abklingen der Stoffwechselsteigerung durchführen, so ergeben sich durchschnittliche Stoffwechselsteigerungen von 16% über den Grundumsatz, die 17 bis 25% des Brennwertes der Zufuhr betragen.

Verhalten des Säuglings. Über den Einfluß von Eiweißnahrung auf den Energiewechsel liegen auch für den Säugling etwas zahlreichere Untersuchungen vor. Ob die Frauenmilchversuche SCHADOWs hierher gehören, erscheint allerdings zweifelhaft. Denn diese bedeutet ein

Eiweißangebot, das noch geringer ist, als bei dem basal-meal von Levine, welches nach diesem eine nennenswerte Steigerung des Kraftwechsels nicht bewirken soll. Möglicherweise spielt also bei der Wirkung auf den Stoffwechsel der hohe Milchzuckergehalt der Frauenmilch die größere Rolle. Interessanterweise fand Schadow nach Frauenmilch bei Neugeborenen und Kindern der ersten Lebenswochen eine spezifisch-dynamische Wirkung von 0 bis wenigen Prozenten, bei Säuglingen jenseits des 1. Monats betrug die maximale Steigerung über den Grundumsatz dagegen durchschnittlich 8,5%.

Bei Verabreichung von Adamscher Diätmilch mit einem Eiweißangebot von 0,15 N/kg erhielt Schadow bei 19 Säuglingen im Durchschnitt eine maximale Stoffwechselsteigerung von 15% des Grundumsatzes.

Demgegenüber sind die Steigerungen, die Levine und Mitarbeiter bei Säuglingen bei Eiweißangeboten von 0,46 und 0,59—0,97 (!) N/kg erhielten, relativ niedrig. Die durchschnittliche Steigerung des Stoffwechsels — der allerdings nur bis zu 2—4 Stunden post coenam untersucht wurde — betrug $12^1/_2$—22% des Grundumsatzes, die maximale Steigerung $11^1/_2$—28% desselben.

Was die *Verhältnisse bei älteren Kindern* anlangt, so bedeuten die im folgenden gebrachten Prozentzahlen immer die maximale Erhebung über den Grundumsatz. Die Zahlen der Tabelle sind zusammengestellt nach den Werten von Seifert sowie Hilsinger. Die Kinder erhielten als Probemahlzeit 150—200 g mageres Rindfleisch mit wenig Butter, also etwa 0,20—0,25 N/kg. Die Untersuchungen wurden in Perioden von 20 Minuten während 5—6 Stunden post coenam durchgeführt.

Tabelle 62
(nach Seifert sowie Hilsinger).

Alter Jahre	Geschlecht	Maximale Steigerung des Kraftwechsels in % des Grundumsatzes
8	♂	16,6
10	♂	31,4
	♂♂	13,9
11	♀♀	12,4
	♂	9,2
	♀♀	17,9
12	♀♀	11,0
	♀	19,5
	♂	6,5
13	♂♂	17,8
	♀	24,7

Durchschnitt 16,8

Ein Einfluß des Lebensalters ist, wie man sieht, innerhalb der untersuchten Altersperiode nicht zu erkennen.

Etwas höhere Werte bei Untersuchung von 27 Kindern von 8 bis 12 Jahren erhielt Göttche. Er fand bei besagten Kindern spezifisch-dynamische Werte von unter 10—25%, als Durchschnittswert 20%. Göttche hat weiterhin untersucht, wie sich die Kinder während und nach der Pubertät verhalten. Bei 25 Kindern (10 ♂, 15 ♀), die in der Pubertierung begriffen waren, betrug die spezifisch-dynamische Wirkung (bei relativ hohem Grundumsatz vgl. S. 210) durchschnittlich nur 5% (!), und auch noch in der ersten Zeit nach der Menarche soll die spezifisch-dynamische Wirkung bei Mädchen erniedrigt sein. SEIFERT sowie HILSINGER fanden bei drei Kindern im Pubertätsalter — 14 Jahre ♂, 14 Jahre ♀, 14³/₄ Jahre ♀ — spezifisch-dynamische Wirkungen von 23,4, 19,2 und 16,4%, also *keine* Verminderung. Es ist deshalb erwünscht, daß diese Frage, bevor an sich interessante endokrinologische Gedankengänge daran geknüpft werden (GÖTTCHE), einer erneuten Prüfung unterworfen wird.

Um den Überblick zu erleichtern, sind in Tabelle **63** die Werte der spezifisch-dynamischen Wirkung von Fett, Kohlehydrat und Eiweiß beim Erwachsenen und Kinde noch einmal kurz zusammengestellt. *Die Werte liegen bei den Kindern etwa um* $^1/_3$ *niedriger, also kein sehr großer Unterschied.*

Tabelle 63. Durchschnittswerte der spezifisch-dynamischen Wirkung der Hauptnahrungsstoffe beim Erwachsenen und im Kindesalter.

	Maximum der Steigerung	Durchschnittswert der Steigerung während ihrer Dauer	Absoluter Wert der Steigerung in % der Einfuhrcalorien
	in % des Grundumsatzes (in gleicher Zeit)		
Fett *Erwachsener*	9	4	2,5
Säugling	5	0,8	—
Koh *Erwachsener:*			
Weißbrot bzw. Banane .	23	13	7
Verschiedene Zucker . .	15	7,5	5,5
Säugling:			
Zucker	10	—	—
Eiweiß *Erwachsener:*			
0,12—0,25 N/kg	22	13	12
0,35—0,50 N/kg	30	21	21
Säugling:			
0,12—0,25 N/kg	15	—	—
0,46—0,96 N/kg	18	—	—
Kinder von 8—13 Jahren:			
0,20—0,25 N/kg	18	—	—

3. Wirkungen mehrmaliger Zufuhr wie bei der üblichen Ernährung.

Diesbezügliche Versuche liegen beim Menschen anscheinend nur mit gemischter Kost vor. Es sind Versuche von MAGNUS-LEVY mit einer auf drei Hauptmahlzeiten verteilten Kost von 1900, 2000 und 2800 verwertbaren Calorien (die den Grundumsatz etwa um 25, 33 und 85% überschreiten), aber mit einem gleichen Eiweißgehalt von etwa 0,22 g N/kg. Das Maximum der prozentigen Stoffwechselsteigerung besonders nach dem Mittagessen (wo die Stoffwechselsteigerung durch das Frühstück noch nicht abgeklungen war), war wohl bei dem calorienhaltigsten Regime deutlich höher und lag hier eine Stunde post coenam für O_2-Verbrauch und CO_2-Produktion 49 bzw. 62% über dem Grundumsatz, im ganzen war aber kein großer Unterschied zu erkennen, vielleicht wegen des gleichen Eiweißgehaltes der 3 Regime, so daß sich umgekehrt ziemlich große Unterschiede ergeben, wenn man die gesamte Stoffwechselsteigerung in Vergleich zu den Einfuhrcalorien setzt, sie beträgt dann 12, 11 und 8% derselben. Für die übliche Ernährung berechnet der Autor für 24 Stunden eine Kraftwechselsteigerung von 15% des Grundumsatzes.

Ähnliche *Untersuchungen beim Säugling* liegen vor von TALBOT sowie von LEVINE und Mitarbeitern. TALBOT nimmt als spezifisch-dynamischen Einfluß der Nahrung für 24 Stunden eine Kraftwechselsteigerung von 14% des Grundumsatzes im Säuglingsalter an. LEVINE und Mitarbeiter haben neuerdings Säuglinge 20—22 Stunden unter verschiedenen Ernährungsbedingungen schlafend untersuchen können und daraus 24stündige Umsatzwerte berechnet. Bei einer Calorienzufuhr von 103—118 Calorien und N-Zufuhr von 0,7 g (beides pro Kilogramm) betrug für 24 Stunden berechnet die Kraftwechselsteigerung rund 12% des Grundumsatzes, also ein Wert, der dem von TALBOT sehr nahe kommt. Bei noch reichlicherer Ernährung — Energiequotient 153, N-Gehalt über 1,0 g N/kg — erreichte die Steigerung in 24 Stunden rund 23% des Nüchternumsatzes.

Jedenfalls stimmt das Ergebnis dieser Übersicht gut mit dem überein, was wir aus dem Verhalten des Säuglings nach Einzelmahlzeiten folgerten: die spezifisch-dynamische Wirkung ist etwas, aber nicht wesentlich geringer als beim Erwachsenen.

4. Wie ist die spezifisch-dynamische Wirkung zu deuten? Wirkung von Hunger und Mast auf den Kraftwechsel.

Es handelt sich bei der alimentär bedingten Stoffwechselsteigerung bekanntlich um eine trotz riesiger Experimentalarbeit noch keineswegs gelöste Frage, zu der Stellung zu nehmen nicht unsere Aufgabe sein kann. Wir verweisen hierzu auf GRAFE [1] sowie BORNSTEIN und HOLM [2]. Soviel scheint festzustehen, daß jedenfalls der Verdauungsarbeit nur der geringere Anteil an der „spezifisch-dynamischen Wirkung" zukommt, sondern daß diese wesentlich auf primären intermediären Vorgängen beruht. Nachdem es bisher nicht gelungen ist, den kausalen Mechanismus derselben aufzuklären, scheinen uns gewisse teleologische Gedankengänge hierüber um so eher erlaubt, wie sie ABELIN geäußert hat. Die gesteigerte Oxydation nach Nahrungsaufnahme scheint ihm als eine

---

[1] GRAFE: Handbuch der Biochemie v. OPPENHEIMER, 2. Aufl., Bd. 5, S. 609. 1926, insbesondere S. 643f.

[2] BORNSTEIN u. HOLM: Handbuch der Physiologie, Bd. 5, S. 28. 1928, insbesondere S. 55f.

Schutzmaßnahme des Organismus, durch die er sich vor Überschwemmung mit Stoffen schützt, die er für seine konstitutiven Zwecke im Augenblicke nicht verwenden kann. Da die Speicherungsbereitschaft des Organismus in der Reihenfolge Fett, Kohlehydrate, Eiweiß abfällt, ist es teleologisch verständlich, daß die Neigung, Überschüsse davon zu oxydieren, in derselben Reihenfolge ansteigt. Es ist klar, daß bei einer solchen Auffassung auch die Größe der Einzelmahlzeiten eine große Rolle spielen muß, denn auch $^1/_3$ des Tagesbedarfs kann, auf einmal zugeführt, im Vergleich zu den Bedingungen des Nüchternumsatzes Belastung des Stoffwechsels bedeuten. Sehr wichtig wären deshalb Versuche, welche den kontinuierlichen (geringen) Stoffwechselverbrauch des Grundumsatzes gewissermaßen nachahmen, indem (möglichst flüssige) Nahrung, deren ausnutzbare Calorien dem Tagesgrundumsatz gerade entsprechen, in etwa 1stündigen Intervallen in kleinen Portionen zugeführt würde. Vielleicht würde sich dann ein recht anderes Bild ergeben.

Die niedrigere spezifisch-dynamische Wirkung während der Wachstumsperiode mit ihrer erhöhten Ansatzbereitschaft würde an und für sich ja gut zu den Vorstellungen ABELINS passen. Der geringe Unterschied zwischen dem Verhalten von Schulkindern und Säuglingen (mit ihrem etwa 15mal höheren Wachstumskoeffizienten!) muß aber zu denken geben. Es muß sich also wohl mehr um die Fähigkeit und Neigung zu Speicherung von totem Reservematerial handeln. Daß diese Tendenz wenigstens beim Säugling groß ist, geht ja schon aus den sehr viel höheren Werten der N- und Mineralretention bei Kuhmilchernährung gegenüber den Verhältnissen beim Brustkinde hervor (ROMINGER und MEYER).

Einen Prüfstein auf ABELINS Gedankengänge bietet das Verhalten des Organismus auf Hunger bzw. Mast. Wie im Tierversuch, kommt es auch beim Menschen während länger dauerndem *Hunger* zu einem allmählich ziemlich beträchtlichen Absinken des Grundumsatzes, auch pro Kilogramm Körpergewicht berechnet — sicher eine zweckmäßige Anpassung an die Situation. Interessant ist nun, daß sich Erwachsener und Säugling in dieser Hinsicht verschieden zu verhalten pflegen. Nach den eingehenden Studien von BENEDICT und Mitarbeitern (vgl. bei TIGERSTEDT S. 523—527) sinkt der Grundumsatz beim Erwachsenen in den ersten 3 Tagen (72 Stunden) des Hungers im allgemeinen kaum ab, nämlich nur auf 98% (um am 4. Tage 96%, am 6. 93%, am 11. 87% und am 18. 82% des Grundumsatzes zu erreichen). Daß man Säuglinge nicht so lange hungern lassen kann, ist selbstverständlich. Immerhin konnten SCHLOSSMANN und MURSCHHAUSER an mehreren Säuglingen von 4—5 Monaten Hungerversuche 3—4 Tage lang fortsetzen (währenddem diese saccharingesüßten Tee erhielten). In diesen Versuchen sank der Grundumsatz am 3. Tage schon auf rund 88% ab (wobei der N-Umsatz eher etwas gesteigert war). Dies scheint dafür zu sprechen, daß der Säugling vor der Hungerperiode mehr „aus dem Vollen" heraus gelebt hatte. Dies führt uns zur Frage der *Luxuskonsumption* (GRAFE) oder *Plethopyrosis* (wie HELMREICH es nennt). Hiermit ist gemeint, daß sich der Kraftwechsel bei Mast auf ein höheres Niveau einstellt, wobei es keinen prinzipiellen Unterschied bedeutet, ob man eine länger anhaltende spezifisch-dynamische Wirkung der einzelnen Mahlzeit oder eine Erhöhung der Nüchternwerte im Auge hat. Denn man muß ja annehmen, daß bei Mast auch im nüchternen Zustande noch mehr Reservematerial die Zellen umspült, als bei knapper Kost. Die Fähigkeit zum Luxuskonsum hat bei dem Erwachsenen besonders GRAFE aus klinischen Beobachtungen und eigenen Experimenten gefolgert. Bei einer erwachsenen Versuchsperson von ihm nahm der Grundumsatz — wenn bei gleichbleibendem N-Umsatz das Calorienangebot/kg um 100—200% anstieg — allmählich um $17 \rightarrow 23 \rightarrow 25\%$ zu. Daß es im Schulalter bei viel essenden magersüchtigen Kindern „Luxuskonsum" gibt, wird kein Kinderarzt bezweifeln. HELMREICH hat dies für dieses Alter auch experimentell zu beweisen versucht und fand bei Eiweiß-, Kohlehydrat- und Fettmast Erhöhungen des Grundumsatzes um 20, 15 und 10%. (Die Daten für diese Schlußfolgerungen werden allerdings allzuwenig ausführlich mitgeteilt.) Im Säuglingsalter, besonders im ersten Halbjahr, erhält das Kind ja nun schon normalerweise, ohne einen größeren Leistungsbedarf durch Muskeltätigkeit zu haben, Nahrung

Tabelle 64. (Nach BAER.)

Alter Monate	Energie- quotient der Nahrung	Grundumsatz im Verhältnis zum Normalwert nach KESTNER- KNIPPING %
$3^1/_2$	70	+ 1,26
	112	+ 13,35
	135	+ 14,67
	164	+ 26,70
$4^1/_2$	75	— 10,7
	95	+ 3,0
	105	+ 9,7
	115	+ 12,3
	135	+ 20,0
5	61	— 4,1
	79	+ 2,0
	96	+ 11,23
	146	+ 20,0
14	90	± 0
	161	+ 22,5
	173	+ 35

von einem Caloriengehalt, der den Erhaltungsbedarf (Grundumsatz) um über 100% zu überschreiten pflegt. Und wir möchten in dem starken Absinken des Grundumsatzes am 3. Hungertage in den Versuchen von SCHLOSSMANN und MURSCHHAUSER den Beweis dafür sehen, daß der normale Grundumsatz im Säuglingsalter eben schon ein durch Mast gesteigerter ist! Neuerdings hat BAER quantitative Erhebungen nach dieser Richtung angestellt, welche geradezu einen Beweis für eine solche Schlußfolgerung liefern. Soweit sie gesunde Säuglinge betreffen, seien sie in vorstehender Tabelle zusammengestellt.

IV. Einfluß der Muskeltätigkeit.

Physikalisch entsprechen 427 Meterkilogramm = 1 Calorie. Auf diese Weise kann man also auch eine geleistete mechanische Arbeit in Calorien ausdrücken und sie in Beziehung setzen zu dem in Calorien ausgedrückten biologischen Energieaufwand, welcher nötig war, um sie zu verrichten. Das sich ergebende Verhältnis ist je nach der geleisteten Arbeit sehr verschieden, am höchsten ist der „Wirkungsgrad" der menschlichen Muskelleistung unter anderem bei Fortbewegung auf dem Fahrrad sowie beim Bergsteigen mit 25—30%, d. h. es muß hierbei nur das 3—4fache der mechanischen Arbeitsleistung an biologischer Energie aufgebracht werden, Werte, welche dem Wirkungsgrade moderner Kraftmaschinen (Benzinmotor, Dieselmotor) nahe kommen. Ob sich in dieser Hinsicht Kinder anders verhalten, scheint nicht bekannt. Im allgemeinen handelt es sich bei ihnen ja auch weniger um exakt meßbare Arbeitsleistungen als um impulsive Bewegungen ihres eigenen Körpers. Und praktisch wichtiger als der Wirkungsgrad dieses Muskelspiels, ist die Frage nach dem Mehrbedarf an Energie, welchen dieses dem Ruhestoffwechsel gegenüber hervorruft.

Von HELMREICH liegen Untersuchungen vor, welche sich mit beiden Fragen beschäftigen. Er ließ Kinder verschiedenen Alters in Rückenlage die Beine heben und senken und kam dabei zu folgendem Resultat: Der O_2-Verbrauch stieg natürlicherweise mit der bewegten Masse, also dem Gewichte des Kindes, an. Und zwar wurde jedes Kilogrammmeter geleisteter Arbeit mit ungefähr derselben Calorienmenge bezahlt, ob es sich um kleine oder große Kinder handelte (Alter von 3—14 Jahren). Die Arbeit (Gewicht $\times$ Weg) ist nun, während das Gewicht eine Größe der 3. Potenz ist, eine solche der 4. Potenz. Daraus folgt, daß die Unterschiede im O_2-Verbrauch größer waren, als dem Gewichtsverhältnis entsprach, daß also kleinere (jüngere) Kinder dieselbe Bewegung gewissermaßen „billiger" ausführen als größere (ältere). Bei einem Körpergewichtsverhältnis von 17 : 52 (also etwa 1 : 3) ergab sich z. B. ein Verhältnis des O_2-Verbrauches wie 1 : 5,5! Noch günstiger steht das jüngere Individuum da, wenn man den Mehrbedarf durch Muskelbetätigung, wie üblich, als prozentualen Aufschlag zum Grundumsatz veranschlagt. Denn dieser ist nach der Flächenregel eine Größe der 2. Potenz und beträgt z. B. in dem angeführten Falle bei dem älteren Kinde pro Körperkilogramm knapp $^2/_3$ des Wertes als bei dem jungen Kinde. Relativ zum Grundumsatz/Kilogramm ist also der Mehrverbrauch durch Bewegung des eigenen Körpers beim kleinen (jungen) Kinde gegenüber dem Mehraufwand des großen (älteren) Kindes noch geringer, als es schon aus dem Gesagten hervorging. Deswegen spielt nach HELMREICH die alltägliche Muskelarbeit für die Bewegung des eigenen Körpers im Energiehaushalt des Kindes eine vergleichsweise geringere Rolle als beim Erwachsenen, und nur so ist es nach diesem Autor zu erklären, daß Kinder im Spielalter fast den ganzen Tag in rastloser Bewegung sein können. *Die Theorie* Helmreichs *ist so wichtig, daß ihre experimentelle Begründung unbedingt nachgeprüft und erweitert werden sollte.* Zuzugeben ist, daß auf ihrem Boden die folgenden Zahlen über den biologischen Energieaufwand für Muskelbetätigung mit der alltäglichen Beobachtung über die motorische Regsamkeit (und also geleistete mechanische Arbeit) in den verschiedenen Kindheitsperioden viel besser in Einklang zu bringen sind, als es ohne dies der Fall wäre.

Beim jungen *Säugling* erfolgt Muskelarbeit hauptsächlich in Form des Schreiweinens, welches momentan Kraftwechselsteigerungen bis zu 100(—200)% des Grundumsatzes bewirken kann. Als Tagesaufschlag werden für Muskelarbeit im ersten Halbjahr meist 20—40% des Grundumsatzes angenommen, je nachdem es sich um ein ruhiges oder unruhiges Kind handelt.

Tabelle 65. Prozentiger Aufschlag auf den Grundumsatz durch Muskelarbeit. (Vom Verfasser berechnet aus Gesamtverbrauchszahlen von Kestner-Knipping durch Abzug der spezifisch-dynamischen Wirkung.)

Alter	Der Aufschlag beträgt %	
Jahre	♂	♀
2—4	50	
5	74	61
6	74	61
7	64	53
8	66	56
9	78	70
10	78	56
11	86	49
12	86	50
13	97	45
14	97	59
Erwachsene:		
1. Leichtarbeiter (Lehrer, Schneider, Feinmechaniker)	50	
2. Schwerarbeiter (Tischler, Metallarbeiter)	100	

V. Kraftwechsel und Wachstum.

Mit Besprechung der Beziehungen zwischen Wachstum und Kraftwechsel werden eine Reihe ziemlich schwer zu beantwortender Fragen aufgeworfen. Der erste Schritt zu ihrer Lösung ist, daß man dieselben genau auseinanderhält.

Dynamisches Wachstumsgesetz Rubners. Eine vergleichend physiologische Betrachtung des Wachstumsvorganges innerhalb der Säugetierreihe hat Rubner zur Aufstellung seines Gesetzes vom konstanten Energieaufwande beim Wachstum geführt. Dieses besagt, daß innerhalb der Säugetierreihe vom Meerschweinchen bis zum Pferde die Verdoppelung der Einheit (kg) des Geburtsgewichtes den gleichen Energieaufwand erfordert. Dieses „Gesetz" ergibt sich aus der Gegenüberstellung dreier Größen: 1. Erhaltungsumsatz der Gewichtseinheit nach dem Oberflächengesetz ausgerechnet (mit Aufschlag für die spezifisch-dynamische Wirkung der Nahrung). 2. Calorienwert des Ansatzes. 3. Zeitfaktor

(Zeit bis zur ersten Gewichtsverdoppelung des Tieres). Es stellte sich nun folgendes heraus: Die kleinen Tiere haben einmal (nach dem Oberflächengesetz) pro Kilogramm Körpergewicht einen sehr viel höheren Kraftwechsel. Andererseits verdoppeln sie aber ihr Gewicht in sehr viel kürzerer Zeit. Und zwar liegen die Verhältnisse quantitativ so, daß der Kraftwechsel pro Kilogramm bei den kleinen Tieren etwa gerade um soviel mehr beträgt, als die Zeit bis zu ihrer Gewichtsverdoppelung kürzer ist. Und deshalb ist Umsatz (pro Kilogramm) × Zeit (bis zur Gewichtsverdoppelung) = konstant! Zahlenmäßig ergibt sich für die Verdoppelung von 1 kg Körpergewicht — Umsatz inklusive spezifisch-dynamischer Wirkung + Ansatz, in Nettocalorien ausgedrückt — bei Pferd, Rind, Schaf, Schwein, Hund, Katze, Kaninchen ein Wert, der zwischen 3700 und 5000 Calorien liegt. Nur der Mensch macht eine Ausnahme, da bei ihm der entsprechende Wert nach RUBNER etwa 28800 Calorien beträgt! Das liegt aber einfach an seinem langsamen Wachstum. Im allgemeinen verhalten sich Wachstumsgeschwindigkeiten und Geburtsgewichte zueinander ja umgekehrt proportional, nur der Mensch macht eine Ausnahme darin. Denn bei einem Geburtsgewicht von 3 kg, das zwischen dem von Schaf (4 kg) und Schwein (1,5 kg) liegt, braucht er 12mal soviel Zeit zur ersten Gewichtsverdoppelung als diese Tiere. Andererseits entspricht aber seiner geringen anfänglichen Körpermasse pro Kilogramm ein etwa ebenso hoher Kraftwechsel wie bei den erwähnten Tieren. Auf diese Weise ist es ohne weiteres klar, daß sich der Mensch dem RUBNERschen Wachstumsgesetz (das auf der Konstanz des Produktes Umsatz × Zeit beruht) nicht einfügen kann.

Wachstumsquotient RUBNERs. RUBNER hat nun an Hand seines Gesetzes noch den sog. Wachstumsquotienten ausgerechnet. Diesen erhält man, wenn man den Ansatz in Prozenten des Gesamtumsatzes — Grundumsatz + spezifisch-dynamische Wirkung + Ansatz, alles in Reincalorien berechnet — ausdrückt. Er beträgt bei den übrigen Säugetieren durchschnittlich 34,3, beim Menschen dagegen nur 5,2. Diese Tatsache ist aber nur eine selbstverständliche Folge des relativ hohen Erhaltungsumsatzes des menschlichen Neugeborenen einerseits, seiner niedrigen Wachstumsgeschwindigkeit andererseits, welche auch seine Ausnahmestellung hinsichtlich des dynamischen Wachstumsgesetzes bedingen. Denn die ausschlaggebenden Werte im Wachstumsquotienten sind ja der (geringe) Calorienwert des täglichen Ansatzes einerseits, der (hohe) Calorienwert der aus dem Oberflächengesetz berechneten täglichen Energieproduktion andererseits. Im folgenden Absatz muß dagegen eine ganz andere, der experimentellen Prüfung zugängliche Frage erörtert werden: Wieviel Energieüberschuß über den Grundumsatz *hinaus* muß dem Säugling zum normalen Wachstum zugeführt werden, und wieviel machen die Ansatzcalorien von diesem *Überschuß* prozentual aus? Also eine Frage, welche die

Energetik der Massenbildung beim Säugling betrifft. Eine ausführliche *allgemein*physiologische Behandlung dieser Frage gibt LEHMANN. Er berechnet aus der vorliegenden experimentellen Literatur, daß die Deponierung stofflicher Energie in der belebten Welt mit einem recht konstanten Wirkungsgrade erfolge, den er auf 60—80% berechnet, was bedeutet, daß durchschnittlich 45% mehr Calorien zugeführt werden müssen, als sie der Ansatz enthält.

Um zu erfahren, wie sich der Säugling in dieser Hinsicht verhält, wird man sich zunächst an die vorliegenden Gesamtstoffwechselversuche halten. Für die Ausrechnung solcher Versuche sind folgende Daten nach RUBNER wichtig: Retiniertes N wird als Muskelfleisch gerechnet. 100 Teile Muskelfleisch = 3,4 g N, 1 g N (in dieser Form) = 34,68 Calorien. Ferner entfallen auf 1 g N (in dieser Form) 3,28 g C. Das überschüssige C wird als Fett berechnet: 1 g C = 1,3 g Fett = 12,3 Calorien. Der Calorienwert des Ansatzes wird natürlich recht verschieden hoch sein, je nachdem mehr „Fleisch“ oder mehr Fett angesetzt wird. Zu dem Gewicht des Ansatzes bestehen ja nur lose Beziehungen, da dieses in erster Linie durch Wasserretention (bzw. Abgabe) bestimmt wird, welche weitgehend eigene Wege geht. Für Berechnungen, die lange Perioden betreffen, stellt RUBNER für 100 g Ansatz nach den Neugeborenenleichenanalysen CAMERERs und SÖLDNERs 11,5% Eiweiß und 13,3% Fett in Rechnung, woraus sich ergibt: Gewicht des Ansatzes $\times$ 1,87 = Calorienwert desselben. Und für die ersten 4 Lebensquartale betrüge pro die (vgl. Bd. 1, S. 20) der tägliche Calorienwert des Ansatzes dann im Durchschnitt 52, 37, 28 und 23 Calorien. Er fragt sich aber, ob diese Zahlen richtig sind. Es macht sich hier wieder der Mangel an Leichenanalysen gesunder (plötzlich gestorbener) Individuen *zwischen* Neugeborenenzeit und Erwachsenenalter geltend. Vergleicht man nur diese beiden Kategorien, so würde daraus eine ziemlich erhebliche Zunahme des prozentigen Fettgehaltes im Laufe der Entwicklung hervorgehen (ARON). Dieselbe braucht ja auch keineswegs eine allmählich ansteigende zu sein. Der klinische Eindruck spricht vielmehr dafür, daß gerade der „wohlgenährte“ ältere Säugling *besonders* fettreich ist und jedenfalls den Neugeborenen in dieser Hinsicht weit übertrifft. Und dies muß den durchschnittlichen Calorienwert des Ansatzes natürlich enorm erhöhen. Es ist in diesem Zusammenhange wichtig, daß auch der Calorienwert des täglichen Ansatzes in den unten angeführten Versuchen von RUBNER und HEUBNER sowie NIEMANN bedeutend höher liegt als die obigen Werte, und 77 bzw. 88 Calorien trotz einer mäßigen Gewichtszunahme von 16—22 g beträgt. Das Gesagte beschränkt sich übrigens nicht auf die Verhältnisse des Fettansatzes. Aus den langfristigen Stoffwechseluntersuchungen von ROMINGER und MEYER geht weiter hervor, daß jedenfalls beim Säugling, der mit Kuhmilch ernährt wird, auch die N-Retention bedeutend höher ist als von Rubner angenommen, so daß beim Flaschenkind der Ansatz etwa 18 statt 11,5 % Stickstoffsubstanz enthält.

Von Gesamtstoffwechselversuchen führen wir hier den klassischen von Rubner und Heubner an ($7^{1}/_{2}$ Monate altes Flaschenkind von 7570 g Gewicht), sowie den von Niemann ($3^{1}/_{2}$ monatiges Flaschenkind von 5117 g Gewicht). Diese Versuche ergaben folgendes (Tab. 66).

Um den Wirkungsgrad des Ansatzes in diesen Versuchen genau berechnen zu können, müßte man den durch Muskelbetätigung bedingten Teil der Wärmebildung kennen. Da dieser unbekannt

Tabelle 66. Tagescalorienbilanz pro Kilogramm Körpergewicht.

	Kind von Rubner und Heubner	Kind von Niemann
Bruttozufuhr	96,27	(117)
Nettozufuhr (abzüglich Brennwert von Urin und Kot) .	89,30	108
Ansatz	11,72	15
Also Wärmebildung	77,58	93

ist, nehmen wir für unsere Berechnung nach Angaben der Literatur einen 20 %igen Abzug dafür vor. Ferner ziehen wir im ersteren Falle 12, im zweiten Falle 15 % für spezifisch-dynamische Wirkung ab. Dann erhalten wir für beide Fälle Grundumsatzwerte von 58 bzw. 67 Calorien/Kilogramm, also Zahlen, die durchaus innerhalb der normalen Streuungsbreite des Grundumsatzes für dieses Lebensalter liegen. Von dem Calorienplus über den Grundumsatz hinaus, das spezifisch-dynamische Wirkung $+$ Ansatzcalorien zusammen ausmachen, würden letztere dann 60 % betragen, das wäre also ein Wirkungsgrad des Ansatzvorganges, welcher dem in der übrigen Tierreihe (nach Lehmann) entspricht.

Nachfolgend habe ich noch in einer Tabelle die verschiedenen Kraftwechselkomponenten des kindlichen Kraftwechsels im 1. Lebensjahr zusammengestellt, um auch auf diese Weise einen Anhalt für den Wirkungsgrad des Ansatzvorganges in diesem Lebensabschnitt zu gewinnen.

Nach dieser Tabelle bleibt „für Wachstumsbedarf" im 1. Quartal fast das Dreifache, im 2. etwas mehr als das Doppelte, im 3. genau das Doppelte und schließlich im 4. etwas weniger als der Wert, den die Ansatzcalorien nach der Berechnungsart von Rubner in den betreffenden Quartalen ausmachen würden. Es ist dies eine Unstimmigkeit, wie sie in noch viel höherem Grade für ein schematisches Diagramm von Talbot gilt, das überall abgedruckt wird, ohne daß merkwürdigerweise zu dieser Tatsache Stellung genommen wird. Durch Subtraktion der verschiedenen Kraftwechselkomponenten vom Wärmewert der Nahrung, der sehr hoch angesetzt ist (Energiequotienten von 130, 115 und 105 in den ersten drei Quartalen), ergeben sich bei einer ganz normalen Gewichtskurve hier „für Wachstumsbedarf" Calorienwerte, welche (in diesem Falle ansteigend) das 4—7fache (!) des Wertes betragen, den der tatsächliche Ansatz nach dem Rubnerschen

Tabelle 67. Tagescalorienbilanz pro Kilogramm Körpergewicht[1] im ersten Lebensjahre.

	Quartal			
	I.	II.	III.	IV.
Zufuhr: Nahrung	105	95	90	85
minus Kotverlust	101	92	87	83
Grundumsatz	50	54	54	54
plus spezifisch-dynamische Wirkung	56	60	62	62
plus Verbrauch durch Muskelleistung	70	77	80	81
Bleiben für Wachstumsverbrauch . .	30	15	7	2
Ansatzcalorien berechnet nach Rubner	11	6	$3^1/_2$	$2^1/_2$

Multiplikator nur enthalten dürfte. Zur Kritik fordert dabei heraus einmal der mit 45—50 Calorien/Kilogramm bei einer so reichlichen Ernährung sicher zu niedrig angenommene Grundumsatz, außerdem der besonders fürs 2. Halbjahr mit 23% sicher zu niedrig veranschlagte Aufschlag für Muskelleistung. Allerdings würden auch entsprechende Korrekturen die Unstimmigkeit nicht annähernd ausgleichen! Wenn auch in viel geringerem Maße, bleibt diese auch für unsere Tabelle bestehen. Denn selbst, wenn man für den Ansatz z. B. 18% Stickstoffsubstanz und 21% Fett rechnete, würde sein Calorienwert noch nicht einmal um die Hälfte höher sein, als von Rubner angenommen, während nach der Tabelle fast das Dreifache bis Doppelte herauskommt. Aus diesem Grunde erscheint es auch unangebracht, aus unserer Tabelle den Wirkungsgrad des Ansatzes zu berechnen. Sie wurde trotzdem abgedruckt, um zur Lösung der besprochenen Unstimmigkeit anzuregen.

Empirischer Nahrungsbedarf in den verschiedenen Lebensaltern. Zum Schluß soll noch eine mehr praktische Frage besprochen werden: Wieviel Bruttocalorien müssen in den verschiedenen Lebensaltern zugeführt werden, um unter natürlichen Lebensbedingungen normales Wachstum zu gewährleisten? Hierbei wird also nicht zwischen den einzelnen Kraftwechselkomponenten unterschieden, sondern es werden nur die empirisch ermittelten Nahrungsmengen normal wachsender Kinder untersucht, wobei die Frage eventuellen Luxuskonsums unter Umständen offen bleibt.

Normaler Neugeborener. Natürlicherweise ist auch diese Frage am gründlichsten für den Säugling studiert. Denn je älter die Kinder werden,

---

[1] Zur Berechnung ist folgendes zu bemerken. In dem Brennwert des Eiweiß (4,1 Calorien pro Gramm), wie er auch zur Berechnung des Caloriengehaltes der Säuglingsmilchen dient, ist der Brennwertverlust durch Urin und Kot schon enthalten. Es ist deshalb hier nur der Fettverlust durch den Kot berücksichtigt. Als spezifisch-dynamische Wirkung wurden im 1. und 2. Quartal 12%, im 3. und 4. 14% des Grundumsatzes angenommen. Der Mehrverbrauch durch Muskelbetätigung wurde ansteigend mit 25, 30, 33, 35% des Grundumsatzes veranschlagt.

um so stärker und unberechenbarer wird das Calorienbedürfnis durch
Muskelbetätigung, Schlafdauer usw. beeinflußt. So kann sich die Beantwortung auch nur für die Zeit von der Geburt bis zum Ende des 1. Halb-
jahres auf ein umfangreiches und einwandfreies Erfahrungsmaterial
stützen (vgl. dazu CZERNY-KELLER, 2. Aufl. 1, S. 87—100, 221—224,
437—501, 1018—1044. Dort auch umfangreicher Literaturnachweis).
Sehr wechselnde Verhältnisse bietet natürlich die Neugeborenenperiode
dar. Einmal sind in den ersten Lebenstagen die Trinkmengen an der
Brust sehr verschieden groß, je nach dem Zeitpunkte des Einschießens
der Milch, der Ergiebigkeit der Brust, der Stilltechnik, der Geschicklichkeit und Kraft des Kindes beim Saugen, und dann ist die Zusammensetzung und damit der Brennwert des Colostrums und die Schnelligkeit
seiner Umwandlung zur bleibenden Milch im einzelnen Falle auch recht
unterschiedlich. Um trotzdem zu einer ungefähren Vorstellung zu
kommen, bringen wir nachstehend eine Tabelle. Die Brennwerte des
Colostrums sind eingesetzt nach den Ergebnissen von LANGSTEIN, ROTT
und EDELSTEIN (welche nach den vorliegenden älteren und neueren
Analysen für die ersten Lebens-
tage allerdings etwas hoch sind),
die Trinkmengen an der Brust nach
von JASCHKE (diese sind etwas
niedriger als die Durchschnittswerte
nach FEER).

Die in Klammer gesetzte Angabe
für den 14. Lebenstag entspricht der
Erfahrung, daß bei normalem Verlaufe des Stillgeschäftes zu Beginn
bzw. im Verlaufe der 3. Lebenswoche
Trinkmengen zwischen 500 und 600 g
erreicht werden, wodurch dann ein
Energiequotient von etwa 110 gewährleistet ist.

Tabelle 68.

Lebens-alter Tage	Tägliche Trink-menge	Brennwert der Brust-milch (in 1000 g)	Energie-quotient der Nahrung
1	32	1500	15
2	97	1100	32
3	182	800	44
4	240	750	54
5	308	700	70
6	341	675	70
7	368	650	72
10	422	700	90
(14)	(550)	(700)	(110)

Vergegenwärtigt man sich gegenüber den Zahlen
dieser Tabelle die Gewichtskurve des Neugeborenen mit ihrem initialen
Abfall, ihrem Umbiegen zwischen dem 3.—5. Lebenstage und Erreichen
des Ausgangspunktes nach 10—14 Tagen, so steht wohl fest, daß sie
weitgehend durch Wasserverarmung bzw. Wiedereinlagerung bedingt ist
(wissen wir doch aus der Therapie dyspeptischer Säuglinge, daß deren
Gewicht selbst bei bloßer Flüssigkeitszufuhr wiederansteigen kann),
immerhin erscheint es bemerkenswert, daß LANGSTEIN und Mitarbeiter
einen Wiederanstieg des Gewichtes erst sahen, wenn (am 4.—5. Tage)
der Energiequotient über 65 angestiegen war.

Säugling nach der Neugeborenenperiode. Was die Bemessung der
Säuglingsnahrung nach der Neugeborenenperiode betrifft, so teilen
CZERNY-KELLER ein umfangreiches Zahlenmaterial über die von gesunden

Kindern an der Brust aufgenommenen Nahrungsmengen mit. Aus einer größeren Reihe von Individualbeobachtungen an Kindern, welche ihr Geburtsgewicht spätestens bis zum 5. Monat verdoppelten, ergaben sich — wenn man 70 Calorien als Brennwert für 100 g Frauenmilch zugrunde legt — fürs erste und zweite Lebensquartal durchschnittlich Energiequotienten von 109 und 94. Etwas höhere Energiequotientenwerte — nämlich 113 und 97 — gehen aus den durchschnittlichen Trinkmengen hervor, die FEER für die ersten beiden Quartale aus einer Anzahl in der Literatur niedergelegter Beobachtungen errechnet hat. Selbstverständlich ist man gerade beim natürlichen Trinken an der Brust aber nie davor sicher, daß nicht ein gewisser Luxuskonsum vorliegt. In den Lehr- und Handbüchern findet man im allgemeinen als Durchschnittswerte für den Energiequotienten normaler Kinder im 1. Lebensjahr die *niedrigeren* Werte der unten stehenden Tabelle angeführt. Wir haben nach dem Gesagten eine gewisse Spielbreite nach oben in Rechnung gestellt, ebenso aber auch fürs 2. Halbjahr. Denn wir möchten glauben, daß sich die Normalzahlen für diesen Lebensabschnitt auf — wenn auch gesunde — Anstaltskinder stützen, die einmal in bezug auf spontane geistig-körperliche Regsamkeit eine gewisse Minusauslese darzustellen pflegen und außerdem auch nicht in dem Maße zur Bewegung angeregt werden, wie unter den natürlichen Verhältnissen einer Familie. Es ist aber klar, daß gerade in solchen Fällen das 4. Lebensquartal — als die Zeit, wo die Wachstumsintensität schon stark gesunken, die Muskeltätigkeit des Laufens aber noch nicht erlernt ist — ein Minimum an Calorienzufuhr pro Kilogramm Körpergewicht erfordern wird,

welches dann auch erst im 10. Lebensjahr wieder erreicht zu werden pflegt, nachdem der Grundumsatz/Kilogramm erheblich abgesunken ist (vgl. S. 237).

Selbstverständlich gelten die Zahlen nur für gesunde Kinder und nicht für Dystrophiker, wie sie häufig die Klinikinsassen darstellen, und die natürlicherweise einen viel höheren Calorienbedarf pro Körperkilogramm haben. In manchen Fällen wird allerdings auch bei ganz gesunden Kindern des 4. Quartales, trotzdem Motorik, Schlaf und Gewichtszunahme ganz altersgemäß sind, eine Durchrechnung der Ernährungsbilanz Energiequotienten von 100—110 ergeben. In solchen Fällen liegt eben Luxuskonsum vor.

Frühgeburten. Diese erfordern eine gesonderte Besprechung. Die kleineren von ihnen bringen anfangs nicht die Kraft auf, an der Brust zu trinken, erhalten die Brustmilch infolgedessen entweder aus der Flasche verfüttert oder sondiert. Da auf diese Weise die Anstrengung des Saugens teilweise oder sogar ganz fortfällt, so besteht unter

Tabelle 69.
Calorienzufuhr pro Kilogramm Körpergewicht im ersten Lebensjahre.

	Energiequotient
1. Quartal	100—112
2. ,,	90—100
3. ,,	80— 90
4. ,,	70— 80

Umständen in Anbetracht ihrer noch geringen alimentären Toleranz die
Gefahr einer Überernährung (welche besonders häufig in der 3. Woche
zu einer Dyspepsie führt). Nach einer auf ein großes Material gestützten
Tabelle von DELESTRÉ (CZERNY-KELLER, 2. Aufl. 1, S. 1037) erhalten
z. B. Neugeborene mit Geburtsgewicht unter 1500 bzw. 1500—2000 g
am 2. Tage schon 64 bzw. 74, am 4. Tage 77 bzw. 113, am 7. Tage 111
bzw. 125, am 10. Tage 134 Calorien/Kilogramm. Und weiterhin findet
man in manchen Arbeiten Energiequotienten von 140—150 verzeichnet.
Als erster hat wohl BIRK aus klinischer Erfahrung heraus darauf hingewiesen, daß ein derartiges Nahrungsangebot zum mindesten unnötig
ist und einen Luxuskonsum darstellt. Er hat an zahlreichen Beispielen
nachgewiesen, daß Frühgeburten ein Geburtsgewicht von 1400—2000 g
schon bei einem Energiequotienten von 115—100 in 2—3 Monaten verdoppeln konnten, und zwar nicht nur bei der Ansatz fördernden Buttermilch, sondern auch bei Frauenmilch. Dasselbe geht aus den Angaben
von SCHADOW (1932) hervor, dessen Frühgeburten vorwiegend Frauenmilch erhielten (durchschnittlicher Energiequotient 110). Ausführliche
Untersuchungen über den Calorienbedarf der Frühgeburten stellte
H. LANGER an. Er ernährte dieselben mit Frauenmilch, der 2% Plasmon
zugesetzt war. Er teilt sein Material ein in reichlich genährte und knapp
ernährte Kinder. Von der 2. Lebenswoche an erhielten erstere bei einem
Geburtsgewicht $<$ 1500 g 147, bei einem Geburtsgewicht von 1500 bis
2000 g 133 Calorien pro Körperkilogramm, die knapp ernährten erhielten
in beiden Gruppen nur 93 Calorien/Kilogramm. Trotzdem gediehen
letztere nicht nur ungestörter, sondern sie verdoppelten auch ihr Geburtsgewicht sicherer und häufiger in 2—3 Monaten (was einer täglichen
Gewichtszunahme von 1,2—1,5% des Geburtsgewichts entspricht, gegenüber einer durchschnittlichen Tageszunahme von etwa 0,8% des Geburtsgewichts bis zur Verdoppelung desselben bei reiferen Kindern). Erklärlich
wird dieser niedrige Calorienbedarf einmal durch den niedrigeren Basal-
stoffwechsel, den Frühgeburten bis zum 3. Monat pro Körperkilogramm
gegenüber reif geborenen Säuglingen haben (vgl. S. 208 und 209), und dem
gegenüber der Bedarf an Wachstumscalorien in den Hintergrund tritt,
zweitens wohl durch ihre Schlafsucht und Bewegungsarmut, welche
die Betriebsausgaben für Muskelleistungen wesentlich einschränken. So
niedrig, wie in LANGERs Versuchen, dürfte der Calorienbedarf von Frühgeburten allerdings nur sein, wenn (mit Plasmon) stofflich angereicherte
Frauenmilch verabfolgt wird. Ferner wird nach den Untersuchungen
SCHADOWs das zu guter Gewichtszunahme notwendige Calorienminimum
sicher beeinflußt werden von dem Grade des Wärmeschutzes, den man
den Frühgeburten angedeihen läßt (vgl. S. 209). Zur Beantwortung der
wichtigen Frage, wie hoch der Energiebedarf der Frühgeborenen weiterhin
ist, nachdem sie ihr Geburtsgewicht verdoppelt haben, liegen meines
Wissens keine Unterlagen vor.

Die Frage nach dem *Calorienbedarf jenseits des Säuglingsalters* findet sich (neben der Frage der zweckmäßigen Zusammensetzung der Nahrung) ausführlich und mit reichem Literaturnachweis erörtert bei CZERNY-KELLER, 2. Aufl. 1, S. 885—924 (1925). Die Autoren weisen mit Recht auf die große Variationsbreite der Werte hin, wie sie ja gar nicht anders sein kann, je nach Bewegungslust, nervöser Konstitution, Luxuskonsum bzw. Anpassung an eine knappe Ernährung usw. Die ärztliche Beobachtung zeigt einem ja fast täglich die großen diesbezüglichen Unterschiede, welche in den gewissermaßen künstlich normierten Grundumsatzwerten (Einstellungsdiät, dann Nüchternheit + vorsätzliche Muskelruhe) weitgehendst ausgeschaltet werden. Die Durchschnittswerte der hauptsächlich deutschen, skandinavischen und amerikanischen Autoren sind dagegen einander recht ähnlich und entfernen sich andererseits auch nicht weit von Angaben, die KESTNER und KNIPPING (S. 22, [1926]) über den Calorienbedarf des Menschen in der Wachstumsperiode machen. Danach beträgt der Energiequotient bei Knaben im 2. bis 5. Lebensjahr etwa 88—80, hält sich dann vom 6.—10. Lebensjahr um 80 herum, um etwa vom 10.—14. Lebensjahr auf etwa 75—70 abzusinken. Die Mädchenwerte werden im allgemeinen nur etwa 5—10% niedriger angegeben. Nur KESTNER und KNIPPINGs Anschlag liegt vom 10. Jahre ab für den Calorienbedarf der Mädchen 15—20% niedriger als für den der Knaben. Eine große Rolle spielt heutzutage ja der Sport (insbesondere Fußball). Mögen also die angegebenen Zahlen für manche Fälle noch viel zu hoch sein, so werden sie in anderen Fällen, wo die

Tabelle 70. Calorienbedarf pro Körperkilogramm bei Bettruhe und ausreichender Ernährung.

Alter	Energie-quotient	Alter	Energie-quotient	Alter	Energie-quotient
2	72	7	63	12	53
3	72	8	63	13	48
4	70	9	59	14	45
5	67	10	58	Erwachsener	32
6	64	11	56		

Kinder täglich stundenlang Fußball spielen, noch zu niedrig bemessen sein. Zum Vergleiche sei noch angeführt, daß der Energiequotient des Erwachsenen für Leichtarbeiter (Lehrer, Schneider, Feinmechaniker) etwa 40, für angestrengtere Arbeiter (Tischler, Metallarbeiter) etwa 50 beträgt. Praktisch wichtig ist ferner, insbesondere für Krankenhausverhältnisse, der Energiequotient von bettlägerigen, nicht fieberkranken Kindern. Ich habe ihn berechnet auf Grund eines 40%-Anschlags durch spezifisch-dynamische Wirkung + Muskelbewegung auf den Grundumsatz nach KESTNER-KNIPPING. Vgl. obenstehende Tabelle 70.

Es ist klar, daß sich für Kinder in der Rekonvaleszenz nach konsumierenden Krankheiten sowie unterernährte Kinder unter Umständen noch höhere Energiequotienten ergeben werden, als in dieser Tabelle.

Theoretisch und volkswirtschaftlich interessant ist schließlich noch ein *Vergleich der absoluten Calorienkonsumption von Kindern und Erwachsenen* (etwa für die Verhältnisse innerhalb einer Familie):

Tabelle 71. Täglicher absoluter Calorienbedarf.

Lebens-alter Jahre	♂	♀	Lebensalter
2	850		*Erwachsener* (Mann):
3	1120		Kopfarbeiter, Schreiber 2300
4	1250		Schneider, Feinmechaniker, Lehrer . . . 2700
5	1350		Schuhmacher, Briefträger, Buchbinder . 3000
6	1450		Tischler, Metallarbeiter 3500
7	1600		Schwerarbeiter . . . . $>$ 4000
8	1750		
9	1950		
10	2000	1970	
11	2200	2000	
12	2350	2050	
13	2450	2200	
14	2650	2300	

Literatur.

1. Monographien und Übersichtsarbeiten.

BENEDICT u. TALBOT: (1) The gaseous metabolism of infants with special reference to its relation to puls-rate and muscular activity. Carnegie Inst. Publ. Nr. 201, 1914.

BENEDICT u. TALBOT: (2) The physiologie of the new born infants (Character and amount of the katabolism). Carnegie Inst. Publ. Nr. 233, 1915.

BENEDICT u. CARPENTER: (3) Food energy and energy transformations. Carnegie Inst. Publ. Nr. 261, 1918.

BENEDICT u. HARRIS: (4) A biometric study of basal metabolism in man. Carnegie Inst. Publ. Nr. 279, 1919.

BENEDICT u. TALBOT: (5) Metabolism and growth from birth to puberty. Carnegie Inst. Publ. Nr. 302, 1921.

BENEDICT: (6) Methoden zur Bestimmung des Gaswechsels bei Tieren und Menschen. ABDERHALDENs Handbuch der biologischen Arbeitsmethoden, Abt. IV, Teil 10, S. 415—674. 1926.

— (7) Ein transportabler Respirationsapparat für medizinische, anthropologische und andere wissenschaftliche Expeditionen. ABDERHALDENs Handbuch der biologischen Arbeitsmethoden, Abt. IV, Teil 13, H. 1. 1929.

— (8) Der Helmrespirationsapparat in seinen verschiedenen Formen. ABDERHALDENs Handbuch der biologischen Arbeitsmethoden, Abt. IV, Teil 13, H. 5. 1933.

— (9) Zwei elektrisch kompensierte Emissionscalorimeter für kleine Tiere und Säuglinge und Erwachsene. ABDERHALDENs Handbuch der biologischen Arbeitsmethoden, Abt. IV, Teil 13, H. 6. 1934.

BOHNENCAMP: Über das Gesetz des Energiewechsels. Erg. Physiologie **34**, 848 (1932.)

BORNSTEIN u. HOLM: Stoffwechsel bei einseitiger und bei normaler Ernährung. Handbuch der Physiologie, Bd. 5, S. 28. 1928.

Czerny-Keller: Handbuch, 2. Aufl., 1923/1928, siehe Text.
Grafe: Die spezifisch-dynamische Wirkung der Nahrungszufuhr. Handbuch der Biochemie, 2. Aufl., Bd. 6, S. 609. 1926.
— Der Stoffwechsel bei Anomalien der Nahrungszufuhr (Hunger, Unterernährung, Überernährung). Handbuch der Physiologie, Bd. 5, S. 212. 1928.
György: Wachstum, Aufbau, Stoffwechsel und Ernährung des gesunden Säuglings. Handbuch von Pfaundler-Schlossmann, 4. Aufl., Bd. 1, S. 324. 1931.
Helmreich: Der Kraftwechsel des Kindes. Wien 1927.
Kestner u. Knipping: Die Ernährung des Menschen. Berlin 1926.
Kraus, Erich: Lehrbuch der Stoffwechselmethodik, Teil 1. Leipzig 1928.
Lehmann, Gunther: Energetik des Organismus. Handbuch der Biochemie, 2. Aufl., Bd. 6, S. 564. 1926.
Loewy, A.: Der respiratorische und der Gesamtumsatz. Handbuch der Biochemie, 2. Aufl., Bd. 6, S. 125. 1926.
Müller, Erich: Stoffwechsel und Ernährung älterer Kinder. Handbuch von Pfaundler-Schlossmann, 4. Aufl., Bd. 1, S. 419. 1931.
Müller, Franz: Quantitative Bestimmung des Gaswechsels mittels des Zuntz-Geppertschen Apparates. Abderhaldens Handbuch der biologischen Arbeitsmethoden, Abt. IV, Teil 10, S. 235—250. 1926.
Rubner: Die Gesetze des Energieverbrauches bei der Ernährung des Menschen. Leipzig und Wien 1902.
— Kraft und Stoff im Haushalt des Lebens. Leipzig 1908.
Simonson u. Hebestreit: Messung des Gaswechsels mit der Apparatur nach Simonson. Handbuch der biologischen Arbeitsmethoden, Abt. IV, Teil 13, H. 5. 1933.
Tigerstedt: Der Energiewechsel. Handbuch der Biochemie, 2. Aufl., Bd. 6, S. 458. 1926.

II. Einzelarbeiten.

Abelin: Biochem. Z. 154, 52 (1924).
Baer: Z. Kinderheilk. 47, 231 (1929).
Bahrdt u. Edelstein: Z. Kinderheilk. 12, 15 (1915).
Benedict: Boston med. J. 181 (1919).
Benedict u. Root: Arch. int. Med. 38, 1 (1926).
Bertheau: Münch. med. Wschr. 1933 II, 453.
Birk: Mschr. Kinderheilk. 9, 279 (1911).
Bohnencamp: Klin. Wschr. 1931 II, 1745; 1932 I, 899; 1932 II, 1510; 1933 I, 350.
de Bruin: Jb. Kinderheilk. 132, 257 (1931).
Büttner, K.: Klin. Wschr. 1932 II, 1508.
Careddu: Riv. Clin. pediatr. 28, H. 7, 553 (1930).
Dubois, E. F. u. Mitarbeiter: Arch. int. Med. 15 (1915); 17 (1916).
Gigon: Pflügers Arch. 140, 509 (1911).
Göttche: Mschr. Kinderheilk. 32, 22 (1926).
Grafe, Strieck u. Otto-Martensen: Z. exper. Med. 54, 613 (1927).
Gruber, v.: Sitzgsber. bayer. Akad. Wiss., Math.-physik. Kl. 1921, S. 341.
Habs: Dtsch. med. Wschr. 1933 I, 333. Münch. med. Wschr. 1933 II, 1260.
Heller: Klin. Wschr. 1932 II, 1857; 1933 I, 351.
— Z. exper. Med. 83, 128 (1932).
Hilsinger: Arch. Kinderheilk. 81, 36 (1927).
Hoesslin, v.: Arch. Anat. u. Physiol. 1888, 323.
Hoobler: Amer. J. Dis. Childr. 10, 153 (1915).
Howland: Z. physiol. Chem. 74, 1 (1911).
Jores: Z. exper. Med. 71, 170 (1930).
Kestner, Liebeschütz-Plaut u. Schadow: Klin. Wschr. 1926 II, 1646.

KNIPPING: Z. exper. Med. **41**, 363 (1924); **50**, 345 (1926).
KROGH: Wien. klin. Wschr. **35**, 290 (1922).
LANGER, H.: Z. Kinderheilk. **41**, 598 (1926).
LANGSTEIN, ROTT u. EDELSTEIN: Z. Kinderheilk. **7**, 210 (1913).
LEVINE, KELLY u. WILSON: Amer. J. Dis. Childr. **39**, 917 (1930).
LEVINE u. MARPLES: Amer. J. Dis. Childr. **40**, 269 (1930).
LEVINE, WILSON u. Mitarbeiter: Amer. J. Dis. Childr. **33**, 722 (1927); **36**, 740 (1928). (Spezifisch-dynamische Wirkung und Kraftwechsel.)
— Amer. J. Dis. Childr. **33**, 204 (1927); **35**, 54 (1928); **37**, 791 (1928). (Perspiratio und Kraftwechsel.)
MAGENDANTZ: Dtsch. Arch. klin. Med. **173**, 44 (1932).
MAGNUS-LEVY: Pflügers Arch. **55**, 1 (1894).
NIEMANN: Jb. Kinderheilk. **74**, 22 (1911).
NOTHAAS u. MULZER: Klin. Wschr. **1929 I**, 1065.
PFAUNDLER: Z. Kinderheilk. **14**, 1 (1916).
— Pflügers Arch. **188**, 273 (1921).
PFLEIDERER: Klin. Wschr. **1932 I**, 896 u. **II**, 1510.
READ: Arch. int. Med. **1924**, Nr 34.
REIN, H.: Naunyn-Schmiedebergs Arch. **171**, 363 (1933).
ROSENBLÜTH: Z. Kinderheilk. **46**, 531 (1928).
ROTH: Boston med. J. **186**, 457 u. 491 (1922).
RUBNER: Arch. f. Hygiene **66**, 127 (1908).
RUBNER u. HEUBNER: Z. Biol. **36**, 1 (1898); **38**, 305 (1899).
SCHADOW: Klin. Wschr. **1925 II**, 1548.
— Jb. Kinderheilk. **126**, 50 (1930); **136**, 1 (1932).
SCHLOSSMANN u. MURSCHHAUSER: Biochem. Z. **14**, 369 (1908).
— **56**, 355 (1913); **58**, 483 (1914).
SCHWENKENBECHER: Sitzgsber. Ges. Naturwiss. Marburg **62**, H. 5 (1927).
SEIFERT: Arch. Kinderheilk. **80**, 116 (1927).
SODERSTROM u. DUBOIS: Arch. int. Med. **19**, 931 (1917).
STÄHELIN: Z. klin. Med. **66**, 201 (1908).
STOELTZNER: Schr. Königsberg. gelehrte Ges., Naturwiss. Kl. **1928**, H. 8.
TALBOT: Mschr. Kinderheilk. **27**, 465 (1924). (Hier zahlreiche weitere Arbeiten des Verfassers zitiert.)
ULLRICH: Z. Kinderheilk. **47**, 38 (1929).
ZUNTZ u. OPPENHEIMER: Biochem. Z. **4**, 419 (1907); **14**, 361 (1908).

B. Wärmehaushalt.

I. Allgemeine Physiologie der Wärmeregulation.

a) Chemische und physikalische Wärmeregulation.

Der Mensch als homoiothermes Wesen hat nicht nur eine konstante, sondern auch eine wesentlich höhere Temperatur, als seine Umgebung sie gewöhnlich aufweist. Die Konstanz der Eigenwärme wird dadurch gewährleistet, daß in jedem Augenblick Wärmebildung und Wärmeabgabe aufs feinste aufeinander abgestimmt sind. Dieses besorgt ein im Hypothalamus, im Boden des 3. Ventrikels, liegendes *Temperaturzentrum*. Einmal reagiert dieses auf Änderungen der zentralen Bluttemperatur. Doch treten diese im allgemeinen zu langsam auf und sind zu geringfügig, um eine so feine und rasche Regulierung, besonders der

Wärmeabgabe zu gewährleisten, wie sie tatsächlich stattfindet. *Der hauptsächlich wirksame Reiz für die Wärmeregulation ist vielmehr in der Erregung der Temperaturpunkte der Haut zu erblicken.*

Chemische Wärmeregulation. Daß die Wärmebildung im Dienste der Wärmeregulation insbesondere durch Muskelleistung enorm gesteigert werden kann, ist bekannt. Als chemische Wärmeregulation im engeren Sinne bezeichnet man aber nur eine Einstellung des *Grundumsatzes* nach den Bedürfnissen der Wärmeregulation. Eine solche, insbesondere eine Steigerung der Verbrennungen infolge Abkühlung, ist im Tierexperiment sicher nachgewiesen, auch für den erwachsenen Menschen wahrscheinlich gemacht (GESSLER) und hat wahrscheinlich für die Aufzucht frühgeborener und atrophischer Säuglinge auch eine praktische Bedeutung. Man nimmt auf Grund tierexperimenteller Erfahrungen an, daß diese Steigerung der Verbrennungen besonders in Muskulatur und Leber unter dem Einfluß sympathischer Nervenbahnen zustande kommt.

Physikalische Wärmeregulation. Die Regulierung der Wärmeabgabe heißt physikalische Wärmeregulation. Sie erfolgt zunächst und prompt durch *wechselnde Hautdurchblutung*. Verringerte Hautdurchblutung bewirkt Abkühlung der Haut, dadurch Erniedrigung des Temperaturgefälles gegenüber der Umgebung und also Einschränkung der Wärmeabgabe bzw. sie verhindert die Erhöhung des Temperaturgefälles und der Wärmeabgabe bei sinkender Außentemperatur. (Mit der Zeit kommt es bei niedriger Außentemperatur natürlich auch zu einer passiven Auskühlung der Haut, und auf die Dauer sind aktiv-regulative Temperatursenkung und passive Auskühlung praktisch nicht auseinander zu halten. Bei plötzlichem Eintritt in eine kühlere Umgebung ist dies jedoch möglich, wie auf S. 253 ausgeführt ist.) Verstärkte Hautdurchblutung erhöht umgekehrt die Hauttemperatur, vergrößert also das Temperaturgefälle gegenüber der Umgebung und verstärkt dadurch die Wärmeabgabe bzw. verhindert ein Sinken von Temperaturgefälle und Wärmeabgabe bei steigender Außentemperatur.

Neben der mit der Hauttemperatur sinkenden und steigenden Wärmeabgabe durch Leitung und Strahlung wird, wie in den Ausführungen über die Perspiratio insensibilis hervorgehoben ist, ein Teil der Wärme dem Körper durch *Wasserverdampfung* entzogen, und zwar entfallen durchschnittlich $^1/_3$ der Perspiratio insensibilis auf die Ausatmungsluft, $^2/_3$ auf die Hautoberfläche. Während die pulmonale Wasserdampfausscheidung nur entsprechend einer Vergrößerung des Minutenvolumens der Atmung zunehmen kann, kann die Wasserdampfausscheidung von der Haut aus, schon sonst in gewissen Grenzen mit der Hautdurchblutung schwankend, ganz enorme Steigerungen erfahren in dem Maße, als Schweißbildung erfolgt. Die große Bedeutung der Entwärmung durch Wasserverdampfung liegt darin, daß sie auch dann wirksam bleibt, wenn die Umgebungstemperatur die Körpertemperatur übersteigt, wenn sich also das Temperaturgefälle umkehrt, was natürlich eine Wärmeabgabe durch Leitung und Strahlung unmöglich macht.

b) Die Temperatur der verschiedenen Körperbezirke.

Die Temperatur des Körperinneren, deren konstante Einstellung ja letzten Endes Zweck der Wärmeregulation ist, entnimmt man im allgemeinen aus der Rectaltemperatur. Man muß nur wissen, daß diese durch voraufgegangene Betätigung der Beckenmuskulatur, wie sie schon beim Umhergehen und noch mehr etwa beim Treppensteigen oder beim Umherspringen der Kinder erfolgt, erhöht und also verfälscht werden kann (vgl. auch weiter unten S. 243/345). Die Temperatur der Mundhöhle ist ein weniger empfehlenswertes Maß, da sie in ziemlich hohem Grade von der Temperatur der Einatmungsluft, überhaupt von stärkeren Abweichungen der Umgebungstemperatur, beeinflußt wird. Demgegenüber ist die Achselhöhle ja nur eine künstliche Körperhöhle, deren Wände von der äußeren Körperhaut gebildet werden, deren Temperatur ja gerade im Dienste der Konstanterhaltung der inneren Körpertemperatur stark schwankt. Trotzdem ist die Höhe der Axillartemperatur, richtige Messungstechnik vorausgesetzt (vollkommen trockene Haut, Messungsdauer von mindestens 10 Minuten) beim einzelnen Individuum im Rahmen der Tagesschwankungen sehr konstant. Die Axillartemperatur liegt für gewöhnlich *0,3—0,6⁰*, die Mundhöhlentemperatur *0,2—0,3⁰* niedriger als die Rectaltemperatur, welche etwa zwischen *36,5* und *37,5⁰* schwankt. Die thermoelektrisch festgestellte Temperatur der äußeren Körperhaut schwankt auch unter mittleren Bedingungen je nach der Körperregion etwa zwischen *29* und *35,5⁰* (Näheres in den Arbeiten von Benedict sowie Talbot).

c) Mißverhältnis zwischen Wärmebildung und Wärmeabgabe.

Die Wärmeproduktion pro Quadratmeter Oberfläche als Grundlage der Wärmeregulation. Theoretisch muß durchaus unterschieden werden zwischen der zentral-nervösen Fähigkeit zur Wärmeregulation und den Bedingungen, unter denen diese wirksam wird. Diese sind gegeben in dem Werte W/O, d. h. in der 24stündigen Wärmeproduktion pro Quadratmeter Körperoberfläche. Gleiche Hauttemperatur und Umgebungstemperatur vorausgesetzt, muß nämlich von der Einheit der Hautoberfläche in der Zeiteinheit nach physikalischen Gesetzen dieselbe Wärmemenge abgegeben werden. Andererseits kann aber nur soviel Wärme physikalisch abgegeben werden, als chemisch gebildet wird, denn direkte und indirekte (auf dem O_2-Verbrauch basierende) Calorimetrie ergeben bekanntlich genau die gleichen Werte. In dieser Hinsicht bestehen nun für junge Frühgeburten und in geringerem Grade auch für ausgetragene Neugeborene abnorme Bedingungen. Ihre aus dem O_2-Verbrauch berechneten Werte für W/O sind nämlich folgende (vgl. im Abschnitt „Kraftwechsel" S. 208/209): Bei kleinen Frühgeburten kurz nach der Geburt 350, in der 2.—4. Woche 560, in der 4.—8. Woche 630, in der 8.—12. Woche 743 Calorien, bei ausgetragenen Neugeborenen 612 Calorien (während die Normalwerte mit $^1/_4$ Jahr 850, mit $^1/_2$ Jahr 1000, mit $1^1/_2$ Jahren 1200, beim Erwachsenen 1000 Calorien betragen). *Aus diesen Zahlen geht ohne weiteres hervor, daß Frühgeburten der ersten Lebenswochen und Neugeborene im Vergleich zu später nur ein geringeres Wärmegefälle zwischen Haut und Umgebung vertragen können, wenn anders das Gleichgewicht zwischen Wärmeproduktion und Wärmeabgabe und damit die physiologische Körpertemperatur aufrecht erhalten werden soll.*

Die wärmeregulatorische Bedeutung des subcutanen Fettpolsters. Jungen Frühgeburten ist ihre Wärmeregulation darüber hinaus noch durch ihr außerordentlich dünnes subcutanes Fettpolster erschwert. Denn Fett ist ein außerordentlich schlechter Wärmeleiter. (Indem er sie in dicker Schicht umgibt, ermöglicht er ja z. B. den warmblütigen Robben und Waalen den Aufenthalt in den arktischen Meeren.) Und *Frühgeburten sind deshalb auch wegen ihrer dünnen subcutanen Fettschicht besonders leicht einer Unterkühlung ausgesetzt. Denn eine Abkühlung ihrer äußeren Haut wird sich,* ganz gleich, ob diese aktiv-regulatorisch oder passiv erfolgt, *verhältnismäßig rasch auch auf die tieferen Gewebeschichten erstrecken und damit eine Senkung auch der Innentemperatur (Rectaltemperatur) herbeiführen.*

Mit einer Unreife der zentralnervösen Wärmeregulation haben die in diesem Abschnitt besprochenen Verhältnisse nichts zu tun. Ob auch eine solche bei Frühgeburten und Neugeborenen anzunehmen ist, wird weiter unten erörtert werden.

II. Verhalten des Körpers unter Umständen, welche seinen Wärmebestand erhöhen.

1. Vermehrte Wärmebildung (besonders durch Muskelbetätigung).

a) Allgemeine Gesetzmäßigkeiten.

Einige Beobachtungen beim Erwachsenen. Die Steigerung der Körpertemperatur weist auch bei länger fortgesetzter Arbeit häufig schon nach $^1/_2$—$^3/_4$ Stunde ihr Maximum auf. Die gesteigerte Wärmeproduktion hat anfangs einen Vorsprung, und die Steigerung der Wärmeabgabe kommt erst allmählich in vollen Gang. Die Ansprechbarkeit des Wärmeregulationszentrums auf vermehrte Wärmebildung erhöht sich durch Übung. Beispiel von Mosso: Ein Bergsteiger der im Laufe des Sommers fast täglich 40 kg 400 m hoch trug, hatte im Herbst danach eine Temperatursteigerung von 37,1 auf 37,3° rectal, im Frühjahr nach der Winterruhe unter sonst gleichen Bedingungen eine solche von 37,2 auf 39° rectal. Natürlich spielte im Herbst auch der durch Übung allmählich erniedrigte

Kraftaufwand, also die geringere Wärmebildung, eine Rolle. Mangelndes Training von Muskelleistungszentren *und* Wärmeregulationszentrum sind wohl auch zur Erklärung heranzuziehen, wenn Rekonvaleszenten nach längerem Krankenlager wieder aufstehen und dann „fiebern" (auch nach längerer Zeit unter Umständen noch, wenn sie Spaziergänge machen), wobei dann die Rectaltemperatur über 38⁰, die Axillartemperatur über 37⁰ ansteigen kann. Im übrigen ist die Steigerung der Körpertemperatur durch „Arbeit" natürlich weitgehend abhängig von den Möglichkeiten zur Wärmeabgabe, wie sie durch Lufttemperatur und -feuchtigkeit, besonders aber durch die Kleidung gegeben sind. Unabhängig von der Kleidung ist auch dicken Menschen (bei schwererer zu bewegender Körperlast) durch den Isoliermantel ihrer subcutanen Fettschicht die Wärmeabgabe mehr erschwert als bei Mageren, was sie durch stärkeres Schwitzen ausgleichen.

Divergenzen zwischen Axillar- und Rectaltemperatur, je nach der Körperregion, deren Muskelgruppen betätigt wurden. Nach bloßer Betätigung der Beine, wie bei Märschen usw., kann die Rectaltemperatur Steigerungen bis um 1,8⁰ aufweisen, während sich die Axillartemperatur kaum zu erhöhen braucht und nur Steigerungen bis zu 1⁰ erfährt, wenn die Anstrengung so groß war, daß eben auch die gesamte Körpertemperatur erhöht wurde. Dagegen hat man nach Holzhacken mit dem rechten Arm bei Axillarmessung rechts Temperatursteigerungen über 39⁰ feststellen können. *Man muß demnach unterscheiden zwischen einer Erhöhung der Temperatur des ganzen Körpers* (die Axillar- *und* Rectaltemperatur betrifft) *und einer lokalen Wärmestauung in der Nachbarschaft der tätig gewesenen Muskulatur, die je nach der Arbeitsform allein oder vorzugsweise in Achselhöhle oder Rectum angetroffen wird.*

Beobachtungen über Verhalten der Hauttemperatur zu Beginn einer Muskelbetätigung. Talbot hat festgestellt, daß Muskelbetätigung zunächst mit einem erheblichen Absinken der (thermoelektrisch gemessenen) Temperatur der Hautoberfläche beantwortet wird. Da nach seinen Versuchsbedingungen zu diesem Zeitpunkt keinesfalls schon etwa eine Schweißbildung anzunehmen war, so scheint dies dem Gesetz zu widersprechen, daß indirekte und direkte Calorimetrie jeweils genau die gleichen Werte ergeben. (Denn die Vermehrung des O_2-Verbrauches setzt doch sofort ein, während ein Absinken der Hauttemperatur verringerte Wärmeabgabe bedeutet.) Dieses Gesetz gilt aber nur bei konstanter Körpertemperatur, wohingegen anzunehmen ist, daß bei den erwähnten Versuchen, wenn nicht die Körpertemperatur, so doch die Temperatur der arbeitenden Muskeln sicher sogleich anstieg, was sich sicher gezeigt hätte, wenn nicht oral, sondern je nach den Übungen axillar oder rectal gemessen worden wäre. Außerdem bedeutet die sogleich einsetzende Hyperpnoe natürlich auch eine wenigstens partielle Steigerung der Wärmeabgabe auf dem Wege der Wasserverdampfung.

b) Beobachtungen an Kindern.

Allgemeine Hyperthermien durch Muskelbetätigung bei Säuglingen. Nach längerem Schreien stellten RIETSCHEL, PRINKE und STRIECK bei Säuglingen rectale Temperatursteigerungen bis über 38⁰ fest. Dieses von RIETSCHEL als „Schreifieber" bezeichnete Vorkommnis hat durchaus praktische Bedeutung. Denn die Möglichkeit, daß eine besorgte Mutter das Schreien auf eine beginnende Erkrankung zurückführt, zum Thermometer greift und durch die festgestellte Temperaturerhöhung in ihrer Meinung bestärkt wird, ist nur zu naheliegend. BEHRENDT beschreibt bei älteren Säuglingen, die gefesselt waren (wie es bei der Ekzemtherapie ja manchmal notwendig wird) und die mit der gesamten Körpermuskulatur dagegen anarbeiteten, sogar Temperatursteigerungen über 39⁰. In beiden Fällen ist eine Erhöhung der Temperatur des ganzen Körpers anzunehmen.

Rectale Hyperthermien älterer Kinder nach Muskelbetätigung. Kinder, die sich getummelt haben, weisen nach dem auf S. 244 Ausgeführten im allgemeinen eine (nur) rectale Hyperthermie (MORO) auf, also eine übergroße Spanne zwischen normaler Axillar- und erhöhter Rectaltemperatur. WOLFF hat diese Verhältnisse an 50 Kindern genauer studiert: Nach dosierter Muskelbetätigung überschritten die rectalen Temperatursteigerungen im allgemeinen nicht 1⁰, machten ausnahmsweise aber auch $1^1/_2{}^0$ aus, so daß nach diesem Autor nach leichter Bewegung 38⁰ rectal im einzelnen Falle noch als physiologisch zu betrachten sind. Die individuelle Reaktionsverschiedenheit erwies sich in seinen Versuchen als sehr groß, was ja auch der ärztlichen Erfahrung entspricht. Nach MOROS Sprechstundenbeobachtungen neigen besonders neurovegetativ labile Kinder zu dieser rectalen Hyperthermie.

Emotionelle Erhöhung der Körpertemperatur bei älteren Kindern. Bei den hierher gehörigen Beobachtungen, welche wegen ihrer praktischen Zusammengehörigkeit wegen hier angefügt werden, handelt es sich wahrscheinlich um eine Erregung des Temperaturzentrums wie beim echten Fieber, nur daß diese hier auf psychogener Grundlage, nämlich durch Angst, zustande kommt. Es handelt sich darum, daß auch bei genauer Untersuchung völlig gesunde Kinder, anscheinend besonders etwas ältere Mädchen, in der Ambulanz (auch wenn sie nur einen kurzen Weg dorthin zurückgelegt haben und 1 bis $1^1/_2$ Stunden nach ihrem Eintreffen zur Kontrolle noch einmal gemessen werden) Rectaltemperaturen bis 38,2⁰ aufweisen, denen nur um 0,3—0,4⁰ niedrigere, also 37,8⁰ erreichende Axillartemperaturen entsprechen (*eigene Beobachtungen*). Ob der vegetativ-nervöse Apparat auch bei diesen Kindern eine allgemein erhöhte Ansprechbarkeit und Labilität zeigt, müssen weitere Beobachtungen lehren. Eine ähnliche Erscheinung, wie diese Temperaturerhöhung, stellt ja die bekannte Blutdruckerhöhung in der Sprechstunde dar, von der in der Klinik dann auch nichts mehr festzustellen ist. Jedenfalls glaube ich nach dem Gesagten nicht, daß das

„Aufnahmefieber" der Kinder in den Kliniken *immer* im Sinne der nur rectalen Hyperthermie (MORO) aufzufassen ist.

2. Erschwerte Wärmeabgabe (Überwärmung).

Beobachtungen an Kindern. *Im allgemeinen läßt sich sagen, daß bei Muskelruhe die physikalische Wärmeregulation auf Überhitzung so prompt reagiert, daß Steigerungen der Rectaltemperaturen völlig ausbleiben.* Und zwar beteiligt sich auf allen Altersstufen besonders die Haut von Extremitäten und Gesicht durch einen oft mehrere Grade betragenden Temperaturanstieg an der Entwärmung, während die Temperatur der Rumpfoberfläche kaum ansteigt (BENEDICT, TALBOT). Auf diese Weise werden Zimmertemperaturen von 31^0 von *älteren Kindern*, solche von $34^1/_2{}^0$ von jungen *Säuglingen* ohne Erleichterung der Bekleidung ohne jeden rectalen Temperaturanstieg ertragen (TALBOT). Auch wenn junge Säuglinge mit einem großen Teil des Körpers 2—3 Stunden unter einem Lichtbügel liegen können, unter welchem die Temperatur $40—50^0$ beträgt, und dabei nur rectale Temperatursteigerungen von $^1/_4$—$^1/_2{}^0$ aufweisen (MENDELSSOHN), spricht dies für eine ausgezeichnete physikalische Wärmeregulation. Beim Studium der Wärmeeinwirkung auf *Neugeborene und Frühgeburten* müssen natürlich höhere Wärmegrade angewendet werden, da ja hier der physiologische Grundwert wegen der niedrigen Wärmeproduktion pro Quadratmeter Oberfläche an und für sich schon höher liegt. Etwa vergleichbare Verhältnisse liegen wohl vor in den Versuchen ECKSTEINs, der die Rectaltemperaturen in Bädern von ansteigender Wärme feststellt. Bei älteren Säuglingen und Kleinkindern stieg die Körpertemperatur in Bädern von 37^0 (welche die Temperatur von Frühgeburten unbeeinflußt ließen) auf 38^0 an, um erst bei einer Erniedrigung der Badtemperatur auf 28^0 den Ausgangswert von 37^0 wieder zu erreichen. Neugeborene erwärmten sich in Bädern von 39^0 auf $37,8^0$, junge Frühgeburten bei der gleichen Badetemperatur auf $37,8—38,3^0$. Das spricht durchaus dafür, daß die physikalische Wärmeregulation wenigstens gegen Überwärmung auch bei Frühgeburten schon annähernd ebensogut funktioniert, wie im späteren Säuglingsalter.

3. Erhöhungen des Wärmebestandes, deren Zustandekommen noch umstritten ist. Das alimentäre Fieber (relatives Durstfieber, Konzentrationsfieber).

a) Das transitorische Fieber des Neugeborenen.

Transitorisches Fieber der Neugeborenen nennt man eine bei einer Minderzahl von Neugeborenen am 2. oder 3. Tage auftretende Fieberbewegung, die einige Tage anzudauern pflegt. Meist handelt es sich um jedesmal nur wenige Stunden anhaltende Fieberzacken. Ihr Gipfelpunkt, der 40^0 erreichen kann, pflegt zeitlich mit dem tiefsten Punkte

der Gewichtskurve zusammenzufallen. Nachstehend einige Kurven nach
VON REUSS:

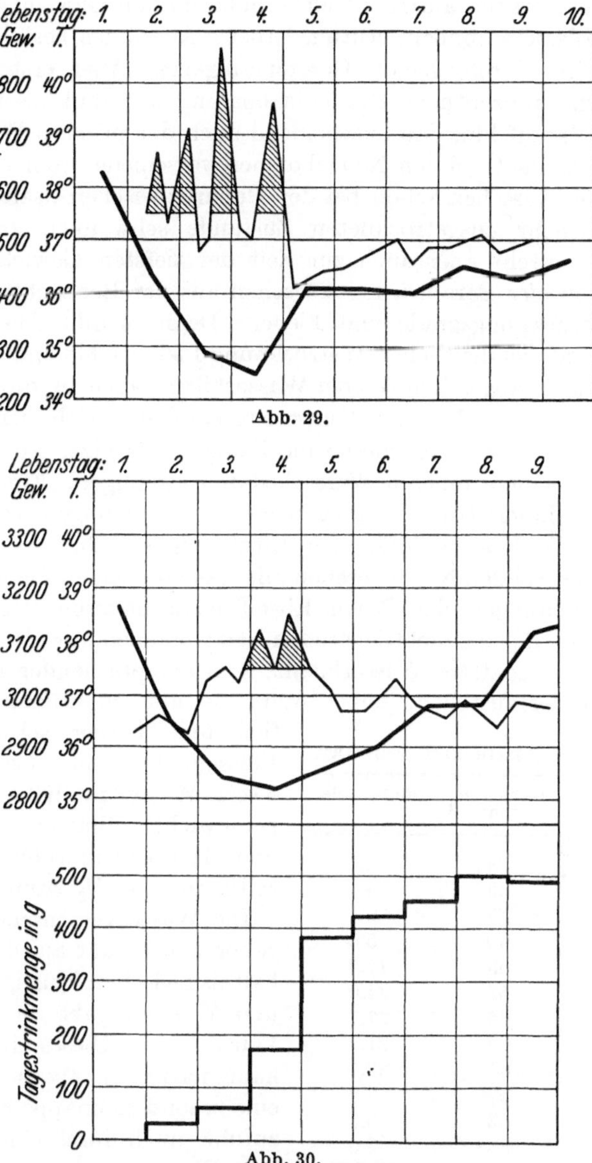

Abb. 29 und 30. Beispiele von transitorischem Neugeborenenfieber (nach VON REUSS).

Da der tiefste Stand der Gewichtskurve dem größten Grade der
Wasserverarmung entspricht, so sieht man in ausgesprochenen Fällen
von transitorischem Fieber auch deutliche Anzeichen von dieser: Turgor-

verlust der Haut, trockene Zunge, eingesunkene Fontanelle usw. Auch hat die Erfahrung gezeigt, daß transitorisches Fieber besonders bei solchen Neugeborenen auftritt, welche hohe initiale Gewichtsabnahmen, also große Wassereinbußen, erlitten haben. Allerdings besteht in dieser Hinsicht keine durchgehende Gesetzmäßigkeit. Aber erstens kommt es ja auf die prozentuale Gewichtsabnahme an, und zweitens weist VON REUSS darauf hin, daß anscheinend auch der primäre Wassergehalt der Gewichtseinheit bei den Neugeborenen verschieden sein muß in dem Maße, als ihr Aussehen schon bei der Geburt zwischen „saftiger Fülle" und einem mehr ausgetrockneten Zustande schwanken kann. Nach VON REUSS besteht aber auch zur Zeit der tiefsten Gewichtsabnahme kein *durchgehender* Parallelismus zwischen aus der Beobachtung ersichtlichem Austrocknungsgrade und Fieber. Denn es gibt Ausnahmen in dem Sinne, daß bei deutlicher Austrocknung Fieber fehlt und umgekehrt. Es käme danach, abgesehen von der Wasserbilanz, auch auf die Reaktionsweise des Kindes an. Und möglicherweise handelt es sich hierbei darum, ob und wieweit das Neugeborene die Fähigkeit besitzt, trotz negativer Wasserbilanz seinem inneren Wasserbedarf zu genügen. Einen gewissen Indicator in dieser Hinsicht gibt nach Untersuchungen von BAKWIN anscheinend die Konzentration der Blutflüssigkeit ab.

Dieser wies bei den Neugeborenen mit transitorischem Fieber refraktometrisch Erhöhungen der Serum-Eiweiß-Konzentration von 6—7 auf 7,5—9% nach. Bei den nichtfiebernden Neugeborenen war trotz Gewichtsabnahme, also negativer Wasserbilanz, kein entsprechender Anstieg des Serumeiweiß festzustellen, selbst wenn sie auf infektiöser Grundlage fieberten. Ferner schwanden bei Flüssigkeitszufuhr (es genügten 35 ccm Wasser pro Kilogramm Körpergewicht) Blutserumeindickung und Temperaturerhöhung gleichzeitig in $^1/_2$—$1^1/_2$ Stunden.

Die Wasserverarmung des Neugeborenen beruht auf dem Mißverhältnis zwischen Flüssigkeitszufuhr und Wasserabgabe in den ersten Lebenstagen. Dieses Mißverhältnis kann natürlich, ebenso wie durch eine besonders knappe Flüssigkeitszufuhr, auch durch eine besonders hohe Wasserabgabe vergrößert werden. Es ist daher eigentlich selbstverständlich, daß unter entsprechenden klimatischen Bedingungen in den heißen Monaten das transitorische Fieber der Neugeborenen häufiger auftritt als sonst, wie es die nebenstehende Tabelle tatsächlich zeigt.

Tabelle 72. Nach ADAIR und STEWART.

Monat	Geburtenzahl	Fieberfälle %
Januar	88	2,4
Februar	65	3,1
März	55	0
April	60	5,0
Mai	69	17,9
Juni	53	34,0
Juli	65	27,7
August	69	21,7
September	65	23,7
Oktober	57	7,0
November	62	6,5
Dezember	88	3,0
		12,6

Diese Tabelle liefert gleichzeitig einen Beitrag zur Häufigkeit des transitorischen Fiebers überhaupt. Diese muß, abgesehen von der Außentemperatur, natürlich besonders auch von den Grundsätzen abhängen, die in einer Klinik bezüglich eventueller Beifütterung von Ammenmilch oder Tee in den ersten Lebenstagen bestehen. Und da diese Grundsätze sicher nicht überall gleich sind, ist es vielleicht nicht verwunderlich, daß die durchschnittliche Häufigkeit des transitorischen Fiebers in den verschiedenen Statistiken zwischen 0,5 und 17% schwankt.

b) Das alimentäre Fieber beim Säugling.

Der Begriff des alimentären Fiebers wurde 1906 von FINKELSTEIN geschaffen und die diesbezüglichen Tatbestände besonders von ihm und L. F. MEYER, später von MORO und seinen Mitarbeitern untersucht. Da diese Untersuchungen die Reaktion dyspeptischer Säuglinge zum Ausgangspunkt hatten und auch bewußt zur Erklärung der klinischen Symptome bei Dyspepsie und Intoxikation beitragen wollten, so müssen sie hier außer Betracht bleiben[1]. Sie können dies um so eher, als 1923 mit einer Arbeit von RIETSCHEL eine neue Forschungsperiode einsetzte, die zunächst die Reaktionsweise beim gesunden Säugling aufzuklären strebt. Seitdem sind bis in die neueste Zeit hinein eine größere Anzahl einschlägiger neuer Arbeiten erschienen, einerseits von RIETSCHEL, andererseits von FINKELSTEIN und ihren Mitarbeitern. Es fragt sich zunächst, was sie an tatsächlichen Feststellungen gebracht haben.

Das Eiweißanreicherungsfieber. Der Grundversuch ist nach RIETSCHEL folgender: Bei Säuglingen von 3—4 Monaten, die eine relativ flüssigkeitsarme, konzentrierte Nahrung erhalten, etwa 450—500 MOROsche Buttermehl-Vollmilch = 100—120 ccm/kg, wird ein Teil des Fettes und Mehles durch isodyname Eiweißmengen ersetzt, indem der Mischung 8—10% Plasmon zugesetzt werden. Der Erfolg ist, daß die bis dahin gut gedeihenden Kinder sehr bald bei guten Stühlen anfangen, an Gewicht abzunehmen, beispielsweise 250—300 g in 2 Tagen, und daß im Gefolge dieser Gewichtsabnahme eine Steigerung der Körpertemperatur bis 39⁰ und darüber auftritt. Nach Zugabe von 100—150 g Tee sinkt die gesteigerte Temperatur in 2—6 Stunden zur Norm ab, und wenn jetzt die Ernährung wieder umgestellt wird, steigt das Gewicht sofort wieder an.

FINKELSTEIN und Mitarbeiter gingen etwas anders vor. Sie gaben den Säuglingen Vollmilch mit 5% Zucker, 100 ccm/kg, und legten nun Eiweiß zu (vermehrten also Calorien *und* Eiweißgehalt), indem sie mit Lactana-Milcheiweiß bis zu 17% anreicherten. Ein Drittel der Kinder blieb bei ansteigendem Körpergewicht fieberfrei, bei den anderen begann das Gewicht während der hohen Eiweißgaben allmählich oder mehr plötzlich abzusinken, und gleichzeitig kam es mehr subakut oder akut

---

[1] Literatur bei RIETSCHEL.

zu Temperatursteigerungen bis 39⁰ und darüber. Absinken der Temperatur und Wiederanstieg des Gewichtes wurde ohne Änderung der Nahrung herbeigeführt durch nunmehrige tägliche Zugabe von 50 ccm Wasser/kg.

Je geringer die Flüssigkeitszufuhr wird, um so geringere Eiweißmengen genügen, um Fieber hervorzurufen, das FINKELSTEIN dann als *Dursteiweißfieber* bezeichnet. Wenn er täglich nur 50 ccm Milchmischung/kg mit 5—10% Zucker gab, so machte Vollmilch bei 70, ²/₃ Milch bei 50, Halbmilch bei 14 und Molke bei 16% der Kinder Fieberreaktionen. Bei der eiweißarmen Molke dürfte ihr hoher Salzgehalt eine Rolle spielen.

Bei reiner Kohlehydratlösung sowie im absoluten Durst (FINKELSTEIN) tritt kein Fieber auf.

In den Versuchen von RIETSCHEL und FINKELSTEIN erweist sich die alimentäre Temperatursteigerung an eine Gewichtssenkung, d. h. eine Wasserhergabe seitens des Körpers, gebunden, die ein Mißverhältnis zwischen Flüssigkeitsaufnahme und -abgabe, also einen relativen Durstzustand anzeigt. Andererseits bedeutet die Temperatursteigerung ein Mißverhältnis zwischen Wärmebildung und Wärmeabgabe. Und schließlich sind beide Erscheinungen zeitlich und deshalb wohl auch irgendwie kausal miteinander verknüpft. Es fragt sich nur, wie ? Zunächst muß noch auf das **Kochsalzfieber** eingegangen werden. Die ältere diesbezügliche Literatur findet sich bei RIETSCHEL. Aus neuen systematischen Untersuchungen von FINKELSTEIN und WEIL, die auch RIETSCHEL seiner Schilderung zugrunde legt, ergibt sich folgendes: Einmalige orale Gaben hypertonischer Kochsalzlösung machen Fieber bei 4 g NaCl in 100, bei 3 g in 60, bei 2 g in 38% der Fälle (Lösungswasser 100—200 ccm, nach 4 Stunden wieder nächste gewöhnliche Mahlzeit). Werden physiologische NaCl-Lösung bzw. Ringerlösung fortlaufend in beliebiger Menge mit Zuckerzusatz statt der Nahrung gefüttert, so tritt in 72% der Fälle Fieber auf, bei halbphysiologischer Konzentration noch in 66% der Fälle. Doch ist zu bedenken, daß bei diesem Vorgehen Tagesmengen von etwa 7—3,5 g NaCl verabfolgt werden. Trotz sehr viel geringerer Tageszufuhr von NaCl (2 bzw. 1 g) machen Ringer bzw. Halbringer noch in 64 bzw. 33% der Fälle Fieber, wenn sie in so geringer Menge (50 ccm/kg) gefüttert werden, daß der Säugling schon dadurch in einen relativen Durstzustand gerät („Durstkochsalzfieber").

Zeitlich tritt das Kochsalzfieber bei einmaliger Gabe von hypertonischer NaCl-Lösung meist nicht vor 4 Stunden auf, erreicht nach 6—8 Stunden sein Maximum, um innerhalb der nächsten 24 Stunden abzufallen. Das Fieber bei fortgesetzter Zufuhr von physiologischer NaCl-Lösung bzw. Ringerlösung tritt mit seltenen Ausnahmen nicht vor 8 Stunden auf. *Ein gesetzmäßiger zeitlicher Zusammenhang mit dem Gewichtsverlauf besteht nicht.*

c) Zur Theorie des alimentären Fiebers.

RIETSCHEL faßt die alimentären Fieberbewegungen als physikalisch bedingte Hyperthermien auf in dem Sinne, daß ein wärmeregulatorischer Anspruch auf Steigerung der Perspiratio insensibilis zeitlich zusammenfällt mit einer wasserregulatorisch bedingten Tendenz zur Drosselung derselben, wobei als Resultat die Perspiration, trotzdem sie meist sogar ansteigt, doch den Ansprüchen der Wärmeregulierung damit nicht genügt, so daß eine „*Wärmekumulation*" eintritt.

Eine erhöhte Wärmebildung ist bei hohen Eiweißgaben als spezifisch-dynamische Wirkung mit ihrer sowohl enteralen als hauptsächlich intermediären Komponente bekannt. Eine Anspannung des Wasserhaushaltes bewirkt Eiweiß als stärkster Sekretlocker durch Vermehrung der Stuhlmenge, durch Verstärkung der Diurese (Harnstoff) sowie durch wärmeregulatorische Steigerung der Perspiratio insensibilis.

Was das Kochsalz betrifft, so haben RIETSCHEL und Mitarbeiter sowohl für die einmalige Darreichung in hypertonischer Lösung als auch für das fortgesetzte Trinken physiologischer Lösungen beim Säugling durch Gaswechseluntersuchung eine erhebliche dynamische Wirkung nachgewiesen, die von diesem Autor in erster Linie auf die Arbeit zurückgeführt wird, die intermediär in Form von Wassermobilisierung und -transport geleistet wird, in zweiter Linie auf Unruhe der Kinder (doch ließ sich eine etwas geringere Umsatzsteigerung auch bei erwachsenen Personen nachweisen). Eine Anspannung und Versteifung des Wasserhaushaltes ergibt sich als osmotische Wirkung des NaCl ohne weiteres durch Sekretion in den Darm, Retention von Wasser in dem Gewebe und schließlich Diurese.

Was ergeben nun die tatsächlichen Beobachtungen hinsichtlich der Perspiratio insensibilis ? Wir betrachten zunächst die Verhältnisse bei Eiweißanreicherungsfieber, welche am übersichtlichsten sind. Nach der RIETSCHELschen Theorie könnte man erwarten, daß die Perspiration in den Fiebertagen gegenüber den Vortagen eine Einschränkung erfährt und mit der Entfieberung wieder ansteigt. RIETSCHEL weist jedoch darauf hin, daß dies nicht zu fordern sei, da in den Fiebertagen, in denen ja ein Gewichtsverlust erfolgt, eine zusetzliche Wärmebildung durch Wassermobilisierung aus den Geweben erfolgt (siehe Kochsalzfieber), so daß demgegenüber auch eine gleichbleibende, ja etwas gesteigerte Perspiration ungenügend sein könnte. Und in diesem Sinne stehen z. B. die Kurven 5, 9 und 13 in der FINKELSTEINschen Arbeit in bestem Einklang mit RIETSCHELs Theorie. Andere Kurven zeigen hingegen ein starkes Ansteigen der Perspiration in den Fiebertagen und ein Absinken mit der durch Teebeigabe eingeleiteten Entfieberung. Auch solche Beobachtungen ließen sich schließlich noch mit RIETSCHELs Vorstellungen in Einklang bringen, wenn man die Wärmemehrbildung durch Wassermobilisierung sehr hoch einschätzte. Sie bilden andererseits die Plattform für die Theorie von FINKELSTEIN, welche ganz auf den Parallelismus von Temperatur und Gewichtsverhalten abgestellt ist in dem Sinne, daß Fieber auftritt, wenn Gewichtssenkung, also Wasserverarmung eintritt, und umgekehrt. Man kann diesen Parallelismus ja auch sehr gut aus den Blutwasserkurven ablesen. Die Bluteindickung als solche macht allerdings kein Fieber, wie z. B. auch *eigene* Beobachtungen an „Pylorikern" lehren. Sie fehlt überdies auch beim Kochsalzfieber. (Es sei hier bemerkt, daß letzteres auch nicht durch Kochsalzwirkung vom Blute her auf das Wärmezentrum erklärt werden kann, da keinerlei Parallelismus zwischen Blutkochsalzspiegel und Temperaturverhalten besteht.) FINKELSTEIN nimmt vielmehr an, daß Fieber auftritt, wenn für den inneren Bedarf nicht genügend Wasser vorhanden ist, wobei er in erster Linie an das Zentrallaboratorium des Körpers, die Leber, denkt, für die tierexperimentell von SCHIFF, BAYER und CHOREMIS unter entsprechenden Versuchsbedingungen eine Austrocknung auch tatsächlich nachgewiesen ist. Dabei kann ein Wassermangel für die Leber nicht nur durch negative Wasserbilanzen eintreten, sondern auch, wenn Haut, Bindegewebe und Muskulatur als Kochsalzwasserspeicher das Wasser an sich reißen (Kochsalzfieber). In der Leber würden bei der Austrocknung durch kolloidchemische Alteration der hochdifferenzierten Parenchymzellen Fiebergifte entstehen. Es handelte sich danach um ein chemisch bedingtes, also echtes Fieber, welches in pathogenetischer, wie in klinischer Hinsicht ein Vorläufer der Säuglingsintoxikation wäre, für die SCHIFF bekanntlich auch hepatogene Shockgifte als Grundlage annimmt.

Es fragt sich, ob es sich bei den Theorien von RIETSCHEL und FINKELSTEIN um ein Entweder-Oder handelt. Das Bedürfnis nach einer einheitlichen Erklärung ist gewiß groß, besonders bei den Schöpfern von Theorien selber. Daß RIETSCHELs Theorie wohl zu Recht besteht, zeigen Fälle, wo alimentäre Hyperthermie auch ohne Wasserverknappung vorkommt. So bemerkt FREISE in seiner Mitteilung über Fieber bei konzentrierter Ernährung ausdrücklich, daß eine Gewichtsabnahme den Temperaturanstieg meist, *aber nicht gesetzmäßig*[1] begleitet. Ferner publizierten kürzlich DEPRÉ und LELONG[2] interessante Kurven, die sie bei Verfütterung von Trockenmilch in konzentrierterer Form erhielten, wobei aber das Flüssigkeitsangebot ein normales war (125—150 ccm/kg). Hierbei kam es trotz regelmäßig (oft sogar steil) ansteigender Gewichtskurven zu schwankenden Temperaturerhöhungen bis 39° und mehr, wobei die Kinder einen völlig gesunden Eindruck machten und auch

---

[1] Von mir *in Schrägschrift*.

[2] Vergleiche auch die Vorträge über das alimentäre Fieber auf dem „7. Congrès des Pédiatres de la langue française Strasbourg 1931 (Strasbourg Imprimerie alsacienne)" von SCHAEFFER, CORCAN et VALETTE, MATHIEU et CHABRUN.

bei minutiöser Untersuchung keinen krankhaften Befund darboten. An der Existenz einer physikalisch bedingten alimentären Hyperthermie im Sinne von RIETSCHEL ist also nicht zu zweifeln. Andererseits mag aber der von FINKELSTEIN angenommene Mechanismus in Gang kommen in dem Maße, als auch das klinische Bild bei Austrocknung toxische Züge anzunehmen beginnt, was vorkommt. Es entsteht eben ein Circulus vitiosus: Die Perspiration steigert sich trotz der durch die Wassermobilisierung nach RIETSCHEL bedingten Wärmemehrbildung infolge des Wassermangels zunächst gar nicht oder ungenügend, so daß es zu physikalischer Hyperthermie kommt. Wenn die Temperatur auf diese Weise höher ansteigt, wird schließlich der wärmeregulatorische Reiz auf die Perspiratio insensibilis so groß, daß sie trotz der Wasserverknappung emporschnellt und den Organismus in einen Grad der Exsikkation hineinbringt, so daß auch so lebenswichtige Organe wie die Leber davon betroffen werden und nun ein echtes Fieber auftritt (dessen Vorhandensein bei „toxischen Zuständen" ja auch RIETSCHEL nie bezweifelt hat). Für das transitorische Fieber der Neugeborenen gelten sinngemäß die gleichen Überlegungen.

III. Verhalten des Körpers unter Umständen, welche seinen Wärmebestand erniedrigen.

Die Wirkung von Abkühlung auf Körper- und Hauttemperatur ist in umfangreichen Untersuchungen studiert worden.

Ältere Kinder. TALBOT untersuchte den Einfluß 35 Minuten einwirkender wechselnder Zimmertemperaturen auf nackte, ruhende ältere Kinder. Die Rectaltemperaturen blieben bei 18° dieselben wie bei 28°. An der Regulierung beteiligte sich in erster Linie die Haut der Extremitäten, deren Temperatur um 3,8° absank, die Rumpfhaut mit einer Temperatursenkung um 2,7°, während die Temperatur der Gesichtshaut unverändert blieb. Nach dem oben Ausgeführten sind natürlich regulative Herabsetzung der Hauttemperatur und passive Auskühlung auf die Dauer praktisch nicht voneinander zu trennen. Den regulativen Anteil demonstriert jedoch sehr schön die Reaktion von älteren Kindern, die sich bei einer Zimmertemperatur von 21,5° ausziehen mußten. Kurz nach dieser Exposition des unbekleideten Körpers sank die thermoelektrisch gemessene Temperatur der gesamten Hautoberfläche plötzlich ab, und zwar zunächst auch die des Gesichtes, das doch auch schon vorher der gleichen Temperatur ausgesetzt gewesen war. Dies beweist den aktiv regulatorischen Charakter der Temperaturherabsetzung auf dem Wege verringerter Durchblutung.

Säuglinge. Auch Säuglinge können, was praktisch wichtig ist, gegenüber längerer Auskühlung sehr gut ihre Temperatur halten. (Wieweit neben der physikalischen Wärmeregulation hieran eine gesteigerte

Wärmebildung durch Muskeltätigkeit beteiligt ist, läßt sich auf Grund
der vorliegende Versuch allerdings nicht entscheiden.) So können sie
lange Zeit hindurch nackt eine Umgebungstemperatur von 29⁰ ohne
Temperaturabfall aushalten (Badeversuche von ECKSTEIN). MENDELS-
SOHN konnte einen Säugling von 7 Monaten sogar 2 Stunden aufgedeckt
und ohne Windeln in einem Zimmer von 17⁰ liegen lassen, ohne daß
die Rectaltemperatur sank. Sogar bei einem 14tägigen Kinde, das also
die Neugeborenenperiode eben hinter sich hatte, und das $3^1/_2$ Stunden
in der gleichen Weise in einem Zimmer von 18⁰ lag, sank die Rectaltemperatur nur um 0,2—0,3⁰!

Neugeborene. Initialer Temperaturabfall und weiteres Verhalten. Für
die Neugeborenen ist ja bekannt, daß sie — mit einer Rectaltemperatur
von etwa 37,6⁰ geboren — in den ersten 1—2 Stunden einen Temperatursturz von etwa 2⁰ durchmachen, nach dem erst binnen 9—10 Stunden
bei sorglicher Einpackung wieder 37⁰ rectal erreicht zu werden pflegen.
Wenn man bedenkt, daß ein Neugeborenes in dem Entbindungszimmer,
dessen Temperatur 21—23⁰ nicht zu überschreiten pflegt, zunächst
5—10 Minuten bis zur Abnabelung nackt liegen bleibt, daß dann letztere
sorgfältig vorgenommen wird, daß dann das Kind mittels eines Bades
oder auch nur durch Abwaschen gereinigt wird, bis es schließlich ein-
gepackt wird, so ist dieser initiale Temperatursturz an und für sich
durchaus begreiflich. ERÖSS hat jedoch zum Vergleiche auch Kinder
von 2—6 Tagen 10 Minuten lauwarm gebadet und gefunden, daß die
Zeit bis zur Wiedererwärmung nach dem auch bei diesen Kindern ein
tretenden Temperatursturz schon bedeutend kürzer war. Und halten
wir daneben das beschriebene Verhalten des 14tägigen Kindes von
MENDELSSOHN, so ergibt sich daraus eine nach der Geburt rasch zunehmende Fähigkeit, Auskühlung gegenüber die Körpertemperatur zu
behaupten. Dem entspricht es ja auch, daß in Räumen von 18—20⁰
und bei Benutzung gewöhnlicher Bettchen Neugeborene anfangs im
allgemeinen drei Wärmflaschen brauchen, daß deren Zahl aber bald
verringert werden kann, bis nach etwa 14 Tagen auf diesen Wärmeschutz schließlich ganz verzichtet werden kann.

An der mangelhaften Fähigkeit, die Eigenwärme zu behaupten, die
unmittelbar nach der Geburt zunächst besteht, mag sowohl die anfäng-
lich geringe Wärmeproduktion im Verhältnis zur Oberfläche, als auch
die Ungeübtheit der physikalischen Wärmeregulation schuld sein. Wir
sprechen absichtlich nur von einer Ungeübtheit und nicht von einer (anatomischen) Unreife der wärmeregulierenden Zentren des Neugeborenen,
wie sie oft ohne weiteres angenommen wird, da das wärmeregulatorische Verhalten von älteren Frühgeburten gegen eine solche Anschauung
spricht.

Frühgeburten behaupten nämlich, auch wenn sie anatomisch eher
unreifer sind, als ausgetragene Neugeborene, Abkühlung gegenüber ihre

Körpertemperatur besser. So hielten zwei Frühgeburten TALBOTs von 48 cm Länge und 2400 g Gewicht eine 3stündige Abkühlung der Zimmertemperatur von 26⁰ auf 18⁰ bei fehlendem Wärmeschutz ohne jedes Absinken ihrer Rectaltemperatur aus. Und auch eigene Erfahrungen mit der Aufzucht von Frühgeburten in Räumen von normaler Temperatur (von etwa 20⁰) gehen dahin, daß diese unreif geborenen Kinder, wenn sie erstmal ein Gewicht von etwa 2500 g erreicht haben, auch dauernd ohne besonderen Wärmeschutz in Gestalt einer Wärmflasche auszukommen pflegen. *Neugeborene Frühgeburten, bei denen Ungeübtheit der Wärmeregulation und anatomische Unreife zusammenkommen, zeigen* dagegen *natürlich eine ausgesprochene Unfähigkeit, Abkühlung zu ertragen,* und gehen ja nicht selten an der initialen Abkühlung bzw. an der Auskühlung, welche während dem Transport in eine Klinik stattfindet (wenn während desselben nicht für einen *wirksamen* Wärmeschutz gesorgt wird) zugrunde. Auch weiterhin brauchen die kleineren Frühgeburten viel mehr *Wärmeschutz,* als reife Säuglinge, wie jeder Kinderkliniker weiß. Es sei hier nur kurz erwähnt, daß sich die *Wärmezimmer* weniger bewährt haben, daß man die Frühgeburten vielmehr in normal temperierten und gelüfteten Zimmern zu halten pflegt, was sich für die Atmungsorgane als günstiger erwiesen hat. Als Wärmeschutz dienen bei den kleinsten Frühgeburten *Wärmewannen* — gewissermaßen umgekehrte Lichtbügel, in denen die Temperatur je nach der Zahl der eingeschalteten elektrischen Birnen abgestuft werden kann —, bei etwas größeren einfach drei *Wärmflaschen,* die immer abwechselnd erneuert werden. Trotz dieser Notwendigkeit eines dauernden Wärmeschutzes, wie er sich aus der geringen Wärmeproduktion pro Quadratmeter Oberfläche ergibt (vgl. S. 243), sind solche kleine Frühgeburten aber keineswegs poikilotherm, wie aus Versuchen MENDELSSOHNs hervorgeht. Er ließ Frühgeburten aufgedeckt und ohne Wärmflasche liegen. Kleine Frühgeburten zeigten bei Zimmertemperaturen von 23—26⁰ binnen 3 Stunden eine rectale Temperatursenkung auf 36,4—35,7⁰, bei einer größeren Frühgeburt von 2200 g (in der 3. Lebenswoche) sank die Rectaltemperatur nur bis auf 36⁰, obgleich die Zimmertemperatur nur 16⁰ und die Dauer der Exposition 11 Stunden(!) betrug. Eine zentralnervöse Wärmeregulation ist also sicher wirksam, wenn sie auch nicht ausreicht.

IV. Die Tagesschwankungen der Körpertemperatur.

1. Der Verlauf der 24stündigen Temperaturkurve (Frage der sog. Tages-Nachtschwankung der Körpertemperatur).

a) Die Verhältnisse beim Erwachsenen und älteren Kinde.

Der Verlauf der 24stündigen Temperaturbewegung. Über den 24stündigen Verlauf der Körpertemperatur des Erwachsenen existieren eine Reihe gründlicher und im wesentlichen übereinstimmender Untersuchungen.

Wir erwähnen hier nur die Arbeiten von JUNDELL sowie BENEDICT und SNELL. Danach zeigt die Körpertemperatur im allgemeinen einen flach hingezogenen Wellenberg vom Morgen bis zum Nachmittag, etwa von 6 bzw. 8 Uhr bis 16 bzw. 18 Uhr, und ein nicht ganz so langes Wellental vom späten Abend bis zum frühen Morgen, also etwa von 23 Uhr bis 4 bzw. 5 Uhr. Dazwischen zeigt die Körpertemperatur sehr charakteristische Abstiege und Anstiege, sie sinkt steil ab vom Nachmittag bis zum späten Abend und steigt von den ersten Morgenstunden bis zum Vormittag noch steiler wieder an. Vergleiche nachstehende Abb. 31 nach JUNDELL.

Über die Theorie der Temperaturperiodik. Man könnte daran denken, diesen Rhythmus auf das Abwechseln von Wachsein und Schlafen zurückzuführen und die höhere Temperatur beim Wachsein mit der gesteigerten Wärmeproduktion zu erklären, die Nahrungsaufnahme und besonders Muskelbetätigung tagsüber gewöhnlich hervorrufen. Und tatsächlich kann durch Ausschaltung dieser Faktoren die Amplitude der Tages-Nachtschwankung auf die Hälfte verkleinert werden (JOHANN-

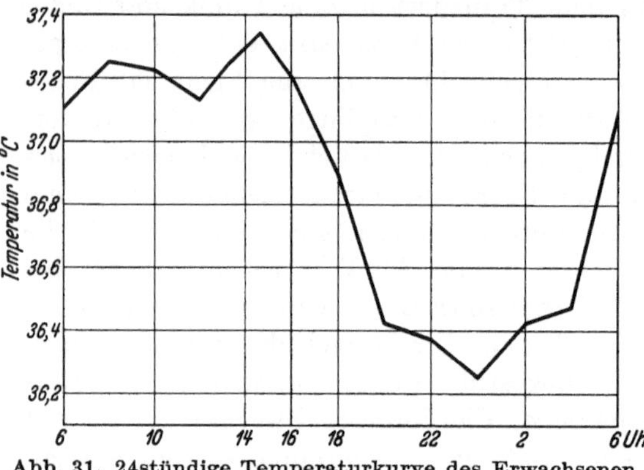

Abb. 31. 24stündige Temperaturkurve des Erwachsenen (nach JUNDELL).

SEN). Aufgehoben wird sie aber keineswegs. Außerdem ist zu bedenken, daß für gewöhnlich die Temperaturkurve schon zu sinken beginnt, wenn an Schlafen noch nicht gedacht wird und daß sie auf alle Fälle noch während des Schlafes in den frühen Morgenstunden wieder ansteigt. Dies spricht durchaus dafür, daß Erregbarkeitsschwankungen des Wärmeregulationszentrums selber der sog. Tages- und Nachtschwankung der Temperaturkurve zugrunde liegen (GESSLER). Eine Stütze erhält eine solche Auffassung durch die Tatsache, daß auch andere zentral-nervös gesteuerte vegetative Funktionen eine Periodizität, und zwar eine derjenigen der Körpertemperatur etwa parallel laufende zeigen. Für den Wasserwechsel wird dies auf S. 270—273 erörtert. Es wird deshalb hier auf die dort gemachten Ausführungen sowie auf Abb. 35 S. 259 und Abb. 37 S. 271, die den Parallelismus von Temperatur- und Wasserbewegung für das Säuglingsalter zeigen, verwiesen. Ein weiterer Parallelismus besteht möglicherweise hinsichtlich der Schlafperiodik[1]. Beginn und Ende des tatsächlichen Schlafens fallen allerdings nicht mit dem

---

[1] Vergleiche über diese neuerdings auch W. R. HESS (Literaturverzeichnis).

Abstieg bzw. Wiederanstieg der Körpertemperatur zusammen. In den frühen Morgenstunden, wenn die Temperaturkurve wieder ansteigt, pflegt jedoch der Schlaf bekanntermaßen oberflächlich zu werden. Und andererseits zeigen die interessanten Experimente STÖCKMANNs, daß die Periode der Bereitschaft zum tiefsten Schlaf, deren Ausnutzung es selbst Adoleszenten erlaubt, mit 4—5 Stunden Schlaf auszukommen, jedenfalls für manche Menschen zu dem Zeitpunkt beginnt, wo die Temperatur am frühen Abend im steilen Abstieg begriffen ist. (Übrigens eine Bestätigung der alten Volksmeinung, daß der Schlaf vor Mitternacht doppelt zählt, wie es ja überhaupt auf die Schlaf*menge* ankommt, die sich aus Dauer $\times$ Intensität ergibt.) Und wenn Menschen, die ihre größte Schlaftiefe erst gegen Morgen erreichen, auch morgens statt gegen Abend ihr (oft besonders niedriges) Temperaturminimum haben, so scheint sich auch darin ein Zusammenhang zwischen dem Verhalten der Körpertemperatur und der Schlafbereitschaft zu zeigen[1].

Es fragt sich nur, auf welcher Ursache die periodischen Erregbarkeitsschwankungen des Zentrums für die Wärmeregulation (und der Zentren für Wasserwechsel und Schlaf) beruhen? Für die 24stündige Temperaturkurve liegen in dieser Hinsicht folgende Erfahrungen vor. 1. In der Polarnacht, wo also der kosmische Faktor des Wechsels von Tag und Nacht fortfällt, ist eine Umkehrung der Temperaturkurve durch Umkehrung der Lebensweise (auf dem Wege einer 12stündigen Verschiebung derselben) möglich. 2. Wenn sonst am gleichen Orte eine Umkehrung der Lebensweise vorgenommen wird in der Weise, daß Nachts leichte Arbeit verrichtet wird und am Tage geschlafen, so gelingt eine entsprechende Umkehrung der Temperaturkurve nicht, wie sowohl die 4—10tägigen Versuche von MOSSO sowie BENEDICT und SNELL als Beobachtungen an Nachtwächtern zeigten, die schon jahrelang in dieser Weise lebten (*Literatur* bei ISENSCHMID). 3. Bei Weltreisen richtet sich die Tages-Nachtschwankung der Körpertemperatur, ihre ursprüngliche Rhythmik also verändernd, nur nach der Ortszeit. Könnte nach Punkt 1 und 3 gefolgert werden, daß es für die Tages-Nachtschwankung der Körpertemperatur nur auf die Lebensweise ankommt, so scheint Punkt 2 dafür zu sprechen, daß der phasische Ablauf, den die Erregbarkeit des Wärmeregulationszentrums zeigt, auch durch einen peristatischen Faktor, eben den Wechsel zwischen Tag und Nacht, mitbestimmt wird. Und das typische, stark ausgeprägte Bild der 24stündigen Temperaturkurve würde sich dann so erklären, daß eine endogene Periodizität, welche mit Ermüdung und Erholung des Organismus, insbesondere des Zentralnerven-

---

[1] Etwas ganz anderes ist es, daß als *Folge* bzw. als Begleiterscheinung des Einschlafens die Körpertemperatur wieder etwas ansteigt, um nach Erreichen der größten Schlaftiefe unter leichtem Schweißausbruch wieder abzufallen. Vergleiche Neuntes Kapitel, S. 152 und die Arbeiten von CZERNY im Literaturverzeichnis S. 176.

systems, verknüpft ist, durch die Art der Lebensweise auf die exogene Periodik (durch den Tag-Nachtwechsel) abgestimmt wäre. Dem steht aber die Tatsache entgegen, daß der Zeitpunkt des letzteren je nach der Jahreszeit um etwa 5 Stunden differiert, ohne daß dies in der Temperaturkurve oder z. B. in der Zeitlage des „Naturschlafes" nach STÖCKMANN zum Ausdruck kommt. Eine unmittelbare kosmische Einwirkung auf den Organismus kommt nach sachverständigem astronomischem Urteil deshalb als Ursache der Temperaturperiodik nicht in Frage. Der Tag-Nachtwechsel könnte also nur indirekt

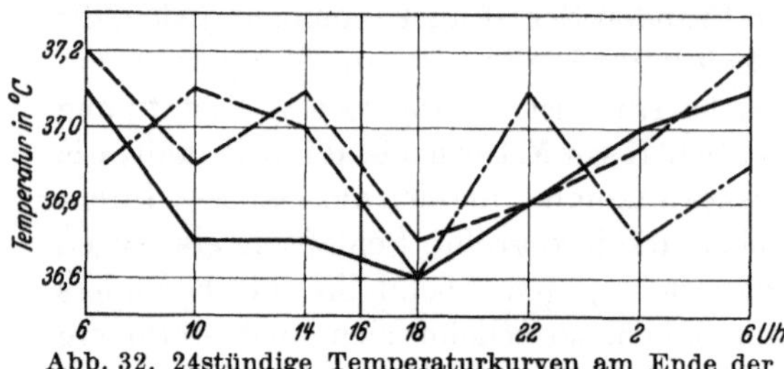

Abb. 32. 24stündige Temperaturkurven am Ende der ersten Lebenswoche (nach JUNDELL).

dadurch wirken, daß sich die gesamte Lebensweise und damit der biologische Rhythmus des Nervensystems auf seinen *durchschnittlichen* Zeitpunkt eingestellt hat. Die Unmöglichkeit der „Temperaturumkehr" bei Nachtwächtern müßte man mit ISENSCHMID so erklären, daß es bei einem einzelnen, innerhalb einer „normal" lebenden Umgebung untergebrachten Menschen im Gegensatz zu dem Resultat entsprechender Tierversuche eben nicht gelingt, das Nervensystem wirklich umzustellen. Die „Naturschlafzeit" vor Mitternacht würde bei einer solchen Betrachtungsweise zu einer Schlafzeit innerhalb eines definierten Abschnittes der durch die zeitliche Gestaltung der ganzen Lebensführung bestimmten endo-

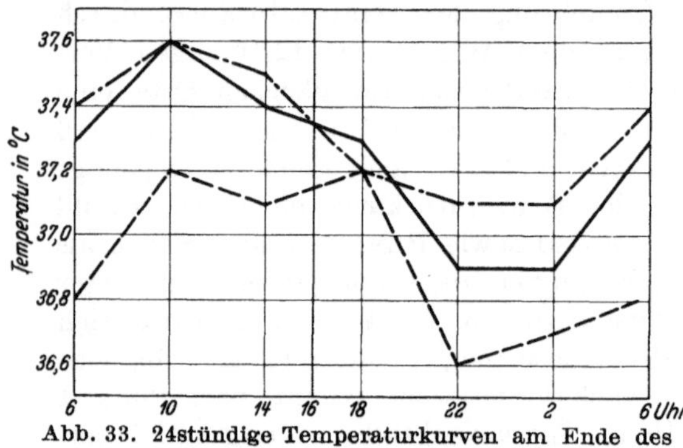

Abb. 33. 24stündige Temperaturkurven am Ende des ersten Monats (nach JUNDELL).

genen Periodik, dessen Zusammenfallen mit dem betreffenden Uhrzeitabschnitt also nicht das Wesentliche wäre. Das letzte Wort ist über diesen Fragenbereich damit wohl noch nicht gesprochen. Ferner muß hervorgehoben werden, daß auf diesem Gebiete sicher konstitutionelle Unterschiede eine größere Rolle spielen. Bei gleicher Lebensführung wird die endogene Periodik doch verschieden sein, und dies wird umgekehrt auch wieder die Lebensführung beeinflussen. (Beispiel: der geistige Spätarbeiter mit tiefem Morgenschlaf und Temperaturmaximum am späten Abend, Temperaturminimum in den späten Morgenstunden.)

b) Die Besonderheiten im Säuglings- und Kleinkindesalter.

Diese gehen aus den vor- und nachstehenden Abb. 32–36 nach JUNDELL hervor. Man sieht, wie die *Temperaturkurve des Neugeborenen ziemlich regellos* dahinschwankt, entsprechend seiner Lebensweise, die ja ein nur durch Nahrungsaufnahme unterbrochenes Schlafen darstellt, so daß man noch nicht von einer Ermüdungs- und Erholungsphase sprechen kann. Aber *schon in der 4. Lebenswoche* zeigt die Temperatur, obgleich auch jetzt noch der Schlaf weitgehend über den ganzen Tag verteilt ist, die *deutliche Andeutung einer Tages-Nachtschwankung.* Diese nimmt nun immer mehr zu und ist im 2. Halbjahr schon recht ausgeprägt (Abb. 35). Interessant ist, wie auch hier die Temperatur nach Mitternacht steil ansteigt, wenn die Kinder noch im tiefen Schlaf liegen. Auf den Parallelismus mit der Kurve des Wasserwechsels (Abb. 37) wurde oben schon hingewiesen. *Zu Beginn des 2. Lebensjahres gleicht die Temperaturkurve dann schon der des Erwachsenen.* (NB. Diese Kurven stellen typische Beispiele tatsächlicher Individualkurven dar, wie sie aus JUNDELLs Tabellen hervorgehen, und wurden nach diesen vom *Verfasser* gezeichnet. Sie stimmen gerade deshalb aber nicht mit den Kurven in JUNDELLs Arbeit überein, vgl. unten.)

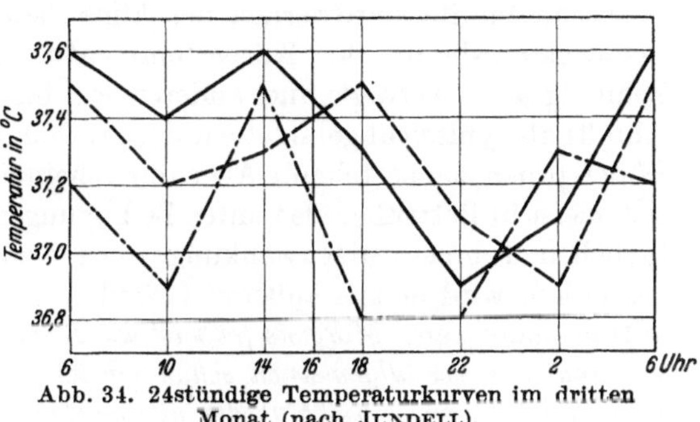

Abb. 34. 24stündige Temperaturkurven im dritten Monat (nach JUNDELL).

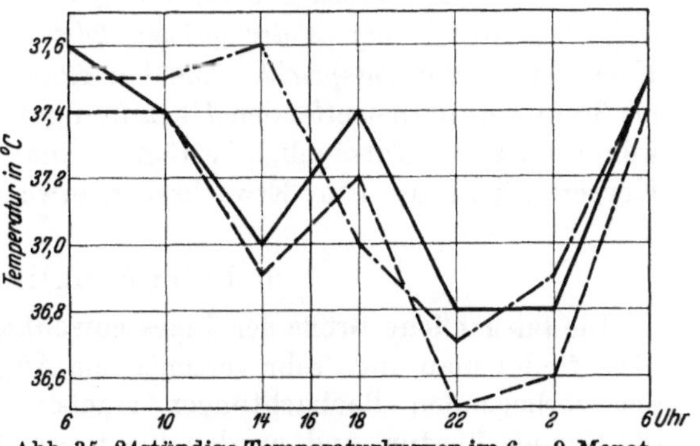

Abb. 35. 24stündige Temperaturkurven im 6.—9. Monat (nach JUNDELL).

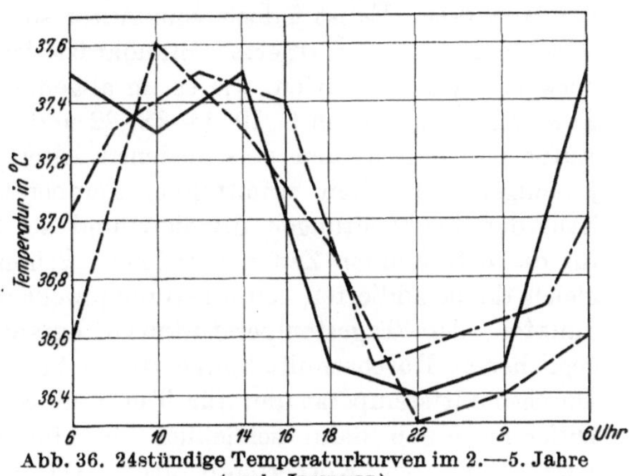

Abb. 36. 24stündige Temperaturkurven im 2.—5. Jahre (nach JUNDELL).

17*

2. Die maximale 24stündige Schwankungsbreite der Körpertemperatur.

a) Beim Erwachsenen.

Wenn in Standardwerken der klinischen Diagnostik steht, daß die Schwankungsbreite der Körpertemperatur normalerweise nur „wenige Zehntelgrade" beträgt und andererseits hier die Temperaturkurve auf Abb. 31 als typisch abgebildet wurde, so scheint zwischen beidem ein großer Widerspruch zu bestehen. Aber nur scheinbar! Der „Patient" befindet sich meist in Bettruhe, also unter Bedingungen, welche die Amplitude der täglichen Temperaturschwankung sowieso schon verkleinern (s. oben). Außerdem wird er aus äußeren Gründen meist morgens früh und nachmittags gemessen. *Morgens früh ist die Körpertemperatur nach der Nachtsenkung aber im allgemeinen schon wieder angestiegen, nachmittags gegen 16 Uhr ist sie noch nicht wieder abgesunken, es werden also aus Gründen des Krankenhausbetriebes 2 Temperaturpunkte herausgegriffen, die einander viel näher liegen, als es der größten 24stündigen Schwankungsbreite der Körpertemperatur entspricht.* Aus den Koordinaten, die auf den Abb. 31 bis 36 durch die betreffenden Uhrzeiten gezogen sind, geht dies ja ohne weiteres hervor. Tatsächlich beträgt die maximale Tagesschwankung der Körpertemperatur beim Erwachsenen etwa 0,6—1,2°.

b) Beim Säugling.

Die tatsächliche Größe der Tagesschwankung im Säuglingsalter. Über diese findet man auch sehr verschiedene Angaben. Bei näherer Analyse der vorliegenden Beobachtungen ergeben sich jedoch ohne weiteres die Gründe hierfür, und werden die tatsächlichen Verhältnisse ersichtlich. Ein grundlegendes Beobachtungsmaterial liegt vor in der Arbeit von JUNDELL. Es ist jedoch vom Autor so eigenartig ausgewertet, daß seine immer wieder zitierten Standardzahlen gar nicht in dem Sinne verwertet werden dürfen, wie es im allgemeinen geschieht. Die Kinder JUNDELLs wurden um 6, 10, 14, 18, 22 und 2 Uhr rectal gemessen. Der Autor hat nun in den verschiedenen Altersgruppen sämtliche zu den jeweiligen Uhrzeiten ermittelten Temperaturen addiert, durch die Zahl der Beobachtungen dividiert und so Durchschnittstemperaturen für die betreffenden Zeiten errechnet. Schon dies bedeutet einen Ausgleich, da die addierten Temperaturen jeweils recht verschiedenen Niveaupunkten der Tagestemperaturkurve entsprechen. Aus diesen ausgeglichenen Durchschnittstemperaturen hat er aber dann noch wieder Durchschnittstemperaturen für Tag und Nacht berechnet, und deren Differenz ergab dann schließlich die durchschnittliche Tages-Nachtschwankung der Körpertemperatur. Die tatsächlichen Tagesschwankungen der Körpertemperatur werden bei einem solchen Vorgehen natürlich weitgehend verwischt. JUNDELL gibt als durchschnittliche Tages-Nachtschwankung der Körpertemperatur an für den Neugeborenen

0,1, für den 1. Monat 0,25—0,30, für den 2.—3. Monat 0,30—0,37, für den 3.—9. Monat 0,57°. Addiert man jedoch die tatsächlichen Schwankungsbreiten der Körpertemperatur bei allen Kindern jeder Gruppe und berechnet daraus Durchschnittszahlen, so ergeben sich auf Grund von JUNDELLs Tabellen folgende Werte (Tabelle 73).

Danach kann also von einer Monothermie des jungen Säuglings nach JUNDELLs eigenen Zahlen keine Rede sein. Warum konnte aber den zuerst genannten Zahlen dieses Autors seiner Zeit z. B. von FINKELSTEIN zugestimmt werden? In der Hauptsache wegen des Zeitpunktes der klinischen Temperaturmessung (den FINKELSTEIN ausdrücklich mit 6 und 16 Uhr angibt). Ebenso wie auf S. 260 für den Erwachsenen erörtert, werden hierdurch 2 Temperaturpunkte herausgegriffen, die einander viel näher liegen, als der größten Tagesschwankung der Körpertemperatur entspricht. Diese Feststellung ergibt sich ganz klar, wenn man das große Tabellenmaterial von JUNDELL einmal darauf hin durchsieht. (Auf den Abb. 31—36 sind, um dies besser hervorzuheben, durch die betreffenden Uhrzeiten zwei Koordinaten hindurchgelegt.) Auch GOFFERJÉ ist übrigens an seinem eigenen Beobachtungsmaterial zu der gleichen Erkenntnis gelangt. Aus diesem Grunde entsprechen also die tatsächlichen Temperaturen der klinischen Temperaturmessung wohl häufig den aus der 24stündigen Temperaturkurve von JUNDELL selber berechneten ausgeglichenen Werten, was aber ein reiner Zufall ist, da hierbei ganz verschiedene Dinge miteinander verglichen werden. Dazu kommt wohl häufig noch eine

Beeinflussung durch die Pflegebedingungen. Auch diese verändern, worauf besonders SCHELBLE hingewiesen hat, die Tagesschwankungen der Temperatur bei Säuglingen nicht unwesentlich, und zwar in dem Sinne, daß mangelnde Anregung, Immobilisierung und gleichmäßig hohe Zimmertemperatur die Körpertemperaturkurve im Sinne der Monothermie beeinflussen und umgekehrt. Für die Zimmertemperatur zeigte schon GOFFERJÉ, daß sie die Größe der Tages-Nacht-schwankungen der Körpertemperatur bei Säuglingen in nebenstehender Weise beeinflußt. (Wobei diese Schwankungen im wesentlichen durch Veränderungen der Rectaltemperatur in der Nacht bewirkt werden, während der Tagestemperaturgipfel nahezu unverändert bleibt, was gut zu der Feststellung von GESSLER paßt, daß die Wärmeregulation gegenüber Abkühlung Nachts herab-

Tabelle 73. Durchschnittliche maximale Temperaturschwankung innerhalb 24 Stunden.

Alter	° Celsius
Neugeborener (5.—8. Tag)	0,36—0,40
1. Monat	0,53
2.—3. „	0,60
3.—9. „	0,92
2—5 Jahre	1,06

Tabelle 74.

Zimmertemperatur	Tages-Nachtschwankung
normal	0,35°
kühl	0,67°
heiß	0,24°

gesetzt ist.) Daß Herabsetzung der Muskeltätigkeit durch mangelnde Anregung und Immobilisierung den Unterschied zwischen Tages- und Nachttemperatur auch verringern muß, ist nach oben gemachten Ausführungen auch sicher. Und danach ist also die Erfahrung, daß in der Klinik mit der größeren Gleichmäßigkeit, aber auch Monotonie ihrer Bedingungen, hohe 24stündige Temperaturschwankungen beim gesunden Säugling auch unabhängig von „Meßzeitgewohnheiten" viel seltener vorkommen als im Privathause, ohne weiteres verständlich.

Junge Säuglinge und Frühgeburten. Diese Gesichtspunkte erklären wohl auch mit, warum die maximale Tagesschwankung der Körpertemperatur, wie wir sahen, in der ersten Lebenszeit überhaupt relativ niedrig ist und erst bis zum Beginn des 2. Lebensjahres auf dieselbe Höhe steigt, wie beim Erwachsenen. Allerdings ist ja der Unterschied nach dem ersten Trimenon nicht mehr so erheblich, und die eigentliche Sonderstellung gilt für dieses. Je jünger ein Säugling ist, um so länger schläft er eben, um so gleichmäßiger ist der Schlaf über den ganzen Tag verteilt, und um so bewegungsärmer ist er in den Zeiten des Wachseins. In erhöhtem Maße gilt dies natürlich für Frühgeburten. Außerdem kommt bei ihnen noch das Moment der besonderen Wärmepflege hinzu, deren die Temperaturschwankungen einengende Wirkung ja aus obigen Zahlen GOFFERJÉs eindrucksvoll hervorgeht. So zeigen Frühgeburten bei guter Wärmepflege zu den klinischen Messungszeiten wirklich oft eine nahezu monotherme Temperaturkurve!

Literatur.
I. Übersichten und Monographien.

BENEDICT: Die Temperatur der menschlichen Haut. Erg. Physiol. **24**, 594 (1925).

GESSLER: Die Wärmeregulation des Menschen. Erg. Physiol. **26**, 185 (1928).

ISENSCHMID: Physiologie der Wärmeregulation. Handbuch der Physiologie, Bd. 17, S. 3. 1926.

REUSS, v.: Pathologie des Neugeborenen. Handbuch HALBAN-SEITZ, Bd. 8, 2. Teil, S. 599. 1927.

RIETSCHEL: Das alimentäre Fieber. Erg. inn. Med. **47**, 185 (1934). Hier umfangreiches Literaturverzeichnis, in dem sich auch die nicht aufgeführten Arbeiten des Autors und seiner Mitarbeiter finden.

II. Einzelarbeiten.

ADAIR u. STEWART: Amer. J. Dis. Childr. **31**, 846 (1926).

BAKWIN u. MORRIS: Amer. J. Dis. Childr. **27**, 578 (1924).

BENEDICT u. SNELL: Pflügers Arch. **90**, 33 (1902).

DEBRÉ u. LELONG: Presse méd. **1931 I**, 913.

ECKSTEIN: Z. Kinderheilk. **42**, 5 (1926).

ERÖSS: Jb. Kinderheilk. **24**, 189 (1886).

FINKELSTEIN u. Mitarbeiter: Z. Kinderheilk. **49/50** (1930/31). (Zur Kenntnis des alimentären Fiebers, Mitt. 1—8.)

FREISE: Mschr. Kinderheilk. **21**, 246 (1921).

GOFFERJÉ: Jb. Kinderheilk. **68**, 131 (1908).

HAIN u. JOHN: Arch. Kinderheilk. **54**, 65 (1910).

HESS, W. R.: Klin. Wschr. **1933** I, 129.
JOHANNSEN: Skand. Arch. Physiol. (Berl. u. Lpz.) 8 (1898).
JUNDELL: Jb. Kinderheilk. **59**, 521 (1904).
MENDELSSOHN: Z. Kinderheilk. **3**, 292; **5**, 269 (1912/13).
MORO: Mschr. Kinderheilk. Orig. **11**, 430 (1913).
RIETSCHEL: Klin. Wschr. **1923** I, 9.
— Z. Kinderheilk. **56**, 212 (1934).
RIETSCHEL, PRINKE u. STRIECK: Z. Kinderheilk. **43**, 221 (1927).
SCHELBLE: Z. Kinderheilk. **2**, 62 (1911).
SCHIFF, BAYER u. CHOREMIS: Jb. Kinderheilk. **109**, 287 (1925).
SCHIFF, ELIASBERG u. BAYER: Jb. Kinderheilk. **106**, 263 (1924).
STÖCKMANN: Münch. med. Wschr. **1933** I, 422; **1934** II, 1353.
TALBOT: Amer. J. Dis. Childr. **30**, 483 (1925); **42**, 967 (1931).
WEINERT: Über Temperatursteigerungen bei gesunden Menschen. Inaug.-Diss.
    Heidelberg 1912.
WOLFF: Z. Kinderheilk. **3**, 128 (1912).

C. Wasserwechsel.

I. Grundlagen.

Über die wichtigsten physikalisch-chemischen Eigenschaften des
Wassers und ihre Bedeutung für seine Rolle im Organismus vgl. bei SCHADE
(Literaturverzeichnis). Ebensowenig kann hier auf Wasserbindung und
Wasserabgabe als ein Zellgeschehen, also auf die kolloidchemischen Vorgänge, welche den klinisch faßbaren Erscheinungen letztlich zugrunde
liegen, eingegangen werden, da es sich hier um äußerst schwierige Fragen
handelt, deren Bearbeitung wohl in vielfacher Richtung in Angriff
genommen worden ist, sich aber noch in den ersten Anfängen befindet.
Dasselbe gilt für die schwierigen Fragen der zentralnervös-hormonalen
Steuerung des Wasserwechsels, über die das Referat von MAUTNER (1928)
einen guten Überblick gibt. Es sollen vielmehr die Gesetzmäßigkeiten
besprochen werden, welche der Wasserwechsel im Gesamtorganismus
darbietet, wobei in erster Linie die Besonderheiten des Säuglings gegenüber dem älteren Kinde und Erwachsenen herauszustellen sein werden.

Wassergehalt des Körpers. Zunächst ist die Tatsache wichtig, daß
der Wasserbestand des Körpers, auf die Gewichtseinheit berechnet, im
Laufe des Wachstums eine absteigende Kurve beschreibt, daß also *der
Organismus um so wasserreicher ist, je jünger er ist.* Hierbei ist aber folgendes zu beachten. Im Laufe der Entwicklung des Menschen wird in
zunehmendem Maße mineralarmer Knorpel durch das an wasserunlös-
lichen Erdalkalisalzen so reiche Knochengewebe ersetzt, was natürlich
den Gehalt des Gesamtorganismus an Trockensubstanz und Wasser
entsprechend beeinflußt. Wenn die zunehmende Wasserverarmung des
wachsenden Organismus nur auf diese anatomische Entwicklung zurückzuführen wäre, hätte sie aber nur geringes physiologisches Interesse.
Es ist aber so, daß auch der Gehalt des Körpers an aschefreier organischer
Substanz im Laufe der Entwicklung zunimmt, was einen abnehmenden

Wassergehalt auch der Organe außer dem Skeletsystem beweist. Vergleiche die folgende Tabelle nach RUBNER (Tabelle 75).

Tabelle 75. Gehalt des Körpers an asche- und fettfreier organischer Trockensubstanz.

Alter	%
6. Schwangerschaftsmonat	9,7
7. „	14,0
8. „	16,7
Neugeborener	15,7
3 Monate.	17,1
Erwachsener	23,4

Und es gibt auch Analysen einzelner Organe, die im gleichen Sinne sprechen (Tabelle 76).

Und die gleiche Entwicklung gilt schließlich auch für die Körpersäfte. Beispielsweise steigt der Eiweißgehalt des Blutserums, der ja praktisch dessen Trockensubstanzgehalt parallel geht, von $5^1/_2$—6% im ersten Trimenon auf $7^1/_2$—9% beim Erwachsenen.

Wasseravidität der Gewebe. Interessanterweise haben jugendliche Gewebe nicht nur einen höheren Wassergehalt, sondern sie zeigen auch eine größere Wasseravidität. So zeigen tierexperimentell z. B. jugendliche Muskeln (LUBINSKI) sowie jugendliches Bindegewebe (MENSCHEL und SCHADE) eine raschere Quellbarkeit. Und im gleichen Sinne sind wohl die altersbedingten Verschiedenheiten im Ausfall der Quaddelprobe (wenn diesen auch ein komplexes Geschehen zugrunde liegt) zu deuten. Man bezeichnet bekanntlich als *Quaddelzeit* (McCLURE und ALDRICH) die Zeit, binnen welcher eine intracutan gesetzte Quaddel von physiologischer NaCl-Lösung verschwindet. Und es hat sich nun gezeigt, daß diese um so kürzer ist, je jünger ein Kind ist (LEONHARD). Vgl. die folgende Tabelle:

Tabelle 76. Prozentiger Wassergehalt verschiedener menschlicher Organe (nach BECHHOLD.)

	Neugeborener	Erwachsener
Muskeln . .	82	74
Herz	88	80
Gehirn . . .	89	78
Lungen . .	83	79
Leber . . .	81	74

Tabelle 77.

Alter	Quaddelzeit	
	V	M
Säuglinge (nach der Neugeborenenperiode) . .	18—42	**29**
Kleinkinder (1—5 Jahre)	21—50	**34** } Minuten
Schulkinder (6—13 Jahre)	40—78	**52**

Nähere Angaben über die Beziehungen der Quaddelzeit zum Wasserhaushalt finden sich z. B. in der Arbeit von BAAR und H. BENEDICT. Vgl. ferner auch S. 285.

Täglicher Flüssigkeitsbedarf. Noch sehr viel größer sind die quantitativen Unterschiede im Wasser*wechsel* zwischen Säugling und Erwachsenem. Denn pro Körperkilogramm beträgt die Flüssigkeitszufuhr beim Brustkinde im ersten Trimenon 150—200 g, beim Erwachsenen nur 35—40 g täglich! (Dabei ist in beiden Fällen das gesamte Nahrungsgewicht als Flüssigkeit in Ansatz gebracht, weil das den Nahrungsstoffen entstammende Oxydationswasser die Ungenauigkeit dieser Rechnung gerade etwa aufhebt.) Da man annehmen muß, daß in beiden Fällen die Zufuhr von dem auf einen Spielraum der Lebensbedingungen eingestellten *Bedarf* des Organismus abhängt, muß also der Flüssigkeitsbedarf beim Säugling vergleichsweise sehr viel höher sein als beim Erwachsenen (Näheres weiter unten).

Die Ausscheidungswege des aufgenommenen Wassers. Verschiedene Betrachtungsmöglichkeiten. Die aufgenommene Flüssigkeit wird bebekanntlich einmal mit der Ausatmungsluft sowie durch Wasserverdampfung von der Haut aus ausgeschieden (Perspiratio insensibilis), weiter für gewöhnlich der Hauptteil durch die Niere und schließlich ein kleiner Teil mit dem Kot. Man kann nun die Wasserausfuhr auf den verschiedenen Wegen in Prozenten der Einfuhr (oder auch der Gesamtausfuhr: der Unterschied ist meistens nicht groß) berechnen, und im folgenden ist von dieser Betrachtungsweise auch häufig Gebrauch gemacht. Im allgemeinen ist aber ein *biologisches Verständnis* des Wasserwechsels nur möglich, wenn die (großen) Verschiedenheiten der Körpermasse, durch die hindurch sich der Wasserwechsel vollzieht, mit in Rechnung gestellt werden. Und das ist nur möglich, wenn Einfuhr- und Ausscheidungswerte pro Körperkilogramm berechnet werden.

II. Die Perspiratio insensibilis.

Verteilung auf Atmung und Haut. Die Verteilung der unmerklichen Wasserabgabe auf Atmung und Haut scheint beim Säugling und Erwachsenen etwa gleich zu sein. Denn auch beim Säugling entfällt von der Perspiratio insensibilis etwa $^1/_3$ auf die Ausatmungsluft (deren Wassergehalt den Schleimhäuten der oberen Luftwege entstammt), $^2/_3$ auf die Haut (MADON und ROWINSKY). Dieses Verhältnis wird sich wahrscheinlich auch bei Erhöhungen der Wärmeproduktion, die einen gewissen Grad nicht überschreiten, nicht verschieben. Denn einer gesteigerten Hautwasserabgabe entspricht unter solchen Bedingungen ja auch ein vergrößertes Minutenvolumen der Atmung. Dies wird natürlich sofort anders, sowie es zu sichtbarem Schwitzen kommt, wodurch die Hautwasserabgabe enorme Erhöhungen erfahren kann.

Perspiratio insensibilis und unmerklicher Gewichtsverlust. Aus methodischen Gründen hat es sich in neuerer Zeit immer mehr eingebürgert, statt der Perspiratio insensibilis den unmerklichen Gewichtsverlust festzustellen, der heutzutage mit hochempfindlichen Waagen, z. B. der Firma Sauter-Ebingen (Württemberg), in allen Lebensaltern mit großer Genauigkeit ermittelt werden kann. Der unmerkliche Gewichtsverlust besteht nun aber nicht nur aus abgegebenem Wasser, sondern auch aus der Differenz der in der Versuchszeit von den Lungen abgegebenen bzw. aufgenommenen Gasmengen: $g\,CO_2 - g\,O_2$. Um die reine Perspiratio insensibilis zu erhalten, muß man unter mittleren Bedingungen deshalb vom unmerklichen Gewichtsverlust rund 10 % abziehen.

Abhängigkeit der Perspiratio insensibilis von Wärmeproduktion und Flüssigkeitszufuhr. Wenn man von vorübergehenden Einflüssen wie z. B. psychischer Erregung, Abkühlung usw. absieht, ist die Perspiratio insensibilis von zwei Faktoren abhängig, einmal vom Kraftwechsel (wärmeregulatorische Bedeutung) und zweitens vom Wasserwechsel (wasserregulatorische Bedeutung). Da beim Säugling nun sowohl der Kraftwechsel als auch der Wasserwechsel der Gewichtseinheit gegenüber dem Erwachsenen bedeutend gesteigert ist, so liegen hierin schon wesentliche Unterschiede in den Grundbedingungen der Perspiratio insensibilis vor.

Wie auf S. 197 auseinandergesetzt wurde, ist der Anteil der unmerklichen Wasserverdampfung an der Gesamtwärmeabgabe unter basalen Bedingungen alterskonstant und macht *durchschnittlich* 27—29 % derselben aus. Daraus geht hervor, daß durchschnittlich die Perspiratio insensibilis, bezogen auf die verschiedenen Körpergrößen, etwa dieselben Altersunterschiede aufweisen muß, wie der Gesamtstoffwechsel auf dieselben Körperdimensionen bezogen. Vorstehend bringen wir die Zahlen für die Perspiratio insensibilis der ersten beiden Lebensjahre nach LEVINE, KELLY und WILSON (von den unmerklichen Gewichtsverlustwerten dieser Autoren wurde ein 10 %iger Abzug vorgenommen).

Weitere Angaben über die Perspiratio insensibilis unter basalen Bedingungen im Abschnitt „Kraftwechsel" S. 197/198.

Tabelle 78. Perspiratio insensibilis in den ersten 2 Lebensjahren unter basalen Bedingungen.

Alter	a) g H_2O pro qm in 1 Stunde
0— 2 Monate	15,3
2—12　„	18,5
12—25　„	22,5
	b) g H_2O pro kg in 24 Stunden
0—1 Jahr	21,6
1—2　„	· 24,8

Tabelle 79. Perspiratio insensibilis (g) pro Körperkilogramm in 24 Stunden.

Bedingungen	Säugling	Autor	Erwachsener	Autor
Basal	22	LEVINE, KELLY und WILSON	$11^1/_2$	SCHWENKENBECHER
Im Bett schlafend (S.) bzw. ruhig im Bett liegend (E.), beide ernährt	35	DE RUDDER	15	HELLER und NATANSON
Natürliches Verhalten im Bett (S.), Aufsein im Zimmer (E.)	56	BOSCH	20	HELLER und NATANSON

Wärmeregulatorische Bedeutung. Nimmt die Größe des Kraftwechsels über sein basales Niveau hinaus zu, so steigt auch gleichzeitig die Höhe der Perspiratio insensibilis, wie vorstehende Tabelle 79 zeigt.

Diese Tabelle scheint nun zu zeigen, daß die Perspiratio insensibilis auf entsprechende Erhöhungen des Grundumsatzes beim Säugling relativ stärker ansteigt, als beim Erwachsenen. Und noch mehr geht dies aus nachstehender nach DE RUDDER ausgerechneter Tabelle 80 hervor. Denn die gleichzeitige Erhöhung des Kraftwechsels durch solchen Luxuskonsum bleibt ja auch beim Säugling weit hinter der Steigerung zurück, wie sie hier die Perspiratio insensibilis zeigt (vgl. die Tabelle 64 nach BAER auf S. 227). *Danach spricht also die Perspiratio insensibilis beim Säugling auf Steigerungen der Wärmeproduktion leichter und ausgiebiger an, hat mit anderen Worten eine größere wärmeregulatorische Bedeutung, als beim Erwachsenen.*

Wasserregulatorische Bedeutung. Was diese betrifft, so wurde beim Erwachsenen selbst bei sehr großer täglicher Flüssigkeitszufuhr ein Einfluß auf die insensible Perspiration entweder völlig vermißt (LASCHTSCHENKO, HELLER und NATANSON, GERÉB und LASZLO), oder es wurden nur geringe Steigerungen der unmerklichen Wasserabgabe um $^1/_5$—$^1/_3$ beobachtet (MOOG und NAUCK, EIMER). Und ebensowenig führt Einschränkung der Flüssigkeitszufuhr von etwa 2200 auf 580 g beim vollernährten Erwachsenen auch im mehrtägigen Versuch zu einer Herabsetzung der Perspiratio insensibilis (DENNIG). Demgegenüber zeigt der Säugling folgendes Verhalten (Tabelle 81):

Die Perspiratio insensibilis richtet sich also beim Säugling in sehr viel höherem Maße nach der Flüssigkeitszufuhr als beim Erwachsenen. Und dasselbe zeigt sich auch bei *einmaliger* Flüssigkeitszufuhr, wie sie beim „Wasserversuch" stattfindet (vgl. darüber S. 275/276). Es würde aber zu einem Mißverständnis führen, wenn man ohne weiteres von

Tabelle 80. Perspiratio insensibilis (g) pro Körperkilogramm in 24 Stunden bei ein und demselben Säugling (im Schlafe).

Energiequotient der Nahrung (deren Volumen immer das gleiche ist)	Perspiratio insensibilis
100	31
133	41
170	34
174	47
180	45
182	46
200	58
200	65

Tabelle 81. Perspiratio insensibilis (g) pro Körperkilogramm in 24 Stunden bei etwa gleicher Kalorienzufuhr, aber verschiedener Flüssigkeitszufuhr im Säuglingsalter.

Kind schlafend (DE RUDDER)		Kinder unter natürlichen Bedingungen (BRATUSCH-MARRAIN)	
Nahrungsmenge pro kg	Perspiratio insensibilis	Nahrungsmenge pro kg	Perspiratio insensibilis
89	32	61	43
135	46	100	53
168	49	177	65
190	56	223	92

einer höheren wasserregulatorischen Funktion der Perspiratio insensibilis beim Säugling sprechen würde. Denn es hat sich gezeigt, daß die insensible Wasserausscheidung, welche bei Trinkmengen von 90—100 ccm pro Körperkilogramm beim schlafenden Säugling angetroffen wird, einen Grundwert darstellt, der auch bei noch knapperer Flüssigkeitszufuhr nicht wesentlich vermindert[1], bei stärkerer Wärmeproduktion sogar nicht unerheblich gesteigert wird! *Damit ist aber die Fähigkeit des Säuglings, seine Perspiratio insensibilis entsprechend einer Verringerung seiner „reichlichen" Trinkmenge zu drosseln, doch relativ begrenzt und endet jedenfalls — und das ist das Entscheidende — schon bei einer Flüssigkeitszufuhr pro Körperkilogramm, die bei einem Erwachsenen eine überreichliche wäre! Der Grund hierfür ist gegeben in der pro Körperkilogramm etwa 3mal so hohen Energieproduktion des Säuglings, da,* wie im Abschnitt „Kraftwechsel" auseinandergesetzt, *die Entwärmung ohne Unterschied des Lebensalters zu einem durchschnittlich gleich hohen Prozentbetrage durch Wasserverdampfung erfolgt* (vgl. S. 197). Diese Verhältnisse haben natürlich eine große physiologische Bedeutung, falls der Säugling in einen Zustand relativen Durstes gerät, worauf auf S. 246 f. näher eingegangen ist.

Dagegen ist die Fähigkeit des Säuglings, seine Perspiratio insensibilis bei einer Steigerung der Flüssigkeitszufuhr zu erhöhen, in der Tat groß. Doch ist diese Fähigkeit physiologisch weniger wichtig, da ja der Wasserausscheidung durch die Nieren kaum Grenzen gesetzt sind, im Gegensatz zu der Unmöglichkeit, bei Durst den Flüssigkeitsverlust durch Urin und Stuhl unter eine bestimmte Grenze sinken zu lassen.

De Rudder hat ferner noch die Frage untersucht, ob ein Unterschied im Ansprechen der Perspiratio insensibilis im Dienste der Wärmeregulation besteht, je nachdem die Flüssigkeitszufuhr reichlich oder knapp ist. Dabei hat sich interessanterweise gezeigt, daß die wärmeregulatorische Steigerung der Perspiratio insensibilis, wenn diese infolge reichlicher Flüssigkeitszufuhr sowieso schon hoch ist, prozentual sogar eher größer ist, als wenn der Ausgangswert der Perspiratio insensibilis wegen knapper Flüssigkeitszufuhr niedrig liegt.

Dies wirft nämlich ein Licht auf das Zustandekommen des Perspirationsvorganges. Bei der hohen Flüssigkeitsspeisung des Säuglings mit 150—200 ccm pro Körperkilogramm ist es ja ohne weiteres verständlich, daß der Wasserreichtum seiner Subcutis einen gesteigerten „Transport des Hautwassers bis in die unteren Zellschichten des Stratum corneum und von hier infolge Hygroskopie der oberen Hornhautlamellen

---

[1] So sank in Versuchen von Bosch (3) bei völliger Nahrungskarenz während 24 Stunden bei 4 Säuglingen der 24stündige Perspirationswert pro Körperkilogramm, der bei einer Nahrungszufuhr von 143 g/kg 56,2 betragen hatte, nur auf 48,6 g. (Keine Störung des Versuches durch die Perspiration erhöhende Unruhe der Kinder!)

bis zur Oberfläche" (im Sinne von EIMER) und eine entsprechend verstärkte Hautwasserabgabe zur Folge haben *muß*. Daß auch unter solchen Umständen eine Steigerung der Wärmeproduktion eine prozentual mindestens gleiche Erhöhung der Hautwasserabgabe hervorruft, wie bei einem niedrigeren Stande derselben infolge knapperer Flüssigkeitszufuhr, spricht unseres Erachtens dafür, daß hierbei ein anderer Mechanismus in Gang kommt, wahrscheinlich im Sinne eines nervösen Impulses zu den Schweißdrüsen (auch wenn es zu keiner *sichtbaren* Schweißabsonderung kommt) im Sinne der Anschauungen von WECHSELMANN und LOEWY.

III. Die Wasserausscheidung in Prozent der Wassereinfuhr.

Verteilung des Wassers auf die verschiedenen Ausscheidungswege.

Das prozentuale Verhältnis der Perspiratio insensibilis zur aufgenommenen Flüssigkeit beim Säugling hat besonders DE RUDDER studiert. Ihren niedrigsten Relativwert hat die Perspiratio insensibilis bei einer Tagestrinkmenge von etwa 140 ccm/kg mit etwa 24%. Bei Verringerung der Trinkmenge steigt der Relativwert an, da sich die Perspiratio insensibilis dabei weniger verringert als diese (siehe oben). Interessanterweise steigt der relative Anteil der Perspiratio insensibilis an der Wasserausscheidung aber auch, wenn die Trinkmenge über 140 ccm/kg hinaus *vermehrt* wird, und bei 180 ccm Trinkmenge/Kilogramm wird durchschnittlich ein Relativwert von 32% erreicht. Diese Ziffern gelten für die Ruheperspiration (im Schlafe). Unter natürlichen Verhältnissen, wo mit der höheren Energieproduktion auch die Perspiratio insensibilis gesteigert ist, sieht die Tagesbilanz natürlich etwas anders aus. Ich habe die Wasserausscheidungsverhältnisse beim Säugling unter verschiedenen Bedingungen nach verschiedenen Literaturangaben ungefähr berechnet und bringe sie in folgender Tabelle:

Tabelle 82. Die Wasserausfuhr auf den verschiedenen Wegen in prozentualem Verhältnis zur Einfuhr unter verschiedenen Bedingungen. (In Klammern: die absoluten Werte.)

	Erwachsener (65 kg) Flüssigkeitszufuhr 35 g/kg Bettruhe	Säugling (6 kg) unter natürlichen Verhältnissen		
		a) Normale Menge (140—180 g/kg) einer normalen Nahrung	b) Gleiche Menge einer Doppelnahrung (E.Q. 200 Calorien)	c) HalbeNahrungsmenge (90 g/kg) in Form einer Doppelnahrung (gleicher E.Q. wie bei a)
Perspiratio insensibilis .	43	36—38	60	50
(absolut:	978	300—410	570	270)
Kot	5	5—4	5	8
Harn	51	55	31	35
(absolut:	1260	460—590	300	190)

Betrachten wir zunächst die in den beiden ersten Spalten wiedergegebenen normalen Verhältnisse, so ist danach für gewöhnlich, d. h. bei Trinkmengen von 140—180 ccm/kg von normalem Nährwert, die Perspiratio insensibilis beim Säugling im Verhältnis zur Harnmenge eher niedriger als beim Erwachsenen. Das liegt an der verschiedenen Höhe des Flüssigkeitswechsels pro Körperkilogramm und dessen Einfluß auf die Diurese: *Die niedrige Flüssigkeitszufuhr beim Erwachsenen hält dessen Diurese so niedrig, daß sie seine geringe Perspiratio insensibilis weniger überschreitet, als die starke Diurese des Säuglings dessen hohe Perspiratio insensibilis.* Steigt dagegen der Kraftwechsel infolge von Luxuskonsum oder sinkt die Höhe des Wasserwechsels infolge Halbierung der Flüssigkeitszufuhr, so steigt auch beim Säugling sofort der prozentuale Wert der Perspiratio insensibilis und wird größer als der der Harnmenge. Nicht eingegangen wird hier auf experimentelle Untersuchungen, bei denen die Faktoren Luxuskonsum und Flüssigkeitsknappheit *kombiniert* wurden, um die Genese des „alimentären Fiebers" zu studieren (vgl. im Abschnitt „Wärmehaushalt" S. 249). Es soll hier nur erwähnt werden, daß nach den Kurven von ABT, ASCHENHEIM und FINKELSTEIN dann die tägliche Harnmenge auf 100 g absinken kann, was in Einklang steht mit hohen spezifischen Gewichten (→ 1040), die andere Autoren im Harn konzentriert ernährter Säuglinge nachgewiesen haben. *Der Säugling ist also andererseits sehr wohl in der Lage,* im Interesse seines Körperwasserbestandes *seine Harnflut zu drosseln und einen äußerst konzentrierten Harn auszuscheiden,* dessen Menge dann unter Umständen nur $1/_3$ der durch Wasserverdampfung abgegebenen Flüssigkeitsmenge ausmacht.

IV. Gesetzmäßigkeiten des Wasserwechsels (und damit der Gewichtskurve) innerhalb 24 Stunden.

Die gesetzmäßigen periodischen Schwankungen des Wasserwechsels und ihr Einfluß auf die Form der Tagesgewichtskurve. Die tägliche Wasserbilanz, welche ja beim Erwachsenen ohne Gewinn, beim Säugling mit einem Plus abzuschließen pflegt, ist nun das Resultat einer innerhalb 24 Stunden ablaufenden, bis zu einem gewissen Grade gesetzmäßigen Wasserbewegung. Für den Säugling sind diese interessanten Verhältnisse studiert von PUTZIG und VOLLMER und besonders von BOSCH (1). Letzterer untersuchte männliche Säuglinge von 4—5 Monaten und einem Gewicht von 4500—5500 g. Diese erhielten um 6, 10, 14, 18 und 22 Uhr Buttermilch mit Einbrenne in einer Tagesmenge von $1/_7$ des Körpergewichts, wurden unmittelbar vor jeder Mahlzeit (also 4 Stunden nach der letzten) sowie noch um 2 Uhr gewogen, ebenso der aufgefangene Urin und Stuhl. So ergab sich eine Tageskurve des Körpergewichts sowie (unter Berücksichtigung der aufgenommenen Nahrung) eine solche der Wasserabgaben auf extrarenalem und renalem Wege. Genauigkeit der Waage $^1/_{10}$ g.

Durchschnittlich wurden ausgeschieden Gramm Wasser pro Kilogramm Körpergewicht in der Zeit von:

Tabelle 83 (nach Bosch).

	6—10	10—14	14—18	18—22	22—2	2—6
Gesamtabgabe . .	21,1	22,4	26,8	16,7	17,3	22,0
Renalabgabe . . .	12,8	12,4	13,6	9,3	9,4	12,6
Extrarenalabgabe	8,3	10,0	13,2	7,4	7,9	9,4

Kurvenmäßig dargestellt ergibt diese Tabelle folgendes Diagramm:

Es findet also eine ziemlich gleichmäßige Flüssigkeitsabgabe statt, die nachmittags zwischen 14 und 18 Uhr noch einen gewissen Anstieg zeigt. Dann findet in den 8 Stunden von 18 bis 2 Uhr — obgleich doch um 18 und 22 Uhr in genau der gleichen Weise Nahrung gereicht wird, wie bisher — eine sehr erhebliche Flüssigkeitsretention statt, die dann in der zweiten Nachthälfte von 2—6 Uhr von einer sehr erheblichen

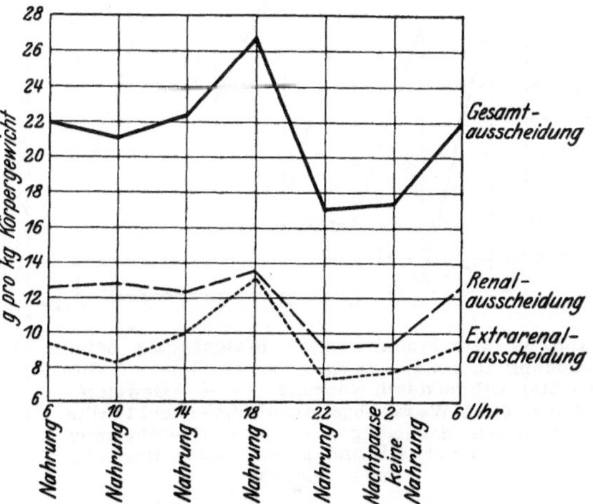

Abb. 37. Durchschnittlicher Verlauf der Wasserausscheidung beim Säugling innerhalb 24 Stunden (nach Bosch).

Ausschwemmung abgelöst wird, welche besonders auf Kosten der Diurese geht. Das Gegenbild zu dieser Ausscheidungskurve zeigt der 24stündige Gewichtsgang (Abb. 38).

Zwischen 6—10 Uhr kommt es durch die Defäkation zu einem geringen Gewichtsverlust. In den folgenden Stunden ist das Gewicht, da die Wasserausscheidung hinter der Flüssigkeitszufuhr ein wenig zurückbleibt, leicht ansteigend. In der „Retentionszeit" zwischen 18—2 Uhr erfolgt dann ein beträchtlicher Gewichtsanstieg von durchschnittlich 115 g, worauf in der „Ausgleichszeit" zwischen 2—6 Uhr das Gewicht ziemlich steil absinkt auf ein um 30 g höheres Niveau wie am Vortage um 6 Uhr. (Bei konzentrierter Ernährung, z. B. konzentrierter Eiweißmilch mit 20% Zucker ist diese Retention stärker, dafür setzt dann in der Ausgleichszeit eine entsprechend stürmische Ausschwemmung ein.)

Ein sehr ähnliches Verhalten des Körpergewichts haben auch Putzig und Vollmer gefunden. Ihre Säuglinge erhielten die Mahlzeiten zu denselben Tageszeiten, wurden nur jeweils in der Mitte zwischen zwei Mahlzeiten, also 2 Stunden nach der letzten, gewogen, außerdem auch noch einmal in der Nachtpause (um 4 Uhr). Das Körpergewicht, das sich in den Vormittagsstunden mit Schwankungen annähernd konstant erhielt, stieg auch hier in den Nachmittagsstunden steil an, erreichte gegen Mitternacht den Gipfel, um nach Mitternacht bis zum frühen Morgen ebenso steil wieder abzusinken.

Erklärungsmöglichkeiten. Man könnte meinen, daß die geschilderte Tageskurve des Gewichts rein exogen zustände käme durch die zeitliche Verteilung der Flüssigkeitszufuhr, z. B. der Gewichtsabfall nach Mitternacht durch Fehlen der Flüssigkeitszufuhr in der Nachtpause bei fortlaufender Ausscheidung. Aber einmal würde dadurch die starke Flüssigkeitsretention am Spätnachmittag und in der ersten Nachthälfte nicht erklärt (wo wie bisher weitergefüttert wird), und dann fanden sowohl Putzig und Vollmer als auch Bosch

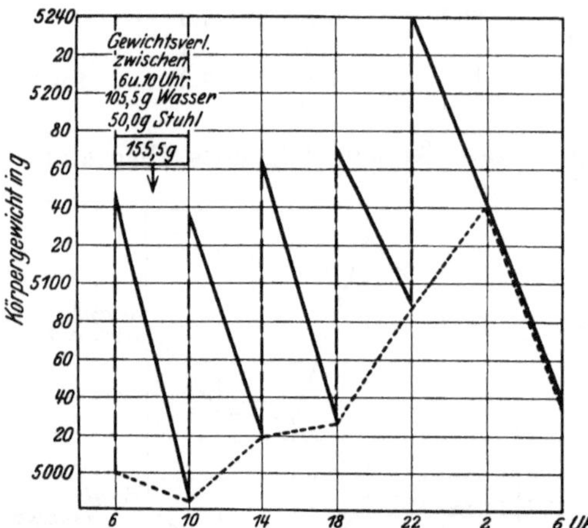

Abb. 38. Durchschnittlicher Gewichtsgang beim Säugling innerhalb 24 Stunden. — — — — — Gewichtszunahme durch Nahrung; ———— Gewichtsverlust durch Wasserabgabe (zwischen 6 und 10 Uhr auch durch Stuhlgang) ; ·········· Gewichtsgang (Wägung immer 4 Stunden nach jeder Mahlzeit) (nach Bosch).

folgendes: Wenn 4stündlich durchgefüttert wird, also konstante Zufuhrbedingungen über Tag und Nacht hin geschaffen werden, so verschiebt sich wohl häufig die Gewichtskurve etwas mehr nach rechts, d. h. die Ausflutung nach Mitternacht setzt etwas später ein (Putzig und Vollmer), ist aber quantitativ so vermehrt (Bosch), daß die charakteristische Tageskurve mit ihrer Flüssigkeitsretention vor Mitternacht und der nach Mitternacht folgenden Ausschwemmung durchaus erhalten bleibt! Hierfür müssen also wohl endogene Gründe maßgebend sein. Putzig und Vollmer nehmen allerdings an, daß es der Schlaf als solcher ist, welcher durch Beeinflussung der Nierensekretion die geschilderten Verhältnisse bedingt. In dem tiefen Schlafe der ersten Nachstunden (Czerny) soll mit der Tätigkeit der übrigen Drüsen auch die der Niere stark herabgesetzt sein, während sich die Ausschwemmung in dem oberflächlichen Schlafe der frühen Morgenstunden vollziehen soll. Sie weisen zur Stütze für diese Anschauung auf die wichtige, von ihnen nachgewiesene Tatsache hin, daß die fast durchschlafenden Frühgeborenen und Neugeborenen auch eine fast geradlinige Tageskurve ihres Gewichtes aufweisen, und daß sich erst mit zunehmendem Alter die besprochenen Erhebungen und Senkungen immer mehr ausbilden. (Vgl. das Diagramm auf S. 267 in der Arbeit von Putzig und Vollmer.) Das beweist aber noch nicht die Richtigkeit der von ihnen gegebenen Deutung. Einmal betrifft ja die Tagesrhythmik renale und extrarenale Wasserabgabe. Und dann steigert zwar Wachsein die Wasserabgabe (übrigens vorzugsweise die extrarenale), aber nur im Rahmen der Tages- und Nachtamplitude, die dadurch keineswegs aufgehoben wird [Bosch (3)]. Das gleiche gilt nach diesem Autor für Muskelbetätigung, welche auch für die Tagesschwankung im Wasserhaushalt verantwortlich gemacht worden ist. Denn auch diese hat wohl einen ausscheidungssteigernden (übrigens auch vorzugsweise extrarenalen) Einfluß, doch addiert sich eine eventuelle Mehrausscheidung durch Muskelbetätigung nachts auf eine geringere Normalausscheidung, so daß die gleiche Muskelbetätigung nachts nicht dieselbe absolute Ausscheidungshöhe bewirkt wie am Tage.

Die letzte Ursache für die 24stündige Rhythmik des Wasserwechsels steht noch nicht einwandfrei fest. Sie *ist* aber *wahrscheinlich dieselbe, die auch den Tagesschwankungen der Körpertemperatur zugrunde liegt.* Interessanterweise laufen diese nämlich den Schwankungen des Wasserwechsels etwa parallel, wie ein Vergleich der betreffenden Kurven — Abb. 36, S. 259 und Abb. 37, S. 271 — ohne weiteres zeigt. Und es gilt auch für diese Temperaturschwankungen, daß sie beim Neugeborenen noch sehr gering sind, um erst zu Beginn des zweiten Lebensjahres dieselbe Höhe zu erreichen wie beim Erwachsenen. Die Frage des Zustandekommens dieser Periodik ist auf S. 256 f. besprochen.

Die absolute Schwankungsbreite der Tagesgewichtskurve. Der in Abb. 38 aufgezeichnete Wert von 143 g bei einem 5 kg schweren Säugling nach Bosch ist natürlich nur ein Durchschnittswert. Putzig und Vollmer geben für Säuglinge jenseits des ersten Trimenons Werte zwischen 150—500 g an. Für die Praxis ist es wichtig zu wissen, daß jedenfalls ein Säugling gegenüber der Morgenwägung in den Abendstunden zugenommen haben muß, wenn er nicht am nächsten Morgen eine Gewichtsabnahme aufweisen soll.

Größere (relativ zum Körpergewicht kleinere) Tagesschwankungen des Körpergewichts von 500—1500 g hat Meyer-Bisch bei Erwachsenen nachgewiesen. Die Untersuchungsbedingungen waren allerdings andere: Wägung nur morgens nüchtern sowie abends vor dem Abendessen um 18,30 Uhr. Auf diese Weise konnte ein möglicherweise später und höher gelegener Gipfelpunkt der Gewichtskurven gar nicht erfaßt werden, und man ersieht nur ihren Abfall während der Nacht, den Anstieg während des Tages.

V. Der Konzentrationsversuch.

Das Verhalten des Wasserhaushaltes bei relativem Durst im Säuglingsalter ist schon in den Abschnitten II und III verschiedentlich gestreift worden. Zusammenhängend besprochen ist es außerdem in dem Kapitelteil „Wärmehaushalt" in dem Abschnitt, der über das „Alimentäre Fieber (Konzentrationsfieber)" handelt, vgl. S. 246 f. Es sei hier nur noch einmal erwähnt, daß schon der Säugling seinen Harn bis zu einem spezifischen Gewicht von 1040 konzentrieren kann.

VI. Der Wasserversuch.

1. Die Bilanz.

Beim Erwachsenen. Auch bei einmaliger hoher Flüssigkeitszufuhr verhält sich der Erwachsene anders als der Säugling. Bei promptem Anstieg der Harnmenge bleibt die Perspiratio insensibilis bei ersterem entweder ganz unverändert (LASCHTSCHENKO, HELLER und NATANSON, DANIEL und HÖGLER), oder sie zeigt in einem Teil der Fälle — denn die Ansprechbarkeit ist in dieser Hinsicht eine sehr verschiedene — Erhöhungen um etwa ein Drittel (EIMER, GERÈB und LASZLO). So geht also die Ausscheidung im wesentlichen durch die Nieren vor sich. Die Diurese nach Einnahme von 1—1$^1/_2$ Liter Wasser (entsprechend $^1/_{60}$—$^1/_{40}$ des Körpergewichts) pflegt ziemlich bald in Gang zu kommen, in der 1.—2. Stunde den Höhepunkt zu erreichen (auf dem das spezifische Gewicht des Harns auf 1001—1003 absinkt) und in ihrem 4—5stündigen Gesamtwert die aufgenommene Flüssigkeitsmenge häufig mehr oder weniger zu übertreffen. Rechnet man noch die insensible Wasserabgabe hinzu, so wird man um so eher eine solche „überschießende Reaktion" erhalten. Allerdings verlangen diese Werte, wenn man sie biologisch verwerten will, eine Korrektur (welche bei dem auf Vergleichswerte abgestellten klinischen Wasserversuch vernachlässigt wird), nämlich den Abzug der im nüchternen Zustande während der betreffenden vier Morgenstunden renal und extrarenal abgegebenen Wassermengen. Aber auch, wenn man diese Abzüge macht, so pflegt bei Betrachtung der Harnausscheidung bzw. der Gesamtwasserabgabe die Ausfuhr während vier Stunden der getrunkenen Wassermenge gerade zu entsprechen bzw. sie sogar etwas zu übertreffen (VEIL, HELLER und NATANSON).

Beim älteren Kinde. Bei diesem stellten MENDEL sowie FREISE Wasserversuche an. Ersterer fand bei 5—14jährigen, welche $^1/_2$—1 Liter dünnen Tees erhielten, *regelmäßig eine erheblich überschießende Diurese,* wobei zeitlich 3 Kurventypen hervortraten (es wurde stündlich uriniert): Höhepunkt der Diurese nach 1 Stunde, danach schon wieder steiles Absinken *oder* Anhalten der starken Diurese bis zur zweiten Stunde, wobei je nach dem die zwei Stunden-Portion ein klein wenig unter oder über der 1. Stunden-Portion lag (danach dann auch steiles Absinken der Kurve). Das spezifische Gewicht sank jeweils bis 1001—1000. Was die extrarenale Wasserausscheidung betrifft, so scheint aus einigen von MENDEL angeführten Beispielen hervorzugehen, daß sie stärker auf die Wasserzufuhr anspricht als beim Erwachsenen, da ihre Beteiligung an der Gesamtwasserabgabe trotz der starken Diurese nur auf annähernd 30% absank. Weitere Untersuchungen hierüber, an Klein- und Schulkindern, wären erwünscht.

Beim Säugling. Der Säugling reagiert im Wasserversuch keineswegs einheitlich. Charakteristisch für die ganze Säuglingsperiode scheint zu sein, daß sich die extrarenale Wasserausscheidung in viel stärkerem Maße an der Wasserausscheidung beteiligt als später, was naturgemäß zur Folge hat, daß die Urinausscheidung, in Prozent der Einfuhr berechnet, hinter den Ausscheidungswerten beim älteren Kinde und Erwachsenen zurückbleibt, und zwar um so mehr, je jünger der Säugling ist. Die Gesamtausscheidung — durch Perspiratio insensibilis + Diurese — ist dagegen im Verhältnis zur Trinkmenge nicht geringer als später. Eine Ausnahme scheint nur der 1. Lebensmonat zu machen, für den demnach wirklich eine gewisse Wasserretentionsneigung zu bestehen scheint. Diese Schlußfolgerungen ergeben sich aus folgenden Versuchen:

ASCHENHEIM gab seinen Säuglingen morgens nüchtern 200 ccm destilliertes Wasser, was allerdings insofern zu beanstanden ist, als pro Kilogramm die jüngeren mehr erhielten als die älteren. Die Harnausscheidung während der ersten 5 Stunden betrug durchschnittlich im 1. Quartal 50%, im 2. Quartal 75%, im 3. und 4. Quartal 95% der Einfuhr. Daß dieses nicht etwa eine Folge der nicht abgestuften Trinkmengen ist, zeigen die sorgfältigen Untersuchungen von LASCH, die hinsichtlich der Urinausscheidung etwa dieselben Prozentwerte zeigen. Durch gleichzeitige Erfassung der Perspirationswerte ergaben die Untersuchungen von LASCH das oben geschilderte Bild über die „Gesamtwasserausscheidung" beim Wasserversuch im Säuglingsalter. Vergleiche die folgende Tabelle:

Tabelle 84. Ausfuhr in Prozent der Einfuhr 4 Stunden nach Teemahlzeit (nach LASCH).

Alter	Trink-menge	Renale Ausschei-dung	Perspiratio insensibilis	Gesamt-ausschei-dung	Gesamtausschei-dung nach Abzug des Nüchternwertes
1. Monat	100	**55**	45	100	86
2.—3. „	100	**66**	68	134	98
II. Quartal	150	**81**	54	135	
III. „	200	**92**	51	143	113
IV. „	200	**99**	47	136	

Daß nach dem 1. Lebensmonat die „Gesamtwasserausscheidung" im Trinkversuch schon dieselbe ist wie später, geht übrigens auch aus Versuchen von WENGRAF hervor, der nach Trinken von 150—200 ccm saccharingesüßten Tees fürs ganze erste Trimenon bei erheblicher Streuung

der Einzelwerte folgende Gesamtwasserabgaben fand: nach 2 Stunden
90%, nach 3 Stunden 108%, nach 4 Stunden 120% der Einfuhr. Bei
LASCHs Versuchen ist weiter wertvoll, daß der Autor auch die Nüchternwerte berechnete. Hinsichtlich der Perspiratio insensibilis ergaben sich
dabei — während ihre prozentuale Beteiligung an der Elimination der
getrunkenen Flüssigkeit ja keine Altersunterschiede während der Säuglingsperiode zeigt — folgende Beziehungen: Die Nüchternwerte der Perspiratio insensibilis wurden bei seinen Säuglingen durch den Trinkversuch
gesteigert im 1. Quartal $\times$ 3,8, im 2. und 3. Quartal $\times$ 2,7 und im 4. Quartal
$\times$ 1,8. So ergibt sich im Vergleich zum Erwachsenen folgendes Bild:

Tabelle 85. Verhältnis von Perspiratio insensibilis : Harnmenge.

Zustand	Erwachsener (nach HELLER und NATANSON)	Säugling (nach LASCH)
Nüchternheit	45 : 55	46 : 54
Wasserversuch (4 Stunden Bilanz)	14 : 86	I. Quartal: 49 : 51 II./III. Quartal: 34 : 66 IV. Quartal: 27 : 73

Bedeutung der Vorperiode für den Ausfall des Wasserversuches. Die
hier mitgeteilten Zahlen beziehen sich nur auf eine normale Vorperiode.
Wenn ein erniedrigter Hämoglobingehalt des Blutes und ein niedriges
spezifisches Gewicht des Morgenharns auf einen gewissen Wasserreichtum
des Organismus schließen lassen, so ist die Wasserausfuhr besonders
überschießend, umgekehrt ist nach starker Flüssigkeitsabgabe am Vortage, z. B. durch starkes Schwitzen (wobei dann Hämoglobingehalt des
Blutes und spezifisches Gewicht des Morgenharnes erhöht angetroffen
werden), die Bilanz im Trinkversuch negativ, d. h. es findet eine Einsparung von Wasser statt (MARX: fortlaufende Beobachtungen an
gleichen erwachsenen Versuchspersonen). Ebenso sah NONNENBRUCH
nach mehrtägiger Trockenkost (die stets zu einem erheblichen Gewichtsverlust durch Wasserabgabe führt) Einschränkungen der renalen Wasserausscheidung im Trinkversuch auf $^1/_6$—$^1/_{10}$ der Einfuhr! Bei *Säuglingen*
würde „Trockenkost" sehr rasch zu verhängnisvoller Exsikkose führen.
Versuche mit starker Einschränkung der Flüssigkeitszufuhr auf etwa
40% der üblichen Höhe durch Darreichung von Buttermehlvollmilch
machten BAUMECKER und SCHÖNTHAL. Sie sahen dann beim Wasserversuch Einschränkungen der 4stündigen Urinausscheidung auf 12—80%
der Einfuhr. Die niedrigen Werte betrafen Kinder, bei denen Gewichts-
stillstand oder sogar Abnahme anzeigten, daß für sie der Wasserbedarf
tatsächlich unterschritten war, während die relativ hohen Ausscheidungswerte bei gut gedeihenden Kindern angetroffen wurden. Über Beeinflussung des Ausfalls des Wasserversuches durch Insulingaben im Säug-
lings- und Kindesalter vgl. S. 61.

2. Die Verhältnisse im Blute.

Die Verhältnisse im Blute hat man gerade während des Wasserversuches untersucht, in der Hoffnung, dadurch Aufklärung über das Wesen der Diurese zu erhalten. Am Erwachsenen sind diese Verhältnisse im Anschluß an die grundlegenden Arbeiten von MAGNUS besonders von NONNENBRUCH und Mitarbeitern, ferner von STARLINGER, MARX, OEHME, DRESEL und LEITNER u. a. studiert worden. Zunächst etwas

a) Methodisches.

In kurzfristigen Untersuchungen, um die es sich ja hier handelt, ist der beste Maßstab für den Wassergehalt des Blutes das (exakt bestimmte) Hämoglobin. Im Prinzip natürlich auch die bei einwandfreier Technik in allen Gefäßgebieten gleiche Erythrocytenzahl (HOFMEIER, HOPMANN und SCHÜLER), nur daß die Zählung der Erythrocyten weniger genau und etwas umständlich ist. Dasselbe gilt von dem Trockensubstanzgehalt des Gesamtblutes. Theoretisch besteht der Einwand, daß aus Blutdepots, insbesondere aus der Milz, Blut, das reicher an Hämoglobin (20 g-%!) und Erythrocyten ist, als das strömende Blut, nach Aufnahme einer größeren Flüssigkeitsmenge gewissermaßen als Gegenmaßnahme in den Kreislauf abgegeben werden könnte. DRESEL und LEITNER haben sogar an einigen Beispielen zeigen können, daß dieses vorkommt. Denn in ihren Versuchen hatte nicht nur die Plasmamenge im Trinkversuche zugenommen, sondern auch die Erythrocyten, während bei Milzexstirpierten nur die Plasmamenge vermehrt war. (Blutmengenbestimmungen mittels Farbstoffmethode unter Hämatokritkontrolle.) Aber hier beweist natürlich das Positive. Man könnte höchstens sagen, daß das Absinken des Hämoglobins im Trinkversuch in manchen Fällen noch größer wäre, wenn nicht hier eine Ausschüttung hämoglobinreicheren Blutes aus der Milz stattfände. Wichtiger ist, daß der Wiederanstieg des Hämoglobins mit Erythrocytenausschüttung nichts zu tun hat. Dies geht aus Versuchen von MARX an Milzexstirpierten hervor, welche im Trinkversuch genau dieselben Hämoglobinkurven zeigten, wie die gleich zu besprechenden beim Normalen. Ganz ungeeignet für Blutwasserkurven ist, wie MAGNUS gezeigt hat, die Bestimmung des Eiweißgehaltes des Blutserums, ebenso übrigens die Kochsalzbestimmung in demselben. Denn durch Flüssigkeitsaufnahme werden, wie noch gezeigt werden wird, komplizierte Austauschvorgänge zwischen Blutflüssigkeit und Gewebe eingeleitet, wobei in einem im Einzelfalle nicht zu übersehenden Ausmaße gelöstes Eiweiß und Kochsalz ins Blut hineintritt. Was übrigens die Methodik der Eiweißbestimmung im Blutserum betrifft, so sei hier auf STARLINGER und HARTL verwiesen. Durchschnittlich liegen die Refraktometerwerte nach verschiedenen Autoren 0,52—1,14 g-% höher als die KJELDAHL-Werte, im Einzelfalle ist die Abweichung unter Umständen noch erheblich höher.

b) Die Veränderungen während des Trinkversuches.

Die Verhältnisse beim Erwachsenen und' ihre Erklärung. Nach
MARX zeigt das Blut im Trinkversuch folgende gesetzmäßige Veränderungen: In den ersten 20—40 Minuten nach der Flüssigkeitsaufnahme
sinkt das Hämoglobin ziemlich steil um 10—13% des Ausgangswertes
ab, steigt dann etwa ebenso steil wieder an, um nach 50—80 Minuten den
Ausgangswert annähernd zu erreichen (nach 1 Stunde findet man also
keine wesentliche Veränderung!), dann kommt es zu einem erneuten
Absinken des Hämoglobins, welches allmählicher erfolgt, in seltenen
Fällen den ersten Tiefpunkt noch unterschreitet, meistens ihn jedoch
nicht ganz erreicht, wonach ein langsamer Wiederanstieg erfolgt, der den
Ausgangspunkt nach 4—5 Stunden nun endgültig erreicht. Wichtig ist,
daß sowohl die Serumeiweißkurve (Serumtrockensubstanzbestimmung)
als auch die Serumkochsalzkurve den zweiten Abfall und Wiederanstieg
nach MARX nicht mitmacht, sondern gradlinig verläuft, was für den
Einstrom von eiweiß- und kochsalzhaltiger Flüssigkeit aus dem Gewebe
ins Blut spricht. OEHME sah sogar (sekundäres) Ansteigen des Blutserum-
eiweißes über den Ausgangswert hinaus und sieht darin eine Einstellung
des Quellungsdruckes der Blutflüssigkeit auf den durch überschießende
H_2O-Abgabe erhöhten Quellungsdruck der Gewebe (vgl. auch VEIL).
Aber auch die erste Senkung aller Blutwerte darf wohl kaum als bloße
Folge einer Blutverdünnung durch Flüssigkeitsresorption aus dem Darm
aufgefaßt werden, denn MARX fand die gleichen Blutkurven, ob er
125—200—500—1000 g Wasser trinken ließ! Auch erfolgte, wenn
er nach 40 Minuten noch einmal trinken ließ, keine weitere Hämo-
globinsenkung, sondern dasselbe stieg wie sonst auch wieder an: was
beides dafür spricht, daß durch das Wassertrinken ein gewissermaßen gesetzmäßiger, wahrscheinlich zentralnervös gesteuerter phasischer
Ablauf von Austauschvorgängen zwischen Blut und Gewebe eingeleitet
wird. Dafür spricht auch die Möglichkeit, typische Blutkurven durch
Scheintrinken in der Hypnose hervorzurufen (MARX). Auch zur Diurese
bestehen keine regelmäßigen direkten und quantitativen Beziehungen.
Dieselbe kann zur Zeit der stärksten Blutverdünnung, aber auch nach
dem ersten Wiedererreichen der Ausgangswerte einsetzen. Trotz gleicher
Blutverdünnungsreaktion in beiden Fällen, ist sie natürlich ganz verschieden stark, je nachdem ob 125 oder 1000 g Wasser getrunken werden.
Ferner besteht im Einzelfalle keine Parallelität zwischen Hämoglobin-
kurve und spezifischem Gewicht des Harns. Blutverdünnung und
Diurese sind also verknüpft, es besteht aber keine einfache Abhängigkeit,
sondern wahrscheinlich eine gemeinsame zentrale Regulation (MARX).
Und „vom Blut her kann die Wasserverteilung und -abgabe unter
wechselnden Stoffwechselbedingungen in keiner Weise verstanden werden,
denn hier herrscht das Prinzip der Konstanz" (OEHME).

Die Verhältnisse beim Säugling. *Seine geringere Hydrämiereaktion.*
Untersuchungen über den Blutwassergehalt während des Trinkversuches
im Säuglingsalter liegen von ROMINGER vor. Sie sind älteren Datums,
so daß Durchführung und Deutung noch in Unkenntnis der neueren
Untersuchungen am Erwachsenen erfolgte. ROMINGER bestimmte den
Prozentsatz der Trockensubstanz im Vollblut, einen Wert, dessen
kurzfristige Schwankungen am gleichen Individuum ja sicher denen des
Hämoglobins bzw. der Erythrocyten entsprechen. Es wurden den Säuglingen 150 ccm Fencheltee gesondet und dann nach 10, 20, 30, 40 Minuten,
sowie nach 1, $1^1/_2$ und 2 Stunden das Blut untersucht. Merkwürdigerweise
war die Verdünnungsreaktion beim Säugling viel geringer als beim
Erwachsenen und betrug im Durchschnitt nur 2,3% des Ausgangswertes.
Der Tiefpunkt wurde von den jungen Säuglingen nach 20 Minuten, von
den älteren etwa nach 30 Minuten erreicht. Der erste Ausgleich erfolgte
dagegen etwas später als beim Erwachsenen, meist nach $1^1/_2$ Stunden
(90 Minuten). Eine geringe „Nachschwankung" im Sinne einer erneuten
Blutverdünnung wurde in der Regel nur bei Säuglingen im ersten Trimenon
beobachtet, doch ist zu bedenken, daß die Untersuchungen nach 2 Stunden,
also $^1/_2$ Stunde nach dem ersten Ausgleich, abgeschlossen wurden, zu
einem Zeitpunkte, wo eine zweite Verdünnungsreaktion kaum schon
voll entwickelt sein konnte. Soviel scheint jedenfalls aus ROMINGERs
Untersuchungen hervorzugehen, daß das Blut beim Säugling — entgegen
landläufigen Vorstellungen — vom Wasserwechsel weniger berührt wird
als das des Erwachsenen. Die im Verhältnis zur üblichen *Tages*zufuhr
beim Trinkversuch des Säuglings erheblich niedrigeren Wasserzufuhren
können diesen Unterschied gegenüber dem Erwachsenen wohl kaum erklären, da nach MARX Flüssigkeitszufuhren von 125 g bei diesem die gleichen
Blutverdünnungen hervorrufen wie solche von $1^1/_2$ l (s. o.). Dagegen
könnte man in diesem Zusammenhang wohl an die hohe Wasseravidität
der jugendlichen Gewebe denken, wie sie auf S. 264 besprochen wurde.
Aber das Wasser muß ja via Blut auch wiederabgegeben werden. Aber
auch dies scheint beim Säugling zu keiner stärkeren Hydrämiereaktion
zu führen, denn ROMINGERs Blutanalysen wurden bis zu 2 Stunden nach
der Flüssigkeitsaufnahme fortgesetzt, einem Zeitpunkt also, wo nach
WENGRAFs Trinkversuchen Trimenonkinder schon 90% der Einfuhr
via Perspiratio insensibilis und Nieren ausgeschieden haben. Es muß sich
also beim Säugling um eine *Beschleunigung des Wassertransportes durch
das Blut* handeln. Die Bedingungen dafür sind ja in seiner gesteigerten
Zirkulationsgröße gegeben (vgl. Bd. I, S. 147/148). Und seine geringe
Hydrämiereaktion im Trinkversuch fände so die Möglichkeit einer
Erklärung.

Wenn GRUNEWALD und ROMINGER beim Säugling refraktometrisch
gerade größere *Spontan*schwankungen der Zusammensetzung des Blutserums fanden als bei älteren Kindern, so gehören diese Beobachtungen,

so wertvoll sie auch sein mögen, kaum in diesen Zusammenhang hinein. Nach dem oben (S. 277) Ausgeführten gibt die Refraktometermethode ja auch nur über den Eiweißgehalt des Blutserums eine (nicht einmal ganz genaue) Auskunft, besagt aber z. B. nichts über eine eventuelle Verdünnung des Gesamtblutes durch Flüssigkeit (in Form von Serum).

VII. Wasser- und Salzhaushalt.

Die stärksten Beziehungen zum Wasserhaushalt hat das Kation Na$\cdot$, und zwar am meisten zusammen mit dem Anion Cl' als Kochsalz NaCl. Die Verknüpfung von Wasser- und Kochsalzstoffwechsel geht aus den verschiedensten Erfahrungen hervor.

1. Kochsalzentzug.

Plötzlicher Übergang auf eine kochsalzarme Diät (z. B. Rohkost) bewirkt beim Erwachsenen einen Kochsalzverlust von 15—25 g und gleichzeitig einen Gewichtsverlust durch Ausschwemmung von $1^1/_2$—$2^1/_2$ kg „Rerservewasser". Beim Säugling gibt es hierzu eine Parallele in der Gewichtssenkung beim Übergang von Kuh- auf Frauenmilch.

Ferner wirken die Diuretica der Xanthinreihe sowie Novasurol bzw. Salyrgan entwässernd, indem sie NaCl aus dem Gewebe mobilisieren.

Wenn auf solche Weise der Körper „Reservewasser" verloren hat, so folgt dessen Wiedereinlagerung auch nur prompt bei gleichzeitigem NaCl-Angebot, im Gegenfalle nur sehr zögernd oder gar nicht.

2. Kochsalzzulage.

Die Wirkung einer Kochsalz*zulage* auf den Wasserhaushalt hängt, wie besonders der Kinderkliniker L. F. MEYER zusammen mit COHN durch Kritik der vorliegenden Literatur und eigene Versuche gezeigt hat, ab 1. von der Dosis, 2. vom Salzbestande des Körpers zu Beginn der Salzdarreichung und 3. von der gleichzeitig mit dem Kochsalz zugeführten Wassermenge. Besonders auf letztere kommt es an.

Kochsalzzulage zu einer Trockenkost. Wird z. B. beim Erwachsenen einer Trockenkost eine größere Kochsalzmenge ohne Flüssigkeit zugelegt, so wirkt dieses diuretisch, es mobilisiert („zu seiner Ausscheidung") Gewebswasser und bewirkt auf dem Wege einer entsprechenden Wasserausscheidung einen Gewichtssturz von einigen Kilogramm (NONNENBRUCH). Beim Säugling sind derartige Versuche naturgemäß nicht ausführbar.

Kochsalzzulage plus reichlich Wasser (Kochsalz-Wasserversuch). Der Gegenfall liegt vor, wenn gleichzeitig Kochsalz und reichlich Wasser gereicht werden, etwa in der Form des kombinierten Kochsalz-Wasserversuches (Konzentration der NaCl-Lösung „physiologisch" bis 1% und darüber). Auch beim Erwachsenen kommt es dann nicht zu einer überschießenden Wasserausscheidung, wie beim gewöhnlichen Wasserversuch, sondern die Wasserausscheidung verzögert sich zunächst, und zwar im Zusammenhange mit einer Kochsalzretention. Der Grad dieser Wasserretention ist allerdings nach den publizierten Versuchen ein recht verschiedener, was den Vergleich mit dem Verhalten des Säuglings sehr erschwert. Wir bringen im folgenden 2 Tabellen, aus denen das Verhalten von Erwachsenen, Schulkindern und Säuglingen hervorgeht.

Tabelle 86. „Kochsalz-Wasserversuch“ beim Erwachsenen und älteren Kinde.

Autor	Kochsalz-Wasserzufuhr	Renale Wasserausscheidung binnen 4—5 Stunden in % der Einfuhr	Renale Wasserausscheidung im reinen Wasserversuch binnen 4—5 Stunden in % der Einfuhr
MARX (Erwachsene)	1 l + 10 g NaCl	24—26	überschießend
SCHITTENHELM und SCHLECHT (Erwachsene)	1½ l + 20 g NaCl	49 bzw. 59	80 bzw. 95
BRUNN (Erwachsene)	1 l + 6 g NaCl	80	überschießend
	1 l + 9—12 g NaCl	50	
	1 l + 24 g NaCl	33	
MENDEL (Ältere Schulkinder)	1 l + 8 g NaCl	56	überschießend

Tabelle 87. „Kochsalz-Wasserversuch“ beim Säugling.

Autor und Alter der Säuglinge	Zufuhr	Renale Wasserausscheidung binnen 4—5 Stunden in % der Einfuhr	
		bei Wasser + Kochsalz	bei Wasser
ASCHENHEIM 1. Halbjahr	200 H$_2$O bzw. 0,85 % NaCl	43	66
OHLMANN I. Quartal . .	200 H$_2$O bzw. 0,70 % NaCl	27	69
II. „ . .		43	79
III. „ . .		49	92
IV. „ . .		78	113
LASCH 1. Halbjahr	100 H$_2$O bzw. 0,85 % NaCl	34	91
2. „	200 H$_2$O bzw. 0,85 % NaCl	61	95

Die Säuglingsversuche haben insofern größere Beweiskraft, als es sich um Durchschnittswerte aus größeren Versuchsreihen handelt. Man kann wohl mit Vorbehalt aus ihnen folgern, daß *die hydropigene Wirkung einer einmaligen Kochsalz-Wasserzufuhr beim jungen Säugling durchschnittlich stärker* ausgeprägt ist *als beim älteren Säugling. Zwischen letzterem und dem älteren Kinde und Erwachsenen wird* dagegen *eine Reaktionsverschiedenheit vermißt.* Noch mehr scheint dies aus Zahlen von LASCH hervorzugehen, welche sich auf Gesamtwasserbilanzen stützen, allerdings nur wenige Einzelfälle betreffen. Auf den großen Unterschied gegenüber den entsprechenden Zahlen von LASCH auf Tabelle 84, S. 275, welche reine Wasserversuche betreffen, sei ausdrücklich hingewiesen.

Tabelle 88. (Nach LASCH.)

Alter	Zufuhr	Gesamtwasserausscheidung binnen 4 Stunden in % der Einfuhr
2 Monate	100 0,85% NaCl	25
7 „	200 0,85% „	40
7 „	200 0,85% „	65
11 „	200 0,85% „	63
13 .,	200 0,85% „	83

Daß die Wasserretention im Kochsalzwasserversuch mit (vorübergehender) Kochsalzretention in den Geweben einhergeht, ergibt sich schon aus den NaCl-Bilanzen, welche innerhalb der ersten 4—5 Stunden erheblich negativ zu sein pflegen, beim Säugling (OHLMANN) sowohl, wie beim Erwachsenen (BRUNN), und die bei letzterem erst nach 12 Stunden vollständige oder überschießende Ausscheidung zeigen (SCHITTENHELM und SCHLECHT). Wertvolle Feststellungen über die Art der Wasserbewegung und der NaCl-Ausscheidung nach Trinken von Kochsalzlösung im Säuglingsalter finden sich in der Arbeit von FINKELSTEIN und WEIL (1931).

Kochsalzzulage zur gewöhnlichen Kost. Eine Mittelstellung nehmen Versuche ein, bei denen der normalen Kost für einen oder mehrere Tage Kochsalz zugelegt, und nun der Einfluß auf Wasserausscheidung, Kochsalzausscheidung und Gewichtskurve verfolgt wird.

Versuche beim Erwachsenen. Erhält ein Erwachsener eine NaCl-Zulage von 20 g zu einer normalen Kost (eventuell mit etwas Flüssigkeitsbeigabe entsprechend dem Durst), so steigt das Gewicht gar nicht oder nur sehr wenig an (NONNENBRUCH), die NaCl-Zulage selber wird in 1(—2) Tagen prompt ausgeschieden (JANSEN).

Versuche beim Säugling. Fürs Säuglingsalter liegen entsprechende Versuche vor von L. F. MEYER und COHN, SCHLOSS sowie von ROMINGER, BERGER und HUGO MEYER. Dabei ist es für einen Vergleich zwischen Säugling und Erwachsenem ganz nützlich, sich einmal die quantitativen Zufuhrverhältnisse klar zu machen. Eine Zulage von 20 g NaCl bedeutet für einen Erwachsenen eine Steigerung der Kochsalzzufuhr auf das 2—$2^1/_2$fache. Demgegenüber bedeutet die Zulage von 2—5 g NaCl zur Halbmilch bei Säuglingen eine Steigerung der NaCl-Zufuhr auf etwa das 5—11fache! Pro Körperkilogramm beträgt die tägliche Kochsalzzufuhr bei der Zulage beim Erwachsenen etwa 0,60 g, beim Säugling 0,45—1,1 g (die Erwachsenennahrung ist eben von vorneherein kochsalzreicher).

Wirkung im Sinne eines Gewichtsanstieges. Bezüglich dem hydropigenen Effekt einer Kochsalzzulage zur Kost muß man unterscheiden einmal die größte erzielte (meist vorübergehende) Gewichtsschwankung und andererseits den durchschnittlichen erzielten Mehrgewinn an Gewicht gegenüber einer gleich langen Vorperiode. Die maximale Gewichtsschwankung scheint bei Säuglingen des ersten Trimenons größer zu sein als später. Nach L. F. MEYER und COHN betrug sie in diesem frühen Lebensabschnitt im Durchschnitt von 4 Versuchen 465 g (doch betrafen die Untersuchungen wohl kaum klinisch ganz gesunde Kinder, wofür der Umstand spricht, daß die Autoren Ödembildung auftreten sahen), nach ROMINGER, BERGER und MEYER im Durchschnitt von 7 Versuchen 220 g (Zulagen von 4—5 g NaCl). Bei den *älteren* Säuglingen von ROMINGER und Mitarbeitern betrug die maximale Gewichtsschwankung nur 150 g, und zwar unabhängig davon, ob 2—5 g NaCl als Tagesdosis zugelegt wurde. Der durchschnittliche Mehrgewinn an Gewicht gegenüber der Vorperiode war dagegen bei ihnen mit 84 g etwas höher als bei den Trimenonkindern (50 g). *Jedenfalls sank bei beiden das Gewicht schon in der Salzperiode wieder ab.*

Kochsalzausscheidungsverhältnisse. Gesetzmäßige Beziehungen zwischen Salzretention und Gewichtsverhalten waren nicht festzustellen. So retinierten z. B. in der Salzperiode die jungen Säuglinge trotz des geringeren Gewichtsgewinnes mehr NaCl als die älteren (nämlich erstere 40 %, letztere nur 22—28 % der Zulage). Mit Recht folgert ROMINGER daraus, daß auch der junge Säugling kochsalztolerant ist und daß auch er schon über die *Fähigkeit zu „trockener" Kochsalzretention* verfügt.

Zusammenfassung. Eine hydropigene Wirkung entfaltet das Kochsalz also nur als vorübergehende Erscheinung, und zwar nur bei genügender, am besten reichlicher Flüssigkeitszufuhr, wie z. B. beim Kochsalz-Wasserversuch. Aus dem Bereich der klinischen Erfahrung gehört hierher die günstigere Wirkung auf die Wiedereinlagerung von Wasser, welche Kochsalz- oder Ringerlösung nach akuten Gewichtsverlusten im Säuglingsalter gegenüber bloßer Wasserspeisung zukommt (wobei natürlich auch ein Zuviel an NaCl-Zufuhr vermieden werden muß).

3. Zufuhr von anderen Salzen.

Vorübergehende Zulagen. Am stärksten hydropigen wirkt erfahrungsgemäß die Verbindung NaCl, weniger — aber immerhin deutlich — auch andere Natriumsalze wie (in absteigender Reihenfolge) $NaHCO_3$, Na_2HPO_4, NaBr, während die Kaliumverbindungen (KCl, $KHCO_3$ und K_2HPO_4) und Calciumverbindungen, insbesondere das $CaCl_2$, umgekehrt diuretisch wirken und Gewichtsabnahme verursachen. Näheres bei L. F. MEYER und COHN. Diese Autoren wiesen weiter durch Stoffwechselversuche nach, daß in jedem Falle durch Zulage eines Salzes der gesamte Mineralstoffwechsel alteriert wird. Bei NaCl-Zulage wird

z. B. verhältnismäßig mehr Cl als Na ausgeschieden, wahrscheinlich an K gebunden, das von den anderen Ionen als einziges eine vermehrte Ausscheidung zeigt. Sehr interessant ist ferner, daß die diuretische Wirkung von $KHCO_3$ und KCl mit einer sehr starken Ausschwemmung von Na ($+$Cl) einhergeht, was wiederum die engeren Beziehungen dieses Salzes zum Wasserwechsel zeigt. Dagegen wird vom eingeführten K selber erheblich mehr retiniert als vom Na bei Kochsalzzulage! Näheres in der zitierten Arbeit.

Weiter gehört hierher die Erfahrung, daß häufig *Azidose* im Sinne der Entwässerung wirkt, *Alkalose* im Sinne der Wasserretention(FREUDENBERG, OEHME u. a.). Ersteres gilt, wie schon erwähnt, für $CaCl_2$, noch mehr für das Salmiak $(NH_4)Cl$ und am meisten für die diabetische Azidose, die bei starker Ausbildung zu einer Exsikkation zu führen pflegt. Wahrscheinlich kommt dies nämlich so zustande, daß die Säureäquivalente bei ihrer Ausscheidung Alkali mobilisieren. Und die gegensinnige Wirkung von $BHCO_3$ kann man sich dann so erklären, daß damit dem Körper das fehlende Alkali zugeführt wird.

Zufuhr über längere Zeit. Hier müssen die Untersuchungen von ROMINGER und H. MEYER über die Supermineralisation beim Flaschenkinde kurz erwähnt werden. Sie zeigen, daß, über *längere* Zeiträume betrachtet, Salze und Wasser noch mehr getrennte Wege gehen — schon im jungen Organismus —, als in kurzfristigen Versuchen. Nur der frühgeborene Säugling scheint sich in dieser Hinsicht nach PAFFRATH und MASSART etwas anders zu verhalten. Näheres über diese Verhältnisse im Schlußbande.

VIII. Wasserhaushalt und Kohlehydratgehalt der Nahrung.

Dem *normalphysiologischen* Plan des Buches entsprechend soll hier nur von den Verhältnissen einer bezüglich Caloriengehalt, Eiweiß- und Salzzufuhr normalen Nahrung die Rede sein. Auch bei einer solchen ist es für die Art des Ansatzes anscheinend nicht gleich, in welchem Verhältnis zueinander Fett und Kohlehydrate als Calorienträger zugeführt werden. Eine gute Zusammenstellung der diesbezüglichen tierexperimentellen [1] und klinischen Literatur findet sich in einer kürzlich erschienenen Arbeit von ADLERSBERG und PORGES, welche die bisher vorliegenden Erfahrungen durchaus bestätigt. Die Wiener Autoren fanden nämlich in exakt durchgeführten Fett-Kohlehydrat-Austauschversuchen unter sonst gleichen Ernährungsbedingungen [2] beim Erwachsenen in den Kohlehydratperioden u. a. die Einstellung auf ein fast $2^1/_2$ kg

---

[1] Von neueren Arbeiten sei hier auf die von BAISCH verwiesen, welche allen bei dem heutigen Forschungsstande zu stellenden Ansprüchen genügt.

[2] Es wurde darauf geachtet, daß Salzzufuhr und Säurebasenverhältnis bei beiden Kostarten gleich waren. Auch wurde in den „Fettperioden" soviel Koh gegeben, daß es nicht etwa zu Ketosis kam.

höheres Körpergewicht und entsprechenden Rückgang desselben bei Rückkehr zur Fettkost. Bemerkenswerte Erhebungen machten sie ferner über die Quaddelzeit (vgl. S. 264). Unter sonst gleichen Bedingungen ist diese ja um so kürzer, je wasserreicher die Haut ist, am kürzesten also bei Präödem und Ödem. Und die Autoren konnten nun nachweisen, daß ihre Patienten in den Kohlehydratperioden durchweg beträchtlich kürzere Quaddelzeiten hatten als bei der kohlehydratarmen, fettreichen Kost. Damit ist zumindesten für die Haut nachgewiesen, daß sie durch Vorwiegen der Kohlehydrate in der Ernährung wasserreicher wird.

Es ist klar, daß diese Verhältnisse für den wachsenden Säugling eher noch eine größere Bedeutung haben werden, als für den fast im stofflichen Gleichgewicht befindlichen Erwachsenen. Die große Bedeutung, die die Kohlehydrate für das Wachstum im Säuglingsalter haben, ist ja bekannt. Zum guten Gedeihen ist im allgemeinen eine Tageszufuhr von 12 g Kohlehydraten pro Körperkilogramm notwendig. Nun erfolgt ja Wachstum unter Wassereinlagerung, und deshalb hat FINKELSTEIN aus der klinischen Erfahrung über die besonders den Gewichtsansatz fördernde Rolle der Kohlehydrate außer Eiweiß, Salzen und Wasser auch diese in seinen „Quellungsring" als dynamischen Faktor eingefügt. GYÖRGY weist auf neuere Untersuchungen hin, die genauere Vorstellungen über diese Verhältnisse erlauben. Nach JORDAN erscheint während des ersten (passiven) Wachstumsstadiums, das in erster Linie wohl in einer verstärkten Quellung des Plasmaanteils beruht, oft in auffallend großen Mengen Glykogen in der Zelle, um bei der (aktiven) Zellteilung dann zu verschwinden (also wohl verbraucht zu werden). Und nach MAUTNER geht die Wasserbindungsfähigkeit z. B. der Leber deren Glykogengehalt parallel. Auch für den Wasserreichtum des Unterhautfettgewebes bei Adipositas hat man in dem oft anzutreffenden Glykogenreichtum dieses Gewebes eine Erklärung gesucht.

Literatur.
I. Zusammenfassende Abhandlungen.

FINKELSTEIN, H.: Lehrbuch der Säuglingskrankheiten, 3. Aufl. 1924.
GYÖRGY: Wachstum, Aufbau, Stoffwechsel und Ernährung des gesunden Säuglings. Handbuch PFAUNDLER-SCHLOSSMANN, 4. Aufl., Bd. 1, S. 324. 1931.
HELLER: Erg. inn. Med. **36,** 663 (1929).
JANSEN: Die Ödemkrankheit. Leipzig 1920.
MAUTNER: Verh. Dtsch. Ges. Kinderheilk. Hamburg **1928,** 78 (Mschr. Kinderheilk. **41**).
NONNENBRUCH: Erg. inn. Med. **26,** 120 (1924).
— Pathologie und Pharmakologie des Wasserhaushalts. Handbuch der Physiologie, Bd. 17, S. 223. 1926.
OEHME: Klin. Wschr. **1923,** 1, 1410.
— Erg. inn. Med. **30,** 1 (1926).
ROMINGER: Verh. dtsch. Ges. Kinderheilk. Hamburg **1928,** 56 (Mschr. Kinderheilk. **41**).

SCHADE, H.: Wasserstoffwechsel. Handbuch der Biochemie, 2. Aufl., Bd. 8, S. 149. 1925.
VEIL: Erg. inn. Med. **23**, 648 (1923).
VOLHARDT, F.: Die doppelseitigen hämatogenen Nierenerkrankungen. Handbuch der inneren Medizin, 2. Aufl., Bd. 6, Teil 1. 1931.

II. Einzelarbeiten.

ADLERSBERG u. PORGES: Klin. Wschr. **1933 II**, 1446.
ASCHENHEIM: Z. Kinderheilk. **24**, 281 (1919).
BAAR u. H. BENEDICT: Z. Kinderheilk. **49**, 551 (1930).
BAISCH: Jb. Kinderheilk. **124**, 323 (1929).
BAUMECKER u. SCHÖNTHAL: Z. Kinderheilk. **40**, 211 (1926).
BOSCH: (1) Z. Kinderheilk. **48**, 412 (1929).
— (2) Z. Kinderheilk. **49**, 361 (1930).
— (3) Z. Kinderheilk. **50**, 96 (1930).
BRATUSCH-MARRAIN: Arch. Kinderheilk. **87**, 81, 115 (1929).
BRUNN: Zbl. inn. Med. **41 II**, 657 (1920).
DANIEL u. HÖGLER: Wien. Arch. inn. Med. **4** (1922).
DENNIG: Z. physik. u. diät. Ther. **1**, 281 (1898); **2**, 292 (1899).
DRESEL u. LEITNER: Z. klin. Med. **111**, 394 (1929); **116**, 185 (1931).
EIMER: Arch. f. exper. Path. **125**, 150 (1927); Verh. dtsch. Ges. inn. Med. 41. Kongr. Wiesbaden **1929**, 519.
FINKELSTEIN u. WEIL: Z. Kinderheilk. **50**, 259 (1931).
FREY, v.: Biochem. Z. **148**, 53 (1924).
GERÉB u. LASZLO: Z. klin. Med. **116**, 1 (1931).
GRUNEWALD u. ROMINGER: Z. Kinderheilk. **33**, 65 (1922).
HARI: Biochem. Z. **149** (1924).
HELLER u. NATANSON: Z. exper. Med. **65**, 733 (1929).
HOFMEIER: Z. exper. Med. **35**, 191 (1923).
HOPMANN u. Schüler: Z. exper. Med. **30**, 148 (1922).
LASCH: Dtsch. med. Wschr. **1921 I**, 95.
— Z. Kinderheilk. **36**, 42 (1923).
LASCHTSCHENKO: Arch. f. Hyg. **33**, 145 (1898).
LEONHARDT: Mschr. Kinderheilk. **39**, 292 (1928).
LEVINE, KELLY u. WILSON: Amer. J. Dis. Childr. **39**, 917 (1930).
LOEWY u. WECHSELMANN: Virchows Arch. **206**, 79 (1911).
LUBINSKI: Inaug.-Diss. Freiburg 1923.
McCLURE u. ALDRICH: J. amer. med. Assoc. **81**, 293; **82**, 1425 (1923/24).
MADON u. ROWINSKY: Minerva med. **1930 II**.
MAGNUS, R.: Arch. f. exper. Path. **44**, 68, 322; **45**, 210 (1900/01).
MARX: Dtsch. Arch. klin. Med. **152**, 354 (1926).
— Klin. Wschr. **1925 II**, 2339; **1926 I**, 92.
MENDEL: Jb. Kinderheilk. **100**, 123 (1923).
MEYER-BISCH: Dtsch. Arch. klin. Med. **134**, 185 (1920).
MEYER, L. F. u. COHN: Z. Kinderheilk. **2**, 360 (1911).
MOOG u. NAUCK: Z. exper. Med. **25**, 385 (1921).
NONNENBRUCH: Z. exper. Med. **29**, 547 (1922).
OHLMANN: Z. Kinderheilk. **26**, 291 (1920).
PAFFRATH u. MASSART: Z. Kinderheilk. **54**, 343 (1933).
PUTZIG u. VOLLMER: Z. Kinderheilk. **37**, 259 (1924).
ROMINGER: Z. Kinderheilk. **26**, 23 (1920).
ROMINGER, BERGER u. MEYER: Z. Kinderheilk. **48**, 43 (1929).
ROMINGER u. MEYER: Arch. Kinderheilk. **80**, 195 (1927).
RUBNER: Biochem. Z. **148**, 187 (1924).

DE RUDDER: Z. Kinderheilk. **45**, 404; **46**, 348 (1928).
SCHITTENHELM u. SCHLECHT: Z. exper. Med. **9**, 1 (1919).
SCHLOSS: Z. Kinderheilk. **3**, 441 (1912).
STARLINGER u. HARTL: Biochem. Z. **160**, 129 (1925).
WENGRAF: Z. Kinderheilk. **30**, 79 (1921).

D. Säurebasenstoffwechsel.

I. Die physiologischen Gesetzmäßigkeiten.

1. Einleitung.

Aktuelle Reaktion von Blut und Geweben. *Unter Säurebasenstoff-wechsel versteht man die Stoffwechselvorgänge, welche die Isohydrie, d. h. konstante aktuelle Reaktion der Gewebe und Körpersäfte zur Folge haben.* Die aktuelle Reaktion einer wässerigen Lösung entspricht bekanntlich ihrem Gehalt an H-Ionen: [H]. Bei neutraler Reaktion sind in einer solchen — wie im bloßen Wasser — [H] = [OH] und beide nur $\frac{1}{10\,000\,000}$ oder 10^{-7} molar. Bei saurer Reaktion überwiegen die [H], bei alkalischer Reaktion die [OH], ohne daß jedoch in einer noch so starken Säure die OH-Ionen, in einer noch so starken Lauge die H-Ionen ganz verschwinden. Man mißt im allgemeinen nur den molaren Wert der H-Ionen, statt [H] oft auch als h bezeichnet. Weil dieses nun rechnerisch ein sehr unbequemer Wert ist, rechnet man nach dem Vorgange von SÖRENSEN mit dem negativen Logarithmus von h, dem sog. Wasserstoffexponenten oder der Wasserstoffzahl p_h. Bei neutraler Reaktion, wo ja $h = 10^{-7}$ ist, beträgt $p_h = 7{,}0$. Im Blute beträgt p_h 7,35, die aktuelle Reaktion ist also ganz leicht alkalisch. Es besteht aber ein Reaktionsgefälle von den Geweben zum Blute hin. Die Gewebszellen sind anscheinend leicht sauer — p_h 6,6 nach intracellulärer Indicatorapplikation mit dem Mikro-manipulator durch SCHMIDTMANN — und die Reaktion des Gewebs-saftes zwischen Zellen und Capillaren liegt etwa in der Mitte, p_h 7,09 bis 7,29 nach intravitalen Messungen im subcutanen Gewebssaft durch SCHADE und Mitarbeiter.

Quantitatives Verhältnis zwischen Säureausscheidung durch Lungen und Nieren. Zum Ausgangspunkt für eine Betrachtung des Säurebasen-stoffwechsels nimmt man am besten das Blut. Obgleich es doch Trans-porteur von Nahrung und Stoffwechselschlacken ist, also dauernden Änderungen seiner Zusammensetzung ausgesetzt ist, unterliegen seine physikalisch-chemischen Konstanten einer geradezu wunderbar arbeiten-den Regulation, was besonders für die h gilt, welche selbst unter patho-logischen Verhältnissen nur eben meßbare Schwankungen aufweist. Diese „Isohydrie" des Blutes wird gewährleistet 1. durch Eigenschaften des Blutes selber, 2. durch die Atmung und 3. durch die Harnabsonde-rung. Es könnte nun scheinen, daß die h des Blutes überhaupt nur im Sinne einer Säuerung bedroht wäre. Denn das Endprodukt der Verbrennung von Kohlehydraten und Fett ist ausschließlich, von Eiweiß größtenteils (neben Wasser) Kohlensäure, und auch die Zwischenprodukte sind überwiegend Säuren, so daß demgegenüber die Menge der der Nahrung entstammenden fixen Säuren und Alkalien wegen deren geringer Molarität ganz zurücktritt. Dies zeigt sich tatsächlich auch, wenn man die Säureausscheidung durch Lungen und Nieren vergleicht. *Das molare Verhältnis der Säureausscheidung durch Lungen und Nieren bei einem mittelschwer arbeitenden Erwachsenen verhält sich* nämlich etwa *wie* 700 : 1! (Wobei nach jetzt allgemein anerkannter Weise die ausgeschiedenen Säuremengen nur insofern — als biologischer „Säureüberschuß" — berücksichtigt sind, als ihnen äquivalentes Alkali fehlt, um den physiologischen p_h von 7,4 zu gewährleisten.) Für den Säurebasenstoffwechsel ist aber die Ausscheidung der nicht (wie die Kohlensäure) flüchtigen anorganischen (und organischen) Säuren durch die Nieren trotz ihrer molaren Geringfügigkeit deshalb von großer Bedeutung, da sie — im Gegensatz zur CO_2-Ausscheidung durch die Lungen — Alkali in fast äquivalenten Mengen beansprucht.

2. Die Verhältnisse im Blute und die Wechselwirkung zwischen ihnen und der Atmung.

a) Der Pufferungsvorgang während des respiratorischen Zyklus.

Absolute Größe der 24stündigen CO_2-Ausscheidung durch die Lungen und ihr Verhältnis zur Kohlensäuremenge im gesamten Blut. Wenn oben gesagt wurde, daß die CO_2-Ausscheidung für den Säure-Basenstoffwechsel insofern ohne Bedeutung sei, weil sie keine Basen verbrauche, so gilt dieses allerdings für die endgültige Ausscheidung durch die Lungen, nicht dagegen für den Transport dorthin auf dem Wege des Blutes. In diesem muß die CO_2 natürlich soweit neutralisiert sein, als es die Aufrechterhaltung des p_h von 7,35 notwendig macht. Eine Überschlagsrechnung für einen Kraftwechsel von 2700 Calorien bei einem Erwachsenen ergibt nun, daß *innerhalb 24 Stunden etwa 160mal soviel CO_2 durch die Lungen ausgeschieden wird, als dem in der Gesamtblutmenge jeweils vorhandenen Wert entspricht,* woraus folgt, daß in 24 Stunden dem Blute aus den Geweben auch 160mal soviel CO_2 zuströmen muß, als jeweils in ihm enthalten ist. *Da sich Zufuhr und Ausscheidung auf 24 Stunden verteilen, so ist das durch den einzelnen Blutumlauf transportierte Kohlensäure-Plus — die Gesamtblutmenge passiert die Lungen in 24 Stunden schon in der Ruhe rund 1200mal — im Verhältnis zum Kohlensäuregehalt des Blutes aber gering,* und die Differenz zwischen dem CO_2-Gehalt des arteriellen und venösen Blutes entsprechend klein.

Kationen und Anionen des Blutes und Blutserums. Trotzdem bedarf es ganz besonderer Einrichtungen, um die Isohydrie des Blutes — der

p_h des Venenblutes ist meist nur um 0,02—0,03 sauerer als der des arteriellen — aufrecht zu erhalten. Einmal das Puffersystem $\dfrac{H_2CO_3}{BHCO_3}$ $\left(\text{in einem annähernden molaren Verhältnis wie } \dfrac{1}{20}\right)$, das durchschnittlich etwa 0,025 molar ist. Dieses würde aber nicht annähernd in der Lage sein, dem steigenden CO_2-Druck im venösen Blute gegenüber, die Isohydrie in den angegebenen engen Grenzen aufrecht zu erhalten. Das Blut ist jedoch ein flüssiges Gewebe und, wie wohl in fast allen Geweben, erfolgt auch hier die Hauptpufferung durch die Eiweißkörper, deren Anionencharakter bei Verschiebung des p_h in sauerer Richtung zurückgedrängt wird, so daß sie gebundenes Alkali abgeben und der eingedrungenen Säure zur Verfügung stellen. Nur daß im Blute die Verhältnisse noch dadurch kompliziert sind, daß in ihm zwei Phasen, Zellen und Flüssigkeit, vereinigt sind. Und zwar liegen die Verhältnisse im arteriellen Blute nach einem Beispiel von HENDERSON etwas vereinfacht quantitativ folgendermaßen. (Im nachstehenden bezeichnet B die Gesamtbasen, BP die an Protein gebundenen Basen [P_S ist das Serumeiweiß, P_{Hgb} das Hämoglobin], $BHCO_3$ die an Kohlensäure gebundenen Basen [das Bicarbonat], Cl Chlorid. Alles in Millimol pro Liter.)

Die Base in den Erythrocyten ist, wie in den Geweben, das Kalium, die des Plasmas das Natrium. (Ein Austausch findet nicht statt, da die roten Blutzellen für Kationen impermeabel sind.) Das Plasma ist nach Tabelle 89 etwas basenreicher als die Erythrocyten, außerdem liegt das Natrium im Plasma zu 70% als Chlorid vor, das Kalium in den Erythrocyten nur zu 40%. Deshalb ist der molare Gehalt an Chlorid in den Erythrocyten halb so groß als im Plasma. Dasselbe gilt für den Gehalt an Bicarbonat ($BHCO_3$). Dafür enthalten die Erythrocyten etwa 4mal soviel an Protein (nämlich an das Hämoglobin) gebundene Basen als das Plasma. Oder anders ausgedrückt: Im Plasma ist von dem an schwache Säuren gebundenen, also puffernden Alkali $^1/_3$ an Eiweiß, $^2/_3$ an HCO_3 gebunden, in den Erythrocyten umgekehrt $^4/_5$ an Eiweiß, $^1/_5$ an HCO_3.

Tabelle 89.

	Erythrocyten	Plasma
B	115	137
BP	57	13
$BHCO_3$	13	25
BCl	45	99

Hierbei ist allerdings nicht berücksichtigt, daß sich das „Anionendefizit" im Plasma nicht nur aus Eiweiß (-Anionen), sondern auch aus organischen Säuren zusammensetzt, auch ist der Gesamtbasengehalt etwas niedrig angenommen. Für das Serum gilt vielmehr etwa folgende genauere Zusammensetzung (dabei sind aus methodischen Gründen $Ca^{\cdot\cdot}$ und $Mg^{\cdot\cdot}$ in der Gesamtbasenbestimmung nicht enthalten, sie entsprechen ihrem molaren Wert nach aber etwa den auch nicht berücksichtigten Anionen HPO'' und SO_4'', alle diese Ionen sind ja überdies nur in ganz geringen Mengen im Serum enthalten):

BP (die an Eiweiß gebundene Basenmenge) beträgt nach untenstehender Gleichung von VAN SLYKE und Mitarbeiter bei 6,5% Serumeiweiß und p_h 7,40 17 Millimole. Diesen Wert von den 26 Millimol Anionenrest abgezogen ergibt: 26—17 = 9 Millimol. Und dieser Wert entspricht wieder genau dem aus organischen Säuren bestehenden Teil des Basen bindenden „Anionendefizits", den ANSELMINO und HOFFMANN mit der Methode von MOND und NETTER elektrotitrimetrisch im Serumultrafiltrat nachwiesen. Und denselben Wert für die organischen Säuren des Serums fand BRÜHL (2 und 3) kürzlich mit der gleichen, nur für kleine Blutmengen modifizierten, Methode auch bei Säuglingen (7,75—10,25 Millimole).

Tabelle 90.

	Millimol pro Liter
B[1]	154
Cl	100
HCO$_3$	28
Anionenrest	26

Die Puffereigenschaften der Bluteiweißkörper. Diese sind durch folgende Gleichungen nach VAN SLYKE und Mitarbeitern festgelegt:

Millimole $BP_S = 0{,}104 \times$ g Serumeiweiß $\times (p_h - 5{,}08)$,
Millimole $BP_{HgbO_2} = 0{,}216 \times$ g Oxyhämoglobin $\times (p_h - 6{,}60)$,
Millimole $BP_{Hgb} = 0{,}200 \times$ g reduziertes Hämoglobin $\times (p_h - 6{,}74)$.

Denn, wie ersichtlich, geben diese Gleichungen an, wieviel Basen Serumeiweißkörper und Hämoglobin bei wechselndem p_h binden, d. h. also auch die Basenmengen, welche bei definierten p_h-Verschiebungen in saurer Richtung von ihnen abgegeben werden, worin ja ihre Pufferkraft zum Ausdruck kommt. Im einzelnen geht daraus hervor, daß die puffernde Wirkung von BP_{Hgb} gegenüber der von BP_S nicht nur entsprechend der vierfach größeren Molarität erhöht ist. Vielmehr bleibt die Pufferwirkung von BP_S hinter derjenigen von BP_{Hgb} viel weiter zurück, als dem molaren Verhältnis entspricht, was wahrscheinlich auf den mehr im saueren Gebiet liegenden isoelektrischen Punkt (p_h 4,80) des Serumalbumins zurückzuführen ist. Deshalb ist auch die Pufferwirkung abgetrennten Serums sehr gering (HASSELBALCH, H. STRAUB und MEIER) und wenig von der eines $\frac{H_2CO_3}{BHCO_3}$ Systems unterschieden. Daß seine zusätzliche Pufferwirkung auf die Serumeiweißkörper zurückgeht, hat GOLLWITZER-MEIER gezeigt, welche Serum ultrafiltrierte und sowohl den Rückstand als auch das Ultrafiltrat mit CO_2 titrierte (p_h-Bestimmungen bei ansteigenden CO_2-Drucken). Sie kam zu dem Resultat, daß $^3/_4$—$^4/_5$ der (geringen) Serumpufferung auf das Serumeiweiß zu beziehen sind, und nur $^1/_4$—$^1/_5$ auf das durch die organischen Säuren gebildete Anionendefizit. Dies entspricht wieder nicht

---

[1] Nach OARD und PETERS, MARPLES und LIPPARD, bestätigt durch die Analysen von KRAMER und TISDALL.

deren molarem Verhältnis. Aber die organischen Säuren des Blutserums haben ja auch einen viel stärkeren Säurecharakter (p_k etwa 3,7) als das Serumeiweiß, können gegenüber der schwächeren Kohlensäure also nur sehr wenig puffern.

Die Pufferung gegenüber den Schwankungen des Kohlensäuregehaltes während des respiratorischen Zyklus. Die ausschlaggebende Rolle des Hämoglobins. Wie vollzieht sich nun die Pufferung im Gesamtblute? Bei steigendem CO_2-Druck muß der Kohlensäuregehalt sowohl im Plasma als in den Erythrocyten ansteigen. In beiden verdrängt die Kohlensäure in der besprochenen Weise Alkali aus der Bindung an Eiweiß, nach dem oben Gesagten hauptsächlich aus der Verbindung mit Hämoglobin, es bildet sich dafür $BHCO_3$.

Für das Hämoglobin wird dieser Vorgang begünstigt durch seine zunehmende Reduktion während des respiratorischen Zyklus. Oxyhämoglobin ist nämlich eine sehr viel stärkere Säure (p_k 6,6), als reduziertes Hämoglobin (p_k 8,03). Auch ohne jede primäre Änderung des Säurebasengleichgewichtes gibt deshalb Oxyhämoglobin in dem Maße, als es sich reduziert, Basen an stärkere Säuren, wie die Kohlensäure, ab, und zwar pro Mol abgegebenen O_2 0,51 Mol. Und es hat sich gezeigt, daß die zunehmende Reduktion des Hämoglobins für die Basenhergabe seitens des Hämoglobins eine viel größere Rolle spielt, als das Anwachsen der CO_2-Spannung. Nach HENDERSON sind von der Verkleinerung des Wertes BP_{Hgb} während des respiratorischen Zyklus (welcher eine entsprechende Zunahme des Wertes $BHCO_3$ entspricht), nämlich 87% auf die Veränderung des Oxydationsgrades des Hämoglobins, und nur 13% auf die wahre Pufferwirkung desselben zu beziehen. Im Lungenkreislauf vollziehen sich die Vorgänge natürlich in umgekehrter Richtung: Hier besteht die Aufgabe, die größtenteils als $BHCO_3$ gebundene CO_2 zum Teil aus dem Blute zu entfernen. In dem Maße, als sich nun hier das reduzierte Hämoglobin wieder mit O_2 zu Oxyhämoglobin verbindet, dissoziiert es wieder stärker, verdrängt infolgedessen Basen aus der Verbindung $BHCO_3$ und macht dadurch Kohlensäure frei! So begünstigt der Oxydationsgrad des Hämoglobins in höchst zweckmäßiger Weise Bindung bzw. Ausscheidung der Kohlensäure.

Es gilt aber auch (was des Zusammenhanges wegen hier erwähnt wird, obgleich es keine unmittelbare Beziehung zur Regulation der Blut-Isohydrie hat) das Umgekehrte: Steigender bzw. sinkender CO_2-Druck beeinflußt (auf dem Wege, wenn auch kleinster Änderungen der h) in zweckmäßiger Weise Sauerstoffaufnahme und -abgabe durch das Hämoglobin. Bei gleichem O_2-Druck ist die O_2-Sättigung des Hämoglobins nämlich um so größer, je niedriger der CO_2-Druck ist (erleichtert die Oxydation des Hämoglobins im Lungenkreislauf), um so geringer, je höher der CO_2-Druck ansteigt (befördert die Abspaltung des Sauerstoffes in der Peripherie zugunsten der Gewebe entsprechend ihrer

CO_2-Produktion). *Es besteht also in doppeltem Sinne ein wunderbares Zusammenwirken zwischen den beiden Phasen der Atmung, CO_2-Abgabe und O_2-Aufnahme.*

Der Hauptzuwachs an $BHCO_3$, den das venöse Blut gegenüber dem arteriellen aufweist, findet sich doch nun aber im Plasma! Dies kommt auf folgende Weise zustande: Zwischen den gelösten Anionen der Erythrocyten und des Plasmas besteht ein sog. Donnangleichgewicht, da die Erythrocyten für den Kolloidelektrolyten Hämoglobin nicht permeabel sind. Durch die CO_2-Zunahme im venösen Blute wird dieses Gleichgewicht gestört, es wird wieder hergestellt, indem Cl' in die Erythrocyten einwandern, HCO'_3 aus denselben ins Plasma auswandern. Dadurch wird in letzterem, ohne daß die Alkalimenge zunimmt — die Erythrocyten sind für Kationen nicht permeabel —, die Menge an titrierbarem Alkali größer: NaCl nimmt ab zugunsten von $NaHCO_3$, während umgekehrt in den Erythrocyten $KHCO_3$ abnimmt zugunsten von KCl. (Dabei nimmt gleichzeitig das Volumen der

Tabelle 91.
Gesamtblut (Liter) (nach HENDERSON)[1].

	arteriell	venös	
B	129		
Cl	78		
BP	30,4	28,9	Millimol
BHCO₃	20,5	22,0	
CO₂-Druck	40	45,4	mm-Hg
Ges. CO₂	48,2	52	Vol.-%
pₕ (Serum)	7,455	7,429	

	Zellen		Plasma	
	arteriell	venös	arteriell	venös
BP	56,5	52,4	—	—
BHCO₃	13,1	14,5	25,4	27,2
Cl	45,2	47,0	99,3	98,4

(BHCO₃ und Cl bei Plasma: Millimol pro Liter)

Erythrocyten durch Wassereintritt ein klein wenig zu, das Plasma wird durch die Wasserabgabe entsprechend konzentrierter.) *So wird also die Pufferwirkung des in den Erythrocyten eingeschlossenen* (sich reduzierenden) *Hämoglobins zum größeren Teil auf die Blutflüssigkeit, das Plasma, übertragen. Und von dem gesamten Zuwachs an $BHCO_3$, in welcher die Abpufferung der ins Blut eingedrungenen CO_2 zum Ausdruck kommt, und welcher eine äquivalente Abnahme des Wertes B-Protein entspricht, entfallen nach* HENDERSON *95% auf das sich reduzierende Hämoglobin* und *nur 5% auf das Serumeiweiß. Danach ist also das Hämoglobin nicht nur der Sauerstofftransporteur des Blutes, sondern es ermöglicht fast allein auch den Transport des Kohlensäure-Plus, den das venöse Blut gegenüber dem arteriellen in Erythrocyten und Plasma aufweist.* Bei der Kohlensäureabgabe im Lungenkreislauf verlaufen die geschilderten Vorgänge natürlich

---

[1] Nicht berücksichtigt sind auch in dieser Tabelle von HENDERSON die einen Teil des sog. Anionendefizits ausmachenden organischen Säuren im Blutplasma, welche hier etwa 9 Millimol pro Liter betragen.

im umgekehrten Sinne und stellen den ursprünglichen Zustand wieder her. Die Größenordnung der während des respiratorischen Zyklus vor sich gehenden Veränderungen ist aus den eingangs abgegebenen Gründen sehr gering und geht aus Tabelle 91 nach HENDERSON hervor. Es ist aber zu bedenken, daß zu Zeiten körperlicher Arbeit die Unterschiede zwischen arteriellem und venösem Blute für einige Werte mehr als 3mal so groß sein können, als hier angegeben.

b) $BHCO_3$ als Reservealkali. Kann aus seiner Vermehrung bzw. Verminderung auf Alkalose bzw. Azidose geschlossen werden?

Die Entfernung der CO_2 aus dem venösen Blute erfolgt nach der bekannten Reaktionstheorie von WINTERSTEIN nach Maßgabe der in demselben vorhandenen h, deren Erhöhung jeweils den adäquaten Reiz für das Atemzentrum abgibt. Dieses reagiert aber schon auf minimale Verschiebungen der h in sauerer Richtung, so daß nennenswerte Änderungen der aktuellen Reaktion des Blutes im Sinne einer echten oder unkompensierten Azidose selbst unter pathologischen Bedingungen nur ganz selten vorkommen. (Das Umgekehrte, echte Alkalosen, außer im ad hoc angestellten Tierexperiment überhaupt nicht.) Wir haben es also hier nur mit kompensierten, innerhalb eines engsten Spielraumes isohydrischen Änderungen der Blutzusammensetzung zu tun. Der Hauptpuffer des Blutes gegenüber stärkeren Säuren ist bekanntlich zunächst das Bicarbonat, $BHCO_3$, entsprechend der Gleichung: $BHCO_3 + HCl = BCl + H_2O + CO_2$ (welche durch die Atmung aus dem System entfernt wird). Ist also $BHCO_3$ erhöht, besteht vermehrte Pufferkapazität, ist $BHCO_3$ erniedrigt, liegt verminderte Pufferkapazität vor. Man kann auch in diesen Fällen von vermehrtem bzw. vermindertem Reservealkali (besser als Alkalireserve) sprechen, da das als $BHCO_3$ vorliegende Alkali im Hinblick auf etwaige Pufferungsnotwendigkeiten eine „Reserve" darstellt. Diese Befunde haben nun aber verschiedene Entstehungsmöglichkeiten und damit auch Wertigkeiten:

Vermehrtes Reservealkali (erhöhte Pufferkapazität.) 1. Es können die Basen im Blute vermehrt sein. 2. Es können die anorganischen oder organischen Säuren vermindert sein. In beiden Fällen handelt es sich jedenfalls um einen relativen Alkaliüberschuß. Dieser wird kompensiert durch eine Einschränkung der Lungenventilation. Diese hat einen Anstieg der CO_2-Spannung und vermehrte Bildung von $BHCO_3$ zur Folge, wodurch die notwendige Äquivalenz von Kationen und Anionen im Blute wieder hergestellt wird (Beispiel vegetarische Ernährung). Außer einem kompensierten Alkaliüberschuß kann aber auch ein kompensierter CO_2-Überschuß vorliegen. In diesem Falle ist die Verringerung der Lungenventilation das Primäre. Der dadurch verursachte Anstieg des CO_2-Druckes im Blute führt zu einer vermehrten Bildung von $BHCO_3$, bis die notwendige Äquivalenz von Kationen und Anionen wieder hergestellt ist (Beispiel: Verringerte Erregbarkeit des Atemzentrums unter Morphium). *In den beiden ersten Fällen wurde also eine drohende Verschiebung der h in alkalischer Richtung, im dritten eine solche in saurer Richtung kompensiert.* Von einer kompensierten Alkalose könnte man deshalb nur in den ersten beiden Fällen sprechen, *trotzdem ist der Blutbefund bezüglich vermehrter Alkalireserve* $BHCO_3$, *bei erhöhter* CO_2*-Spannung, aber normalem* p_h *in allen drei Fällen der gleiche.*

Vermindertes Reservealkali (verringerte Pufferkapazität). 1. Es können die Basen im Blute vermindert sein. 2. Es können die anorganischen oder organischen Säuren vermehrt sein. In beiden Fällen liegt ein relatives Alkalidefizit vor. Dieses wird kompensiert durch intensivere Arbeit des Atemzentrums, welche die CO_2-Spannung im Blute erniedrigt und nur soviel $BHCO_3$ darin beläßt, bis die Äquivalenz zwischen Kationen und Anionen wieder hergestellt ist (ausgesprochenstes Beispiel diabetisches Koma). Außer einem kompensierten Alkalidefizit kann aber auch ein kompensiertes CO_2-Defizit vorliegen. In diesem Falle ist eine gesteigerte Lungenventilation im Sinne einer „zentrogenen Hyperpnoe“ das Primäre. Das Absinken der CO_2-Spannung führt zu einer Verringerung auch von $BHCO_3$, zunächst durch denselben Mechanismus, wie er bei Besprechung des respiratorischen Zyklus geschildert wurde, sekundär auch durch Alkaliausscheidung aus dem Blute (s. u.). Hierdurch werden die Basenäquivalente des Blutes dem verringerten CO_2-Gehalt desselben entsprechend verringert, bis das Säure-Basengleichgewicht wieder hergestellt ist (Beispiel Hyperventilationstetanie). *In den beiden ersten Fällen wurde also eine drohende Verschiebung der h des Blutes in saurer Richtung kompensiert,* im dritten eine solche in alkalischer Richtung. Von einer kompensierten Azidose kann man also nur in den beiden ersten Fällen sprechen. *Trotzdem ist auch hier der Blutbefund bezüglich verminderter Alkalireserve (BHCO_3) bei verringerter CO_2-Spannung, aber normalem* p_h *in allen drei Fällen wieder der gleiche!*

Nach dem Gesagten ist es also gänzlich unstatthaft, aus der Höhe der Alkalireserve ohne weiteres auf „Alkalose“ bzw. „Azidose“ zu schließen. *Denn Erhöhung der Alkalireserve (erhöhte Pufferkapazität) des Blutes kann sowohl eine kompensierte hämatogene Alkalose als eine kompensierte Hypoventilationsazidose bedeuten und umgekehrt eine herabgesetzte Alkalireserve (verringerte Pufferkapazität) sowohl eine kompensierte hämatogene Azidose wie eine kompensierte Hyperventilationsalkalose.*

Bestimmungsmethoden des Säurebasengleichgewichts im Blute[1] und ihre Bewertung. Die gezogenen Schlußfolgerungen gelten sogar unter der Annahme, daß außer der Alkalireserve auch CO_2-Partialdruck und (normaler) p_h im Blute ermittelt sind. Wird, wie es noch immer wieder geschieht, nur die Alkalireserve *allein* bestimmt, so ist natürlich eine Deutung des Befundes noch viel weniger möglich.

---

[1] Vgl. Rona-Kleinmann: S. 47, 59, 84, 86 und 90 (s. Literaturverzeichnis).

Die Grundlage für die Ermittlung der oben genannten *drei* Größen ist ja gegeben in der HENDERSON-HASSELBALCHschen Gleichung $p_h = p_k + \log \dfrac{[H_2CO_3]}{[BHCO_3]}$. Sie ermöglicht es, wenn nur zwei Größen bekannt sind, die dritte zu berechnen. Technisch am einfachsten ist es, wenn man eine unter Paraffin aufgefangene und verarbeitete Blutprobe zu einer colorimetrischen p_h-Bestimmung und titrimetrischen $BHCO_3$-Bestimmung im Plasma benutzt und aus den erhaltenen Werten den CO_2-Druck berechnet, wie es DRUCKER beim Säugling getan hat. (1 Millimol H_2CO_3 = 2,23 Vol.-% CO_2.   100 Vol.-% CO_2 = 760 mm Hg CO_2-Druck.   Da der Absorptionskoeffizient für CO_2 bei 38^0 aber nur 0,511 für Blut und 0,541 für Plasma beträgt, so ist der CO_2-Druck immer höher als dem Werte $[H_2CO_3]$ entspricht.)

Man kann dann noch versuchen, unabhängig von der Unterstützung durch die Harnanalyse in der Bewertung der Stoffwechselrichtung dadurch weiter zu kommen, daß man anschließend im Plasma nach Gesamtbasen und Cl′ bestimmt. Liegt bei erhöhter Alkalireserve z. B. hypoventilatorische Azidose vor, so wird man im Plasma zunächst einen normalen Gesamtbasenwert und erniedrigten Cl′-Wert erwarten können, bei hämatogener Alkalose auf alle Fälle einen erhöhten Gesamtbasenwert bei normalem bis erhöhtem Cl-Wert. Ist die Alkalireserve erniedrigt, so wird man bei hyperventilatorischer Alkalose zunächst einen normalen Gesamtbasenwert und erhöhten Cl′-Wert erwarten, bei hämatogener (organischer) Azidose zunächst einen normalen Gesamtbasenwert zugleich mit einem erniedrigten Cl-Wert. Praktisch ist die Sachlage allerdings so, daß die physiologischen Schwankungen der betreffenden Werte immerhin so groß sind, daß nur ziemlich große Ausschläge die gesuchten Rückschlüsse erlauben.

Ferner kann man versuchen, durch eine erweiterte Gasanalyse zum Ziele zu kommen. Man fängt das Blut unter Paraffin auf und ermittelt den CO_2-Gehalt im nativen Blute, sowie nach Einwirkung ansteigender CO_2-Spannungen etwa von 20, 40 und 70 mm Hg. Aus den CO_2-Werten werden die $BHCO_3$-Werte berechnet. Die erhaltenen Zahlen erlauben nun einmal die Berechnung von p_h und CO_2-Druck im nativen Blute, außerdem geben sie aber auch noch ein Bild der CO_2-Bindungsfähigkeit, also der Regulations*breite* des betreffenden Blutes. (Man kann übrigens diese Methode auch dahin abändern, daß alle Werte nicht im Gesamtblute, sondern im wahren „Plasma" bestimmt und berechnet werden, das durch Zentrifugieren immer erst abgetrennt ist, nachdem die Blutprobe mit dem betreffenden CO_2-Druck in Ausgleich gebracht wurde). Diese Methode [welche beim Säugling von BRÜHL (1) benutzt wurde] hat den großen Vorzug, das natürliche Geschehen im Gesamtblut während des respiratorischen Zyklus (in verstärktem Maße) zu reproduzieren, und sie scheint besonders bei herabgesetzter Alkalireserve eine Unterscheidung zwischen hämatogener Azidose und Hyperventilationsalkalose zu ermöglichen. Aber natürlich muß bei Bewertung der gewonnenen Resultate die Hämoglobinkonzentration berücksichtigt werden. Denn nach dem auf S. 291/292 Ausgeführten muß die CO_2-Bindungskurve unter sonst gleichen Umständen bei hohem Hämoglobinwert einen steilen, bei Anämie dagegen einen wesentlich flacheren Verlauf nehmen. Und auch hier wird oft erst die gleichzeitige Bestimmung von Gesamtbasen und Cl′ eine genauere Analyse ermöglichen.

Ohne weiteres müßten sich ja bei Kenntnis von CO_2-Spannung und $BHCO_3$-Gehalt die verschiedenen auf S. 293/294 besprochenen Alkalose- und Azidoseformen aus dem bloßen Blutbefunde diagnostizieren lassen, wenn sie unkompensiert sind, der p_h also deutliche Abweichungen nach der alkalischen oder saueren Seite zeigt. Aber selbst dies gilt nicht uneingeschränkt, denn es kann auch *Über*kompensation vorliegen. (Da z. B. die gehetzte „Säureatmung" bei der Säuglingsintoxikation unter Umständen zu einem abnorm alkalischen p_h führen kann [YLPPÖ].) So kann man also sagen:

Ein Urteil über die Richtung des Säurebasenstoffwechsels ist im allgemeinen erst möglich, wenn neben dem Blute die Verhältnisse im Harn untersucht werden. Beruht z. B. die oben erwähnte Erniedrigung des Reservealkalis auf einem primären (relativen) Basenmangel, so wird die Niere der Gefahr einer intermediären Azidose durch Produktion eines saueren Harns begegnen. Ist dagegen die Erniedrigung des Reservealkalis Folge einer primären zentrogenen Hyperpnoe, so wird die Niere die durch CO_2-Verarmung drohende intermediäre Alkalose erst einmal durch Ausscheidung eines mehr alkalischen Harnes bekämpfen. Die Unterscheidung ist also ohne weiteres gegeben. Dasselbe gilt bei einer Erhöhung des Reservealkalis im Blute. Beruht diese Erhöhung auf einem primären Basenüberschuß, so wird man annehmen dürfen, daß sich auch die Niere an der Regulation der Blut-Isohydrie beteiligt, der Harn also eine alkalotische Stoffwechselrichtung anzeigt (Beweis die Verhältnisse bei vegetarischer Ernährung). Beruht die Erhöhung des Reservealkalis dagegen auf einer primären Hypoventilation des Blutes durch die Lungen, so wird die Niere basische Valenzen zur Neutralisation der retinierten Kohlensäure zurückhalten und also gerade einen saueren Harn produzieren. (Durch diesen Mechanismus kommt wahrscheinlich der saure Nachtharn mit zustande.)

Ein weiterer Vorteil der Harnanalyse liegt darin, daß sie mit recht einfachen Methoden auskommt, während die Durchführung ausführlicher Gasanalysen eine lange Einarbeitung zur Voraussetzung hat und viel Zeit erfordert.

3. Die Bedeutung der Harnausscheidung.

Was die Verwertung des Harnbefundes betrifft, so kann es sich um zweierlei handeln. Einmal will man die besondere Reaktionsweise des Organismus untersuchen. Dazu muß man natürlich vorher wissen, welch einen Einfluß die verschiedenen Ernährungsweisen auf das Säurebasengleichgewicht des Harnes normalerweise ausüben. Andererseits wollen wir oft gerade aus dem Harn ablesen, welche Reaktionslage eine Nahrung dem betreffenden Organismus aufnötigt. Beides setzt voraus, daß wir sichere Kriterien haben, um aus der Harnbeschaffenheit etwa auf eine azidotische oder alkalotische Stoffwechselrichtung schließen zu können. Da in dieser Hinsicht gerade auch durch pädiatrische Arbeiten neue Zweifel entstanden sind, so muß auf die Säurebasenverhältnisse des Harns hier etwas genauer eingegangen werden.

a) Kriterien zur Beurteilung des Säurebasenverhältnisses
im Harn.

Aktuelle Acidität (p_h) und Säureüberschuß (A). Man kann im Harn unterscheiden einmal die Säurebasenverhältnisse als solche und zweitens die chemischen Träger der Säure- und Basenvalenzen. Erst beides zusammen ermöglicht eine dynamische Betrachtungsweise, für welche die Harnabsonderung als ein Mittel erscheint, die Isohydrie des Blutes und der Gewebe aufrecht zu erhalten. So bleiben z. B. die Neutralsalze des Harns: NaCl, Na$_2$SO$_4$ usw. bei einer physikalisch-chemischen Analyse der Säurebasenverhältnisse des Harns außer Betracht, da sie seine aktuelle Reaktion praktisch nicht beeinflussen. Dynamisch betrachtet, ist es dagegen so, daß die Alkalimenge, welche für die Ausscheidung von Cl′ oder SO$_4$″ benötigt wird, für die Neutralisation der schwächeren Säuren fehlt, wodurch die h des Harns gerade erheblich beeinflußt wird. Denn diese hängt ab von dem Verhältnis von freier zu gebundener schwacher Säure (bzw. freier zu gebundener schwacher Base) entsprechend den Gleichungen: $[H^{\cdot}] = \dfrac{[SH]}{[BS]} \cdot k$ bzw. $[OH] = \dfrac{[BOH]}{[BS]} \cdot k$ (wobei SH bzw. BOH freie Säure bzw. Base, BS „neutralisierte" Säure bzw. Base bedeutet). Schwache Säurevalenzen im Urin sind die organischen Säuren, HPO$_4$″ und HCO$_3$′, Träger schwacher Basenvalenzen Ammoniak, Aminosäuren und Kreatinin. Für den p$_h$ des Harnes kommt es aus Gründen physikalisch-chemischer Gesetzmäßigkeit, wie gesagt, nur auf das Verhältnis von freier zu gebundener schwacher Säure bzw. von freier zu gebundener schwacher Base an, nicht auf die molare Konzentration dieser Puffersysteme. Dynamisch betrachtet ist aber gerade diese von Wichtigkeit, kann doch durch einen schwächer sauren konzentrierten Harn mehr Säureüberschuß aus dem Körper entfernt werden, als durch einen stärker sauren dünneren Harn. Dieser Säureüberschuß kann nur durch Titration erfaßt werden, jedoch ist die ehemals übliche Methode, die sog. Titrationsacidität zu bestimmen, aus theoretischen Gründen zu verwerfen, und der biologische Säureüberschuß entspricht uns jetzt der Menge n/10 Alkali, die zum Harn zugegeben werden muß, um seinen p$_h$ auf den physiologischen Wert von 7,4 zu bringen [Theoretisches und Methodisches vgl. bei Brock (1)].

Basenersparnis durch Ausscheidung von NH$_3$. HN$_3$-Koeffizient und A + NH$_3$-Koeffizient. Der Wert A ist nun unter sonst gleichen Bedingungen um so kleiner, je mehr NH$_3$ die Niere aus Harnstoff abspaltet und zur Neutralisation der auszuscheidenden Anionen mit verwendet. Daher bringt erst der Wert A + NH$_3$ die fehlende Alkalimenge oder Basenersparnis (Mainzer und Joffe) vollständig zum Ausdruck. Mit dem Harnammoniak hat es eine doppelte Bewandnis. Sein Wert ist einmal in hohem Grade abhängig von der Gesamt-N-Ausscheidung, andererseits auch von der aktuellen Reaktion des Harns. Im allgemeinen wird nämlich nur bei saurer Stoffwechsellage (also sauerem Urin-p$_h$) viel NH$_3$ gebildet, wo es sich also darum handelt, saure Valenzen neutralisiert mit dem Harn auszuscheiden. Es ist dies aber nur möglich, wenn genug Muttersubstanz, wahrscheinlich Harnstoff, zur Verfügung steht, also bei einer gewissen Höhe des Eiweißumsatzes. (So sterben z. B.

Kaninchen bei ihrer vegetarischen Kost nach entsprechender HCl-Zufuhr im Säurekoma, weil sie nicht genug NH_3 in der Niere abspalten können.) Aus besagten Gründen ist ein gesetzliches Verhalten nur ersichtlich, wenn man nicht die absolute Harnammoniakausscheidung betrachtet, sondern die relative: die prozentuale Beteiligung des NH_3 an der Gesamt-N-Ausscheidung, den NH_3-Koeffizienten (HASSELBALCH). Dasselbe gilt nun aber auch von dem Werte A. Ein Harn enthält nämlich unter sonst gleichen Bedingungen auch einen um so höheren „Säureüberschuß", je höher der Eiweißumsatz ist. Denn im Harn entfallen auf 100 ccm 0,1 n-Gesamt-N 4,4 ccm 0,1 n-H_2SO_4, die intermediär aus dem Eiweißschwefel entstanden sind und nur an Alkali gebunden ausgeschieden werden können. Und dem trägt der Gesamtsäurekoeffizient von GYÖRGY Rechnung, der beides: A + NH_3 in Prozent von N ausdrückt (alles in Molaritäten umgerechnet). So unumgänglich die Berücksichtigung des Stickstoffgehaltes im Urin nun auch ist, so werden doch Fälle verschieden hohen Eiweißumsatzes durch den GYÖRGYschen Koeffizienten bezüglich ihres Säurebasenstoffwechsels nicht in einem solchen Maße vergleichbar, wie man denken könnte. Besonders ist darauf zu achten, daß N-haltiger und N-freier Anteil des Eiweiß nicht immer gleichzeitig im Stoffwechsel retiniert bzw. umgesetzt werden. Es kann deshalb unter Umständen auch mehr oder weniger H_2SO_4 im Harn ausgeschieden werden, als dem Harn-N entspricht, was natürlich dann zu Unstimmigkeiten bei Anwendung des Koeffizienten führt (BROCK). An und für sich soll es dieser ermöglichen, auch bei verschieden hohem Eiweißumsatz vergleichen und die eventuelle Wirkung endogener oder exogener Faktoren auf den Säurebasenhaushalt trotzdem prüfen zu können.

Säureersparnis durch Ausscheidung von HCO_3. A + NH_3 — HCO_3-Koeffizient. Nach MAINZER und JOFFE steht nun der Basenersparnis durch Ausscheidung von A und NH_3 in dem Gehalt des Harns an H_2CO_3 eine Säureersparnis gegenüber. Denn indem diese (ebenso wie NH_3 „billig" erhältliche) Säure im Harn zur Neutralisierung von Alkali ausgeschieden wird, werden fixe Anionen gespart. A wäre größer, wenn kein NH_3 ausgeschieden würde, deshalb muß letzteres zum Wert von A hinzuaddiert werden, A wäre aber kleiner, wenn nicht die Kohlensäure einen Teil der Basenneutralisation übernehme, deshalb muß sie von dem Wert von A abgezogen werden. Der vollständig korrigierte Ausdruck für den biologischen Säureüberschuß ist also: A + NH_3 — HCO_3, und der entsprechende Koeffizient lautet A + NH_3 — HCO_3 in Prozent von N (alles in Molaritäten ausgedrückt). NH_3 und H_2CO_3 sind übrigens nicht gleich streng in ihrem Verhältnis zum Säurebasengleichgewicht des Harnes charakterisiert. Der NH_3-Koeffizient ist zwar im allgemeinen um so höher, je sauerer der p_h des Harnes ist. Es gibt aber auch Ausnahmen, wo neutrale oder leicht alkalische Harne relativ hohe Ammoniakkoeffizienten aufweisen (z. B. beim Brustkinde!), und wo die basenersparende Bedeutung der Ammoniakausscheidung nicht ohne weiteres einleuchtet. Dagegen ist $BHCO_3$, der Dissoziationskonstanten der Kohlensäure entsprechend, nur in Harnen in nennenswerten Mengen existenzfähig, deren Reaktion neutral oder leicht alkalisch ist. So gelten nach MAINZER und JOFFE bei Untersuchung des Harnes bei einer CO_2-Spannung von 40 mm Hg (die der natürlichen wohl durchschnittlich entspricht) folgende Werte in 100 ccm: p_h 6,2 : 2,5 ccm, p_h 6,5 : 3,5 ccm, p_h 6,7 : 6 ccm, p_h 6,8 : 7,5 ccm, p_h 6,9 : 11 ccm, p_h 7,1 : 41 ccm, p_h 7,5 : 66 ccm (p_h 7,7 : 145 ccm, p_h 8,2 : 245 ccm) 0,1 n-$BHCO_3$ bei einem gleichbleibenden durchschnittlichen Gehalt an freier CO_2 von 0,25 ccm 0,1 n. Beim üblichen Aufbewahren solcher Harne dünstet natürlich die freie CO_2 ab, und der Kohlensäuregehalt vermindert sich mehr und mehr, und schließlich resultiert auch in Harnen, deren p_h den physiologischen Wert von 7,4 ursprünglich nicht überschritt (was nur unter extremen Versuchsbedingungen vorzukommen scheint), unter Umständen ein p_h-Wert über 8,0. Daraus erhellt dann ohne weiteres die säureersparende Bedeutung, welcher der Kohlensäureausscheidung zukam.

Man kann übrigens, wenn es nur auf die Bestimmung des Wertes $A + NH_3 — HCO_3$ ankommt, die bei entsprechender Harnreaktion unumgängliche CO_2-Bestimmung in dem in gewöhnlicher Weise aufbewahrten Urin vornehmen. Denn es ist nur notwendig, A und HCO_3 unter gleichen Bedingungen zu bestimmen. Bei Kohlensäureabdunstung nimmt nämlich A praktisch nur genau soviel ab, als sich HCO_3 verringert, der Gesamtwert bleibt also unverändert (BROCK). Daher ist in solchen Fällen das umständliche Auffangen und Untersuchen des Urins unter Paraffin unnötig.

b) Die Ausscheidung organischer Säuren.

Normale Tageswerte. Steigerung bei hohem Eiweißumsatz. Man hat früher fast nur das Phosphat $\dfrac{BH_2PO_4}{B_2HPO_4}$ als Harnpuffer in Betracht gezogen, obgleich aus entsprechenden Mineralbilanzen im Harn schon immer ein (organisches) Anionendefizit hervorging. Durch eine einfache, von VAN SLYKE und PALMER angegebene Methode ist dieses dann der unmittelbaren Bestimmung [1] zugänglich geworden und pädiatrischerseits besonders von BROCK, HOTTINGER und FASOLD studiert worden. Es ergab sich,

---

[1] In neuerer Zeit haben sich WIDMARK sowie WIDMARK und LJUNGBERG eingehender mit den Grundlagen dieser Methode beschäftigt und gefunden, daß ein Teil der organischen Säuren der Bestimmung deswegen entgehen muß, weil ihre Kalksalze keine genügende Löslichkeit besitzen. Der dadurch verursachte Fehler dürfte aber recht konstant sein und den Wert dieser Methode wenig beeinträchtigen, so daß es nicht notwendig erscheint, nach dem von MECKE neuerdings empfohlenen Verfahren elektrotitrimetrisch zu arbeiten, wobei die organischen Säuren als „Anionenrest" ermittelt werden.

daß diese organischen Säuren ihrem molaren Werte nach im Tagesharn sowohl beim Säugling wie beim Erwachsenen etwa das 1—2fache des Phosphates betrugen. Infolge ihrer Dissoziationskonstante (durchschnittlich etwa p_k 4,4 [BROCK]) werden sie auch in saueren Harnen fast völlig neutralisiert ausgeschieden. Ihrer chemischen Natur nach sind sie noch nicht zur Hälfte bekannt. Die Tagesmenge der identifizierten Säuren im Harne des Flaschenkindes beträgt in Kubikzentimeter 0,1 n etwa: Harnsäure 8—10 ccm, Citronensäure 10 ccm, Hippursäure 7,5 ccm, flüchtige Fettsäuren 3,7 ccm, Milchsäure Spuren. Die Ausscheidung der organischen Säuren im Harn bleibt unbeeinflußt vom Fett- oder Kohlehydratgehalt der Nahrung, zeigt dagegen eine unverkennbare Beziehung zum ungesetzten Eiweiß, wie es im Gesamt-N-Gehalt des Harnes zum Ausdruck kommt (BROCK, HOTTINGER, KRUSE und STERN). Und zwar fand BROCK ganz unabhängig davon, ob es sich um Säuglinge, Kinder oder Erwachsene handelte, im Tagesharn folgende Beziehungen: Gesamt-N-Ausscheidung $<$ 0,300 (0,072—0,300) g/kg, organische Säuren durchschnittlich *6,6* (5,0—8,8) ccm 0,1 n/kg, Gesamt-N-Ausscheidung: $>$ 0,400 (0,400—0,705) g/kg, organische Säuren durchschnittlich *11,7* (9,5—15,8) ccm 0,1 n/kg. Schon daraus geht hervor, daß die Beziehung zwischen Eiweißstoffwechsel und Ausscheidung organischer Säuren natürlich keineswegs bilanzmäßig zu verstehen ist, sondern daß es sich nur um die Erhöhung eines pro Körperkilogramm ziemlich konstanten endogenen Wertes bei übertrieben hoher Eiweißzufuhr handelt, wie sie beim Erwachsenen kaum vorkommt, beim mit Kuhmilchmischungen ernährtem Säugling dagegen häufig vorhanden ist. Noch mehr als beim hohen Eiweißumsatz (wo ja intermediär auch eine anorganische Alkalopenie vorliegt) kann man bei pathologischen Zuständen wie schwerer florider Rachitis oder Diabetes in der *über die Norm gesteigerten Ausscheidung organischer Säuren* mit dem Harn den gesuchten *stofflichen Ausdruck einer vorliegenden „Azidose"* erblicken.

Regulative Mehrausscheidung im Sinne einer Säureersparnis. Es ist das Verdienst FASOLDs, demgegenüber gezeigt zu haben, daß eine gesteigerte Ausscheidung organischer Säuren auch eine ganz andere, geradezu entgegengesetzte Bedeutung haben kann! In Erweiterung älterer[1] Feststellungen von BEUMER und SOEKNICK über ein entsprechendes Verhalten der Ketonkörper im Urin wies er nach, daß Alkalisierung (etwa durch Verabreichung von $BHCO_3$), die normale Ausscheidung der organischen Säuren überhaupt beträchtlich steigert, Säuerung durch Darreichung von HCl, NH_4Cl oder $CaCl_2$ sie entsprechend herabdrückt, z. B. im ersteren Falle auf das 2—3fache, im letzteren Falle auf $^1/_3$—$^1/_4$! Daraus muß man schließen, daß die Ausscheidung organischer Säuren im Harn mindestens zum Teil auch regulativ erfolgt, daß ein Teil der organischen Säuren im Harn, ebenso wie sein Gehalt

---

[1] von BEUMER und PETERS kürzlich wiederholter

an HCO_3', eine „Säureersparnis" bedeutet im Sinne einer Einsparung anorganischer Anionen, wenn ein Alkaliüberschuß auszuscheiden ist. In diesem Falle werden organische Säuren in vermehrter Menge ausgeschieden, während bei einem hohen Säureüberschuß im Harn die *regulative* Ausscheidung organischer Säuren umgekehrt ganz zurücktritt. *An dieser scheint* neben der Milchsäure, die aber aus quantitativen Gründen wenig Bedeutung hat, *in erster Linie die Citronensäure beteiligt zu sein.* Denn FASOLD sah bei einem 10jährigen Knaben unter einem vegetarischen Regime (mit Basenüberschuß) eine Tagesausscheidung von etwa 80 ccm 0,1 n-Citronensäure, während deren Menge bei Fleischkost fast auf 0 absank. An diesem gegensätzlichen Verhalten ist natürlich nicht etwa die verschiedene Größe der alimentären Citronensäurezufuhr schuld. Denn selbst riesige Mengen von Citronensäure vermehren, der Nahrung zugelegt, ihre Ausscheidung im Harn nicht (OESTBERG). Es handelt sich vielmehr bei der Wirkung der vegetarischen Kost um dieselbe Erscheinung, wie sie bei Zufuhr der Alkalisalze aller verbrennbarer organischer Säuren auftritt und ganz der Wirkung einer Bicarbonatzulage entspricht. Für die Citronensäure geht dies aus OESTBERGs gründlicher Studie absolut einwandfrei hervor. Er konnte nämlich durch Tagesgaben bis zu 30 g $BHCO_3$ die Citronensäurenausfuhr mit dem Harn ebenso auf das 10fache steigern, wie er sie durch Zufuhr entsprechender Mengen HCl auf 1/10 herabdrücken konnte!

Schlußfolgerungen für die Bewertung der Ausscheidung organischer Säuren. Nach dem Gesagten haben wir also zwei Möglichkeiten einer Steigerung der Ausscheidung organischer Säuren mit dem Harne: Das eine Mal ist diese regulativ bedingt und ermöglicht die Kompensation einer Alkalose, hervorgerufen durch eine Nahrung mit hohem Basenüberschuß. Das andere Mal ist sie die Folge eines überhohen Eiweißumsatzes. Hier kommt eine regulative Bedeutung der Ausscheidung nicht in Frage, da die Stoffwechsellage ja „sauer" ist. Es liegt deshalb nahe, anzunehmen, daß ein Teil der unter *diesen* Umständen ausgeschiedenen organischen Säuren intermediär schwer verbrennbar ist (BROCK). Auf jeden Fall ist der organische Säurenwert des Harns in diesen beiden Fällen gesteigerter Ausscheidung auch chemisch nicht gleich zusammengesetzt. Denn bei etwa gleicher (erhöhter) Ausscheidung organischer Säuren machten bei dem erwähnten 10jährigen Knaben Citronensäure, Hippursäure, flüchtige Fettsäuren und Harnsäure bei vegetarischem Regime 40%, bei Fleischdiät nur 20% des gesamten organischen Säurenwertes aus.

Nach dem Ausgeführten wäre nun bei einer gesteigerten Basenausfuhr und alkalischem Harn der oben besprochene Ausdruck von MAINZER und JOFFE: $A + NH_3 - HCO_3'$ zu ergänzen durch einen weiteren Abzug von einem Teil des molaren Wertes der organischen Säuren.

Zunächst erhebt sich aber die Frage, warum der Organismus nicht überhaupt nur HCO_3' zur Säureersparnis verwendet? Dazu wäre folgendes zu sagen: Selbst bei noch so großen Bicarbonatabgaben wird ja nicht etwa dieses aus dem Darm resorbiert, vielmehr wird durch das stark sauere Puffergemisch im Magen und das schwächer sauere in Duodenum und oberen Dünndarm die CO_2 zum größten Teil aus dem Bicarbonat in Freiheit gesetzt und entweder nach außen entleert oder noch vor dem Chymus resorbiert (und durch die Atmung leicht entfernt). Gegenüber dem erhöhten Angebot alkalischer Valenzen, das dann nach erfolgter Resorption intermediär vorhanden ist und durch die Nieren zur Ausscheidung gelangt, sind dann die organischen Säuren gegenüber der Kohlensäure erstens wegen ihrer stärkeren Dissoziation das wirksamere und zweitens auch das leichter zu beschaffende Mittel, denn die CO_2 entsteht intermediär ja erst aus den organischen Säuren. Außerdem würde bei alleiniger Neutralisation durch Bicarbonat entsprechend dem durch die h des Blutes festgelegten molaren Verhältnis $\dfrac{H_2CO_3}{BHCO_3}$ auch der CO_2-Druck im Blute stark ansteigen, und es scheint, als ob der Organismus Schwankungen desselben in möglichst engen Grenzen zu halten sucht. Infolgedessen scheint selbst bei massiver Alkalibelastung durch Bicarbonat dessen Konzentration im Harn nicht größer als 0,3 normal zu werden. Daß der organische Säurenwert des Blutes ebenso wie die Alkalireserve ($BHCO_3$) bei Alkalose regulativ ansteigen kann, ist z. B. für die Blutmilchsäure nachgewiesen bei Hyperventilation sowie Infusion von $BHCO_3$ (das Gegenteil, Verminderung derselben, bei Einatmung von CO_2-Gemischen und Infusionen von HCl). Andererseits wird von OESTBERG z. B. für die Citronensäure zur Diskussion gestellt, ob sie nicht, wie der Ammoniak, erst von den Nierenzellen selbst zur Regulation des Säurenbasengleichgewichtes gebildet wird.

Aber von welcher Beschaffenheit des Harnes ab und dann zu welchem Anteil sollte man die Ausscheidung organischer Säuren als regulativ ansehen und ebenso wie die HCO_3 von dem Werte ($A + NH_3$) abziehen? Diese Frage läßt sich kaum beantworten. Jedenfalls läßt sich die Ausscheidung organischer Säuren durch Säurezufuhr lange nicht in dem Maße einschränken, wie die NH_3-Ausscheidung durch Alkalisierung, ein Teil der Ausscheidung organischer Säuren scheint jedenfalls „aus stofflichen Gründen" zu erfolgen. Auf der anderen Seite erhebt sich die Frage, ob nicht auch andere Basen als das Ammoniak, z. B. das Kreatinin, unter azidotischen Bedingungen eine regulative Mehrausscheidung erfahren können. Es erscheint daher zweckmäßiger, die Korrektur des Säureüberschusses A nur nach Maßgabe der Größen NH_3 und HCO_3', wie oben besprochen, vorzunehmen. Bestehen bleibt nur die sehr wichtige Erkenntnis, daß vermehrte Ausscheidung organischer Säuren mit dem Harn keineswegs ein sicheres Kriterium einer „Azidose" ist, daß sie vielmehr auch regulativ bei Alkalose erfolgen kann. *Die Entscheidung wird im Einzelfalle nur unter Würdigung aller in Betracht kommenden Faktoren gefällt werden können und wird vielleicht manchmal in der Schwebe bleiben müssen.*

II. Die besonderen Verhältnisse beim Säugling.

Wie verhält sich das Säurebasengleichgewicht beim Säugling, und zwar sowohl beim Brustkind als beim Flaschenkind, im Vergleich zum Erwachsenen? Betrachten wir zunächst

1. Die Verhältnisse im Blute.

Aus allen Untersuchungen geht hervor, daß der mit Kuhmilch ernährte Säugling eine deutlich herabgesetzte arterielle CO_2 - Spannung aufweist, nämlich **30—35 mm Hg** (DRUCKER, BRÜHL) gegen durchschnittlich 40 mm Hg beim Erwachsenen im arteriellen Blute bzw. Plasma. Diese Werte wurden bei mit Kuhmilch ernährten Säuglingen erhalten. Um so wichtiger ist es, daß nach den Untersuchungen von FRIDRICHSEN ähnliche Werte auch für Brustkinder gelten müssen. Dieser Autor ermittelte CO_2-Gehalt und p_h des Blutes bei einer CO_2-Spannung von 40 mm Hg. Dieser „reduzierte p_h" war bei Brust- und Flaschenkindern *gleich* hoch und lag zwischen 7,28—7,33, war also niedriger, als der intravitale „regulierte p_h" nach allen Untersuchungen im Säuglingsalter ist (p_h 7,35—7,44). Daraus geht aber hervor, daß der intravitale CO_2-Druck im Arterienblute auch beim Brustkinde niedriger sein muß also 40 mm Hg, und daß er anscheinend ebensoviel beträgt wie beim Flaschenkinde. Seine von den oben genannten Autoren ermittelte Höhe beruht also nicht etwa auf einer durch die Blutentnahme ausgelösten abnormen Überventilation. Die intravitalen (regulierten) p_h-**Werte** liegen beim Flaschenkinde nach DRUCKER (wenn man zwei herausfallende Werte unter seinen 42 Untersuchungen unberücksichtigt läßt) sowie GYÖRGY, KAPPES und KRUSE zwischen 7,32—7,44 und betragen nach beiden durchschnittlich 7,40, nach MARPLES und LIPPARD beim Flaschenkinde am Ende der Neugeborenenperiode 7,37, ein Unterschied, auf den bei der Streuung der Werte wohl nicht allzuviel zu geben ist. Im Vergleich zum normal ernährten Erwachsenen sind diese Werte dieselben oder liegen eher ein klein wenig mehr in alkalischem Gebiet (Erwachsenenwerte, mit gleicher Methodik bestimmt, nach DRUCKER auch p_h 7,40, nach GYÖRGY, KAPPES und KRUSE p_h 7,37). Dagegen scheint das Brustkind, wie nachstehende Tabelle zeigt, gegenüber dem Flaschenkinde tatsächlich etwas alkalischere p_h-Werte aufzuweisen, wenn sich auch diese Untersuchungen noch auf ein viel zu kleines Zahlenmaterial stützen, das dringend der Erweiterung bedarf.

Tabelle 92.

Autoren	Brustkind	Flaschenkind	
György, Kappes und Kruse	p_h **7,43**	p_h **7,40**	Durchschnittswerte
Marples und Lippard . . .	p_h **7,40**	p_h **7,37**	

Aus erniedrigtem CO_2-Druck bei etwa gleichem p_h im Blute des Säuglings geht nach der Henderson-Hasselbalchschen Gleichung hervor, daß seine **Alkalireserve (BHCO$_3$)** gegenüber dem Erwachsenen erniedrigt sein muß, beim Brustkinde etwas weniger als beim Flaschenkinde, und tatsächlich geht dies auch aus allen Untersuchungen hervor: *BHCO$_3$ im nativen Plasma beim Flaschenkinde* durchschnittlich $44^1/_2$ bis **50** Vol.-% (Drucker, György und Mitarbeiter, Lesné, Turpin und Guillaumin, Marples und Lippard), *beim Brustkind* **51—52** Vol.-% (György und Mitarbeiter, Marples und Lippard), beim Erwachsenen **55—65** Vol.%. Aber auch bei gleichem CO_2-Druck von 40 mm Hg bleibt der Unterschied in der Alkalireserve (BHCO$_3$) des abgetrennten Plasmas bestehen: 52 (49—55) Vol.-% CO_2 beim Flaschenkind, 60 (55—65) Vol.-% CO_2 beim Erwachsenen (Rohmer und Woringer), während sich im Gesamtblut nach dem auf S. 291 f. Ausgeführtem bei gleichem CO_2-Druck die Unterschiede naturgemäß weitgehend ausgleichen müssen, so daß hier Werte von **44—54** Vol.-% Gesamt-CO_2 ebenso für das Brust- und Flaschenkind (Fridrichsen sowie Brühl), wie für den Erwachsenen bei 40 mm Hg CO_2-Druck Geltung haben.

Aus den unterschiedlichen CO_2-Gehalten *abgetrennten* Plasmas von Säuglingen und Erwachsenen auch bei gleichem CO_2-Druck (von 40 mm Hg) geht hervor, daß bei ersteren weniger an Eiweiß und organische Säuren gebundenes Alkali vorhanden sein muß. Wenn man dessen Wert als Anionenrest ermittelt (Totalbasen — [HCO$_3$ + Cl]), so brauchen sich allerdings durchschnittlich keine Altersunterschiede zu ergeben (Oard und Peters), es ist aber zu bedenken, daß die physiologischen Schwankungen des Totalbasenwertes in allen Altersperioden viel größer sind, als die Altersunterschiede der Alkalireserve, wenn man diese aus Volumprozent in Millimol pro Liter umrechnet. Ja selbst die analytische Fehlerbreite bei der Gesamtbasenbestimmung ist absolut im Verhältnis zu den geringen Differenzen im BHCO$_3$-Gehalt recht hoch. Es ist deshalb wohl fruchtbarer, wenn man von den Anionen des Anionenrestes selber ausgeht. Da scheint nach S. 290 ja nun der organische Säurenwert ziemlich alterskonstant zu sein, dagegen ist bekannt, daß der Eiweißgehalt des Plasmas im Säuglingsalter nicht unerheblich niedriger ist als beim Erwachsenen (vgl. S. 264). Nach den auf S. 290 aufgeführten Gleichungen von van Slyke und Mitarbeitern muß danach aber auch der Wert B-Protein im Säuglingsplasma entsprechend niedriger liegen als beim Erwachsenen, und möglicherweise ist

die erniedrigte Alkalireserve abgetrennten kindlichen Plasmas (bei *gleichen*
CO_2-Drucken untersucht, wie beim Erwachsenen) auf diese Tatsache
zurückzuführen. Wie gesagt, handelt es sich hierbei aber um Unterschiede, welche im Gesamtblute, also in vivo, keine Rolle spielen.

*Wie sind die Säurebasenverhältnisse im Blute bzw. Plasma des Säug-
lings zu deuten im Sinne der Stoffwechselrichtung?* Nach dem auf S. 293/294
Ausgeführten kann bei erniedrigter CO_2-Spannung und erniedrigtem
$BHCO_3$-Wert eine kompensierte hyperventilatorische Alkalose oder eine
kompensierte hämatogene Azidose vorliegen. Im letzteren Falle wäre
anzunehmen, daß der organische Säurenwert des Blutserums beim Säugling höher wäre als beim Erwachsenen, was aber nicht der Fall ist (vgl.
S. 290). Eine Entscheidung ist aber nur auf Grund der Harnverhältnisse
möglich: Sprechen diese im Sinne einer azidotischen Stoffwechselrichtung? Aus dem Säurebasengleichgewicht des Harns beim Brustkind
wird hervorgehen, daß dieses *nicht* der Fall ist.

2. Das Säurebasengleichgewicht beim Brust- und Flaschenkinde, wie es sich aus den Verhältnissen im Harn ergibt.

Frauenmilch und Kuhmilch, beides Nahrungen mit Basenüberschuß.
Sowohl Frauenmilch wie Kuhmilch sind Nahrungen mit Basenüberschuß
und enthalten in 100 g + 0,9 bzw. 3,3 Milliäquivalente Basenüberschuß
(diese Werte beziehen sich auf die Asche, berücksichtigen also schon
die Oxydation des Eiweißschwefels zu H_2SO_4 im Stoffwechsel). Zum
Vergleich seien folgende Angaben für 100 g anderer Nahrungsmittel
gemacht: Fleisch —20, Brot —10 Milliäquivalente Säureüberschuß,
Äpfel +1,7, Kartoffel +4,1, Möhren +9, Spinat +13 Milliäquivalente
Basenüberschuß.

**Trotzdem bei Kuhmilchernährung eine intermediäre Alkalopenie und
ein saurer Harn.** Ein wichtiger Unterschied besteht aber in folgender
Richtung. In den letztgenannten Nahrungsmitteln verhalten sich K + Na:
Ca + Mg etwa wie 3:1, in Frauenmilch wie 2:1, in der kalkreichen
Kuhmilch wie 1:1! Kalk wird aber sehr schlecht resorbiert und geht
dadurch dem intermediären Stoffwechsel als Basenvalenz verloren.
Darüber hinaus entzieht er beim Flaschenkinde dem Stoffwechsel weniger
Phosphorsäure, da dessen neutrale bis alkalische Stühle nur sekundäres
und tertiäres Phosphat enthalten. Ferner sind im Stuhl des Flaschen-
kindes, auf die Tagesmenge berechnet, etwa 5mal soviel Basenvalenzen
an höhere Fettsäuren in Form von Seifen gebunden, als im Stuhl des
Brustkindes. Da diese höheren Fettsäuren wegen ihres hohen Molekular-
gewichtes aber nur eine geringe molare Kapazität haben, ist noch viel
wichtiger der Umstand, daß die Kuhmilchstühle im Verhältnis zum
Frauenmilchstuhl $1^1/_2$—2fach größere Mengen an niederen organischen
Säuren enthalten (BROCK), die überdies noch vollständiger neutralisiert

ausgeschieden werden als in den saueren Brustmilchstühlen (vgl. Bd. 1, S. 233). Dies alles muß beim Flaschenkinde im Sinne einer enterogenen Alkalopenie wirken. Dazu kommt nun noch, daß das eiweißreich ernährte Flaschenkind etwa doppelt soviel niedere organische Säuren mit dem Harn ausscheidet wie das Brustkind, was die intermediäre Alkalopenie verstärken muß (BROCK). Infolge aller dieser Umstände ist der Harn des Flaschenkindes sauer: p_h etwa zwischen 5,4—6,9, und der Säureüberschuß A pflegt dann im Tagesharn durchschnittlich 30—50 ccm 0,1 n zu betragen.

Beim Brustkinde dagegen ein etwa neutraler Harn. Die Urin-p_h-Werte beim Brustkinde pflegen dagegen zwischen 6,9—7,8 zu liegen, also mitunter sogar ins alkalische Gebiet zu reichen. Der Säureüberschuß A kann auch bei p_h-Werten unter 7,0 in dem molenarmen Harn $1/_{10}$ des Wertes beim Flaschenkind betragen.

Spricht der hohe NH_3-Koeffizient im Harn des Brustkindes gegen eine neutrale bis alkalotische Stoffwechselrichtung? Die Säurebasenverhältnisse im Harn des Brustkindes bedürften keiner weiteren Erörterung, wenn nicht dessen geringe, aber im Verhältnis zur niedrigen Gesamtstickstoffausscheidung hohe Ammoniakausscheidung nach einer Erklärung verlangte. Wir haben nämlich beim Brustkinde entgegen der Lehre von HASSELBALCH die Kombination von etwa neutralem Harn mit hohen *Ammoniak-Koeffizienten* von 9—18, während diese beim Flaschenkinde etwa halb so hoch sind (siehe unten). Hierin hat man früher den Ausdruck einer Fettazidose des Brustkindes gesehen. Es kann aber als gesichert gelten, daß Fettanreicherung der Nahrung die Ausscheidung organischer Säuren im Harn sogar etwas herabdrückt (BROCK, bestätigt durch LANDSBERGER, HOTTINGER, KRUSE und STERN). Auch eine Alkalopenie infolge vermehrter Basenausfuhr mit dem Stuhl kommt bei normalen Verdauungsverhältnissen unter Fettbelastung selbst bei Kuhmilchernährung nicht vor (BROCK und HOFFMANN), kommt also noch viel weniger für die Verhältnisse bei natürlicher Ernährung in Frage, wo der Stuhl überhaupt kaum Seifen enthält. So hat sich denn auch gezeigt, daß bei Verfütterung von entrahmter Frauenmilch (mit äquikalorischem Nährzuckerzusatz) die Ammoniakzahl garnicht abfällt, sondern sogar etwas ansteigt (STENSTRÖM, BROCK).

Auch der Konzentrationsunterschied zwischen Frauen- und Kuhmilch kann das unterschiedliche Verhalten des Harn-NH_3-Quotienten bei beiden Ernährungsarten nicht erklären. Denn in GYÖRGYs Versuchen mit verdünnter und konzentrierter Darreichung derselben Nahrung waren im ersteren Falle die p_h-Werte nur etwa um 0,25 alkalischer, die NH_3-Quotienten nur um $1/_6$ erhöht, was gegenüber den diesbezüglichen Unterschieden bei Brust- und Flaschenkindern kaum ins Gewicht fällt.

In letzter Zeit hat sich FASOLD in Anlehnung an schon früher von FREUDENBERG entwickelte Vorstellungen bemüht, eine andere Erklärung für den hohen NH$_3$-Quotienten im Harn des Brustkindes zu geben. Er konnte durch Zulage gewaltiger Milchsäuremengen zur Nahrung bei Säuglingen (aber nicht mehr bei älteren Kindern) die Kombination von alkalischer Reaktion bei hohen Ammoniakquotienten im Harn reproduzieren, wie sie das Brustkind zumeist aufweist. Wir möchten auch Fasolds Erklärung für diesen Vorgang gelten lassen. Er nimmt eine zweiphasige Reaktion an: die Milchsäure beschlagnahmt intermediär erst einmal viel äquivalente Basenvalenzen, infolgedessen intermediäre Alkalopenie, weswegen zur Neutralisierung der Säurevalenzen des Harns NH$_3$ ausgeschieden wird. Nachdem dann die Milchsäure intermediär verbrannt ist, muß im Stoffwechsel ein Basenüberschuß entstehen, die eingesparten Basenvalenzen werden ausgeschieden und machen den Harn alkalisch. Es muß nur hervorgehoben werden, daß die Tagesmenge der niederen organischen Säuren im Brustmilchstuhl (ganz abgesehen davon, daß sie nur zu 25% aus Milchsäure besteht) nur $^1/_{15}$—$^1/_{10}$ der von Fasold verfütterten Milchsäuremenge ausmacht! Natürlich weiß man aber nicht genau, ein wie großer Teil der bei der Gärung im Dickdarm entstehenden Säuren resorbiert wird und also nicht im Stuhl erscheint, und auf den kommt es nach der Theorie von Fasold ja gerade an. Wenn man die diesbezüglichen Verhältnisse beim Brust- und Flaschenkinde einmal vergleicht, so wird wahrscheinlich die schnellere Dickdarmpassage des Brustkindes gerade weniger Gelegenheit zur Resorption solcher Gärungssäuren bieten, andererseits wird auch eine kleinere Menge solcher Säuren gegenüber den viel geringeren Pufferungsmöglichkeiten der molenarmen Frauenmilch intermediär viel mehr ins Gewicht fallen. Wir wollen also die hier skizzierte Theorie keineswegs ablehnen, es läßt sich nur schwer beweisen, daß die biologischen Voraussetzungen quantitativ für sie ausreichen.

Es ist deshalb wichtig, darauf hinzuweisen, daß noch ein anderer Umstand dazu beitragen muß, den NH$_3$-Quotienten im Harn des Brustkindes zu erhöhen. Zunächst fällt auf, daß die NH$_3$-Quotienten im Harn von Säuglingen unter vergleichbaren Umständen ganz allgemein höher zu liegen scheinen, als bei älteren Kindern und Erwachsenen. So gibt György für *Flaschenkinder Ammoniakquotienten* von 5—7 an, *eigene* Untersuchungen ergaben sogar Werte zwischen $5^1/_2$—$10^1/_2$ (Durchschnitt *zwischen 7—8*), während *Schulkinder und Erwachsene* (bei Harnstickstoffwerten von 0,200—0,400 g pro Körperkilogramm und sauren p_h-Werten von 5,40—6,70) NH$_3$-Quotienten von *2,8—4,3* aufwiesen, im Durchschnitt 3,7, also nicht einmal halb so hohe Werte, wie der mit Kuhmilch ernährte Säugling. Weiter pflegt nun, und das ist das Entscheidende, *die prozentuale Beteiligung des Ammoniaks an der Stickstoffausscheidung um so höher* anzusteigen, *je mehr sich der Eiweißumsatz dem Minimum* für die betreffende Person *nähert* (sogar wenn wegen dem Säurebasenverhältnis der Kost die Harnreaktion dabei alkalischer wird

[JANSEN]). Für den Säugling liegen diesbezügliche Angaben von SCHIFF, BAYER und FUKUYAMA vor: Bei Herabgehen des Eiweißumsatzes auf ein Drittel (unter eiweißfreier Ernährung) stiegen bei unverändertem Harn p_h die NH_3-Quotienten von 5,5→17,3, 6,5→14,3, 6,2→22,0, 6,0→19,0. Es steckt eben im Ammoniakwert des Harnes eine von der Höhe des Eiweißumsatzes und der Regulation des Säurebasengleichgewichts weitgehend unabhängige Komponente. Daß diese bei der fast minimalen Stickstoffausscheidung des Brustkindes schon als solche einen sehr hohen Relativwert des Ammoniaks bedingen muß, liegt auf der Hand. Ammoniakkoeffizienten von 10 (9—12) sind daher beim Brustkindes etwas ganz Natürliches. Und noch höhere, bis zu 20 und darüber, pflegt man auch nur anzutreffen, wenn Brustkinder ausnahmsweise einen saueren Harn ausscheiden, wobei dann die Voraussetzungen für eine *zusätzliche* NH_3-Bildung im Dienste der Säureausscheidung vorliegen.

Die am Eingang dieses Absatzes gestellte Frage ist also zu verneinen: Auch der hohe NH_3-Koeffizient des Brustkindes spricht nicht dagegen, daß bei diesem ex alimentatione eine neutrale bis alkalotische Stoffwechselrichtung besteht.

Der A + NH_3 — HCO_3 = Koeffizient im Harn des Brustkindes gegenüber dem Wert beim Flaschenkinde. Nicht ganz im Einklang mit dieser These schien bisher die Tatsache zu stehen, daß der Gesamtsäurekoeffizient (GYÖRGY) — $A + NH_3$ in Prozent vom Gesamt-N —, welcher beim Flaschenkinde nach diesem Autor sowie nach unseren *eigenen* Erfahrungen etwa 10 (9—11) beträgt, beim Brustkinde ebensoviel oder sogar etwas mehr ausmacht. Über den relativen Wert solcher Quotienten wurde oben gesprochen. Für die Verhältnisse beim Säugling konnten BROCK und HOFFMANN zeigen, daß die Berücksichtigung der $BHCO_3$-Ausscheidung den scheinbaren Widerspruch löst, denn der vollständige Ausdruck für die Säureausscheidung — $A + NH_3$—$BHCO_3$ in Prozent von N (MAINZER und JOFFE) — zeigt beim Brustkinde tatsächlich geringere Werte als beim Flaschenkinde. Denn einerseits spielt die Ausscheidung von $BHCO_3$ nach den Ausführungen auf S. 299 nur in schwach saueren bis alkalischen Harnen (wie sie das Brustkind ausscheidet) eine nennenswerte Rolle, und andererseits führt sie nur dann zu nennenswerten Abzügen von dem Werte $A + NH_3$, die ein Drittel desselben und mehr betragen, wenn die Molarität dieses Wertes so gering ist, wie im Harn des eiweiß- und salzarm genährten Brustkindes.

3. Schlußfolgerungen.

Wenn, wie in Abschnitt 2 ausführlich dargelegt, der Harn des Brustkindes eine neutrale bis alkalotische Stoffwechselrichtung anzeigt, so folgt daraus, daß der Blutbefund: herabgesetzte CO_2-Spannung und Alkalireserve nur im Sinne einer centrogenen Hyperpnoe aufgefaßt werden kann. Es handelt sich hierbei um zwei voneinander völlig unabhängige Erscheinungen. Denn Hyperventilation bewirkt ja nur zu Beginn, bis die Kompensation in Blut und Säften hergestellt ist, eine vermehrte Alkaliausscheidung mit dem Harn, die Atmungsweise des Säuglings stellt jedoch eine Dauererscheinung dar.

Beim Flaschenkinde weist die Harnanalyse dagegen auf eine saure Stoffwechselrichtung hin, obgleich auch die Kuhmilch einen etwa entsprechenden Basenüberschuß enthält, wie die Frauenmilch. Die sauere Stoffwechselrichtung beim Flaschenkind ist einmal bedingt durch die Resorptionsverhältnisse der Mineralien im Darm (im Sinne einer enterogenen Alkalopenie), sodann durch vermehrten Anfall von Schwefelsäure sowie organischen Säuren bei Verbrennung ihres hohen Eiweißgehaltes im intermediären Stoffwechsel. Soweit im Blute des Flaschenkindes der p_h ein wenig sauerer, die Alkalireserve ($BHCO_3$) etwas niedriger ist als beim Brustkinde, ist dieses als Folge der saueren Stoffwechselrichtung und im Sinne einer hämatogenen Azidose aufzufassen. Im übrigen ist beim mit Kuhmilch ernährten Säugling natürlich dieselbe *zentrogene* Hyperpnoe als altersbedingte Eigentümlichkeit anzunehmen, wie beim Brustkinde.

4. Die Verhältnisse bei Neugeborenen und Frühgeburten.

Das Säurebasengleichgewicht im Blute. Die gesonderte Behandlung derselben leitet sich, historisch betrachtet, aus einer Arbeit YLPPÖS (1916) her, in welcher der Nachweis versucht wird, daß beim Neugeborenen in den ersten Lebenstagen ein „ausgesprochen azidotischer Zustand" vorhanden sei. Der Autor schloß dies hauptsächlich aus einer herabgesetzten „CO_2-Regulationsbreite" des Neugeborenenblutes, die er errechnete aus der Differenz zwischen „Grundwasserstoffexponent" (p_h des evakuierten, d. h. CO_2-freien Blutes) und („reguliertem") p_h des nativen Blutes. Normalerweise beträgt diese Differenz etwa: p_h 8,45 — 7,45 = 1,0. Beim Neugeborenen am 1. Lebenstage beträgt sie p_h 8,0 — 7,45 = 0,55, um allmählich ansteigend bis zum 8. Lebenstage annähernd den Normalwert zu erreichen. HASSELBALCH konnte aber zeigen, daß das abweichende Verhalten des Neugeborenenblutes weitgehend dadurch bedingt ist, daß es anfangs sehr hämoglobinreich ist (vgl. Bd. 1, S. 85). Bei der nach der CO_2-Evakuation im Blute herrschenden alkalischen Reaktion muß nämlich das Hämoglobin als eine so starke Säure wirken, daß seine Konzentration die Blutreaktion maßgebend beeinflußt. Und nimmt man für den ersten Lebenstag eine Erhöhung des Hämoglobinwertes um ein Drittel an, so wird die von YLPPÖ gefundene Abweichung in der Tat zum größten Teil auf *diese* Weise erklärt. Auch geht aus den Arbeiten von HOAG und KISER und MARPLES und LIPPARD hervor, daß schon dem Neugeborenen genau dieselben p_h-Werte und Alkalireservezahlen im Blute zukommen, wie dem Brustkinde. Es sind also auch sonst *keine* Anzeichen einer Azidose im Blute vorhanden.

Nur sinkt nach den amerikanischen Autoren die Alkalireserve dann sekundär und vorübergehend in den ersten 2—3 Tagen von etwa 52 auf 48 Vol.-% CO_2 ab, um bis zum Ende der Neugeborenenperiode den Ausgangswert wieder zu erreichen oder sogar zu überschreiten. Diese vorübergehende Erniedrigung des $BHCO_3$-Wertes fällt mit dem tiefsten Gewichtsstande zusammen und erklärt sich wohl ganz einfach durch Anhydrämie, die ja nach neueren Erfahrungen den Stoffwechsel im Sinne der Azidose zu beeinflussen pflegt. Man könnte ja auch an Hunger-ketosis denken, doch vermißte SEHAM, welcher den Urin von 24 Neugeborenen in den ersten Lebenstagen untersuchte, bis auf einmal stets Aceton darin.

Die aktuelle Reaktion des Harnes. YLPPÖ hat dann noch Untersuchungen über die aktuelle Harnreaktion von der Geburt bis etwa zum Ende des ersten Trimenons angestellt. Diese ist in den ersten Lebenstagen ausgesprochen sauer: p_h 5,4—5,9, steigt aber bei ausgetragenen Kindern schon bis zum Ende der Neugeborenenperiode auf die auf S. 306 angegebenen Werte an. Bei Frühgeburten ist der p_h noch sauerer und erreicht — anscheinend umso langsamer, je unreifer die Kinder bei der Geburt waren — erst in 2—5 Monaten die gewöhnlich bei Brusternährung gefundenen Zahlenwerte. Soviel ich sehe, ist merkwürdigerweise bisher weder eine Nachprüfung noch eine nähere Aufklärung dieses Befundes erfolgt, so daß keineswegs gesagt werden kann, daß er im Sinne einer allmählich abklingenden Azidose gedeutet werden muß. (Vgl. die Ausführungen S. 296—299 über die Kriterien für die Beurteilung des Säurebasenverhältnisses im Harn.)

Literatur.

I. Zusammenfassende Abhandlungen.

a) Allgemeinphysiologische.

GOLLWITZER-MEIER: Die Regulierung der Wasserstoffionenkonzentration. Handbuch der Physiologie, Bd. 16, 1, S. 1071. 1930.
— Säurebasengleichgewicht. Handbuch der Biochemie. Ergänzungswerk Bd. 2, S. 730. 1934.
HENDERSON, L. J.: Blut. Seine Pathologie und Physiologie. Dresden u. Leipzig 1932.
HOEBER: Physikalische Chemie der Zellen und Gewebe, 6. Aufl. 1926.
LILJESTRAND: Physiologie der Blutgase. Handbuch der Physiologie, Bd. 6, 1, S. 444. 1928.
LOEWY, A.: Die Gase des Körpers. Handbuch der Biochemie, 2. Aufl., Bd. 6, 1. 1926.
MICHAELIS, LEONOR: Die Wasserstoffionenkonzentration, Teil 1. Die theoretischen Grundlagen, 3. Aufl. Berlin 1929.
RONA u. KLEINMANN: Praktikum der physiologischen Chemie, Teil 2 (Blut, Harn). Berlin 1929.
STRAUB, H.: Erg. inn. Med. **25,** 1 (1924).

b) Über die Verhältnisse beim Kinde.

FREUDENBERG: Erg. inn. Med. 28, 580 (1928).
GYÖRGY: Jber. Kinderheilk. 7, 10 (1925).
SCHIFF, E.: Erg. Med. 12. (Handbuch von KRAUS-BRUGSCH, Erg.-Bd. 2.)

II. Einzelarbeiten.

ANSELMINO: Abhdl. Geburtsh. 1932, H. 6.
BEUMER u. LOECKNICK: Z. Kinderheilk. 37, 236 (1924).
BEUMER u. PETERS: Z. Kinderheilk. 56, 61 (1934).
BROCK: (1) Z. klin. Med. 101, 51 (1924).
— (2) Z. Kinderheilk. 39, 44 (1925).
— (3) Z. Kinderheilk. 41, 378 (1926).
— (4) Mschr. Kinderheilk. 44, 107 (1929).
BROCK u. HOFFMANN: Z. Kinderheilk. 48, 585 (1930).
BRÜHL: Mschr. Kinderheilk. 53, 1 (1932).
— Klin. Wschr. 1933 I, 72.
— Biochem. Z. 256, 293 (1932).
DRUCKER: Acta paediatr. (Stockh.) 6, Suppl. (1927).
FASOLD: Z. Kinderheilk. 49, 709 (1930); 50, 651; 51, 247 (1931).
FRIDRICHSEN: Om Acidosis hos spaede Born. Disputats Kobenhavn 1923.
GOLLWITZER-MEIER: Biochem. Z. 163, 471 (1925).
GYÖRGY: Jb. Kinderheilk. 99, 109 (1922).
— Z. exper. Med. 43, 605 (1924).
GYÖRGY, KAPPES u. KRUSE: Z. Kinderheilk. 41, 700 (1926).
HASSELBALCH: Biochem. Z. 46, 402 (1912); 74, 18, 56 (1916); 80, 251 (1927).
HASSELBALCH u. GAMMELTOFT: Biochem. Z. 68, 206 (1915).
HOAG u. KISER: Amer. J. Dis. Childr. 41, 1054 (1931).
HOTTINGER u. Mitarbeiter: Mschr. Kinderheilk. 30, 497 (1925); 52, 204; 53, 153 (1932).
JANSEN: Z. klin. Med. 88, 1 (1919).
KLINKE: Jb. Kinderheilk. 122, 46 (1929).
KRAMER u. TISDALL: J. of biol. Chem. 53, 241 (1922).
KRUSE u. STERN: Z. Kinderheilk. 45, 346 (1928).
LANDSBERGER: Z. Kinderheilk. 39, 586, 597 (1925).
LESNÉ, TURPIN u. GUILLAUMIN: Rev. franç. Pédiatr. 1926, I, 40.
MAINZER u. BRUHN: Biochem. Z. 229, 216 (1930).
MAINZER u. JOFFE: Biochem. Z. 203, 50 (1928).
MARPLES u. LIPPARD: Amer. J. Dis. Childr. 44, 31; 45, 294 (1932).
MECKE: Z. exper. Med. 71, 251 (1930).
MOND u. NETTER: Pflügers Arch. 207, 515 (1925).
OARD u. PETERS: J. of biol. Chem. 81, 9 (1929).
OESTBERG: Studien über die Citronenausscheidung der Menschenniere. Diss. Lund 1931.
ROHMER u. WORINGER: Rev. franç. Pédiatr. 1925 I, 290.
RONA, HAUROWITZ u. PETOW: Biochem. Z. 149, 393 (1924).
SCHIFF, BAYER u. FUKUYAMA: Jb. Kinderheilk. 119, 161 (1928).
SEHAM: Amer. J. Dis. Childr. 18, 42 (1919).
SLYKE, VAN, HASTINGS, HILLER u. SENDROY: J. of biol. Chem. 79, 769 (1928).
SLYKE, VAN u. PALMER: J. of biol. Chem. 41, 567 (1920).
STENSTRÖM: Acta paediatr. (Stockh.) 1, 381 (1921).
YLPPÖ: Z. Kinderheilk. 14, 229 (1916).
— Acta paediatr. (Stockh.) 3, 235 (1924).

Sachverzeichnis.

VERLAG VON JULIUS SPRINGER / BERLIN UND WIEN

Biologische Daten für den Kinderarzt. Grundzüge einer

Biologie des Kindesalters.
Erster Band: **Wachstum (Körpergewicht. Körperlänge. Proportionen. Habitus). — Skeletsystem. — Blut. — Kreislauf. — Verdauung.** Von Professor **Joachim Brock,** Marburg. Mit 23 Abbildungen.
XI, 252 Seiten. 1932.   RM 18.60, gebunden RM 19.60

Das Buch bietet mehr, als der Titel besagt; nicht eine Aneinanderreihung von Daten und
Tabellen sondern eine mit reichem Literaturmaterial ausgestattete, flüssig geschriebene
Physiologie oder Biologie des Kindesalters. Die Zeit ist für derartige Werke gereift,
zumal das grundlegende Quellenwerk von Gundobin überholt ist. Ein überraschend großes
Tatsachenmaterial hat sich angestaut, aber im Schrifttum derart unübersehbar zerstreut, daß
eine kritische Sichtung eine Notwendigkeit war. Das ganz außerordentliche Maß müh-
seliger Arbeit, das der Verfasser aufgeboten hat, hat ihm erlaubt, ein richtiges
Standardwerk zu schaffen . . .   *„Berichte über die gesamte Physiologie."*

Dritter (Schluß-) Band: **Stoffwechsel** (Eiweiß, Kohlehydrat, Fett und
Lipoide, Vitamine, Mineralien). **Biochemie der Körpersäfte. Ernährung.
Haut. Immunbiologie.** Ergänzungen. Generalregister. Von Professor **J. Brock**-
Marburg, Professor **B. de Rudder**-Greifswald, Professor **J. Becker**-Bremen.
                                                        Erscheint 1936.

Physiologie des Kindesalters. Von Dr. **Egon Helmreich,**

Privatdozent für Kinderheilkunde an der Universität Wien.
1. Teil: **Vegetative Funktionen.** Kraftwechsel, Stoffwechsel, Kreislauf, Blut, Atmung, Verdauungstrakt, Harntrakt. Mit 6 Abbildungen.
VIII, 364 Seiten. 1931.   RM 28.—, gebunden RM 29.80*
2. Teil: **Animalische Funktionen.** Wachstum, Knochensystem, Muskulatur, Inkretdrüsen, Nervensystem, Sinnesorgane, Immunbiologie, Haut, Vererbung. Mit 10 Abbildungen. IX, 434 Seiten. 1933.
                                        RM 28.60, gebunden RM 29.80

*Bilden Band 24 und 28 der „Monographien aus dem Gesamtgebiet der Physiologie der
Pflanzen und der Tiere".*

Ⓦ Der Kraftwechsel des Kindes. Voraussetzungen, Beurteilung

und Ermittlung in der Praxis. Von Dr. **Egon Helmreich,** Privatdozent für
Kinderheilkunde an der Universität Wien. Mit einem Vorwort von C. Pir-
quet-Wien. („Abhandlungen aus dem Gesamtgebiet der Medizin.") Mit
21 Textabbildungen und 18 Tabellen. VI, 113 Seiten. 1927.   RM 6.90

Für Abonnenten der „Wiener Klinischen Wochenschrift" ermäßigt sich der Preis um 10%.

Ⓦ Die Praxis der Grundumsatzbestimmungen. Von

Dr. **Viktor Niederwieser,** Assistent an der Universitäts-Kinderklinik in
Innsbruck. Mit 4 Abbildungen. VIII, 61 Seiten. 1932.   RM 4.20

Lehrbuch des Stoffwechsels und der Stoffwechsel-
krankheiten. Von Dr. med. et phil. **S. J. Thannhauser,** o. ö. Professor

der Medizin, Direktor der Medizinischen Klinik der Medizinischen Akademie
Düsseldorf. Mit 94 teils farbigen Abbildungen. XX, 741 Seiten. 1929.
                                        RM 56.80, gebunden RM 59.80*

Die Krankheiten des Stoffwechsels und ihre Be-
handlung. Von Professor Dr. **E. Grafe,** Direktor der Medizinischen und

Nervenklinik der Universität Würzburg. (Bildet Band XIV der „Fachbücher für
Ärzte", herausgegeben von der Schriftleitung der „Klinischen Wochenschrift".)
Mit 34 Abbildungen und 56 Tabellen. XI, 519 Seiten. 1931. Gebunden RM 29.60*

Die Hirntätigkeit des Säuglings. Von Professor Dr. **Albrecht**

Peiper, Wuppertal-Barmen. (Sonderabdruck aus „Ergebnisse der inneren
Medizin und Kinderheilkunde", Band 33.) Mit 22 Abbildungen. IV, 102 Seiten.
1928.   RM 4.80*

*Auf die Preise der vor dem 1. Juli 1931 erschienenen Bücher des Verlages Julius Springer, Berlin
wird ein Notnachlaß von 10% gewährt.* Ⓦ *Verlag von Julius Springer, Wien.*

VERLAG VON JULIUS SPRINGER / BERLIN

Lehrbuch der Kinderheilkunde. Von **R. Degkwitz, A. Eckstein, E. Freudenberg** ⟨mit H. Brühl⟩, **F. Goebel, P. György, E. Rominger.** VIII, 611 Seiten. 1933.   RM 16.—, gebunden RM 18.—

Grundzüge einer Konstitutions-Anatomie. Von Professor Dr. **Walter Brandt,** Abteilungsvorsteher am Anatomischen Institut der Universität Köln. Mit 135 Abbildungen. IV, 382 Seiten. 1931.
RM 28.—, gebunden RM 29.80

Allgemeine Konstitutionslehre in naturwissenschaftlicher und medizinischer Betrachtung. Von **O. Naegeli,** Dr. med., Dr. jur. h. c., Dr. der Naturwissenschaften h. c., o. ö. Professor der Inneren Medizin an der Universität und Direktor der Medizinischen Universitätsklinik Zürich. Zweite Auflage. Mit 32 zum Teil farbigen Abbildungen. VII, 190 Seiten. 1934.
RM 15.—, gebunden RM 16.20

Einführung in die menschliche Erblichkeitslehre und Eugenik. Von Dr. phil. et med. **K. Saller,** Privatdozent der Anatomie, Assistent am Anatomischen Institut der Universität Göttingen. Mit 82 Abbildungen. V, 307 Seiten. 1932.   RM 24.—, gebunden RM 25.80

Leitfaden der Anthropologie. Von Dr. phil. et med. **K. Saller,** Privatdozent der Anatomie, Assistent am Anatomischen Institut der Universität Göttingen. Mit 128 Abbildungen. IV, 284 Seiten. 1930.
RM 24.—, gebunden RM 25.80*

Körpermaß-Studien an Kindern. Von **M. von Pfaundler,** München. ⟨Sonderabdruck aus der „Zeitschrift für Kinderheilkunde", Band XIV, Heft 1/2.⟩ Mit 5 Textfiguren und 8 Tafeln. V, 148 Seiten. 1916. RM 4.80*

Anthropometrie. Anleitung zu selbständigen anthropologischen Erhebungen. Von **Rudolf Martin** †. Zweite, vermehrte Auflage. ⟨Sonderausgabe des gleichnamigen Beitrages in dem „Handbuch der sozialen Hygiene und Gesundheitsfürsorge", Band I.⟩ Mit 22 Abbildungen. IV, 51 Seiten. 1929.
RM 4.80*

Wachstum und Altern. Zur Physiologie und Pathologie der postfötalen Entwicklung. Von Professor Dr. **Robert Rössle,** Direktor des Pathologischen Instituts der Universität Berlin. VI, 351 Seiten. 1923. RM 10.50*

Maß und Zahl in der Pathologie. Von Professor Dr. **Robert Rössle,** Direktor, und Dr. **Frédéric Roulet,** Oberarzt am Pathologischen Institut der Universität Berlin. ⟨„Pathologie und Klinik in Einzeldarstellungen", 5. Band.⟩ Mit 27 Abbildungen. VII, 144 Seiten. 1932.
RM 16.—, gebunden RM 17.40

Auf die Preise der vor dem 1. Juli 1931 erschienenen Bücher wird ein Notnachlaß von 10% gewährt.